W0253547

In die „Sammlung von Monographien aus dem Gesamtgebiete der Neurologie und Psychiatrie“ sollen Arbeiten aufgenommen werden, die Einzelgegenstände aus dem Gesamtgebiete der Neurologie und Psychiatrie in monographischer Weise behandeln. Jede Arbeit bildet ein in sich abgeschlossenes Ganzes.

Das Bedürfnis ergab sich einerseits aus der Tatsache, daß die Redaktion der Zeitschrift für die gesamte Neurologie und Psychiatrie wiederholt genötigt war, Arbeiten zurückzuweisen nur aus dem Grunde, weil sie nach Umfang oder Art der Darstellung nicht mehr in den Rahmen einer Zeitschrift paßten. Wenn diese Arbeiten der Zeitschrift überhaupt angeboten wurden, so beweist der Umstand andererseits, daß für viele Autoren ein Bedürfnis vorliegt, solche Monographien nicht ganz isoliert erscheinen zu lassen. Es stimmt das mit der buchhändlerischen Erfahrung, daß die Verbreitung von Monographien durch die Aufnahme in eine Sammlung eine größere wird.

Die Sammlung wird den Abonnenten der „Zeitschrift für die gesamte Neurologie und Psychiatrie“ zu einem um ca. 20% ermäßigten Vorzugspreise geliefert.

Angebote und Manuskriptsendungen sind an einen der Herausgeber,

Professor Dr. A. Alzheimer, Breslau, Auenstraße 42 oder

Professor Dr. M. Lewandowsky, Berlin W 62, Lutherstraße 21

erbeten.

Die Honorierung der Monographien erfolgt nach bestimmten, zwischen Herausgebern und Verlag genau festgelegten Grundsätzen und variiert nur je nach Höhe der Auflage.

Abbildungen und Tafeln werden in entgegenkommender Weise ohne irgendwelche Unkosten für die Herren Autoren wiedergegeben.

MONOGRAPHIEN AUS DEM GESAMTGEBIETE DER NEUROLOGIE UND PSYCHIATRIE

HERAUSGEGEBEN VON

A. ALZHEIMER-BRESLAU UND **M. LEWANDOWSKY**-BERLIN

HEFT 8

DAS ZITTERN

SEINE ERSCHEINUNGSFORMEN, SEINE PATHOGENESE UND KLINISCHE BEDEUTUNG

VON

M. U. Dr. **JOSEF PELNÁŘ**

A. O. PROFESSOR AN DER BÖHMISCHEN UNIVERSITÄT IN PRAG

AUS DEM TSCHECHISCHEN ÜBERSETZT VON

M. U. Dr. GUSTAV MÜHLSTEIN IN PRAG

MIT 125 TEXTFIGUREN

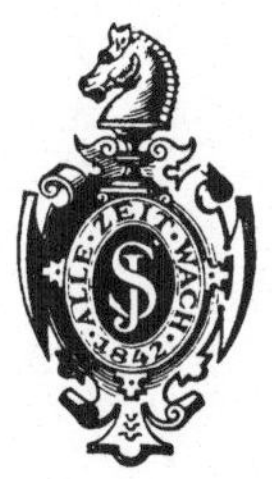

Springer-Verlag Berlin Heidelberg GmbH

1913

Ursprünglich erschienen bei Julius Springer in Berlin 1913

ISBN 978-3-662-34379-1 ISBN 978-3-662-34650-1 (eBook)
DOI 10.1007/978-3-662-34650-1

Vorwort.

Während meiner Tätigkeit als Assistent der medizinischen Klinik des Prof. Thomayer behandelte ich eine größere Anzahl von Kranken, welche ein Zittern des Körpers und der Extremitäten aufwiesen. Die unklaren Krankheitsbilder bei Unfallkranken, welche von Ärzten und von der Unfallversicherungsanstalt der Klinik zugewiesen wurden, fesselten mein Interesse, besonders durch die verschiedenen Zitterformen, welche oft große diagnostische Schwierigkeiten darboten. Unter dem Einflusse der Lehre von Charcot, „daß man, wenigstens allgemein, behaupten könne, eine jede Zitterform, die sich nosologisch unterscheiden lasse, zeige eine besondere, bestimmte Zahl von Schwingungen in der Sekunde" (Poliklinik 1887/1888) registrierte ich fleißig alle Fälle von Tremor mit Hilfe der gewöhnlichen graphischen Methoden. Auf diese Weise häufte sich mir ein großes kasuistisches Material an, zu dessen Verarbeitung ich mich erst in den letzten Jahren entschloß, indem ich dasselbe durch neue Erfahrungen und durch ein eingehendes Studium der Literatur ergänzte. Auf diese Weise entstand der erste Teil dieser Arbeit, in welchem ich die äußeren Erscheinungsformen des Zitterns, wie sie sich bei verschiedenen Zuständen dem Beobachter darbieten, monographisch behandle. Meine Absicht war, durch diese meine Arbeit dem Fachmann ein handliches und doch möglichst erschöpfendes Buch über diesen Gegenstand zu liefern, wie ich es in der Literatur der letzten Jahrzehnte nicht aufzufinden vermochte. Hierbei hielt ich mich an das zwar nicht logische, aber praktisch bequeme Einteilungsprinzip nach den äußeren Umständen, unter welchen das Zittern beobachtet wird. Ich übernahm daher die Gruppen der adynamischen, toxischen, zerebralen, familiären, hereditären Zitterformen, trachtete aber jene klinischen Bilder, welche mir nur gezwungen in die genannten Gruppen eingereiht schienen, kritisch abzusondern. Dadurch versuchte ich in mancher Hinsicht Ordnung in die bis jetzt herrschende Verwirrung zu bringen und erleichterte ich mir das spätere Studium der Pathogenese. — Die größte Schwierigkeit boten die verschiedenen Zitterformen bei den Hysterischen, weil sich dieselben nach keinem einheitlichen Einteilungsprinzip unterscheiden lassen; ich unternahm den Versuch, sie für den rein klinischen Bedarf nach der äußeren klinischen Erscheinung einzuteilen. Als Merkmal für die Zugehörigkeit zu einer bestimmten Gruppe galt mir die auffallendste äußere Eigenschaft des Zitterns ohne Rücksicht auf eventuelle Nebenerscheinungen. Dabei ging ich von der vortrefflichen Beschreibung Dutils aus und stützte mich vorwiegend auf eigene Beobachtungen und klinische Krankengeschichten.

Im zweiten Teile meiner Arbeit versuchte ich zu einer Erklärung der Pathogenese des Zitterns zu gelangen. Dieses Problem war schon wiederholt Gegenstand ernster Forschungen, doch ist man bis jetzt über allgemeine Erwägungen nicht hinausgekommen. Seit den 70er Jahren des vorigen Jahrhunderts, als die ersten Erfahrungen der Muskelphysiologie zur Basis der Erklärung gemacht wurden (Fernet 1872), waren die Fortschritte auf diesem Gebiete so gering, daß Dejerine noch im Jahre 1901 den Satz niederschreiben konnte: „En somme nous ignorons la physiologie pathologique du tremblement.“

Ich versuchte, alle Zitterformen auf Grund der Erfahrungen der experimentellen Muskelphysiologie und auf Grund unserer heutigen Anschauungen über den Mechanismus der zerebralen und spinalen Muskelinnervation begreiflich zu machen. Dabei bin ich mir der Anfechtbarkeit meiner Schlußfolgerungen wohl bewußt, zweifle aber nicht daran, daß auf dem von mir eingeschlagenen Wege mit Hilfe der zu erwartenden Fortschritte der experimentellen Physiologie und Pathologie des motorischen Systems auch die bis jetzt noch bestehenden Unklarheiten werden beseitigt werden können.

Als die schwierigsten Kapitel möchte ich jene über das zerebrale Zittern, den Intentionstremor bei Sklerose, das Parkinsonsche und das senile Zittern ansehen. Meine Hypothese über das Wesen des senilen und Parkinsonschen Zitterns möchte ich nur als ersten Versuch zur Erkenntnis bisher für unerklärbar angesehener pathologischer Erscheinungen aufgefaßt wissen. Der Zweck dieser meiner Arbeit wäre erfüllt, wenn meine Hypothese die Anregung zu weiterer experimenteller Forschung auf dem Gebiete der Muskelphysiologie geben würde—selbst dann, wenn sich meine Ausführungen mancherlei Korrektur gefallen lassen müßten.

In einzelnen Fragen wird man meines Erachtens auf Grund meiner Analyse vielleicht auch auf dem Wege der klinischen Beobachtung weitere Fortschritte machen können, wenn sich die klinische Forschung in dieser neuen Richtung bewegen wird; so z. B. wird man bezüglich des Zitterns bei der Herdsklerose, bezüglich der Parkinsonschen Krankheit und der idiopathischen Zitterformen, die ich als „kombiniert“ bezeichne, Krankengeschichten von neuen Standpunkten aus anlegen müssen. Einer weiteren Entwickelung scheinen mir ferner fähig zu sein die theoretisch sehr interessanten Fragen der sogenannten „Allorhythmie“ und das Kapitel über die zerebralen und zerebellaren Bewegungsstörungen, zu denen ich auch das Intentionszittern der Herdsklerose und die disharmonische Bewegung infolge von Kleinhirnläsionen zähle.

Das Kapitel über die diagnostische Bedeutung der verschiedenen klinischen Formen des Zitterns zeigt, daß sich meine ursprünglichen, durch die Charcotsche Lehre geweckten Hoffnungen nicht erfüllt haben. Ich kam zu der Überzeugung, daß die kleinen Unterschiede in der Frequenz des Zitterns eine nur sehr geringe diagnostische Bedeutung haben. Dagegen konnte ich bei der systematischen Verarbeitung aller Zitterformen aus einzelnen der bisherigen Gruppen (aus dem sogenannten toxischen, adynamischen, zerebralen, hereditären Zittern) gewisse, im Wesen sehr verschiedene Formen absondern, und andererseits in „ätiologisch“ verschiedenen Gruppen Erscheinungen herausfinden, die ihrem Wesen nach identisch sind (z. B. den sogenannten hysteriformen Typus, den sogenannten zerebralen Typus beim toxischen, emotiven, adynamischen Zittern, denselben Typus bei den eigentlichen Gehirnkrankheiten und bei einigen hereditären Zitterformen).

Eine historische Einleitung habe ich absichtlich weggelassen; es wäre dies eine sehr schwierige und wohl nutzlose Arbeit gewesen, denn die Geschichte der Zitterlehre zerfällt in die Geschichte der einzelnen „ätiologischen“ Gruppen in deskriptiver Hinsicht und in die Geschichte der anatomischen Befunde und der pathogenetischen Hypothesen. Dagegen habe ich die klinischen Beschreibungen durch einige Bemerkungen über die wichtigsten literarischen Quellen ergänzt.

Im ersten Teile habe ich zahlreiche Krankengeschichten und Zitterkurven publiziert, um meine teilweise abweichenden Beschreibungen zu begründen und künftigen Forschern ein vielleicht wertvolles Material zu erhalten.

Am Schlusse meiner Arbeit angelangt, danke ich vor allem meinem Lehrer Herrn Prof. Thomayer, der mir mit ungewöhnlicher Bereitwilligkeit das gesamte klinische Material zur Verfügung stellte, und meinem geschätzten Freunde Herrn Prof. Syllaba, der die ganze Arbeit einer gründlichen und mir wertvollen Kritik unterzog. Zu nicht geringerem Danke bin ich den Kollegen Assistenten der Klinik Thomayer für ihre ausgiebige Unterstützung verpflichtet, besonders dem Kollegen Primarius Vanýsek in Brünn und den Kollegen Dr. Sieber, Šil und Vysušil. Von großem Werte waren mir auch die zahlreichen Rücksprachen mit dem Kollegen Prof. Lhoták Ritter von Lhota, dessen Kompetenz auf dem Gebiete der Muskelphysiologie ich hierbei hochschätzen lernte.

Die Kurven sind von der Firma Štenc in Prag treu und rein reproduziert; einzelne von ihnen mußten, um dem Drucke angepaßt zu werden, allzusehr verkleinert werden und müssen mit der Lupe studiert werden.

Prag 1913.

Prof. Dr. J. Pelnář.

Inhalt.

Allgemeine Bemerkungen.

Das klinische Symptom, welches den Gegenstand der vorliegenden Studie bildet, das Zittern, heißt lateinisch: tremor, palmus, ballismus, disteria (agitans-Sanders), astasia muscularis (Gubler), polnisch drganie, böhmisch třesení, russisch drožanje, französisch tremblement, italienisch tremore, ballarella, spanisch tremblor (calambres modorros bei Quecksilbervergiftung).

Der Begriff des Zitterns. Man sollte glauben, daß eine Definition des Zitterns überflüssig wäre, daß der Begriff des Zitterns des Körpers oder eines Teiles desselben einem jeden ohne weiteres klar wäre, und doch ist dies nicht der Fall, denn eine einheitliche Auffassung des Zitterns wird eben dadurch erschwert, daß die einzelnen Autoren verwandte, aber doch wesentlich verschiedene Erscheinungen unter dem Begriff des Zitterns subsumieren.

Unter Zittern verstehen wir eine unwillkürliche, rasche, geringe, um die Gleichgewichtslage schwingende, annähernd regelmäßige, anhaltende Bewegung in irgend einem Gelenke oder in einer synergischen Gelenksgruppe, welche den Organismus nicht merklich ermüdet und den ergriffenen Körperteil nicht hindert, bei einer Bewegung die gewollte Richtung einzuhalten und ihr Ziel zu erreichen.

Diese Definition wird uns aus einigen praktischen Beispielen am besten per exclusionem klar werden. Als Zittern bezeichnen wir nicht:

1. Die willkürliche, gewollte, durch den Willen hervorgerufene Bewegung, es wäre denn, daß es sich um eine Imitation oder Simulation des Zitterns handelt.

2. Die Bewegungen in einem Muskel oder in einigen Muskeln, welche aber nicht zu Bewegungen eines Gelenkes führen, wie z. B. die sogenannte Myokymie, das Muskelwogen; oder gar in einzelnen Muskelbündeln, wie z. B. die faszikulären, bündelweisen Muskelkontraktionen und das „fibrilläre Zittern", Flimmern.

3. Die langsamen, wurmähnlichen, wellenförmigen Bewegungen bei der Athetose; auch nicht das langsame Schwanken der Glieder bei der Ataxie.

4. Die nach einer Richtung stattfindende, wenn auch wiederholte Bewegung beim sogenannten Tic.

5. Die ganz unregelmäßigen Bewegungen bei der Chorea, welche die Extremität daran hindern, die Richtung einzuhalten und das Ziel zu erreichen.

6. Den ermüdenden, die Muskelkraft geradezu erschöpfenden, zuckenden Krampf bei der Epilepsie oder bei der Gehirnreizung. —

Das Zittern kommt bei beiden Geschlechtern vor und tritt gewöhnlich jenseits der Kinderjahre in jedem beliebigen Alter auf, wird aber auch bei kleinen Kindern, ja sogar auch bei Säuglingen beobachtet.

Bis auf geringe und überdies zweifelhafte Ausnahmen (Stimmbänder) wurde das Zittern bis jetzt nur in der willkürlichen Muskulatur (muscles de la vie de rélation), aber noch nie in der Muskulatur der Eingeweide (de la vie organique) beobachtet. Es befällt gewöhnlich eine Extremität oder zwei Extremitäten oder den Kopf, die Zunge (lokalisiertes Zittern), seltener den ganzen Körper (universelles Zittern); manchmal eine Extremität (monoplegisch), eine Körperhälfte (hemiplegisch), selten die beiden unteren Extremitäten (paraplegisch). Bezüglich der Häufigkeit kann man im großen und ganzen die Skala von Moebius annehmen: Hände > Kopf > Zunge > Vorderarm > Oberarm > Unterkiefer >>> Füße >> Augen. Nur möchte ich zwischen Hände und Kopf noch die Augenlider und die mimischen Muskeln einschieben. Das Zittern des Kopfes erfolgt um eine vertikale (tremblement négatif) oder um eine horizontale Achse (tremblement affirmatif). Das Zittern der Zunge stört die Sprache (parole entrecoupée, chevrotante Dejerine), jenes der Hände stört die Schrift und zerreißt dieselbe, wenn es in querer Richtung vor sich geht; ist es intensiv, wirkt es störend bei Bewegungen und bei der Arbeit.

Nach seiner Dauer ist das Zittern ein momentanes, z. B. im Zustande der Angst, beim Schüttelfrost, nach einer Adrenalininjektion, oder ein zeitlich begrenztes: in hysterischen Zitteranfällen, oder ein dauerndes Das dauernde Zittern kann wiederum ein unablässiges sein, welches, wie z. B. bei der Schüttellähmung, ganze Tage, Wochen, Monate und Jahre dauern kann, oder ein intermittierendes, welches nach mehreren Tagen oder Wochen verschwindet, um nach einiger Zeit von neuem zu erscheinen.

Nach seiner Intensität kann es gleichmäßig oder ungleichmäßig oder wellenförmig sein, wenn seine Intensität analog der Atmungstiefe beim sogenannten Cheyne-Stokesschen Atmungstypus periodisch (aber gewöhnlich nicht so regelmäßig wie bei dieser Atmung) zu- und abnimmt (Noeuds, Allorhythmie, spindelförmige Kurven usw.). Es kann fein, deutlich bis grob sein (Schütteln, Trepidation in den Händen, Hüpfen in den Füßen). Die einzelnen Schwingungen, die sich graphisch als Wellen (élément du tremblement nach Magnola) darbieten, sind bezüglich ihrer Größe untereinander gleich oder ungleich; wenn der Unterschied nicht groß ist, sprechen wir noch von gleichmäßigem Zittern, weil ein wirklich streng gleichmäßiges Zittern selten vorkommen dürfte; sie sind einfach oder aus 2—3 kleinen Wellen zusammengesetzt, was aber seinen Grund eher im Mechanismus des Registrierapparates (der nur in einer Ebene zeichnet, während die Bewegung in mehreren Ebenen stattfindet) als in der Muskelbewegung haben dürfte (manche Muskeln oder Muskelgruppen, welche das Zittern hervorrufen, kontrahieren sich nicht ganz gleichzeitig).

Nach der Dauer der einzelnen Schwingungen ist das Zittern rhythmisch oder (seltener) arhythmisch, schnell (vibratoire, Schwirren) oder langsam.

* * *

Schon Hippokrates (Buch III von den Epidemien — zit. Latteux — und ferner beim Delirium tremens, im Beginn der Paralyse und der Demenz), ferner Galen (de sympt. causis — zit. Latteux), Celsus, Aretaeus, Paulus von Aegina beschrieben das Zittern und unterschieden das Zittern im Ruhezustand vom Zittern bei der Bewegung. Wenn wir die Neuzeit der Medizin von den Arbeiten van Swietens datieren, finden wir bis auf seine Zeit nichts Neues und van Swieten selbst hat das Alte gläubig wiederholt. Gubler fügte in seiner im Jahre 1860 publizierten Arbeit eine dritte Gruppe des Zitterns hinzu, die wir als Zittern bei der statischen Innervation bezeichnen, das ist jenes Zittern, welches sich einstellt, wenn wir die Extremitäten, den Kopf, den Rumpf in einer bestimmten, von dem vollkommenen Ruhezustand verschiedenen Position erhalten wollen; hierher gehört das Stehen, die Position der gestreckten Extremitäten, die Stellung der oberen Extremitäten bei der katholischen Eidesleistung usw. (attitudes fixes).

* * *

Wollte man die Ursache des Zitterns angeben, müßte man fast die ganze Pathogenese anführen. Bis jetzt beschränkt sich die Angabe der „Ursache" des Zitterns auf die Aufzählung jener physiologischen und pathologischen Umstände, unter denen und nach welchen das Zittern aufzutreten pflegt. Diese Aufzählung ist nicht ohne Bedeutung; abgesehen von der Diagnostik, können diese Umstände den Zustand des Nervenmuskelsystems und des Organismus überhaupt, in welchem das Zittern auftritt, beleuchten und auf diese Weise zur Erklärung des Zitterns beitragen.

Diese Umstände können wir in folgende Gruppen zusammenstellen:

I. Das Zittern bei gesunden Menschen oder das physiologische Zittern.

II. Psychische Emotionen:
Viel häufiger unangenehme: Furcht, Schreck, Ärger, Trauer
als angenehme: Freude, Sehnsucht, Liebe, Hoffnung.

III. Schwächung des Organismus (état adinamique-Fernet):
Beim Heben schwerer Lasten,
bei Kämpfen, namentlich bei Liebeskämpfen,
nach Exzessen in venere,
nach exzessiver Onanie,
nach raschen Märschen,
nach Krämpfen,
nach Blutungen,
bei Hunger,
bei Anämie, speziell bei der perniziösen Anämie,
bei Chlorose,
beim Stillen,
in der Rekonvaleszenz, namentlich nach einigen Infektionskrankheiten,
bei allgemeinen Ernährungsstörungen, besonders bei Kindern.

IV. Reizung sensibler Nerven: durch Kälte, scharfe Verletzung, Katheterismus (?).

V. Vergiftungen:
Mit Alkohol, Äther, Absinth,
mit Schwefelkohlenstoff, Schwefelwasserstoff, Jod, Brom, Chloralhydrat, Kohlenoxyd,
mit Arsen, Quecksilber, Blei, Chrom, Zink, Zinn, Kadmium, Kupfer, Thallium, Mangan,

mit Nikotin, Coffein, Thein, Opium und Morphium, Strychnin, Curare, Chinin, Atropin, Hyoscyamin, Colchicin, Akonitin, Cicutin, Veratrin, Physostigmin (Calabara), Pilokarpin,

mit Kampfer, Kopaiva,

bei Ergotismus, Pellagra, nach Haschisch, bei der Vergiftung mit Schwämmen,

bei der Vergiftung mit Nebenniere, Schilddrüse, Parathyreoidealdrüschen und durch krankhaften Stoffwechsel überhaupt (Autointoxikation).

VI. Urämie, Eklampsie, Wutkrankheit, Tetanus, Diabetes, Syphilis.

VII. Nervenkrankheiten:

Neurosen: Nervosismus, Neurasthenie, Psychasthenie, Epilepsie, Hysterie.

VIII. A. Basedowsche Krankheit,

B. Parkinsonsche Krankheit.

IX. Organische Erkrankungen des Nervensystems.

X. Heredität. Familiäre Erscheinungen. Alter.

XI. Mechanische Einflüsse (Erschütterungen u. dgl.).

Registriert wurde das Zittern bis jetzt nach vier Methoden:

I. Mittels der myographischen Methode, i. d. durch Fixierung der Kurven der sich kontrahierenden Muskeln mit dem Myographen von Marey (Lorrain, Fernet) oder mit dem Sphygmographen von Dudgeon (Dana und Peterson) oder durch Registrierung der Bewegungen langer Nadeln, die unter Lokalanästhesie in die Muskeln eingestochen wurden (Jentsch).

II. Mittels der Schrift des Patienten. Dieser Methode bedient man sich nur aushilfsweise, weil sie uns nichts Näheres über die Qualität und die Schnelligkeit des Zitterns sagt und weil es Fälle von Zittern gibt, die sich durch die Schrift überhaupt nicht verraten. Am ehesten kann man das Zittern durch lange Striche veranschaulichen, die der Patient mit einer Feder zeichnet, ohne die Hand auf eine Unterlage zu stützen.

III. Mittels der photographischen Methode. Dutil und Londe befestigten an den zitternden Körperteil ein elektrisches Lämpchen, das möglichst klein gewählt wurde, um ein punktförmiges Licht zu erzielen, und fixierten das Zittern in der Dunkelkammer auf einer in Bewegung gesetzten photographischen Platte.

IV. Mittels Übertragung der gesamten Bewegung auf den Registrierapparat.

Auf diesem Prinzip ist eine ganze Reihe von Methoden aufgebaut.

1. Marey benützte seine Trommel, an deren Kautschukplatte er eine Bleischeibe anbrachte (tambour à réaction). Diese Trommel befestigte er an die dorsale Metakarpalfläche der zitternden Hand oder er ließ sie den Patienten mittels eines Griffes in der Hand halten. Das Innere der Trommel war mittels eines Kautschukröhrchens mit dem Innern der zweiten, die schreibende Feder tragenden und so das Zittern registrierenden Trommel (le récepteur), verbunden. Auf diese Weise arbeiteten Fernet, Marie und Dutil u. a.

2. Magnol (1894) benützte die Mareysche Trommel à réaction, aber statt des Bleigewichtes befestigte er an die Kautschukmembran einfach einen Metallzapfen und an diesen einen einarmigen Hebel aus leichtem Holz, dessen kurzer Arm fixiert und auf die zitternde Extremität neben der Trommel gestützt und dessen längerer, freier Arm mit einem Gewicht versehen ist. Wenn die Trommel zittert, stößt sie gegen den Hebel, hebt ihn aber nicht (weil das erwähnte Gewicht dies verhindert), sondern die Kautschukplatte wölbt sich vor und überträgt auf diese Weise die Bewegung von der Trommel auf den Rezeptor, der mit der ersten Trommel wie im vorhergehenden Fall verbunden ist. Diese mit dem Hebel versehene Trommel (transmetteur) läßt sich nach Belieben an dem zitternden Glied anbringen und Magnol befestigte z. B. an der oberen Extremität gleichzeitig drei Trommeln in drei verschiedenen Ebenen, so daß das Zittern in allen drei Ebenen gleichzeitig gezeichnet wurde. Sommer konstruierte im Jahre 1895 einen ähnlichen Apparat für Bewegungen in allen drei Ebenen, und zwar einen Hebelapparat, der das Zittern in vergrößertem Maßstabe zeichnete, und gibt an, daß schon vor ihm im Jahre 1894 Wertheim-Salomonson (der aber nach seiner eigenen Publikation aus dem Jahre 1897 die alte Mareysche Trommel benützte) das Zittern tridimensional untersucht habe.

3. Verdin in Paris vervollkommnete die Mareysche Trommel dadurch, daß er den hölzernen Griff verlängerte und an die Kautschukmembran einen Metallzapfen anbrachte, an welchen je nach Bedarf drei verschiedene Metallzylinder (Gewichte) angeschraubt werden. Dieser Apparat stand in unserer Klinik in Verwendung.

4. Le Filliatre brachte an der Mareyschen Trommel einen ähnlichen Hebel an wie Magnol, aber die Trommel und der Stützpunkt des Hebels sind bei ihm fixiert; von dem zitternden Finger des Patienten resp. von dessen Hand, Kinn, Zunge, verläuft ein Faden, der an dem längeren Hebelarm angreift und auf diese Weise die Kautschukmembran der Trommel bewegt, von welcher die Luftwellen auf den Rezeptor übertragen werden. (Er bezeichnete seinen Apparat als Tromograph.)

5. Eine ähnliche Anordnung benützte Kollarits, nur daß bei ihm der Kranke nicht an dem Hebel zieht, sondern denselben nur mit dem Finger oder mit der Hand berührt, wodurch er die Trommelmembran bewegt.

6. Delabarre zeichnet das Zittern des Fingers in zwei Ebenen in der Weise, daß der Finger in eine Art Fingerhut gesteckt wird; dieser ist durch einen über zwei Rollen laufenden Faden mit zwei Federn verbunden, die der Finger bewegt und zwar in der Weise, daß die eine Feder durch die vertikale Schwingung des Fingers, die andere Feder durch dessen horizontale Schwingungen in Bewegung gesetzt wird.

7. Busquet und Bloch konstruierten einen Hebelapparat, bei welchem der Hebel an der Grenze zwischen dem 1. und 2. Zehntel seiner Länge gestützt ist. Der längere Hebelarm ist mit der registrierenden Feder verbunden, während an dem kürzeren Arm der zitternde Finger oder das Glied angreift; jede Bewegung wird in achtfacher Vergrößerung registriert (appareil d'amplification du tremblement).

8. Pierre Marie gab dem Kranken einen Kautschukball in die Hand, dessen Inneres wiederum mit dem Inneren eines Mareyschen Rezeptors ver-

bunden ist. Mit Hilfe dieser Methode werden insbesondere individuelle Fingerbewegungen fixiert.

9. Fubini taucht die zitternde Hand in den Hydrosphygmographen von Mosso ein, durch welchen die Bewegung der Flüssigkeit auf den registrierenden Apparat übertragen wird.

10. Morselli benützte ein Dynamometer, dessen Zeiger mit einer Registriervorrichtung verbunden ist und den der Kranke mit der Hand drückte (Dynamograph). Um auch das Zittern der ruhigen Hand registrieren zu können, benützte Ughetti ein Dynamometer, das einer Küchenfederwage ähnlich ist, bei der die Schale durch einen Knopf, auf den die Hand gelegt wird, ersetzt ist. Der Dynamometerzeiger ist mit der Registrierfeder verbunden.

11. Panichi benützte zum Studium des Zitterns der Finger das Ergogramm des Apparates von Mosso.

Alle Methoden, welche das Zittern en bloc registrieren, besitzen zwei Fehler: erstens den, daß sie das zarte, mehr tast- als sichtbare Zittern nicht verzeichnen; die Methoden von Filliatre und Busquet, welche diesen Fehler vermeiden wollen, sind wieder viel zu fein und vergrößern auch jede störende Mitbewegung; auch läßt sich schwer mit ihnen arbeiten. Ein weiterer Fehler ist der, daß sie das Zittern nur in einer Ebene registrieren und bei jenen Formen des Zitterns, welche abwechselnd in verschiedenen Ebenen oder mehr oder weniger rotierend vorsichgehen, unregelmäßige Interferenzkurven zeichnen. Die Methoden von Magnol und Sommer, welche diesen Fehler vermeiden wollen, sind zwar ziemlich vollkommen, aber sehr kompliziert und können nur von jenen Glücklichen benützt werden, welche zu der mühseligen Registrierung und Interpretation der Kurven die genügende Zeit haben.

Für klinische Arbeiten eignet sich am besten der an einem Griff befestigte Mareysche Tambour à réaction mit Gewichten (Verdins Appareil à régistration du tremblement). Ich bin mit diesem Apparat fast in allen Fällen ausgekommen. Wo das Zittern zu zart ist, werden nur jene Partien der Kurve beachtet, wo Wellen verzeichnet sind [1]). Wenn man den Einfluß der intendierten Innervation (z. B. bei der Parkinsonschen Krankheit) ausschließen will, befestigt man die Trommel mittels einer Binde oder eines Pflasters an die Hand. Erfolgt das Zittern in mehreren Ebenen, muß man darauf achten, wo es sich auf der Kurve um ein Interferenzbild handelt und wo um das Zittern in einer einzigen Ebene, was uns bei einiger Übung leicht gelingt. Wenn wir uns auf die Kurve allein nicht beschränken müssen, sondern auch eine genaue Beschreibung des Zitterns zur Hand nehmen, werden wir auch aus diesen gewöhnlichen Kurven fast all das herauslesen, was uns die Kurven von Magnol, Sommer und Leupoldt sagen.

---

[1]) Hierbei hängt alles von der Qualität der Kautschukmembran ab, die bei den Pariser Apparaten die besten, dagegen weniger gut bei unseren und bei den deutschen Apparaten sind.

Erster (beschreibender) Teil.

I. Das physiologische Zittern.

Man versteht darunter das Zittern der Hand unter den regelmäßigen Verhältnissen des normalen Lebens bei gesunden Menschen.

Bei der großen Mehrzahl der gesunden Menschen bemerkt man mit bloßem Auge weder im Ruhezustand noch bei der Bewegung ein Zittern der Extremitäten oder des Rumpfes oder irgend eines Körperteiles. Wenn man aber die gestreckten Hände genau beobachtet, bemerkt man an denselben ziemlich häufig eine leichte Unruhe, und legt man auf die ausgestreckten Hände seine eigene Handfläche, dann fühlt man häufig ein zartes Beben der Finger. Mit Hilfe irgend einer graphischen Methode kann man konstatieren, daß die Feder bei manchen Menschen, bei denen wir mit freiem Auge kein Zittern bemerkt haben, eine zarte wellige Kurve zeichnet (namentlich wenn man einen der empfindlichen Hebelapparate verwendet). Betrachten wir z. B. die Fig. 1.

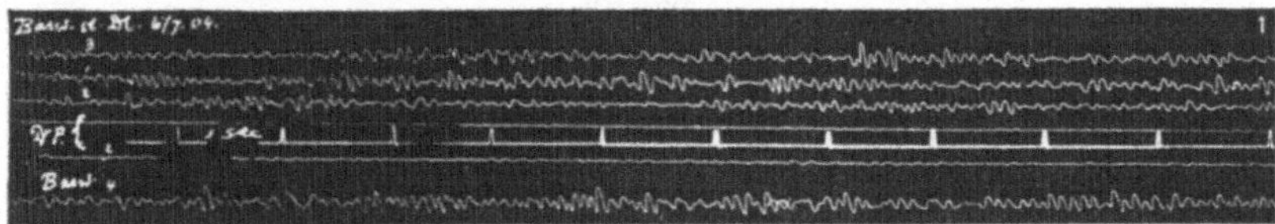

Fig. 1.

Bei Dr. P. sah man mit freiem Auge kein Zittern der Hand, noch konnte man es mit der aufgelegten Hand fühlen; und dennoch zeichnete, wenn Dr. P. den gewöhnlichen Mareyschen Apparat zur Registrierung des Zitterns in der Hand hielt, die Feder eine Kurve, die sich aus lauter kleinen, bezüglich der Zeit gleichen, aber bezüglich der Größe verschiedenen Wellen zusammensetzte, deren man 8—9 in der Sekunde zählte. Wir bemerken sofort, daß die größeren Wellen nicht vereinzelt sind, sondern sich in kleinen Gruppen unregelmäßig wiederholen. Diese Kurve wurde an einem Tage aufgenommen, an welchem alle möglichen Einflüsse, welche das Zittern verursachen können (Alkohol, Nikotin, Emotionen), absichtlich schon im voraus ausgeschlossen wurden. Dr. P. erfreute sich während dieses Versuches der besten physischen und psychischen Gesundheit. — Das wäre ein Beispiel des physiologischen Zitterns.

Unter analogen Umständen wurde eine Kurve von dem gesunden Manne Dr. S. aufgenommen (Fig. 2). Wiederum sehen wir ein zartes, regelmäßiges, rasches Zittern, dessen Wellen — 9 und stellenweise auch 10 in der Sekunde —

nicht vollständig gleich, sondern da und dort größer, dann aber wiederum kaum erkennbar sind. Auch hier haben wir ein Beispiel des physiologischen Zitterns vor uns, denn Dr. S. ist körperlich und geistig gesund, stammt nicht aus einer mit Zittern behafteten Familie und hat weder im Ruhezustand, noch bei der Arbeit jemals gezittert, wenigstens ist er sich dessen nicht bewußt, daß seine Hände je gezittert hätten.

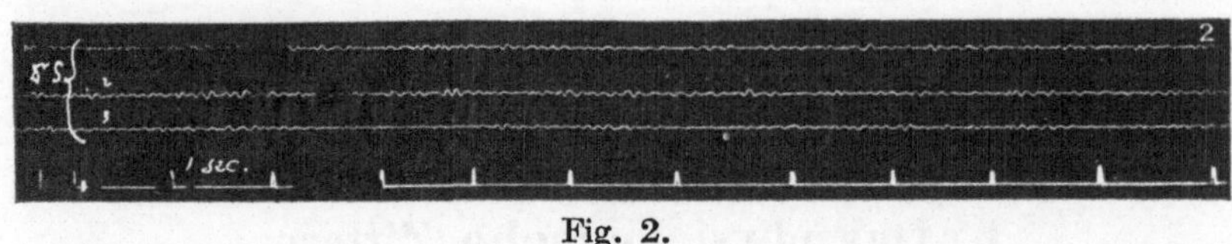

Fig. 2.

M. U. C. Z., 24 Jahre alt, gesund, ist weder Raucher, noch Trinker, hat ein leises, regelmäßiges Zittern, 10—11 Zuckungen in der Sekunde (Fig. 3).

M. U. C. R., 24 Jahre alt, gesund, ist weder Raucher noch Trinker, hat genau dasselbe Zittern, 10—11 Zuckungen in der Sekunde (Fig. 3).

Auf diesen beiden Kurven können wir stellenweise nur mit der Lupe,

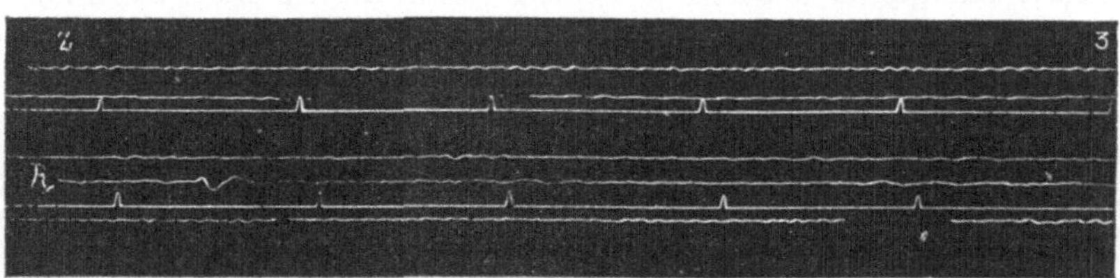

Fig. 3.

an anderen Stellen nicht einmal mit dieser die kleinsten Elevationen sehen; wo diese aber vorhanden sind, sind sie stets gleich groß.

Wenn wir in dieser Weise gesunde Menschen untersuchen, die sich dessen nie bewußt geworden sind, daß ihre Hände zittern, werden wir fast immer ein leises, manchmal aber auch ein gröberes und deutlicheres Zittern wahrnehmen.

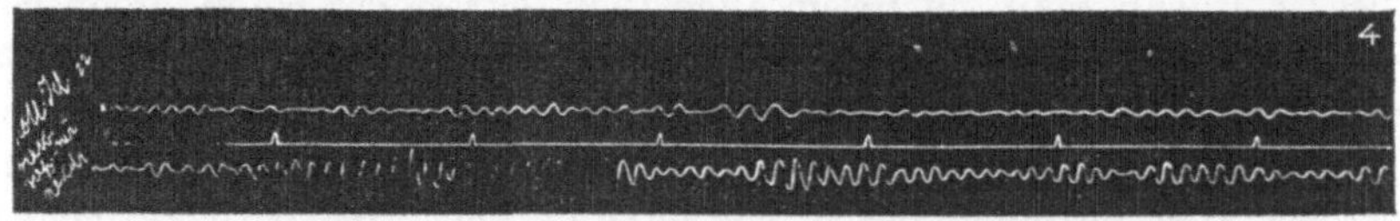

Fig. 4.

So z. B. hat, wie wir sehen, Dr. P. ein ungleiches, regelmäßiges, aus 9 Zuckungen in der Sekunde bestehendes, während des ganzen Versuches gleichbleibendes Zittern (Fig. 5).

Ein anderes Beispiel bietet uns Kollege J., ein 22jähriger, gesunder Mann, der weder Raucher noch Trinker ist, in dessen Familie das Zittern nicht vorkommt und bei dem ich die Kurve eines ziemlich groben, etwas ungleichen, aber rhythmischen Zitterns aufnehmen konnte, dessen Frequenz 11,5—12 in der Sekunde beträgt (Fig. 4).

Kollege V., ein 28jähriger, körperlich und geistig gesunder, aus gesunder Familie stammender Mann, der nur unbedeutend raucht und nicht trinkt, ruhig und ohne jede Ausschweifung lebt, weiß davon, daß seine Finger leicht zittern. Doch ist ihm dieses Zittern weder bei seiner Beschäftigung, noch bei Arbeiten mit feinen Instrumenten hinderlich. Die Kurve Fig. 5 veranschaulicht sein Zittern; bei der Betrachtung mit der Lupe sehen wir ein regelmäßiges, rhythmisches, sehr ungleiches Zittern von 8—8,5 Zuckungen in der Sekunde, bei welchem kleine und größere Wellen ganz regelmäßig miteinander abwechseln.

Pitres behauptet, daß 40% aller gesunden Menschen ein derartiges leichtes Zittern besitzen; Fürbringer fand Zittern der Hand bei 58% aller an verschiedenen Krankheiten leidenden Patienten. Dr. Busquet in Paris studierte diese Frage mit einem Hebelapparat, welcher jede Zuckung der Hand vergrößert, und gelangte zu dem überraschenden Resultate, daß der Apparat bei einer jeden gesunden Person Zittern verzeichnete, wenn die Hand in der horizontalen Lage verharren sollte (bei der sogenannten statischen Innervation), oder wenn die unterstützte Hand eine kräftige Muskelkontraktion ausüben sollte. Wenn

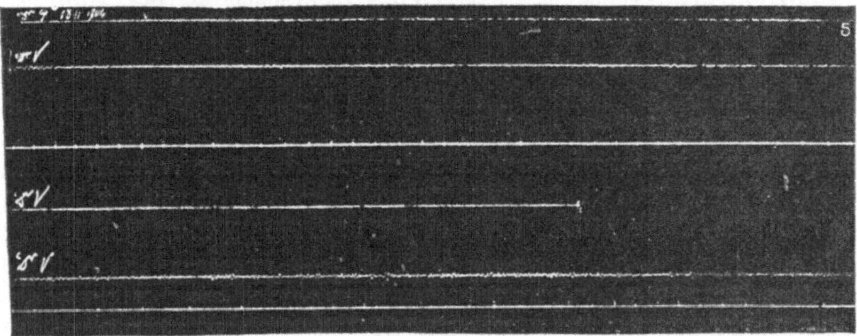

Fig. 5.

die Hand ruhig und gestützt ist, zittert sie nicht. Er fand weiter, daß nicht bloß die Hand, sondern auch die ganzen oberen und unteren Extremitäten, die Unterschenkel, der Rumpf, der Unterkiefer unter analogen Umständen ebenfalls zittern.

Je nach der Lokalisation war das Zittern verschieden schnell: an den gestreckten Händen zählte man 7 Zuckungen in der Sekunde, wobei die Schnelligkeit zwischen 4 und 8 schwankte, an den unteren Extremitäten 3—5 in der Sekunde, am Rumpfe 3—4 in der Sekunde, am Unterkiefer 8 in der Sekunde. Die Schnelligkeit des Zitterns blieb bei demselben Menschen an demselben Körperteil stets gleich.

Die Amplitude der Wellen oder die Intensität des Zitterns schwankt unregelmäßig; nach Körperteilen geordnet konnte im allgemeinen die folgende, von den großen zu den kleinen Wellen absteigende Stufenleiter aufgestellt werden: an der ganzen Unterextremität > am Unterschenkel allein > am Unterkiefer > am Hüftgelenk > an der zum Schwur erhobenen Hand > am Oberarm > am gestreckten Rumpf > am gebeugten Rumpf > am Fuß > am Kopf > am Vorderarm > an der Hand.

Kälte, Ermüdung und Emotionen bedingten eine vorübergehende Größenzunahme der Wellen, ohne deren Schnelligkeit zu ändern.

Toxische Substanzen hatten folgenden Einfluß:

eine Injektion von 0,001 g Strychnin änderte bei 4 Menschen nichts,
der Genuß „ 2 „ Ergotin „ „ 3 „ „
„ „ „ 1 „ Coffein „ „ 4 „ „
„ 6 „ beschleunigte es um eine Welle in der Sekunde ohne die Höhe zu ändern,
„ „ „ 4 „ BrK täglich beschleunigte bei 5 Menschen um eine Welle und vergrößerte unbedeutend die Höhe,
„ „ „ 0,005 „ Arsenik täglich änderte eine lange Zeit hindurch nichts,
„ „ „ 0,01 „ Quecksilberjodid an 8 aufeinanderfolgenden Tagen änderte bei 3 Menschen nichts.

Die Körpergröße war ohne Einfluß, ebenso das Alter. Nur bei Greisen mit atheromatösen Veränderungen der Gefäße war das Zittern größer.

Bei 10 von 15 Frauen war das Zittern schwächer als bei Männern.

Die Abnahme der Muskelkraft der einen Hand hatte eine Verstärkung des Zitterns auf der geschwächten Seite zur Folge, während sich auf der anderen Hand nichts änderte. Infolge Anstrengung (z. B. beim Jendrassikschen Versuch) wurde das Zittern stärker, aber nicht schneller. Ähnlich wirkte die Belastung der Extremität mit einem Gewicht, nur daß eine Welle in der Sekunde hinzukam. Wenn er den Blutzufluß durch elastische Umspannung beschränkte, änderte sich das Zittern nicht. Sodann prüfte er die psychologischen Einflüsse.

Die intellektuelle Anstrengung (z. B. Rechnen) änderte nichts. Den Einfluß der Emotion prüfte er nicht, sondern er beruft sich auf die tägliche Erfahrung, daß bei Emotionen, besonders bei den unangenehmen, Zittern auftritt. Demnach wird das physiologische Zittern durch die Emotion verstärkt.

Nach den Untersuchungen Achards gibt es bei dem durch Emotion bedingten Zittern 7—12 Zuckungen in der Sekunde, es ist demnach gegenüber der Norm auch beschleunigt.

Wenn nach der Anleitung Sommers in dem Sommerschen Apparate jene Ziffer erschien, die sich der Untersuchte vorher gewählt und gemerkt hatte, wurde die Amplitude der Wellen ebenfalls größer. (Sommer benützte seine Erfahrung schon vor Busquet als Indikator der seelischen Erregung.)

Analoge Erfahrungen wie Busquet machten Eshner und Kollarits; letzterer fand eine größere Schnelligkeit des Zitterns als Busquet und eine ähnliche wie wir: an der Hand 9—13 in der Sekunde, am Unterschenkel 2—4 in der Sekunde, am Fuß auch 10—12 in der Sekunde. Auf unseren Kurven schwankt die Schnelligkeit je nach dem Falle zwischen 8—12 Wellen in der Sekunde.

So wurde bewiesen, daß ein physiologisches Zittern existiert.

Darunter ist das Zittern der oberen Extremitäten, speziell der Hand zu verstehen, das sich bei der statischen Innervation (an den ausgestreckten, nicht gestützten Händen), ferner bei den zu Prüfungszwecken durchgeführten Intentionsbewegungen und bei gröberen Muskelkontraktionen an gestützten Extremitäten einstellt.

Es handelt sich um ein mäßig ungleiches (manchmal mit wellenförmigen Veränderungen der Intensität verbundenes), rhythmisches, schnelles Zittern, das an den Händen aus 7—13 Wellen in der Sekunde besteht.

II. Das Zittern infolge psychischer Erregung.

Es ist allgemein bekannt, dass die Menschen infolge Furcht, Schreck, Wut und plötzlichen Kummers zittern. Weniger häufig zittern die Menschen infolge freudiger Erregungen, Sehnsucht und Hoffnung. Aber auch hier verrät sich die Erfahrung durch die Phrase: „auf etwas geradezu zittern“.

Diese Form des Zitterns können wir am besten studieren, wenn ein Mensch erschrickt oder in Wut gerät.

Das Zittern infolge Erschreckens hat seinen Sitz an den oberen und unteren Extremitäten („die Füße zitterten unter ihm“), am Rumpf und am Unterkiefer („er klapperte mit den Zähnen“); es ist ziemlich grob, schnell und gleichmäßig, hindert bei kleinen Verrichtungen: Schreiben, Sprechen, Schließen der Knöpfe und ist von einem Gefühl der Muskelschwäche, von Schwund der körperlichen Innervation und der psychischen Vorgänge (Gedächtnis, Assoziation) und von vasomotorischen Erscheinungen (gewöhnlich Kontraktion der Hautgefäße) begleitet. Ein neuer, mächtiger, psychischer Eindruck kann es ganz zum Schwinden bringen; als Beispiel führt Freusberg den Soldaten an, der beim Anblick des Feindes zu zittern beginnt, aber sofort aufhört, sobald er zu kämpfen beginnt.

Ganz ähnlich verhält es sich mit dem Zittern infolge Kummers; es hat seinen Sitz gewöhnlich im Unterkiefer und in den Händen.

Das Zittern vor Wut ist analog, nur ist es etwas gröber („die Wut hat ihn geschüttelt“) und hat seinen Sitz auch in den mimischen Muskeln; es ist seltener; häufiger handelt es sich um unregelmäßige Kontraktionen von Muskelbündeln im Gesichte und unwillkürliche Handbewegungen.

Das Zittern infolge psychischer Emotion läßt sich nur schwer, ja sogar nur ausnahmsweise durch den Willen unterdrücken.

Bei Bewegungen ist es gewöhnlich stärker, nicht schneller; es hat nie den Charakter des Intentionszitterns.

III. Das Zittern infolge Schwächung des Organismus.

Wenn ein Mensch, der an schwere Arbeit nicht gewöhnt ist, eine schwere Last hebt, bekommt er bei der Arbeit ein Zittern der Hand, das sich häufig auch auf die Muskeln des Rumpfes ausbreitet; es ist ziemlich grob, unregelmäßig, verschieden schnell, von einem Gefühl der zu Ende gehenden Kräfte („ich lasse los!“) und gewöhnlich von einer verlängerten Ausatmung bei geschlossener Stimmritze begleitet. Wenn die Arbeit vollendet ist, stellt sich ein leises, regelmäßiges Zittern der Hand ein, das bei Bewegungen nicht zunimmt und vom Willen nicht beeinflußt wird.

In analoger Weise entstehen diese beiden Formen des Zitterns beim Kampfe, besonders beim Liebeskampfe, wobei in der ersten Phase die psychische Emotion, die Aufregung und das leidenschaftliche Verlangen (tremore erotico Ughetti) mitwirken. Wie nach schwerer Arbeit, beobachten wir die andere Form des Zitterns nach onanistischen Exzessen und nach Krämpfen.

Bei bloßer Ermüdung stellt sich ebenfalls ein individuell verschieden ausgeprägtes Zittern ein. Cramer konstatierte ein zartes, regelmäßiges, aus 9 Zuckungen in der Sekunde bestehendes Zittern seiner Hand nach einem schnellen Marsche. Die beiliegenden Kurven veranschaulichen zunächst das Zittern der Finger und der Hand bei der statischen Innervation bei Männern (nach 1, 2, 5 Minuten und sodann nach 1 und 3 Minuten); ferner wurden 3 Kurven von einer ausgestreckten Hand gezeichnet, die in dem durch ein Kreuz markierten Momente durch ein Gewicht von 7 kg belastet wurde (Fig. 6). Die ersten zwei Kurven stammen von einem kräftigen Mann, der bei der statischen Innervation auch ohne Belastung ein wenig zitterte, die dritte von einer schwächlichen Frau; bei dem Manne sehen wir ein grobes, schnelles Zittern, bei der Frau grobe, unregelmäßige, langsamere Zitterbewegungen. Noch besser sieht man dies

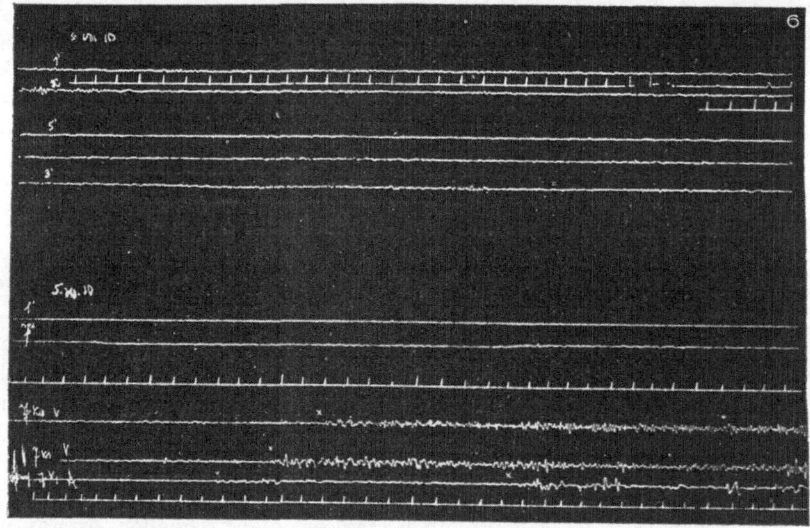

Fig. 6.

an der von einem kräftigen Manne stammenden zweiten Serie von Kurven, und zwar an den Kurven a) und b) der rechten Hand, aus denen wir ein grobes Zittern mit etwa 9 Zuckungen in der Sekunde erkennen und an der Kurve c) der linken Hand, die ein langsameres, unregelmäßiges Zittern, ähnlich dem von der rechten Hand der Frau auf dem vorangehenden Bilde, andeutet (Fig. 7). Bei großer Umdrehungsgeschwindigkeit des Registrierzylinders sehen wir, daß das Zittern bei Belastung (I), nach einer Minute (II.) und nach einer weiteren Minute (III.) fortwährend ungleich ist, je weiter desto gröber wird und eine Schnelligkeit von 9 Zuckungen in der Sekunde besitzt (Fig. 8). Die groben, unregelmäßigen Wellen im Momente der Belastung sind durch passive Schwingungen der Hand und nicht etwa durch Intentionszittern verursacht.

Bei stillenden, schwächlichen Frauen, bei perniziöser Anämie beobachten wir bei statischer Innervation ein leises, schnelles Zittern der Hände. Latteux verglich ein solches Zittern bei Chlorose mit dem Schwingen einer Stimmgabel. Auch nach Gelenkrheumatismus und bei Anämie sah Latteux ein mehrmonatiges

Zittern der Hände und des Rumpfes. Prof. Lhoták beobachtete ein eigentümliches Zittern des Körpers bei stark blutenden Tieren (mündliche Mitteilung). Seltener zittern die in ähnlicher Weise ausgestreckten Hände bei kachektischen Personen überhaupt. Latteux beschreibt im Terminalstadium der Inanition u. a. auch ein Zittern der Hände. In der Rekonvaleszenz nach fieberhaften

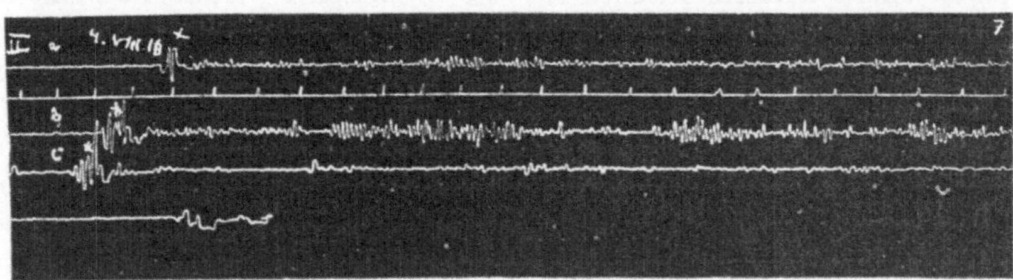

Fig. 7.

Krankheiten, besonders nach solchen, bei denen das Nervensytem leidet (Ughetti), wie z. B. beim Typhus, zittern häufig die Hände.

Als Beispiel mag uns das Zittern bei einem 27 jährigen Rekonvaleszenten nach Typhus (Z. 9322/04) dienen, der schon im Fieberstadium ein wenig zitterte

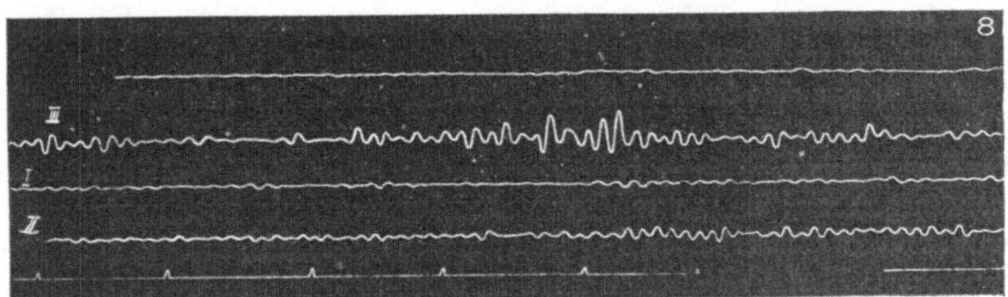

Fig. 8.

und bei dem fast drei Wochen nach einem 17 tägigen Fieber ein geringes, regelmäßiges schnelles Zittern mit 10 Zuckungen in der Sekunde gezeichnet wurde, dessen Intensität wellenförmig mit nicht ganz regelmäßigen Perioden schwankte (Fig. 9).

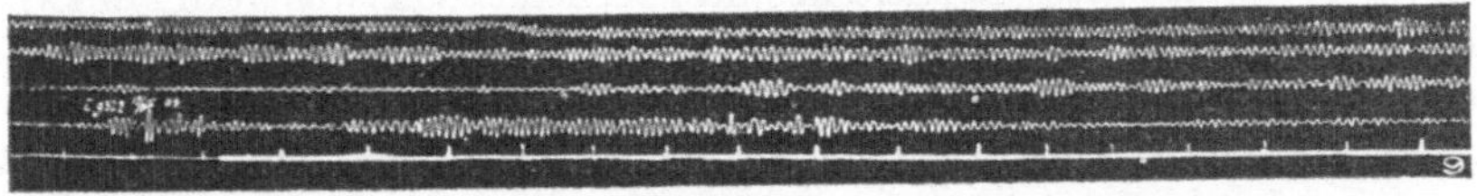

Fig. 9.

Auch im Verlaufe eines schweren Typhus, im adynamischen Stadium desselben, tritt ein Zittern der Lippen und Hände im Ruhezustand auf, das bei Bewegungen (beim Sprechen, Heben der Hand, beim Trinken) stärker wird. Es ist dies ein unregelmäßiges Zittern mit individuellen Fingerbewegungen, das mit tappenden Bewegungen der Hand (Floccilegium) und mit unregelmäßigen Kontraktionen der Muskulatur beim Sprechen (Grimassenschneiden) einhergeht. Dieses Zittern heißt febril, aber es ist schwer zu entscheiden, wieviel in ätiologischer Hinsicht auf das Fieber selbst und wieviel auf die allgemeine Schwäche und auf toxische Einflüsse entfällt. (Im Harn pflegt Azeton zu sein, wie ich mich nach einem diesbezüglichen Hinweis von Thomayer überzeugen konnte.)

Außer jenem Zittern, welches ich durch Beispiele veranschaulicht habe, wurden nach Typhus und anderen fieberhaften Krankheiten noch andere Formen des Zitterns beobachtet, welche sich in folgende Gruppen einreihen lassen.

a) Zittern, das bei der Intention stärker wird, wie bei der multiplen Sklerose. Solche Fälle beschrieb Ebstein 1872 nach Typhus mit dem Sektionsbefunde der disseminierten Sklerose (D. A. f. kl. M.); Pitres (1889) nach Typhus; Westphal (1892) nach Blattern und Typhus, zugleich mit Störungen der Koordination, der Sprache, der Intelligenz; Bouveret und Landouzzy nach Typhus an allen Extremitäten; Homolle ebenfalls nach Typhus und Duroziez nach einem Erysipel der Wange; James (1897) nach Malaria an allen Extremitäten, einhergehend mit Muskelschwund und ein analoges Zittern nach Typhus recurrens.

b) Zittern, das zwar jenem bei der Sklerose nicht ähnlich ist, aber doch den Charakter des Zitterns bei Gehirnerkrankungen besitzt. So z. B. beschrieb Gubler (1860) das Zittern einer Körperhälfte und des Kopfes nach Erysipel; Bailly (1872) publizierte eine Beobachtung Liouvilles von Zittern nach Blattern, das jenem bei Tabes ähnlich war — also einen ataktischen Typus gehabt haben dürfte. Klippel (1891) sah bei einem Rekonvaleszenten nach schwerem Typhus eine fast vollständige Erblindung eines Auges (Neuroretinitis) und Schwäche mit Zittern der rechten Oberextremität, welches monatelang unverändert anhielt. Hüssy führt in seinem Sammelwerke (1904) drei analoge Beobachtungen an; im ersten Falle handelte es sich um ununterbrochenes Zittern nach einer fieberhaften Angina, das von einer opisthotonischen Streckung des Körpers, lebhaften Reflexen und Fußklonus begleitet war, sich später auf die rechte Hand beschränkte und nach drei Wochen verschwand. Bei der nach drei Jahren vorgenommenen Revision des Knaben fand der Autor an demselben die Anzeichen von Idiotie; im zweiten Falle sah er nach Pneumonie mit eiteriger Mittelohrentzündung ein dauerndes, langsames Zittern mit etwa vier Zuckungen in der Sekunde, das sich bei der Intention nicht verstärkte und vom Fieber, einem epileptischen Anfall und einigemal von einem flüchtigen Strabismus begleitet war. Dieses Zittern verschwand vollständig; im dritten Fall bekam ein 2½ Jahre altes, rachitisches, körperlich und geistig wenig entwickeltes Mädchen nach einer Lungenentzündung einen dreistündigen, mit hohem Fieber einhergehenden Anfall von zuckenden Krämpfen. Nach den Krämpfen blieb ein dauerndes Zittern der Hand mit 5 Zuckungen in der Sekunde zurück, das sich bei der Intention nicht verstärkte. Der M. extensor pollicis derselben Hand war gelähmt. Hierher gehört auch die Beobachtung von Lannois aus dem Jahre 1904, betreffend einen 18jährigen Jüngling mit Zittern, das im Ruhezustand 8—9 Zuckungen in der Sekunde zeigte, bei der Arbeit hinderlich war, bei der Emotion und bei der Intention schwächer wurde; es war im 11. Lebensjahr nach Masern entstanden und ging mit einer verkümmerten Entwicklung der Psyche einher. Die Stellung des Körpers und der Hand soll bei diesem Jüngling ähnlich jener bei der Parkinsonschen Krankheit gewesen sein. Zappert

(1908) bemerkte bei einem zweijährigen Kinde 8 Tage nach einer rechtsseitigen Spitzenpneumonie ein Zittern der ganzen Extremitäten, das nach 3 Wochen verschwand; Zappert hält dasselbe für einen akuten zerebralen Tremor.

Diese Formen hat bereits Breillot (1885) als organisch angesehen, wobei er sich auf eine Erfahrung Charcots, der in einem analogen Falle von Zittern bei der Sektion eine sklerotische Plaque im verlängerten Mark fand, und auf die Ansicht Gublers berief, der eine Reizung oder eine Läsion des Zentralnervensystems annahm. Schönfeld widmete diesen Formen des Zitterns eine Dissertation (Neur. Zentralbl. 1888, 499).

c) Unbestimmtes und unvollständig beschriebenes Zittern. So z. B. beobachtete Henoch (zit. Mayer 1908) ein fortwährendes Zittern der Hände, der Füße und des nach hinten geneigten Körpers 4 Wochen nach einer Pneumonie bei einem 15 Wochen alten Kinde; das Zittern verschwand nach 14 Tagen.

Buck und Moor (1897) sahen bei einem 59 jährigen Manne ein fortwährendes Zittern, das bei anstrengender Arbeit stärker und nach leichter Arbeit schwächer wurde und auf die Autoren den Eindruck der Hysterie machte. Clopatt (1910) sah bei einem zweijährigen Kinde nach einer aphthösen Stomatitis ein universelles Zittern, das später nachließ und im linken Oberarm am längsten zurückblieb. Viršubsky (1907) beobachtete bei einem 14 jährigen Knaben nach Typhus Zittern der Füße, das dem Fußklonus ähnlich war.

Sotov (1899) sah bei einem einjährigen Kinde einen Monat nach Masern zuerst Zittern der linken Extremitäten, dann des Körpers und schließlich auch der rechten Extremitäten, das Monate hindurch unverändert blieb und endlich nach einer 6 Wochen dauernden Behandlung mit Bromnatrium verschwand.

Jourdan (1906) erwähnt ein langsames Zittern nach Malaria, ohne es näher zu beschreiben.

d) Ganz vereinzelt steht der Fall da, den Fornaca (1908) bei einem 57 jährigen Mann beschrieb, der an Malaria litt und 24 Stunden vor dem Anfall ein intensives Intentionszittern der Hände und des Kopfes bekam, das sich durch den Willen nicht beeinflussen ließ und von unwillkürlichen heftigen Bewegungen der Hände begleitet war; das Zittern nahm fortwährend zu, wurde erst mit dem Eintritt des Anfalls schwächer und verschwand nach demselben. Der Patient wurde mit Chinin vollständig ausgeheilt.

IV. Das Zittern infolge Reizung sensibler Nerven.

Hierher gehört das Zittern infolge Kälte, nach schmerzhafter Verletzung und nach Katheterismus. Am bekanntesten ist das Zittern infolge Kälte, dem, wenn die Kälte groß ist, jedermann und manche Menschen auch bei geringfügiger Abkühlung unterliegen. Dieses Zittern betrifft fast die ganze Muskulatur, ist am deutlichsten am Unterkiefer ausgeprägt („mit den Zähnen klappern"), ist schnell, regelmäßig, in unregelmäßigen Wellen an- und abschwellend und mit Krampf der Hautgefäße, Stauung des Blutes in den Kapillaren (Zyanose), Gänsehaut und mit unregelmäßigen Kontraktionen von Muskelbündeln (fibrilläre und eher faszikuläre Kontraktionen) einhergehend.

Ganz ähnlich dem Kältetremor ist der Schüttelfrost: jenes eigentümliche, vorwiegend den Unterkiefer betreffende, grobe, schnelle, regelmäßige, in unregelmäßigen Wellen an- und abschwellende, mit großem Kältegefühl einhergehende Zittern. Es dauert nicht lange und verschwindet gleichzeitig mit dem Kältegefühl. Es entsteht, wenn die Körperwärme plötzlich ansteigt: im Beginne der Lungenentzündung, des Intermittensanfalls, oder wenn man fiebernd umhergeht und sich entkleidet; Fernet unterschied den leichten Schüttelfrost (Horror) von dem allgemeinen Schütteln des Unterkiefers, des Rumpfes und der Extremitäten (Rigor) und erwähnt, daß der Schüttelfrost auch mehrere Tage dauern kann, was entschieden eine ungeheuere Seltenheit wäre.

Es ist bis jetzt noch nicht entschieden, ob es sich beim Schüttelfrost um eine Reizung der sensiblen Hautnerven beim Gefäßkrampf oder um eine toxische Störung handelt. (Adamkiewicz vergleicht ihn mit dem Schüttelfrost nach Neurininjektionen.)

Ähnlich verhält sich der Tremor infolge von Schmerzen und es ist oft schwer zu entscheiden, wieviel von demselben auf Rechnung einer Reizung sensibler Nerven und wieviel auf Rechnung der psychischen Erregung zu setzen ist. Als Beispiel führe ich den oft zitierten Fall von Door an: ein 19jähriges Mädchen stieß sich einen Span unter einen Nagel des rechten Fußes. Nach der Extraktion des Spanes begann der Fuß zu zittern und der Tremor hörte erst nach mehreren Tagen auf (Hysterie?). (Zit. v. Vandier und Lerroux in ihren Thesen.)

Analog ist auch das Zittern beim Katheterisieren und auch hier ist die Beteiligung der sensiblen Nerven strittig.

V. Das Zittern infolge von Vergiftung.

1. Der alkoholische Tremor.

a) Eine der frühesten und häufigsten Begleiterscheinungen der chronischen Alkoholvergiftung ist das Zittern der Hände (Breillot). Dasselbe beginnt ganz allmählich, zeigt sich anfangs nur am Morgen im nüchternen Zustande (Romberg), wenn der Kranke mit den Händen bewegt (er zieht sich schwer an, Breillot), und ist im Beginne so geringfügig und stört bei feineren Arbeiten so wenig, daß es der Kranke gar nicht bemerkt und daher behauptet, daß er nicht zittert (Fernet 1872). In diesem Stadium pflegt es besser tastbar als sichtbar zu sein. Im Ruhezustand fehlt es (wenn die Hand vollständig ruhig herabhängt oder gestützt ist). Es ist ziemlich schnell und macht 6—9, nach unseren Erfahrungen gewöhnlich 8—9 Schwingungen in der Sekunde, während Dutil, Marie, Welflender, Williams sogar 11—12 Schwingungen in der Sekunde angeben, was auch wir beobachtet haben; Dejerine zählte nur 6—7 Schwingungen. Auch bei ein und demselben Patienten kann die Schnelligkeit je nach dem Stadium der Krankheit Schwankungen aufweisen. Das Zittern ist nicht ganz regelmäßig und befällt die Finger häufig nicht gleichmäßig und nicht gleichzeitig (individueller Tremor der Finger). Bei körperlicher Anstrengung, gespannter Aufmerksamkeit und bei Emotionen wird es stärker; durch den Willen, durch energische Muskelkontraktion und schwere Arbeit kann man es für eine kurze Zeit unterdrücken, aber es bricht nachher um so heftiger hervor. Latteux gibt an, daß es durch das Bestreben, es zu unterdrücken, verstärkt werde, was aber nur für einige Fälle gilt. Nach dem Genusse alkoholischer Getränke hört es auf, ebenso in der Abstinenz (unser I. Fall);

manchmal aber verstärkt es sich zugleich mit anderen Abstinenzerscheinungen (Ziehen).

In späteren Stadien breitet es sich auf die Schultern, die Lippen und die Zunge, sodann auf die Füße aus; es kann in ein Zittern der gesamten Muskulatur übergehen und die Funktionen stören; bei der Intention wird es manchmal stärker (unsere Fälle III und IV); in diesem Stadium ist es durch Alkohol nicht mehr so leicht zu beseitigen.

An den Lippen und Wangen ist es deutlich zu sehen, wenn der Kranke die Nase rümpft und die Zähne zeigt. An den Händen hat es manchmal den Anschein, als ob es in lateraler Richtung vor sich gehen würde; doch handelt es sich da gewöhnlich um eine passive, sekundäre Bewegung der Hand bei horizontalem Zittern des Arms (Magnol).

Bei gleichzeitigen Muskelparesen bleibt das Zittern auf die paretischen Muskeln nicht beschränkt (Ziehen).

Ausnahmsweise hat das Zittern bei chronischem Alkoholismus einen ausgesprochenen Intentionscharakter (unser Fall VII).

Es galt früher für ein pathognomonisches Symptom des Alkoholismus (Fernet), ist aber gewissen Tremorformen der Neurastheniker, ja sogar auch dem febrilen Zittern (wenn der Kranke fiebernd herumgeht, ohne von seinem Fieber zu wissen) sehr ähnlich. Nach den umfassenden statistischen Aufzeichnungen Fürbringers fehlt es nur bei 10% der Trinker, nach meiner kleinen Statistik bei 15—23%. Fürbringer untersuchte eine Reihe von Trinkern und Nichttrinkern und fand, daß das leise Zittern der Hände ebenso häufig bei Trinkern wie bei Nichttrinkern, dagegen das grobe Zittern bei Trinkern doppelt so häufig vorkommt. Die Personen, bei denen er ein grobes Zittern der Hand fand, waren zur Hälfte Trinker.

Ich fand bei 41 notorischen Säufern, deren Geisteszustand ich beim Strafgericht zu untersuchen hatte, 32 mal das Zittern der Hände, 18 mal das Zittern der Zunge, 18 mal das Zittern der Augenlider und 10 mal eine Unruhe der Wangen. An den Händen war das Zittern bei statischer Innervation schnell, zart (18), manchmal mehr tastbar (9) als sichtbar, manchmal handelte es sich um individuelles Zittern der Finger (5). Das Zittern fehlte, wie ich mir ausdrücklich notierte, in 6 Fällen. An der Zunge fand ich ein schnelles Zittern beim Vorstrecken (14), manchmal aber nur bündelförmige Kontraktionen (3); an den Lidern ein schnelles Flimmern (16) und unrhythmisches Zucken (2); an den Wangen seltener ein Zittern (4), dagegen häufiger ein unregelmäßiges Muskelzucken bei der Intention (6).

b) Beim akuten Wahnsinn der Säufer gab das Zittern dem ganzen Syndrom das Attribut Delirium tremens. Während des stürmischen Deliriums befällt das Zittern den ganzen Körper, am meisten die Lippen und die Zunge und die oberen Extremitäten; manchmal ist dasselbe zart und im allgemeinen dem Zittern beim chronischen Alkoholismus analog (unser Fall V), gewöhnlich aber grob, besonders bei Bewegungen (nach Gowers nur bei Bewegungen), aber auch im Ruhezustand (insoweit man bei einem solchen Patienten überhaupt von Ruhe sprechen kann); es ist weniger rhythmisch und regelmäßig, und von unzweckmäßigen Bewegungen begleitet, analog jenen bei der Chorea (Fernet-Dejerine) oder bei der disseminierten Sklerose (Dejerine); es hat Intentionscharakter (unsere Fälle), hindert beim Sprechen, bei Verrichtungen mit der

Hand, beim Stehen und Gehen; es ist schon im Prodromalstadium vorhanden und hält, wenn auch abgeschwächt, mehrere Tage nach dem Anfall an (Wassermayer); es wurde auch einseitig beobachtet. Im Zustande hochgradiger Erregung der Kranken, welche zu Gewalttaten geneigt sind und hierbei eine große motorische Kraft an den Tag legen, verschwindet das Zittern (Fernet), wenn auch nicht immer (Trousseau); es verschwindet schließlich im prämortalen Stupor.

Das alkoholische Delirium, welches nicht vollständig, sondern im Verlaufe anderer Krankheiten ausbricht, pflegt nicht vom Zittern begleitet zu sein (Trousseau).

c) Im akuten Rausche beobachtet man kein Zittern, sondern nur eine Unsicherheit und eine Disharmonie der Bewegungen.

d) Im subakuten apyretischen Alkoholismus, der sich vom Delirium tremens nur durch die Intensität unterscheidet, beobachtet man alle Übergänge vom Tremor des chronischen Alkoholismus zum Tremor des stürmischen Deliriums. Die regelmäßigen Vibrationen der Hände, der Arme, des Rumpfes, der Zunge und der Lippen steigern sich mit den Symptomen der Gehirnreizung zu einer unregelmäßigen Trepidation der Glieder. Wenn die Gehirnerscheinungen verschwinden, dauert das Zittern weiter, manchmal noch mehrere Wochen hindurch.

Von den klinischen Fällen, bei denen wir das Zittern genauer beobachtet und gezeichnet haben, will ich folgende anführen:

I. Chronischer Alkoholismus. Schmerzhaftigkeit der Muskeln. Tremor, der in der Abstinenz verschwindet.

Ein 33jähriger Mann Nr. 9030/04. Trinkt seit dem 17. Lebensjahre bis heute alkoholische Getränke aller Art. Durchschnittlich ist er 1—2mal in der Woche betrunken. Bis jetzt hat er keine Beschwerden gehabt. Er schläft gut ohne schreckhafte Träume. Sehr selten hat er auf nüchternen Magen erbrochen, wenn er am Abend zuvor viel Zigaretten geraucht hat.

Vor 7 Wochen begannen seine Hände zu zittern und zittern seitdem unaufhörlich, den ganzen Tag, besonders bei der Arbeit, so daß er sein Handwerk aufgeben mußte (er war Friseur). Bei der Arbeit zitterten seine Hände schon seit einem Jahre, aber es gelang ihm stets, das Zittern durch starken Tee mit Rum zu unterdrücken. Jetzt will ihm das aber nicht mehr gelingen. Am Morgen erbricht er oft. Er schläft schlecht. Halluzinationen hat er nicht. Zudem bekam er Schmerzen in die unteren Extremitäten, sein Gang wurde wegen der Schmerzen langsamer, die Füße schwollen an. In der Klinik konstatierte man, daß er blaß sei und leicht zyanotische Schleimhäute habe. Die geschlossenen Augenlider zittern schnell und intensiv. Die Wangenmuskeln und die Zunge zittern bei Bewegungen und im Ruhezustand (wenn auch weniger). Die Nervenplexus schmerzen nicht, aber die Muskeln sind bei Druck sehr empfindlich. Die Hände sind zyanotisch und schwitzen stark. Die gestreckten Oberextremitäten zeigen einen groben, sehr schnellen, gleichmäßigen Tremor im Sinne der Flexion und Extension, der sich verstärkt, wenn der Kranke die Hände längere Zeit gestreckt hält. Der Tremor läßt sich durch den Willen nicht unterdrücken. Suggestive Einflüsse blieben auf den Tremor ohne Wirkung. Wenn die Hände ruhig herabhingen, war das Zittern klein und zeitweise überhaupt nicht zu sehen. An den unteren Extremitäten fand sich ein Zittern von demselben Charakter; das Stehen war infolge des Zitterns unsicher. Die Sprache war infolge des Zitterns der Sprechwerkzeuge gestört.

Am nächsten Tage (9. VI. 04) wurde mit dem Apparate von Marey-Verdin eine Kurve aufgenommen (Fig. 10). Anfangs (Kurve Nr. I) handelte es sich um einen kleinen, rhythmischen, nicht ganz gleichen Tremor von 8—9 Wellen in der

Sekunde; bei längerer Dauer des Versuches wurden die Wellen größer (Nr. II), rhythmisch, 8 in der Sekunde, sukzessive aber wurde das Zittern groß (Nr. III) und sehr grob (Nr. IV), wobei es den regelmäßigen Rhythmus von 8 Wellen in der Sekunde beibehielt; die Wellen waren ungleich, aber die Ungleichheit war nicht groß und auffallend. Es handelt sich nicht um ein Intentionszittern, denn es lag keine Intention vor, sondern eine Ermüdung infolge Verlängerung des Versuches, eine erhöhte Muskelanstrengung.

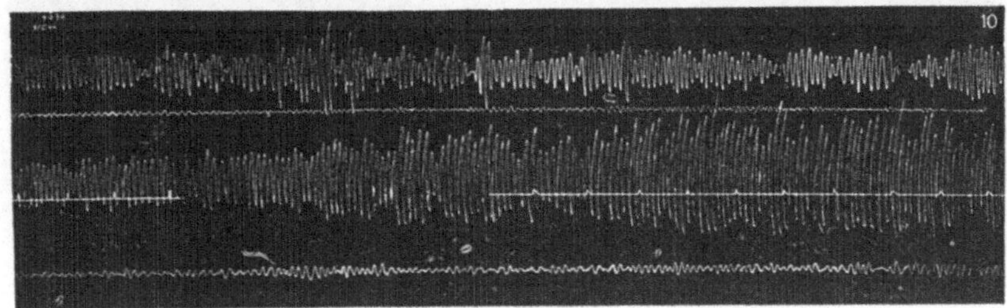

Fig. 10.

In der Klinik mußte der Patient liegen und bekam keinen Alkohol, worauf das Zittern langsam, aber beständig abnahm. Nach einer Woche wurde das Zittern abermals zu Papier gebracht und der Versuch wiederum in die Länge gezogen. Auf dem Bilde (Fig. 11) sehen wir einen Tremor, der dem Wesen nach unverändert ist, der aber mit der fortschreitenden Dauer des Versuchs nicht größer wird. Im Beginne (Nr. I) zeigt er unregelmäßige, gruppenförmige Verstärkungen von 1—2 Sekunden Dauer, geht aber dann in einen kleinen, schnellen, rhythmischen, im großen und ganzen gleichmäßigen Tremor über. Zum Unterschied von dem vorhergehenden Versuche ist dieses Zittern noch schneller, indem es 10 und zumeist 11 Wellen in der Sekunde macht. Nach weiteren 4 Tagen verschwand das Zittern fast vollständig und alle Symptome ließen nach.

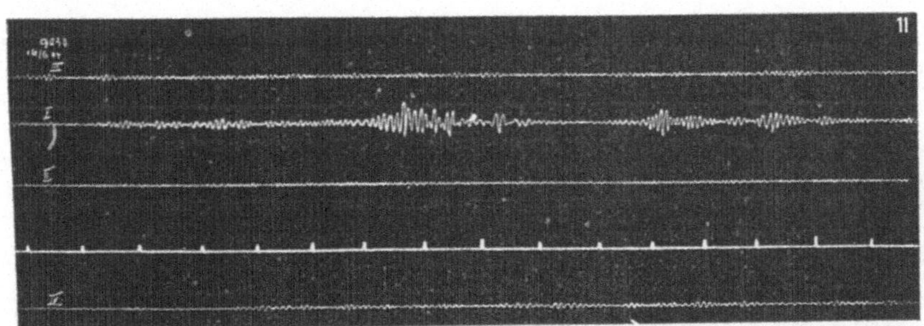

Fig. 11.

II. Ein anderes Beispiel bietet J. V., 42 Jahre alter Fuhrmann.

Alkoholismus chronicus. Pseudotabes alcoholica. Tremor. Knoten in der Zitterkurve.

Nr. 2164/04. Stammt aus gesunder Familie und war stets gesund, trinkt aber seit Jahren 20—30 Glas Bier und Schnaps. Früh morgens erbricht er auf nüchternen Magen. Träumt von Mäusen, Kaninchen, tollen Hunden. Seit $^3/_4$ Jahren hat er stetig zunehmende Schmerzen in den unteren Extremitäten und Krämpfe in den Waden, so daß er schon gar nicht mehr gehen kann. Im Beginne der Krankheit sprach er irre, lief aus dem Bett, sah Teufel und Menschen, die ihm nach dem Leben trachteten und mit denen er sich unterhielt. Seit Jahren hustet er und leidet er an kurzem Atem.

Beim Eintritt in die Abteilung des Prof. Thomayer zeigte er die Symptome einer diffusen Bronchitis mit aufgeregtem Herzen, Spuren von Eiweiß im Harn,

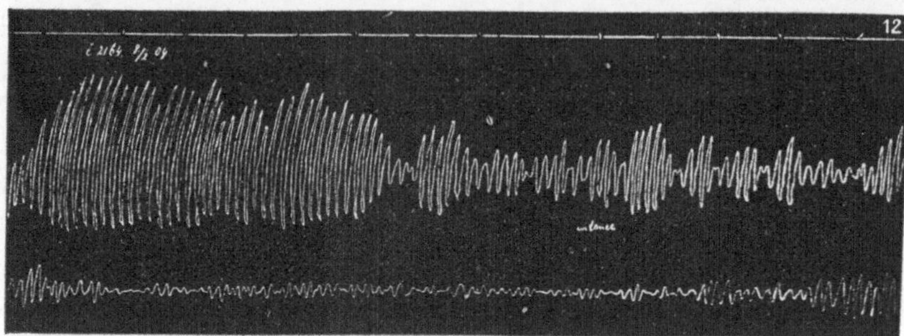

Abb. 12.

sehr schmerzhafte Nervengeflechte — besonders die Nervi ischiadici waren schmerzhaft —, erloschene Patellarreflexe, ataktischen Gang, Rombergsches Symptom, beträchtliche Hauthyperästhesie, normale Pupillenreaktion. An den oberen Extremi-

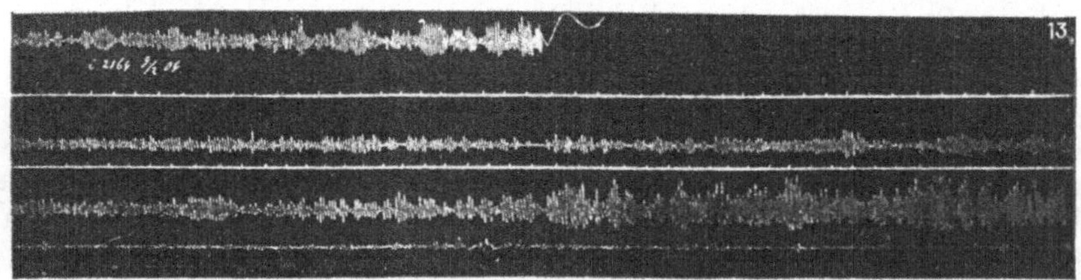

Fig. 13.

täten hatte er ein grobes Zittern, das am nächsten Tage (9. II. 04) gezeichnet wurde. Es handelte sich (Fig. 12) um einen groben, gleichmäßigen, nicht besonders schnellen, 6·5—7 Wellen in der Sekunde aufweisenden und insoferne ungleichen Tremor,

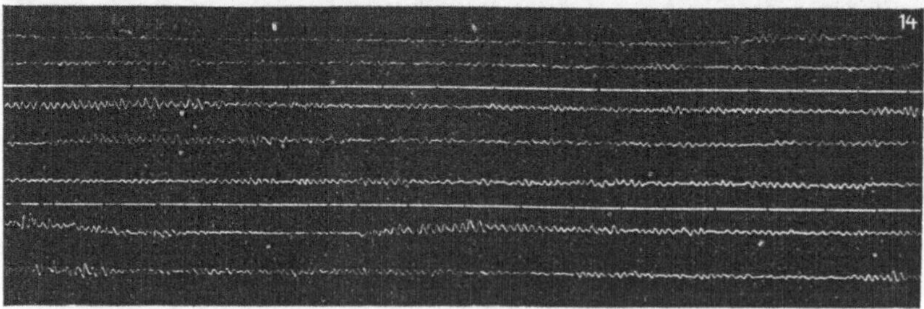

Fig. 14.

als auf einige größere Wellen stets einige kleinere folgten; dieser Tremor wurde bei Intention nicht verstärkt. Auf der zweiten Kurve, die von demselben Patienten stammt, sieht man ein Zittern, das etwas schneller ist, 7½ Wellen in der Sekunde macht, und zwar regelmäßig, aber etwas ungleich ist.

Die dritte, vierte und fünfte Kurve (Fig. 13) wurden bei kleinerer Umdrehungsgeschwindigkeit aufgenommen; sie lassen uns das Zittern in der dreifachen Zeit überblicken und zeigen einen gleichmäßig schnellen, aus 7—8—9 Wellen in der Sekunde bestehenden Tremor, der aber wiederum ungleich ist und jene wellenförmigen Veränderungen aufweist, die wir schon wiederholt als sogenannte Allorhythmie beschrieben haben. — Von demselben Kranken besitzen wir noch eine Serie von Kurven, die uns das regelmäßige, nur wenig ungleiche Zittern der Hände mit 8 — 9 Wellen in der Sekunde veranschaulichen (Fig. 14).

In den beiden folgenden Fällen hatte der Tremor die Form des Intentionszitterns.

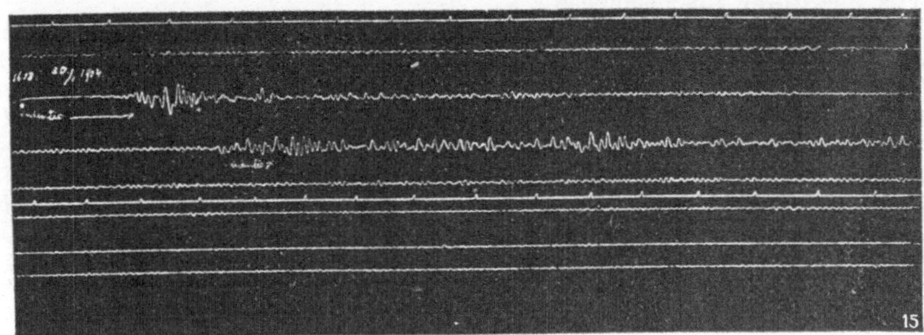

Fig. 15.

III. H. I. Nr. 1618/04. Tremor, der durch Intention verstärkt wird, kein Intentionszittern. (Die klinischen Daten fehlen.) (Fig. 15.) Auf der ersten Kurve sehen wir ein zartes, schnelles, aus 10 Wellen in der Sekunde bestehendes, fast ganz gleichmäßiges, aber ungleiches Zittern; dasselbe sehen wir auf der vierten Kurve; auf der zweiten und dritten Kurve sehen wir sehr schön den Einfluß der Intention: das Zittern wird größer, ungleich, wird aber nach 2—3 Sekunden wieder kleiner; wir haben da kein Intentionszittern vor uns, sondern ein Zittern, das bei der Bewegung größer wird. Die fünfte Kurve zeigt das Zittern der Zunge, das dem Zittern der Hände auf der ersten Kurve (10—10,5 in der Sekunde) sehr ähnlich ist.

Von demselben Kranken wurde das Zittern an demselben Tage 120 Sekunden hindurch ununterbrochen aufgenommen (Fig. 16). Wiederum sehen wir

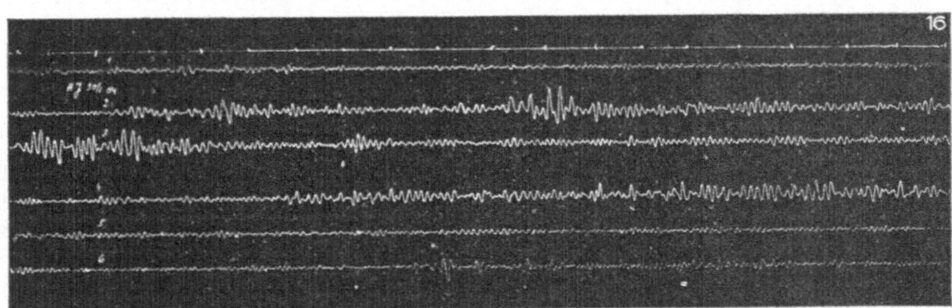

Fig. 16.

ein schnelles 9—8, 5—9 Wellen in der Sekunde betragendes, gleichmäßiges Zittern, das an einigen Stellen größere, an anderen Stellen kleinere Wellen aufweist, aber keineswegs absolut unregelmäßig ist; die letzte Kurve zeigt gar eine Schnelligkeit von 11 Wellen in der Sekunde; im übrigen ist die Form des Zitterns während der letzten 20 Sekunden dieselbe wie in den ersten.

IV. Alcoholismus chronicus. Tremor universalis. Delirium überstanden. Einfluß der Intention auf den Tremor; kein Intensionszittern.

Nr. 17615/06. 45jähriger, beschäftigungsloser, aus gesunder Familie stammender Mann. Überstand als Kind Lungenentzündung, im 21. Lebensjahre

Typhus, im 22. Lebensjahre Syphilis und im 33. Lebensjahre Gonorrhoe. Trank stets sehr viel, bis 25 Glas Bier, daneben Wein, Kaffee mit Rum, Liköre; er konnte einen Liter Wein auf nüchternen Magen und hierauf Bier trinken. Seit 8 Jahren hat er keine ständige Beschäftigung. In den letzten Jahren erbricht er auf nüchternen Magen. Vor 9 Monaten bekam er plötzlich Kopfschmerzen; er begann am ganzen Körper intensiv zu zittern; auf der Straße sah er Gespenster, die nach ihm griffen; er konnte nicht schlafen. Nach einer dreiwöchigen Kur im Krankenhaus verlor er alle diese Erscheinungen.

Nach der Rückkehr aus dem Krankenhause begann er wieder zu trinken, worauf er wieder das Zittern bekam, das sich aber verlor, als er zu trinken aufhörte. Vor einer Woche machte er sich auf den Weg von Pilsen nach Prag; unterwegs trank er viel, worauf er morgens auf nüchternen Magen das Zittern bekam. Sobald er etwas trank, verminderte sich das Zittern und verschwand vollständig, so daß er am Nachmittag sogar schreiben konnte. Vor etwa 3 Tagen wurde er scheu, erschrak vor jedem plötzlichen Geräusch und schreckte unter Zucken des ganzen Körpers aus dem Schlafe auf. Nach einem Konflikte mit den Behörden wurde er ins Krankenhaus geschafft. Am Tage der Aufnahme in die Klinik (14. XI. 06) fand man Sensibilität der peripheren Nerven, gesteigerten Pharyngealreflex, lebhafte Sehnenreflexe, normale Fußsohlenreflexe; der Befund über den Eingeweiden

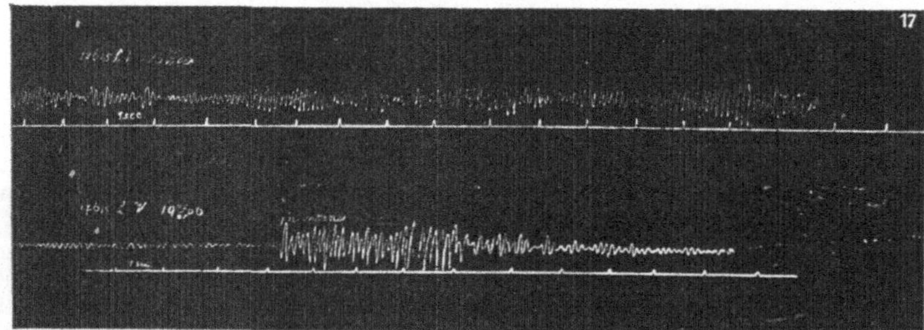

Fig. 17.

war bis auf eine Steigerung des Blutdruckes (16 cm — Gärtner) normal, nur konstatierte man ein schnelles Zittern des Körpers, der Lippen, der vorgestreckten Zunge, ein rasches Zittern der oberen Extremitäten selbst im Ruhezustand, das bei der Intention stärker wurde, und auch an den unteren Extremitäten ein rasches Zittern, das sich bei der Intention verstärkte und den Kranken beim Gehen hinderte. Die Schrift war sehr zitterig.

Am nächsten Tage wurde mittelst des Marey-Verdinschen Apparates eine Zitterkurve aufgenommen (Fig. 17); wenn der Kranke die Hand ausgestreckt hielt (bei statischer Innervation), zeichnete dieselbe ein rhythmisches, schnelles, 8,5—9 Wellen in der Sekunde betragendes, im großen und ganzen grobes Zittern mit ungleichen Wellen und wiederum mit jener unregelmäßigen, gruppenförmigen Verstärkung der Wellen (Allorhythmie); bei einem zweiten Versuche sehen wir im Ruhezustand einen ganz regelmäßigen und gleichmäßigen Tremor von 9 Wellen in der Sekunde; im Momente der Intention wurde das Zittern gröber, es behielt den Rhythmus und die frühere Schnelligkeit, wurde aber ungleichmäßig. Nach 4 Sekunden wurde es wieder kleiner und kehrte zu seiner ursprünglichen Form bei der einfachen statischen Innervation zurück.

Ferner verfüge ich über 2 Fälle von Tremor im Delirium tremens. Im ersten Fall (V. Fall) hat der Tremor die Form des banalen Zitterns beim chronischen Alkoholismus, im zweiten Fall (VI. Fall) die Form des Intentionszitterns.

V. Einfaches Zittern beim Delirium tremens.

F. H., 34 Jahre alt. Nr. 8836/04; stammt von einer Mutter, die eine Geisteskrankheit (Melancholia?) durchgemacht hat, und von einem Vater, der ein Säufer und jähzorniger Mensch war. Seit seinem 27. Lebensjahre begann er, als er sich von seiner Gattin scheiden ließ, anfallsweise Alkoholika aller Art zu trinken, bis er ganz betrunken war. Im Rausch erhielt er von seinem betrunkenen Vater, mit dem er in Streit geraten war, vor einem Monat einen Schlag auf den Kopf (mit einem Bierglas), worauf er bewußtlos hinstürzte. Beim Begräbnis seiner Mutter bedrohte ihn sein Vater mit einer Hacke. Von Zorn und Herzeleid erfüllt, floh er vor dem Vater; bei dieser Gelegenheit begann er am ganzen Körper zu zittern und seit jener Zeit hat das Zittern nicht aufgehört.

Als er am 6. VI. 04 in klinische Pflege übernommen wurde, zitterte er am ganzen Körper, hatte lebhafte Reflexe und empfindliche periphere Nerven. Er war unruhig, zerwühlte das Bett, verjagte Schlangen und Skorpione aus demselben und sah im Fenster fremde Gestalten. Am 7. VI. wurde seine Zitterkurve aufgenommen. (Fig. 18): ein ziemlich regelmäßiger, ziemlich starker und schneller Tremor, wiederum mit jenen Gruppen größerer Wellen. Auf der ersten Kurve zählen wir 8,5—9 Wellen in der Sekunde, ebenso viele auf der dritten Kurve, auf der zweiten dagegen 11—12 Wellen in der Sekunde.

Am 8. und 9. VI. verschlechterte sich der Zustand des Kranken, das Delirium und die Unruhe nahmen zu, der Kranke flüchtete, kroch auf das Fenster, schrie, war gewalttätig; in ruhigen Pausen erzählte er, der Kasten hätte sich bewegt; es kam

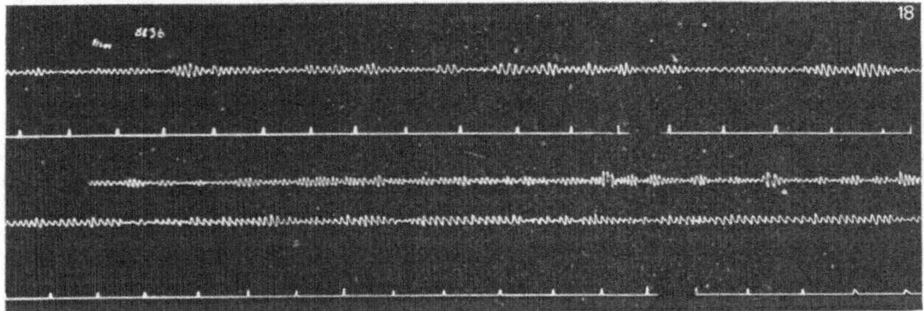

Fig. 18.

ihm vor, wie wenn ihn etwas emporheben würde, wie wenn er auf das Gesicht fallen müßte; er sah alle möglichen Arten von Hunden, „so ein Getier, das man in keiner Naturgeschichte findet“, eine Unmenge von Schwaben, Russen, Mäusen .... Er wurde in die Irrenanstalt transportiert.

VI. Alcoholismus chronicus. Polyneuritis mit vorwiegend sensitiven Symptomen. Anfälle von Zittern. Delirium tremens.

N. A. Nr. 1690/03. Ein 35jähriger Eishauer, stammt aus gesunder Familie, ist seit vielen Jahren ein starker Trinker und Raucher; trinkt täglich bis zu 30 Glas Bier und raucht täglich 20 Zigaretten. Vor 3 Jahren konnte er sich einmal nach dem Erwachen nicht auf die Füße stellen, weil diese beträchtlich zitterten und schmerzten. Auch die Hände zitterten, und zwar bei der Intention mehr; er konnte aus einem Glas nicht trinken, weil er durch das Zittern den Inhalt vergoß. Auf der Klinik genas er nach 17 Wochen. Nach 5 Wochen kehrte die Krankheit in derselben Form zurück und verschwand wieder nach 6 Wochen. Voriges Jahr erschien sie abermals, um nach zweimonatiger Behandlung wieder zu verschwinden. Gegenwärtig fühlt er Kribbeln und Schmerzen im ganzen Körper. Jeden Augenblick bekommt er tonische Krämpfe der Extremitäten mit Tremor, die 1—2 Minuten dauern; manchmal geht er schwankend, manchmal wiederum gerade. An der Sonne, oder wenn er aus einem dunklen Raum in einen hell erleuchteten tritt, sieht er undeutlich. Er leidet an schreckhaften Träumen; bald verfolgen ihn Wachleute, bald rennen Haufen von Pferden, Mäusen und verschiedenen anderen kleinen Tieren hinter ihm.

In der Klinik konstatierte man bei ihm Situs viscerum inversus. Sämtliche periphere Nerven, die Muskeln und die ganze Körperoberfläche zeigten eine gesteigerte Empfindlichkeit bei Berührung. Die oberen und unteren Extremitäten zitterten bei statischer Innervation. Die Reflexe waren lebhaft. Dermographismus am ganzen Körper.

Der Kranke verweilte in der Klinik vom 31. I. bis 15. IV. 03. Während der ersten 3 Wochen hatte er einen beschleunigten Puls, 108—120 in der Minute. Beim Austritt bestand keine Hyperästhesie, die Nerven waren nicht druckschmerzhaft, das Zittern war vollständig verschwunden. Nach 14 Tagen kehrte, da der Kranke wieder viel trank, das Zittern zurück, so daß er sich bald wieder genötigt sah, in die Klinik einzutreten, wo man ihn während der ersten Tage ans Bett anbinden mußte. Da sein Zustand nach 4 Wochen nicht besser wurde, ging er nach Hause, kehrte aber nach 14 Tagen zurück mit Klagen über zooptische Träume (Pferde sprangen auf ihn, Mäuse hüpften auf ihm herum), über Kälte, Schwäche und Zittern der Extremitäten. Seit einigen Tagen kann er kleine Gegenstände

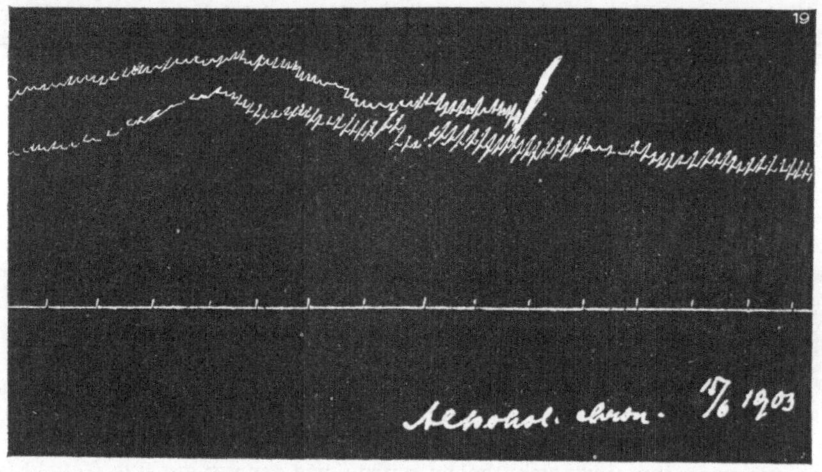

Fig. 19.

schlecht unterscheiden und leidet an Halluzinationen des Gehörs (er hört Wägen fahren, Glocken läuten) und des Gesichts (seine verstorbene Mutter zieht ihn an der Nase, er stößt sie zurück; es plagen ihn Mäuse).

Bei seiner Aufnahme am 15. VI. 03 wurde ein starkes Zittern der Extremitäten, des Körpers und des ganzen Rumpfes konstatiert und zwar im Ruhezustande und noch mehr bei Bewegungen. Wenn er ein Wasserglas hielt, verschüttete er infolge des Zitterns dessen Inhalt. Beim Gehen wurde das Zittern stärker. Auch die vorgestreckte Zunge zitterte bedeutend. Alle Nerven waren schmerzhaft, der ganze Körper war wieder hyperästhetisch. Die Muskelkraft war ziemlich groß (E. D. 25. 24). Während der ersten Tage hatte er subfebrile Temperaturen, beschleunigten Puls, 96—102, und schlechten Schlaf. Schon nach 14 Tagen wurde das Zittern geringer und nach 5 Wochen wurde der Patient gebessert entlassen. Zu Hause genas er vollständig. Im Dezember desselben Jahres kam er zum drittenmal im fieberhaften Zustande, aber diesmal waren das Zittern und die Empfindlichkeit der Nerven nur unbedeutend. Ein Jahr später kam er in die Klinik mit einem fieberhaften Katarrh der rechten Lungenspitze, der schnell destruktiv fortschritt.

Als er am 15. VI. 03 unter den sicheren Erscheinungen eines subakuten Delirium tremens bei uns eintrat, wurden zwei Kurven von ihm aufgenommen. Die erste Kurve veranschaulicht das Zittern der auf den Oberschenkel gestützten Hand: ein heftiges, rhythmisches, ziemlich gleichmäßiges und regelmäßiges Zittern von 6—6½ Wellen in der Sekunde (Fig. 19). Die zweite Kurve veranschaulicht das Zittern bei Intention: zuerst ganz unregelmäßige, kleine Bewegungen, dann heftige Schüttelbewegungen von 4—5 Wellen in der Sekunde und schließlich ganz unregelmäßige, grobe, langsame Schleuderbewegungen, auf deren einem Schenkel man ein sekundäres Zittern von etwa 5 Wellen in der Sekunde sieht (Fig. 20).

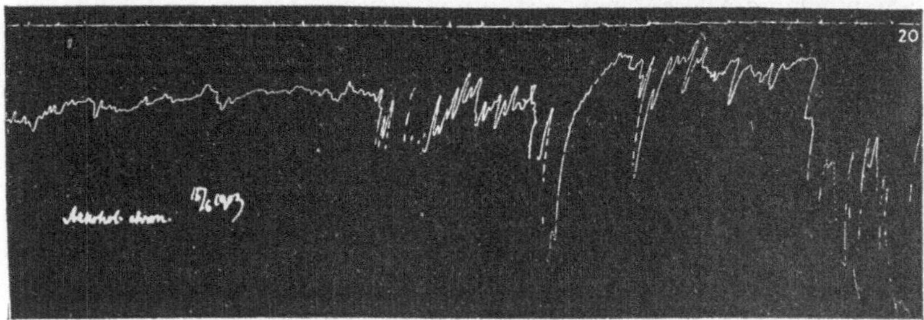

Fig. 20.

VII. Interessant war schließlich der folgende Fall, in welchem sich zu chronischem Alkoholismus Epilepsie und ein Tremor hinzugesellte, der in auffallender Weise in ein Intentionszittern überging.

Alkoholismus. Epilepsia alcoholica? Respirationsneurose. Tremor der Hände. Intentionszittern.

Nr. 10.559/04. K. V., 34jähriger Vergolder, wurde in einem Anfall von Bewußtlosigkeit und allgemeinen Krämpfen in die Klinik eingebracht. Hier kam ein Delirium tremens zum Ausbruch, so daß er in die Irrenanstalt transferiert werden mußte. Von hier wurde er nach 3 Tagen entlassen. Bald danach bekam er Herzklopfen, und da bemerkte der Arzt, daß er eigentümlich atme.

Bei der Aufnahme atmete er sakkadiert, das In- und Exspirium erfolgte auf zweimal. Dabei waren weder an den Bauchmuskeln, noch am Zwerchfell Lähmungen vorhanden. Am nächsten Tage wurde konstatiert, daß das Zusammenspiel zwischen Brust- und Bauchatmung gestört war. Bei der Einatmung erweiterte sich der Thorax in entsprechender Weise, aber der Bauch blieb manchmal unbeweglich, manchmal wölbte er sich vor, manchmal sank er ein. Am folgen-

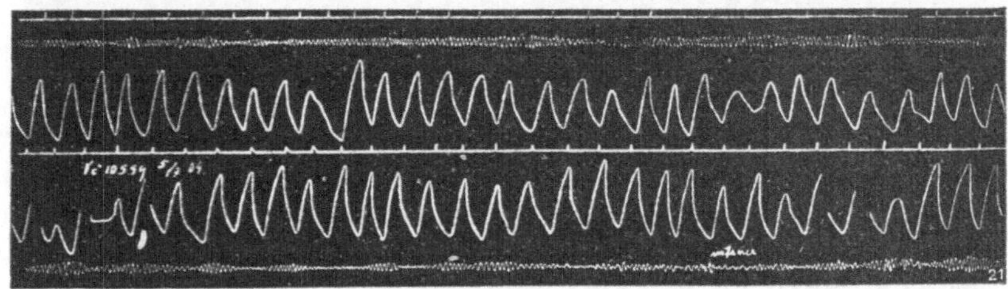

Fig. 21.

den Tage, an welchem das sakkadierte Atmen verschwunden war, wurde eine Atmungskurve und eine Zitterkurve der oberen Extremitäten aufgenommen. (Fig. 21.) An diesem Zittern sehen wir die Allorhythmie sehr schön ausgeprägt; sonst ist das Zittern leicht unregelmäßig, im großen und ganzen rhythmisch, aus 7,5—8 Wellen in der Sekunde bestehend.

Im Jahre 1907 kam der Kranke unter Nr. 3429 abermals wegen allgemeiner Krämpfe im bewußtlosen Zustande in die Klinik. Nachdem er aus demselben erwacht war, fand man, daß er empfindliche Nervenstämme und Hyperästhesie am Rumpfe habe. Die vorgestreckte Zunge zitterte, ebenso die Hände, und zwar bei statischer Innervation; bei Intention war das Zittern stärker, und artete hierbei manchmal in ein grobes Schleudern der Extremitäten aus.

Aus den Kurven ersehen wir (Fig. 22), daß das Zittern der linken Hand (die drei unteren Kurven) überwiegt, daß es grob, regelmäßig, rhythmisch ist und eine ausgesprochene Allorhythmie mit einer gleichbleibenden Frequenz von 7—8 Wellen in der Sekunde aufweist.

Eine interessante Änderung sehen wir an den beiden folgenden Kurven (Fig. 23): an demselben Tage stellte sich bei dem Kranken bei Intention ein heftiges

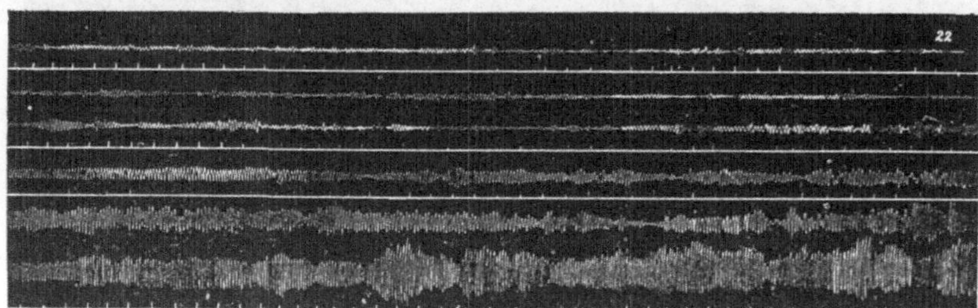

Fig. 22.

Schleudern ein, das an der linken Hand wiederum deutlicher ausgeprägt war als an der rechten. Hierbei konstatieren wir, daß die Amplitude nicht proportional zur Intention zunimmt, sondern daß das Phänomen plötzlich in seiner ganzen Intensität eintritt und weniger plötzlich verschwindet. Hierbei beträgt die Frequenz wiederum 7—8 Wellen in der Sekunde.

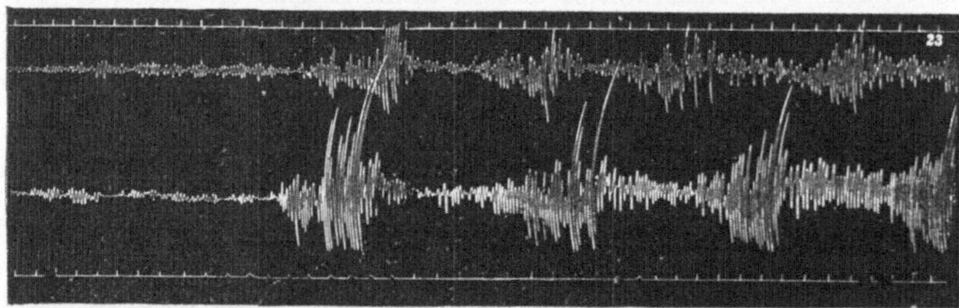

Fig. 23.

Therapie: Der alkoholische Tremor muß kausal mit Abstinenz und Hebung der gesunkenen Kräfte des Organismus behandelt werden. Eine spezielle Therapie gibt es nicht. Geprüft und gelobt wurden galvanische Bäder (Paul), auch Karbolsäure (Clement), ja sogar auch Skopolamininjektionen (Parissot), nach denen eine allerdings nur kurz dauernde Besserung beobachtet wurde. Ein Versuch mit Sedativa, Nervina, Nux vomica ist zu empfehlen.

Historische Anmerkung: Bei Hippokrates, Galenos und Plutarch finden sich die ältesten Angaben über das Zittern bei Delirium tremens. Seneca beschreibt die Symptome beim Alkoholismus äußerst anschaulich: Nervorum vino madentium tremor et miserabilior ex cruditatibus quam ex fame macies, inde incerti labentium pedes et semper qualis in ipsa ebrietate, titubatio . . . nervorum sine sensu jacentium torpor aut palpitatio sine intermissione vibrantium (Latteux).

2. Bei Absinthtrinkern kommt ein ähnlicher Tremor vor, wie bei Alkoholikern, der aber bis jetzt noch nicht näher studiert wurde. Fernet meinte, daß dieser Tremor vorwiegend vom Alkohol stammt. (Bei den Versuchen Magnans verursachte die Herba absinthi bei Tieren Muskelkrämpfe.)

3. Nach dem Trinken und Riechen des Äthers beschrieb Marlin einen Tremor bei einer Frau, die stets während des Essens ein Stück Zucker mit Äther nahm und auf diese Weise täglich 180 g dieses Mittels genoß. Nach einem halben Monat verursachte ihr das Einfädeln der Nadel Schwierigkeiten; sie bekam Zittern der Hände, Schmerzen im Scrobiculus und zwischen den Schulterblättern, Erbrechen auf nüchternen Magen, dann Zittern der Zehen, erschwerten Gang, hier und da Wadenkrämpfe, Kribbeln in den Füßen, Ohrensausen, Mouches volantes. Draper berichtet, daß, als die Geistlichen in Nordirland das Trinken des Whisky ausrotten wollten, die Gläubigen 2—6mal am Tage 8—15 g Äther tranken. Zeitungsnachrichten zufolge breitet sich in Paris das Riechen und Trinken des Äthers in erschreckender Weise aus; es wurde von einer Frau erzählt, daß sie erwiesenermaßen täglich bis zu 4 Liter Äther kaufte; sie starb unter den Erscheinungen der Abmagerung und hochgradiger allgemeiner Schwäche. In analoger Weise sollen die unteren Volksschichten Norwegens den Äther statt des proskribierten Alkohols genießen. Jaksch erwähnt auch die Gewohnheit des Trinkens von Kölnischwasser, das ähnliche Erscheinungen verursacht.

4. Bei der chronischen, seltener bei der subakuten Vergiftung mit Schwefelkohlenstoff führt Delpech (1860) den Tremor unter jenen Symptomen an, die er stets aufzählen gehört, aber nie selbst gesehen hat. Gallard (1867) beschrieb einen dem chronischen Alkoholismus ähnlichen Tremor und Fernet fügte hinzu, daß derselbe von fibrillären Muskelzuckungen begleitet ist. Breillot gibt an, daß derselbe von den Lippen auf die Arme und dann auch auf die unteren Extremitäten fortschreitet, wodurch er das Gehen behindert, und mit Wadenkrämpfen kombiniert zu sein pflegt. In den späteren Arbeiten über die Schwefelkohlenstoffvergiftung wurde der Tremor nicht besonders analysiert, aber er wurde gewöhnlich wie bei anderen Vergiftungen beobachtet und unter die Nervenstörungen eingereiht, über deren Wesen zwischen Charcot und Marie, Raymond, Landenheimer Meinungsverschiedenheiten aufzuweisen sind (siehe die Studie von Vanýsek). Charcot und Marie schrieben alle Symptome der Hysterie zu; die späteren Autoren gaben einen funktionellen Ursprung vieler Symptome zu und legten ein besonderes Gewicht darauf, daß viele Erscheinungen den toxischen organischen Störungen zuzuschreiben seien (so auch Vanýsek).

In der Klinik Thomayer beobachteten wir vier Fälle von chronischer Vergiftung bei Arbeitern aus derselben Fabrik, die eine sehr bunte und lehrreiche Symptomatologie darboten. Sie wurden von Vanýsek publiziert und kritisch bewertet (Sborník klinický, 1904, Bd. IV. p. 1). Bei zwei von diesen Fällen fand sich auch ein ausgesprochener Tremor.

Es handelte sich da um zwei Formen des Zitterns; in der ersten Zeit, bald nach der Vergiftung, handelte es sich um einen deutlichen, schnellen, regelmäßigen Tremor aller Extremitäten bei statischer Innervation, der sich bei der Intention verstärkte; später, als die Arbeiter dem schädlichen Einfluß des Schwefelkohlenstoffes bereits entzogen waren, sich aber mitten im Prozeß wegen der Entschädigung befanden, stellte sich bei ihnen ein dauernder Tremor ein, der sich bei der Intention zu groben Schleuderbewegungen steigerte.

I. Chronische Schwefelkohlenstoffvergiftung. Symptome einer leichten Neuritis. Tremor. Funktionelle Symptome.

Nr. 10 997. J. K., 32jähriger, aus gesunder Familie stammender Mann, arbeitete seit seinem 24. Lebensjahre beim Vulkanisieren des Kautschuks (er tauchte die Gegenstände in die Vulkanisierungsflüssigkeit ein, i. e. ein Gemisch aus 98% Schwefelkohlenstoff und 2% Chlorschwefel). Nach der Arbeit hatte er oft Kopfschmerzen, Ohrenklingen und Schwindel. Vor ½ Jahre wurde die Arbeit in ein Lokal verlegt, das sich schlecht lüften ließ. Bald darauf schmerzten den Kranken die Füße und erlahmten beim Gehen, in den Fußsohlen verspürte er ein Kribbeln. Allmählich ging die Schwäche mit dem Kribbeln auch auf die oberen Extremitäten über, so daß er sich nicht ordentlich ankleiden oder längere Zeit schreiben konnte. Seit 6 Wochen ist er impotent; er wurde zornig, reizbar, gegen die Kinder gleichgültig, schreckhaft, traurig. Er magerte ab, hatte keinen Appetit, alles schmeckt nach Schwefelkohlenstoff. Seit 14 Tagen hat er ein unerträgliches Jucken am Hodensack, an der Eichel und an den benachbarten Partien der Schenkel, und aus diesem Grunde suchte er die Klinik auf.

Bei der Aufnahme in die Klinik am 7. VII. 03 wurde folgender Befund erhoben: Patient ist abgemagert, alle motorischen Funktionen sind abgeschwächt, besonders jene der kleinen Handmuskeln; die Nn. ischiadici sind schmerzhaft, die Patellarreflexe sind schwach, der Reflex der Archillessehne nicht auslösbar, der Plantar-

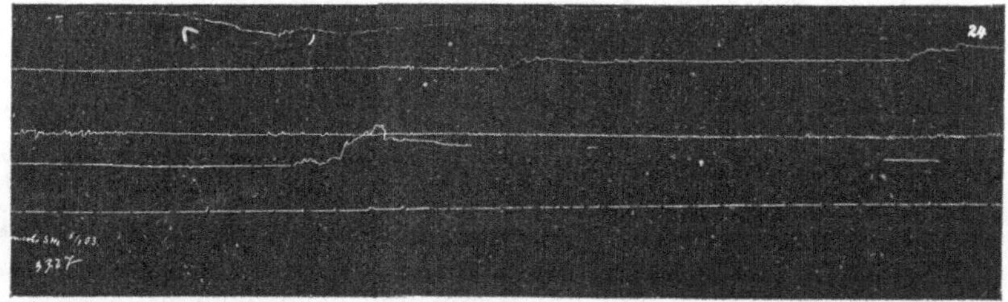

Fig. 24.

reflex normal; die Reizbarkeit der Hautgefäße ist sehr gesteigert, Urticaria factitia sehr schön auslösbar; die kutane Sensibilität ist wegen der Schmerzempfindungen sehr herabgesetzt, die Leitungsfähigkeit vermindert, die Tastempfindung an den oberen Extremitäten und an den unteren vom Knie abwärts verschwunden; die elektrische Erregbarkeit der Nervi radiales und der von diesen versorgten Muskulatur ist bedeutend herabgesetzt, ebenso jene der Wadenmuskeln.

Die Pupillen reagieren normal; Harnbefund normal; Intellekt ungestört.

Der ganze Kopf des Kranken zeigte einen sehr schnellen Tremor mit kleiner Amplitude im Sinne der Rotation um die Vertikalachse. Die geschlossenen Augenlider gerieten in einen schnellen Tremor, der auch auf die Wangenmuskeln überging. Hierbei nahm das Zittern des Kopfes je weiter desto mehr zu, so daß der Patient schließlich die Augen öffnete, weil er ermüdet war und es nicht länger aushalten konnte. In ähnlicher Weise steigerte sich das Zittern, wenn sich der Kranke auf die Fußspitzen stellte oder den Dynamometer drückte. Wenn der Kranke ruhig im Bette lag oder wenn er schlief, verschwand der Tremor.

Die auf den Knieen ruhig liegenden Hände zittern sehr schnell und zart; bei der Intention wird dieser Tremor stärker, hindert aber nicht die intendierten Bewegungen. Die gestreckten Oberextremitäten zittern in analoger Weise, wobei das Zittern auch auf die Brustmuskeln übergeht. Die Unterextremitäten zittern nicht.

Gleich bei der Aufnahme wurde eine Zitterkurve der oberen Extremitäten gezeichnet (Fig. 24). Die beiden oberen Kurven wurden von der ruhig herabhängenden Hand abgenommen. Wir sehen einen kleinen, feinen, unregelmäßigen und ungleichen Tremor; in jenen Partien der Kurve, wo die Wellen deutlich sind, zählen wir deren 7 in der Sekunde. Auf der vierten Kurve sehen wir die im Ruhezustande befindliche Hand nur da und dort eine kleine Welle zeichnen, dagegen entsteht beim Emporheben der Hand ein ungleicher und nicht ganz regelmäßiger Tremor von 7 Wellen in der Sekunde.

Der Kranke verweilte einen Monat in der Klinik, aber sein Zustand verschlechterte sich noch mehr. Das Gehen wurde noch beschwerlicher, die Patellarreflexe verschwanden, das Zittern wurde stärker. Er ging nach Hause, kam aber jede Woche zur Revision in die Klinik. Sein Zustand änderte sich insofern, als sein Körpergewicht zunahm und die Patellarreflexe zurückkehrten, die später sogar

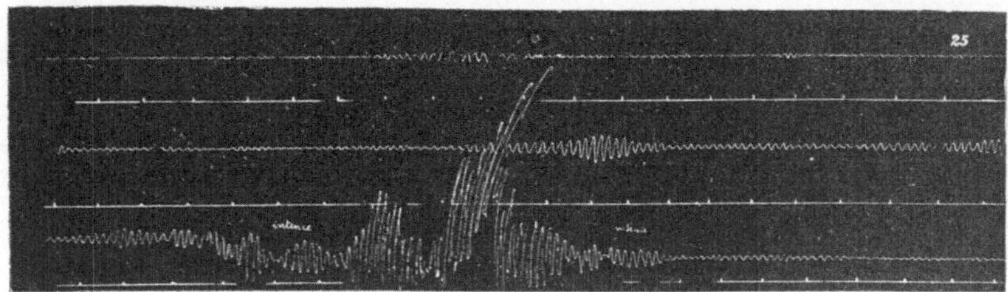

Fig. 25.

erhöht waren. Sonst blieb alles unverändert; besonders quälte ihn das Jucken, namentlich am Genitale. Er erzählte, daß er zu Hause häufig Streitigkeiten provoziere.

Nach drei Monaten kam er wieder; diesmal bot die Krankheit ein anderes Bild dar: der Kopf des Kranken wurde selbst im Ruhezustande sowohl im Stehen, als auch im Sitzen im Sinne der Rotation um die Vertikalachse von einem mittelschnellen Tremor mit ziemlich großer Amplitude geschüttelt. Beim Sitzen vollführen die Hände analoge Adduktions- und Abduktionsbewegungen im Schultergelenk, Pronation und Supination im Ellbogengelenk; wenn sich der Kranke aufstellt oder wenn er die Hand streckt, entsteht ein sehr schneller Tremor (9—11 in der Minute) im Sinne der Flexion und Extension im Ellbogen- und Handgelenke. Hierbei werden die Hände von raschen, unregelmäßigen Bewegungen geschüttelt;

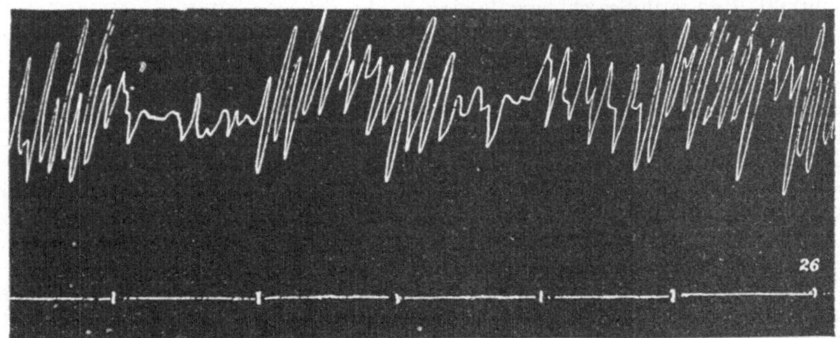

Fig. 26.

der Kopftremor nimmt hierbei an Intensität zu. Wenn der Kranke steht, stellt sich ein grober Tremor in den Ellbogengelenken im Sinne der Flexion und Extension ein. Der Tremor ist motorisch so mächtig, daß ihn zwei Männer mit ihrer vollen Kraft nicht unterdrücken können. Im Gegenteil, ein derartiger Versuch entfesselt ihn nur noch mehr. Durch Muskelspannung (Zusammendrücken des Dynamometers) sowie durch jede Bewegung wird das Zittern intensiv verstärkt. Beim Versuche, aus einem vollen Glase zu trinken, verschüttet der Kranke das Wasser. Psychische Anspannung verstärkt den Tremor nicht. Der Kranke vermag das Zittern einigermaßen zu mildern, indem er beide Hände mit den Handflächen aneinander legt und sie zwischen die Oberschenkel einklemmt (Fig. 25).

Die unteren Extremitäten zittern im Ruhezustande nicht. Wenn sie der Kranke in sitzender Stellung auf die Fußspitzen stützt, machen sie bald hüpfende Bewegungen, bald sind sie ruhig. Sobald er sie aber in irgend einem Gelenke aktiv bewegen will, verfallen sie in ein grobes Zittern im Sinne der Flexion und Extension, speziell in den Kniegelenken; dagegen fehlt das Zittern überhaupt in den Sprunggelenken. Mit geschlossenen Augen kann der Kranke wegen starken Schüttelns und Schwankens nicht stehen; er schwankt so sehr, daß er jeden Moment ernstlich zu fallen droht, doch erhält er sich stets irgendwie auf den Füßen.

Der Gang ist sehr auffallend; die Extremität zittert bei jedem Ausschreiten in allen Gelenken, sie tritt nur auf die Spitze auf und beim Auftreten auf den linken Fuß zittert der ganze Körper. Der Kranke kann nur mit Hilfe eines Stockes umhergehen. In ähnlicher Weise geht er, wenn er den Stock hält, den ihm der Arzt voranträgt.

Diesen Tremor veranschaulicht die Kurve Vanýseks (Archives bohêmes de méd. clin. V. 1904. p. 229) (Fig. 26): ein großer, grober, ungleicher und ein wenig unregelmäßiger Tremor von 9—10 Zuckungen in der Sekunde.

Der zweite Fall war ganz analog.

II. Z. 11675/03. M. K., 31 Jahre alt, stammt von einem Säufer, einem heftigen, zornigen Menschen. Eine Schwester hat Anlagen zum Sonderlingswesen. Er selbst war stets gesund. Seit einem Jahre arbeitet er in einer Gummiwarenfabrik, speziell ist er beim Vulkanisieren des Kautschuks beschäftigt. Schon nach einem Monat bekam er Kopfschmerzen, besonders gegen Abend und namentlich am Sonnabend; nach dem Sonntag war ihm immer besser. Er wurde reizbar und gleichgültig gegen die Kinder und gegen Vereine, die ihm früher Vergnügen bereiteten. Vor fünf Monaten begannen die Füße schwach und matt zu werden, vor zwei Monaten bekam er Kribbeln in den Fußsohlen; später bekam er das Kribbeln auch in den Händen und vor drei Wochen bemerkte er, daß die Hände bei der Arbeit zittern. Ferner hatte er Jucken an der Eichel, Verstopfung, das Sehvermögen nahm ab und seit sechs Wochen hatte er keine Erektion.

Bei der Aufnahme in die Klinik am 27. Juli 1903 konstatierte man Schmerzhaftigkeit in den Nervengeflechten am Halse und in den Nn. ischiadici, ohne Abnahme der Muskelkraft und ohne Muskelatrophie; die Patellar- und Plantarreflexe waren normal, der Achillessehnenreflex war aber nicht auslösbar. Der Gang war schwer und zögernd. Die elektrische Erregbarkeit der Nerven und Muskeln war unverändert. An den Unterschenkeln und an den Fußrücken war die Sensibilität für alle Empfindungsqualitäten herabgesetzt oder erloschen, an den Vorderarmen etwas vermindert. Das Gesichtsfeld war normal. Die geschlossenen Lider zitterten schnell. Die gestreckten Oberextremitäten zitterten unbedeutend und das Zittern nahm bei Bewegungen nicht auffallend zu. Nach drei Wochen verließ er die Klinik und als er nach einer Woche wiederkam, fand man ein grobes Zittern der gestreckten Oberextremitäten von mittlerer Geschwindigkeit. Auch die Gesichtsmuskulatur verfiel zeitweise in ein rasches Zittern, das sich auf die Lider und auf die Stirn ausbreitete. Der Gang war unbeholfen.

Drei Monate später erschien er mit einem ähnlichen klinischen Bilde wie der vorhergehende Patient. Wenn er sitzend die Unterarme auf die Knie stützte, wurden die Hände von einem groben, aber langsamen, 4—5 Zuckungen in der Sekunde betragenden Zittern im Handgelenke im Sinne der Abduktion und Adduktion, der Flexion und Extension geschüttelt; links war dieses Zittern schwächer, verschwand hier zeitweise oder wurde von gröberen Bewegungen abgelöst, die man kaum als Tremor bezeichnen konnte. Wenn der Kranke stand und seine Hände herabhängen ließ, entstanden — und zwar nur zeitweise — langsame, grobe Bewegungen im Handgelenke im Sinne der Pronation und Supination; beim Gehen machte er manchmal eine solche Bewegung mit der Hand, als würde er mit der Peitsche knallen. Beim Strecken der Hände wird der Tremor schneller, feiner und kombiniert sich derselbe mit gröberen Bewegungen im Sinne der Adduktion und Abduktion, der Supination und Pronation. Durch die Intention wird er nur wenig verstärkt. Bei kräftiger Muskelspannung hört das Zittern gänzlich auf. Wenn der Kranke den Tremor durch den Willen zu unterdrücken versucht, entstehen reichlich jene unregelmäßigen, groben Bewegungen. Dieselbe Veränderung tritt ein, wenn sich der Kranke z. B. durch schwierige Rechenexempel geistig anstrengt. Bei Ablenkung der Aufmerksamkeit hört der Tremor gänzlich auf (Fig. 27, obere Kurve).

Auf der unteren Kurve sehen wir den Einfluß des Versuches, das Zittern zu unterdrücken: etwa sechs unregelmäßige und ungleiche Wellen.

Auch die unteren Extremitäten verfallen, wenn sie sich auf die Fußspitzen stemmen, zeitweise in kleine, hüpfende Bewegungen, welche mit einer langsamen, 2—3 mal in der Sekunde stattfindenden Adduktion und Abduktion abwechseln. Wenn der Kranke den Fuß hebt, zittert der letztere unregelmäßig 2—3 mal, worauf stets eine Pause auftritt. Der Gang ist spastisch, aber frei vom Tremor.

Im Jahre 1905 kam der Kranke nochmals in die Klinik; die Zitterkurve zeigte bei statischer Innervation eine schöne Allorhythmie und bei der Intention eine grobe Zunahme der Amplitude.

5. Bei der akuten Schwefelwasserstoffvergiftung führt F. Erben unter anderen Symptomen auch den Tremor an.

6. Nach Jod, und zwar sowohl nach der äußeren Applikation der Jodtinktur, als auch nach der internen Darreichung der Jodide wurde Tremor

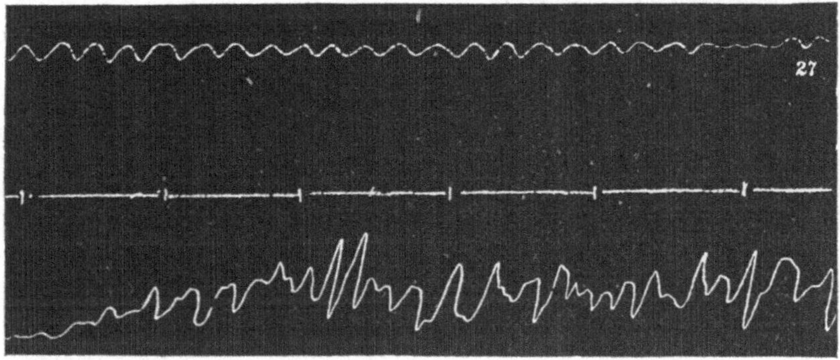

Fig. 27.

der Extremitäten beobachtet und verzeichnet (Binz, Lewin, Latteux). Lewin beschreibt bei akuten Vergiftungen (Nebenwirkungen, 2. Aufl., p. 387) einen Zustand, in welchem „die Kranken reizbar, schlaflos sind und meistens auch einen eigentümlichen Zustand von Zittrigkeit aufweisen, der sich bei manchen zu längere Zeit anhaltendem, choreaähnlichem Zittern der Arme, Hände und Beine, seltener des Unterkiefers steigern kann.“ Bei chronischen Vergiftungen beobachtete er Anfälle von Gliederzittern und Schwindel, die eine Stunde dauerten; in einem Falle hielt das Gliederzittern mehrere Wochen an; die psychischen Störungen wurden als Jodrausch, ivresse jodique, bezeichnet. Warschauer beschrieb nach einer größeren Jodkaliumdose (72 g in 4 Wochen) ein kompliziertes Krankheitsbild, das an die Basedowsche Krankheit mit Tic der Hände erinnerte, und zitiert die analogen Fälle Rendus und Ortners. Besonders häufig kommen derartige Krankheitsbilder bei Leuten mit Strumen vor (Lewin, Rilliet, Breuer, Syllaba, observ. 32 und 49). Ich beobachtete ein schönes Beispiel eines solchen Tremors ohne Struma.

Ein 42jähriger, kräftiger, mit Arthritis der kleinen Gelenke der linken Hand behafteter Mann nahm binnen drei Monaten 60 g Jodkali. Er verlor zwar die objektiven und subjektiven Symptome der Arthritis, wurde aber plötzlich schwach.

magerte ab, bekam Palpitationen mit 100 Pulsen und ein schnelles, feines Zittern der Hände und des ganzen Körpers, er schlief nicht und war aufgeregt. Arsen, Brom halfen nichts; erst nach Möbiusserum (5 Flaschen) trat Heilung ein.

Syllaba sah etwas Analoges bei einem älteren Herrn mit Arteriosklerose.

Nach Brom beschreibt Latteux eine Schwäche der Glieder mit Tremor bei den geringsten Bewegungen bei herabgekommenen Leuten. Er beschreibt einen derartigen Fall bei einem 50jährigen Manne nach achttägigem Genusse von 4 g Bromkali, bei dem der Tremor mit Gliederschwäche bei totaler Abstinenz noch lange Zeit anhielt. Binswanger führt das Gliederzittern unter den Anfangssymptomen des schweren Bromismus an. Lewin erwähnt unter den Symptomen der allgemeinen Schlaffheit auch Unsicherheit und Zittrigkeit des Ganges und als Rarität das entgegengesetzte Bild: Zittern der Hände und Beine, Erhöhung der Sehnenreflexe, sowie Ataxie der gesamten Muskulatur im Falle von Voisin (Nebenwirkungen, S. 203). Bei schwerem Bromismus hebt er hervor, daß die Gesichtsmuskeln, die Zunge und die Hände bei intendierten Bewegungen zittern (S. 204) und vergleicht diesen Zustand mit dem Bilde der progressiven Paralyse.

7. Bei der Chloralvergiftung sahen Delherm und Ballet Zittern der Glieder und der Gesichtsmuskeln bei einem der progressiven Paralyse ganz analogen Gesamtbilde. Es handelte sich um eine Frau, welche die verordnete Dosis von 1 g Chloralhydrat so häufig nahm, daß sie 14 aufeinander folgende Tage hindurch täglich 15 g einnahm. Ihr Bewußtsein war so getrübt, daß sie sich erst nach einer zweitägigen totalen Abstinenz soweit erholte, daß sie die Ursache ihrer Vergiftung angeben konnte. Das Zittern bestand auch in der Rekonvaleszenz. Ähnliche Zustände beschrieb Rehm (zit. Lewin).

8. Bei der Kohlenoxyd- und Leuchtgasvergiftung beobachtete man Zittern der Hände unter den Prodromen von Krampfanfällen, die jenen bei der echten Epilepsie ähnlich waren, und außerdem auch ohne Krämpfe (Friedberg, Klebs, Becker).

Nach der akuten Intoxikation entsteht häufig ein krankhafter chronischer Zustand mit Symptomen seitens der Lungen (Pneumonie) oder der Haut (Pemphigus) oder mit trophischen Symptomen (Gangrän), mit Störungen des Stoffwechsels (Glykosurie), manchmal mit Nervensymptomen: Herpes zoster, Idiotie (Oppolzer), Blutungen und eventuell multiple Erweichungen des Gehirns, Landrysche Paralyse (Leudet zit. v. Becker), periphere Paralysen mit trophischen Störungen (Litten: Lähmung des Armplexus mit sulziger Infiltration), hysterische Zustände (Itzigsohn zit. v. Becker), Chorea rhythmica (Leudet zit. v. Becker) — und schließlich Zustände, die der Herdsklerose mit Intentionszittern ähnlich sind. Einen solchen Fall beschrieb Becker (1889):

Ein 47jähriger, kräftiger, mäßiger, aus gesunder Familie stammender Mann atmete bei der Arbeit akut Leuchtgas ein. Aus der Bewußtlosigkeit wurde er durch zweistündige künstliche Atmung wiederbelebt; nach zwei weiteren Stunden bekam er ein fibrilläres Muskelzittern und dann einen Status epilepticus mit Fieber, der in akuter Weise 2 Tage und in abgeschwächtem Grade noch 6 Tage dauerte. Nach diesem Zustande blieb eine Parese der linken Körperhälfte zurück. Der Autor untersuchte den Kranken zum ersten Male 12 Tage nach dem Unglück und konstatierte eine monotone, langsame, aber nicht skandierende Sprache und als auffallendstes Symptom ein Intentionszittern der Hände, das das Essen und Trinken unmöglich machte, links stärker war und in analoger Weise, wenn auch in geringerem Grade an den Füßen uud zwar links stärker als rechts vorhanden war. Außerdem machten die Finger manchmal Bewegungen wie beim Klavierspiel, links mehr als rechts. Bei vollkommener Körperruhe zeigte sich nur hie und da bei seelischer Erregung ein Tremor, der dann an Paralysis agitans erinnerte. Dies kam nur in der ersten Zeit vor. — Alle anderen Symptome, die für Sklerose oder Hysterie gesprochen hätten, fehlten. — Nach Sulfonal besserte sich dieser Zustand ein wenig, aber nur für eine kurze Zeit. Nach 2 Monaten berichtete der Kranke, das Zittern sei so stark, daß er nichts arbeiten könne.

Der Autor nimmt an, es habe sich nach kleinen Blutergüssen ins Gehirn eine disseminierte Sklerose entwickelt.

9. Bei Arsenvergiftung wurde selten Zittern beobachtet und zwar universell oder nur an den Extremitäten, eher an den unteren als an den oberen (Breillot). Es kann den Lähmungen vorangehen, wie Barella nach Arseniktherapie beobachtet hat (zit. v. Fernet). Genauere Beschreibungen fehlen bis auf die Bemerkung von Levy-Dorn, er hätte beim Tremor nach Anilin 7 Wellen in der Minute gezählt.

Der Tremor wurde bei der chronischen Intoxikation beobachtet, wenn sich eine hochgradigere Muskelschwäche und Kontrakturen (Latteux) zu entwickeln beginnen und zwar sowohl bei zufälligen als auch bei gewerblichen Vergiftungen: bei der Fabrikation der Anilinfarben (Fuchsin, Methylviolett, verschiedene grüne Farben wie Schweinfurter-, Wiener-, Smaragd-, Brillant-, Neu-, Veronesergrün), ferner bei Tierausstopfern und Pelzaufbewahrern.

10. Bei der chronischen Quecksilbervergiftung erscheint im ersten Stadium neben den Allgemeinerscheinungen (Blässe, Metallgeschmack im Munde, Übelkeit, Schlaflosigkeit, zornige und freudige Erregbarkeit) hie und da, speziell bei Emotionen, ein Tremor der Hände. Derselbe begleitet namentlich die ganz feine und die ganz grobe und schwere Handarbeit. Im Ruhezustande hört er auf. Ein mäßiger Alkoholgenuß hat auf den Tremor keinen Einfluß; nach reichlichem Trinken wird er stärker, im Rausche verschwindet er, tritt aber bei eintretender Ernüchterung um so heftiger auf. Bei Frauen verstärkt er sich zur Zeit der Menstruation. Er geht rasch vor sich. Oft ist er auf einer Körperseite heftiger (Schoull). Manchmal beginnt er mit einem individuellen Zittern einzelner Finger (Fernet), seltener des Kopfes und der Lippen (Breilott). Bei fortschreitender Vergiftung wird der Tremor an den Händen deutlicher, er wird rasch, regelmäßig, zeigt sich deutlicher und konstant an den Lippen und an der Zunge, weit weniger an den Füßen. In diesem Stadium beginnt sich der Tremor bei der Intention zu verstärken, so daß der Kranke weder arbeiten noch leicht essen kann (Erbens Patient bekam bei Intention das Zittern erst im letzten Drittel der Bewegung vor dem Ziele), seine Sprache ist erschwert (embarassée und ein gewisser Grad von begaiment — Fernet, Syllaba, Thomayer), sein Kopf zittert um eine vertikale oder horizontale Achse (ja, ja — nein, nein Charcot); das Gehen, ja selbst das ruhige Stehen fällt ihm schwer. In der Ruhe ist der Tremor intermittierend (Charcot), aber jede psychische Erregung ruft ihn hervor. Bei statischer Innervation beobachtete Erben eine Abnahme des Tremors durch Ermüdung. Charcot schilderte ihn übereinstimmend mit früheren Autoren als rasch, später (1887) korrigierte er seine Ansicht dahin, daß er 5—6 Wellen in der Sekunde macht, was schon vor ihm auch Eulenburg (7,5) und nach ihm Mugnerot (5—6) behaupteten; Pieraccini (1906) reproduziert Kurven mit 8—9, aber auch mit 6 Wellen in der Sekunde. Für unseren Zweck eignen sich ausgezeichnet die Kurven, welche Pieraccini

in Monte Amiata gezeichnet und so schön in seinem Buche Patologia del Lavoro (S. 274, 279) reproduziert hat. Die erste, von einem 31 jährigen Arbeiter stammende Kurve zeigt in der Ruhe einen im großen und ganzen gleichmäßigen, etwas ungleichen, schnellen, 8—9 Wellen in der Sekunde betragenden Tremor, der sich bei Bewegungen bedeutend verstärkt, aber gleichmäßig und „knotenförmig" bleibt und nach 6 Sekunden wieder abnimmt; in dieser Intentionsperiode ist er ein wenig schneller, 9—10 in der Sekunde. Wir sehen, daß dies kein wahres Intentionszittern ist, sondern ein durch die Bewegung verstärkter, aber keineswegs ein mit der Bewegung progressiv zunehmender Tremor. Die zweite Kurve stammt von einem 32 jährigen Arbeiter, der Raucher und Trinker war, und zeigt in der Ruhe einen regelmäßigen und gleichmäßigen Tremor von 6 Wellen in der Sekunde, der sich bei der Bewegung verstärkt, aber nicht progressiv zunimmt und nicht schneller wird, sondern regelmäßig bleibt. Die dritte, von demselben Kranken stammende Kurve zeigt im Ruhezustande einen unbedeutenden Tremor, der etwa dieselbe Geschwindigkeit von 6 Wellen in der Sekunde aufweist und bei energischer Muskelspannung (Drücken des Dynamometers) größer, aber nicht schneller wird und nach einigen Sekunden wiederum abnimmt.

Dieser Zustand kann sich noch weiter verschlechtern. Nach irgend einer äußeren Ursache, am häufigsten nach einer stärkeren Aufregung (Schoull), entsteht plötzlich ein heftigeres Zittern, das im Wesen denselben Charakter besitzt und zu welchem bei der Intention unregelmäßige Schüttelbewegungen der Hände, wie bei der Chorea oder bei der disseminierten Sklerose, ja sogar auch schmerzhafte Krämpfe der oberen Extremitäten hinzutreten, sodaß jede Arbeit mit den Händen unmöglich wird, die Kranken sich beim Essen das Gesicht verletzen (Merat), der Gang schwankend wie im Rausche und die Sprache sehr gestört ist. Namentlich in Gegenwart anderer Personen sind aktive Bewegungen sehr erschwert. Bei Kälte und Feuchtigkeit pflegt die Unruhe größer zu sein (Breillot). Bei der Intention ist das Bild überhaupt der Herdsklerose (Charcot), seltener dem Veitstanz (Letulle) ähnlich. Selbst in diesem Stadium kann der Tremor im Ruhezustande fehlen, obwohl die Sprache schon unverständlich und das Stehen ohne Stütze unmöglich sein kann (Fall von Valenzuela). Eine noch weitere Verschlimmerung kann eintreten: es können auch im Ruhezustande unwillkürliche Bewegungen, wie bei der Chorea, und bei der Intention Schüttelbewegungen aller Körperteile auftreten (Schoull).

Im weiteren Verlaufe der Vergiftung wurden eigentümliche Krampfsymptome beobachtet: die Kranken stürzen unter heftigem Schwindel oder auch unter klonischen, epileptiformen Krämpfen, aber ohne das Bewußtsein völlig zu verlieren (Schoull), nach vorn, verfallen in eine kurze Ohnmacht, bis schließlich Lähmungen der zitternden Muskeln ohne Atrophie und ohne Veränderung der elektrischen Erregbarkeit (Schoull) im kachektischen Stadium auftreten, in welchem sich manchmal vor dem Tode auch Demenz einstellt. Bei den Patienten mit Tremor findet sich gleichzeitig eine allgemeine Muskelschwäche (Breillot).

Bei länger dauernden Fällen wurde noch ein anderer Typus beschrieben: zunächst ein klinisches Bild, welches jenem sehr ähnlich ist, das wir bei unseren beiden mit Schwefelkohlenstoff vergifteten Arbeitern im späteren Stadium ihrer Krankheit gesehen haben. So z. B. begann der Patient von Proust, den Fernet anführt, beim Aufstehen am ganzen Körper, den Kopf nicht ausgenommen, zu zittern; wenn er sich an den umstehenden Gegenständen anhalten wollte, bekam er unwillkürliche, konvulsivische, unregelmäßige Bewegungen der Hände, die sich sofort auch auf die Füße fortpflanzten, so daß er die Knie gegeneinander schlug, die Füße emporhob und gefallen wäre, wenn man ihn nicht gehalten hätte. Ohne Unterstützung konnte er überhaupt nicht gehen. Wenn man ihn in den Achselhöhlen stützte, konnte er gehen. Der ausschreitende Fuß verfiel sofort in unregelmäßige „Oszillationen" — also schnelle Bewegungen, schnellte in die Höhe und fiel mit der Ferse auf. Der Gang ähnelte, aber nur zeitweise, dem ataktischen und war jeden Augenblick anders (S. 48 orig.). Ferner beobachtete man Spasmen in den Extremitäten bei normalen Reflexen, Spasmen, welche sich steigerten, wenn man sie passiv überwinden oder überhaupt untersuchen wollte. (Der Patient von Towsend bei Schoull, S. 76.) Analoge Bilder gaben die Veranlassung dazu, daß Charcot auf Hysterie bei der Quecksilbervergiftung aufmerksam machte (durch welche er im Jahre 1887 die klinischen Symptome des berühmten Pariser Falles namens Schumacher erklärte). Charcot hat auch darauf hingewiesen, daß das Zittern manchmal im Krankenhause durch suggestive Mittel zu beseitigen sei; unter seinen Schülern ist es Dutil aufgefallen, daß die Arbeiter weder in der Werkstatt, noch in ihrem Gasthause zittern; sobald aber Besuch in die Fabrik kommt, zittern sie alle. Zu derselben Ansicht bekannte sich auch Letulle (in seinem Vortrage in der Soc. méd. des hôp. 1887), dessen Schüler Mugnerot dieser Frage eine selbständige These widmete. Letulle ging von dem Befunde Charcots und Potains bei der Hemianaesthesia saturnina aus und fand beim chronischen Hydrargyrismus eine Menge hysterischer Symptome, zu denen er auch das Zittern zählte, da sich dieses nicht durch die bei der Quecksilbervergiftung übliche, wohl aber durch die bei der Hysterie erfolgreiche Methode ausheilen ließ. Seine Prozedur bestand in einer elastischen Umwicklung der Hand von den Fingern bis nach oben, die man 3—4 Minuten beläßt, worauf man durch eine halbe Stunde den Magneten anwendet; diese Sitzung wird täglich einmal wiederholt. Dabei versichert man dem Kranken, daß er genesen werde.

Mugnerot zitiert die hierher gehörenden Fälle:

1. Letulle: Ein 39jähriger „coupeur de poils de lapin". Seit dem neunten Lebensjahre schabte er die Haare von den Fellen ab, wobei er der Gefahr der Quecksilbervergiftung ausgesetzt war. Bis zum 20. Lebensjahre zeigten sich bis auf das Schadhaftwerden der Zähne keine Vergiftungserscheinungen. Im 34. Lebensjahre trat zum ersten Male Tremor der oberen Extremitäten auf, der nach einer sechswöchentlichen Behandlung im Krankenhause (JK und Bäder) zwar nicht vollständig verschwand, aber sich soweit besserte, daß der Kranke wieder arbeiten konnte. Das Zittern war früh im nüchternen Zustande vorhanden, nach dem Frühstück nahm es ab, steigerte sich aber nach dem Mittagessen und am Abend nach beendeter Arbeit. Aber einmal bekam er mitten in der Arbeit ein so heftiges Zittern aller Extremitäten, daß er zu Boden stürzte und ins Krankenhaus überführt werden mußte. Im Liegen zitterte er nicht, sobald er aber einen Gegenstand mit der Hand erfassen wollte, begann er am ganzen Körper so zu zittern, daß auch das Bett zitterte. Er brachte es nicht einmal zustande, sich aufzustellen, viel weniger zu gehen, zu essen oder zu schreiben. Es handelte sich um grobe, unregelmäßige, choreiforme Bewegungen. Links stärker als rechts. Er gab zu, nervös und ein Trinker zu sein; er saß mit Kameraden, die ebenfalls zitterten, in einer Butike; indem trat ein Fremder ein; dies genügte, um zu bewirken, daß keiner mehr weiter trinken konnte und alle weggehen mußten. Sichere Stigmata zeigte er nicht bis auf eine anästhetische

Zone am rechten Vorderarm und eine leichte Gesichtsfeldeinschränkung links. Nach vier Tagen setzte der Autor mit der Behandlung ein; nach der ersten Sitzung verschwand der Tremor aus den oberen Extremitäten, nach drei Tagen ging der Kranke ohne Zittern umher.

2. Guinon: Ein 50jähriger Spiegelarbeiter, der seit seinem 20. Lebensjahre mit Quecksilber arbeitete. Im 43. Lebensjahre zum ersten Male Stomatitis, Tremor, Schwerhörigkeit links. Heilung nach Aussetzen der Beschäftigung. Im 46. Lebensjahre zweiter Anfall von Stomatitis und Tremor. Er begann am Morgen 125 g Rum zu trinken. Eines Tages stürzte er auf der Straße und wurde mit einer zweifachen Monoplegie — der linken oberen und rechten unteren Extremität — mit Anästhesie ins Krankenhaus geschafft. Im 48. Lebensjahre konstatierte bei ihm Bouchard Tremor, Anästhesie der Innenflächen der Unterschenkel, deutlicher rechts, und der linken Oberextremität. (Er war ein Linkshänder und das Hg wirkte mehr auf die linke Ober- und die rechte Unterextremität ein.) Im 49. Lebensjahre begann er von neuem zu arbeiten. Nach fünf Monaten wieder Tremor und Stomatitis. Zu dieser Zeit plötzliche Kontrakturen beim Koitus.

Man fand, daß der Tremor im Ruhezustand fast fehlte, dagegen bei Emotionen oder bei willkürlichen Bewegungen sehr stark war, besonders links. Zahlreiche Zeichen von Hysterie. Krampfanfälle in den beiden unteren Extremitäten und in der linken oberen Extremität.

Nach hypnotischer Behandlung verschwanden der Tremor und die hysterischen Symptome bis auf die sensorielle Anästhesie. Interessant war es, daß, wenn man ihm einen Magneten applizierte, er eine Nadel einfädeln und schreiben konnte, während analoge Verrichtungen ohne den Magneten durch den Tremor unmöglich gemacht wurden.

3. Rendu: 38 Jahre alt, Sohn einer hysterischen Frau und Bruder eines unheilbaren Epileptikers. Vom 13. bis zum 17. Lebensjahre war er Bergmann und fühlte er sich gesund. Im 29. Lebensjahre begann er Kaninchenfelle abzuschaben, mußte aber nach einem Jahre diese Beschäftigung wegen Zitterns der Füße aufgeben. Nach zwei Monaten verschwand das Zittern. Im 31. Lebensjahre schabte er wieder Felle. Nach zehn Monaten Zittern aller Extremitäten und Stomatitis; er verließ die Arbeit, aber das Zittern verschwand nicht. Im 35. Lebensjahre hatte er eine linksseitige hysterische Hemiplegie, von der er bei Charcot nach zehn Monaten genas. Im 36. Lebensjahre lag er wiederum zehn Monate bei Charcot wegen einer Lähmung. Bald darauf ein starkes Zittern beim Gehen, das andauerte und ihn zwang das Krankenhaus aufzusuchen. Man konstatierte Zittern aller Extremitäten, besonders der Füße; Kopf und Hals waren frei. Bei völliger Ruhe zitterte er nicht; sobald er aber eine obere oder untere Extremität emporhob, verfiel dieselbe in ein grobes Zittern. Außerdem bestanden bei intendierten Bewegungen unregelmäßige Bewegungen, welche die Intentionsrichtung störten. Hysterische Stigmata. Nach dreiwöchentlicher Behandlung mit Brom und Valeriana genas der Kranke vollkommen.

4. Letulle (nicht publiziert): Eine 59jährige Patientin, die seit 42 Jahren mit der Entfernung der Haare von den Fellen beschäftigt ist (monteuse). 36 Jahre blieb sie frei von Vergiftungserscheinungen; seit sechs Jahren leidet sie an Zittern, das im Beginne nur bei Aufregung, in der Eile an den oberen Extremitäten erschien, später zunahm, auf die unteren Extremitäten und im letzten Jahre auch auf den Kopf überging. Während dieser Zeit trat eine dreimonatliche, dann eine zweimonatliche und jetzt zum dritten Male eine derartige Verschlimmerung ein, daß sie nicht einmal essen kann. Im Bette zittert nur der Kopf (verneinende Bewegung) rhythmisch. Aber bei jeder Bewegung stellt sich ein grobes, aber regelmäßiges und rhythmisches Zittern der Extremitäten und der Zunge ein. Wenn sie beobachtet wird, kann sie nicht essen, wohl aber, wenn sie sich nicht beobachtet fühlt. Die Unterextremitäten zittern nicht. Während der letzten zwei Jahre trat Lungentuberkulose hinzu. Keine hysterischen Stigmata. Nach zehntägiger Behandlung mit elastischer Umschnürung und mit dem Magneten wurde sie vom Tremor völlig befreit.

5. Letulle (nicht publiziert): Die 55jährige Schwester der vorangehenden Patientin gab an, daß die Mutter nervös, reizbar war und ein Bruder, der gleich

ihnen Felle abschabte, an Tremor litt und an Tuberkulose starb. Seit ihrem 12. Lebensjahre kratzte sie Felle ab und hatte mit Ausnahme der schwarzen Zähne durch 39 Jahre keine Symptome von Quecksilbervergiftung. Vor vier Jahren wurde sie nervös (zur selben Zeit begann ihre Schwester zu zittern), vor zwei Jahren bekam sie ein ähnliches Zittern wie die Schwester und drei Anfälle von akuter Verschlimmerung, während welcher sie die Arbeit aufgeben mußte. Bei Aufregungen oder wenn sie plötzlich sich beeilen — z. B. auf der Straße einem Wagen ausweichen — mußte, bekam sie unregelmäßige, choreiforme Bewegungen der oberen Extremitäten. Gewöhnlich half eine Abwaschung mit kaltem Wasser. Jenen dritten, langdauernden Anfall hat Letulle beobachtet und behandelt. Die unteren Extremitäten waren nie befallen. Im Ruhezustande zittert sie nicht, aber bei den geringsten Bewegungen bekommt sie ein Zittern des Kopfes (am häufigsten nein, nein) und an den unteren Extremitäten erscheint anfangs ein rhythmisches, grobes Zittern und sodann treten auch unregelmäßige choreiforme Bewegungen auf. In analoger Weise finden beiderlei Bewegungsarten auch an der vorgestreckten Zunge statt, so daß die Sprache skandierend wird. Hysterische Stigmata fehlen. Nach einer 14tägigen Behandlung mit einer Kautschukbinde und einem Magneten genas sie vollkommen und ist seither gesund.

6. Letulle (nicht publiziert): Ein 21jähriger Hilfsarbeiter beim Abschaben der Felle, Alkoholiker, der seit der Kindheit an lebhaften Träumen leidet und im Schlafe das Bett verläßt. Seit vier Monaten zittern alle Extremitäten und die Zunge wie bei einem Alkoholiker. Arbeitet mit Quecksilber fünf Jahre. Er hatte eine linksseitige sensitivosensorielle Hypästhesie. Nach einer einmaligen Applikation des Magneten war er vollkommen gesund.

7. Mugnerot: 57jähriger Arbeiter einer Thermometerfabrik, Alkoholiker, der seit dem 14. Lebensjahre seinen gegenwärtigen Beruf ausübt. 14 Jahre lang hatte er keine Vergiftungserscheinungen, bis er eines Morgens nach längerem Aufenthalte in einem ungesunden Raume plötzlich ein heftiges Zittern der beiden oberen, aber nicht der unteren Extremitäten bemerkte. Zwei Monate wurde er mit Jodkali und Schwefelbädern behandelt, aber nicht gänzlich ausgeheilt; erst nach zwei weiteren Monaten verschwand der Tremor. Das war vor zwei Jahren. Nun nahm der Tremor wiederum allmählich zu und zwang ihn, das Krankenhaus aufzusuchen. Nach zweimonatiger Behandlung mit Jodkali und Bromkali fühlte er sich besser und kehrte zur Arbeit zurück, aber nach sechs Monaten kam er wieder und jetzt beobachtete ihn der Autor. — Im Ruhezustande zittert er nicht, aber bei der Intention zeigt er kurze, rasche, arhythmische Zitterbewegungen an beiden oberen und unteren Extremitäten, hier mehr links. Bei rascherem und anstrengenderem Gehen ist der Tremor an den Füßen ganz deutlich. Der M. orbicularis oculi zittert unaufhörlich. Leichte Hemianästhesie rechts. Nach achttägiger Behandlung mit Hilfe der Methode von Letulle blieb nur ein ganz leichter Tremor der Finger von alkoholischem Charakter zurück.

Einen ähnlichen Fall publizierte Booth (1898): Er beobachtete einen 61jährigen Mann, der bei der Herstellung von Spiegeln mit Quecksilber arbeitete und nervöse Krampfsymptome bekam. Als er geheilt war, arbeitete er wieder bei der Spiegelfabrikation; doch verwendete man damals Ag statt Hg. Trotzdem bekam er drei Anfälle von Tremor wie nach Hg.

Dieser Auffassung des durch Quecksilber bedingten Tremors gegenüber führt Breillot an, daß manchmal eine echte Ataxie beobachtet werde. Syllaba beobachtete gesteigerte Patellarreflexe und Fußklonus an den paretischen unteren Extremitäten bei Schmerzhaftigkeit der Nervengeflechte. Guillaine und Laroche sammelte 1907 außer dem Falle von Syllaba noch die Beobachtung von Crocq, der ebenfalls Fußklonus fand, von Witing, der eine Atrophie der Myelinscheiden in den anterolateralen Strängen nachwies, die Versuche Brauers, der bei Kaninchen mittelst Quecksilber Ataxie mit gesteigerten Reflexen und Paralyse hervorrief und post mortem Läsionen der motorischen Zellen fand, Raymonds und Sicards Befund einer Lymphozytose und von Quecksilber in der Rückenmarksflüssigkeit; sie fügen ihre beiden eigenen Beobachtungen hinzu, bei denen sie gesteigerte Reflexe. Nystagmus in extremen Positionen und Diadochokinesis fanden, und nehmen für den Merkurialtremor einen organischen Ursprung an, den sie in einer Läsion der Kleinhirnbahnen oder des Kleinhirns erblicken. (Im Gehirn und in den Eingeweiden, sowie auch in den Muskeln hat nach Sanders bereits früher Taylor Quecksilber nachgewiesen.)

Der von Syllaba beschriebene Fall aus der Thomayerschen Poliklinik (1898) lag im Jahre 1903 in der Thomayerschen Klinik, wo wir die folgenden Aufzeichnungen machten und Kurven abnahmen.

D. F., 50jähriger Goldarbeiter, Z. 8731/03. Seit dem 25. Lebensjahre beschäftigt er sich mit dem Vergolden der Blitzableiterspitzen, wozu er unter Anwendung der primitivsten Vorsichtsmaßregeln Quecksilberamalgam verwendet. Während der ersten Jahre kümmerte er sich überhaupt nicht um die Ventilation. Im 40. Lebensjahre begann er eine Schwäche in den oberen Extremitäten zu fühlen, die auch im Ruhezustande, aber mehr bei Bewegungen zitterten; zeitweise empfand er ein Bohren in beiden Vorderarmen. Bald fühlte er eine ähnliche Schwäche auch in den unteren Extremitäten, hatte Beschwerden beim Gehen und fühlte nicht deutlich den Boden unter den Füßen. Zugleich stellten sich die Symptome einer Stomatitis mit Blutung, Lockerung der Zähne, üblem Mundgeruch und Magenübligkeiten ein. Die Sprache war erschwert, wie abgerissen. Er wurde ängstlich, reizbar. Er war weder Trinker, noch Raucher. — Er kam in die Poliklinik des Prof. Thomayer, wo (siehe die Demonstration Syllabas im Časopis lékařův českých 14. II. 1898) als Hauptsymptom ein Tremor der Hände im Ruhezustande gefunden wurde; der Tremor war bei Bewegungen und auf der rechten Seite stärker, war auch am Kopfe vorhanden und auch hier bei der Intention stärker; beim Sprechen zitterte auch das Kinn. Ferner fand man Schmerzhaftigkeit des rechtsseitigen Armgeflechtes und der beiden Sitznerven, eine Parese der unteren Extremitäten, gesteigerten Patellarreflex, Fußklonus, einen eigentümlichen Gang, Sprachstörungen. — Nach zweimonatiger Behandlung mit Jodkali und Elektrizität verlor der Kranke seine Beschwerden bis auf einen leichten Tremor der oberen Extremitäten, der namentlich beim Schreiben deutlich war. — Trotz Warnung kehrte er zu seiner früheren Beschäftigung zurück. Vor Weihnachten des Jahres 1902 erschienen die alten Symptome an den Oberextremitäten wieder, gingen auf die Unterextremitäten über, auch die Stomatitis und die Magenübligkeiten stellten sich wieder ein. Der Kranke wurde wieder ängstlich und menschenscheu. In den Oberextremitäten empfand er Kribbeln. Ins Krankenhaus trieben ihn vorwiegend die Diarrhöen, die er nicht los werden kann. — Bei seiner Aufnahme in die Klinik am 3. VI. 03 war er herabgekommen. Lähmungen bestanden nicht. Die Pupillen reagierten normal. Es war kein Nystagmus vorhanden. Die Nervengeflechte waren nur unbedeutend empfindlich. An den oberen Extremitäten war die Muskelkraft vermindert, an den unteren nicht wesentlich verändert. Abgesehen davon, daß die Spatia interossea am Hand- und Fußrücken eingesunken und die ersten Fingerglieder der Zehen extendiert waren, bestanden keine Muskelatrophien. — Im Gesichte waren bei energischer Innervation der Muskeln unregelmäßige Muskelzuckungen um den Mund vorhanden. Die vorgestreckte Zunge zitterte unregelmäßig. Die gestreckten Oberextremitäten zitterten deutlich, und zwar die Finger im Sinne der Flexion und Extension und zugleich die Hände im Sinne der Adduktion und Abduktion oder der Pronation und Supination. Dieses Zittern, das schon in der Ruhe deutlich ausgesprochen war, verstärkte sich bei der Intention, bei Anspannung der Aufmerksamkeit und namentlich bei dem Bestreben, das Zittern zu unterdrücken. Es war ungleich und unregelmäßig, langsam. — Die Unterextremitäten zitterten beim Emporheben in groben, langsamen Zukkungen im Sinne der Flexion und Extention im Fuß- und Hüftgelenk. Auch dieser Tremor verstärkte sich bei der Intention, bei der eine deutliche Ataxie vorhanden war. Bei geschlossenen Augen Rombergsches Symptom. Auf die Fußspitzen vermochte sich der Kranke nur über einer breiten Basis aufzustellen. Auf einem Fuße konnte er nicht stehen, sondern er schwankte und drohte zu fallen. — Er ging auf breiter Basis, wie hölzern, indem er die Füße in den Kniegelenken nicht beugte, die Fußsohlen schleifte und mit den Fersen aufschlug. Bei geschlossenen Augen wurden die Schritte auf breiterer Basis kürzer. Auf einer Linie ging er schwan-

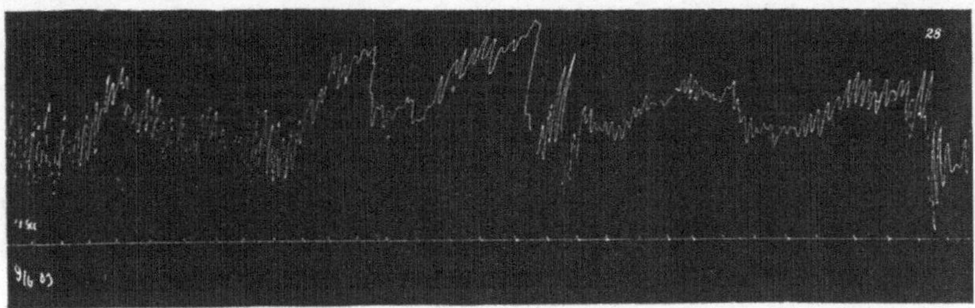

Fig. 28.

kend und schwer. — Die Aussprache hat nicht gelitten, aber er zerriß die Worte in Silben, die Sprache war langsam und unregelmäßig, indem er manche Silbe mehr betonte und nach einigen langsamen Silben mehrere rasch nacheinander überstürzt

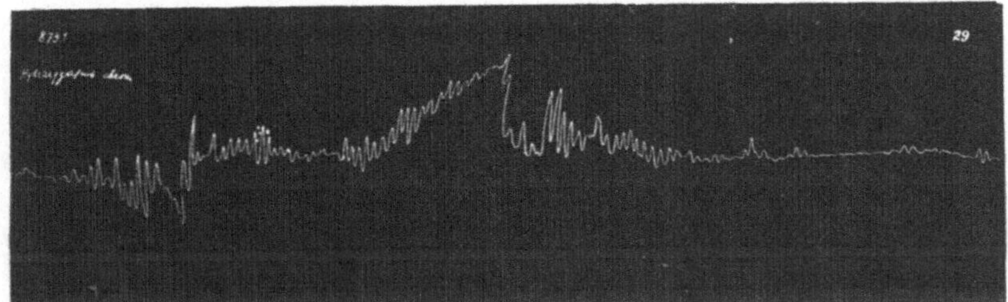

Fig. 29.

hervorstieß; manchmal stotterte er; die Wortbildung und die psychische Sprachzusammensetzung waren unverändert. Die Stereognosis und die Sensibilität überhaupt waren normal. Die Intelligenz war ungestört. Es überwog eine gedrückte

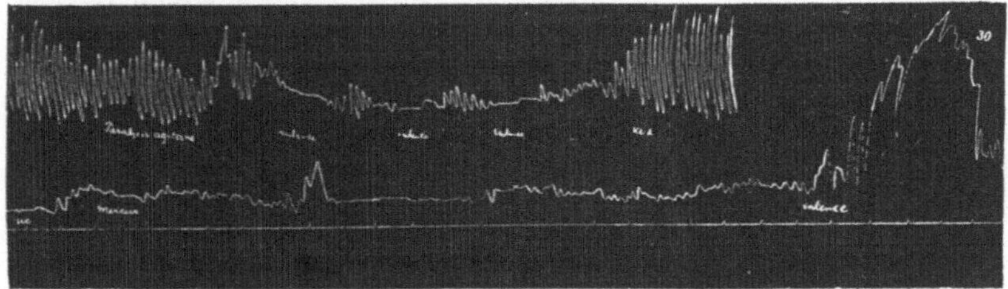

Fig. 30.

Stimmung. Im Harn waren keine abnormen Bestandteile vorhanden. Daneben bestand ein chronischer Bronchialkatarrh und Lungenemphysem. Blutdruck 13 cm (Gärtner). Die Patellarreflexe waren gesteigert: bei einmaligem Klopfen auf die Sehne erfolgten 4—5 Zuckungen mit dem Unterschenkel. An den Achillessehnen war der Klonus sehr deutlich. Die Plantarreflexe waren zwar lebhaft, aber sicher normal. Der Schlaf war schlecht. Im Schlafe hörte das Zittern auf. —

Gleich nach der Aufnahme zeichnete ich unter verschiedenen Umständen von den Händen mehrere Zitterkurven (unter ausgiebiger Hilfe des Koll. Vanýsek).

Auf der 1. Kurve (Fig. 28) sehen wir ein grobes, nicht ganz gleiches, nicht ganz regelmäßiges, aber doch nicht allzu unregelmäßiges Zittern, das aber durch

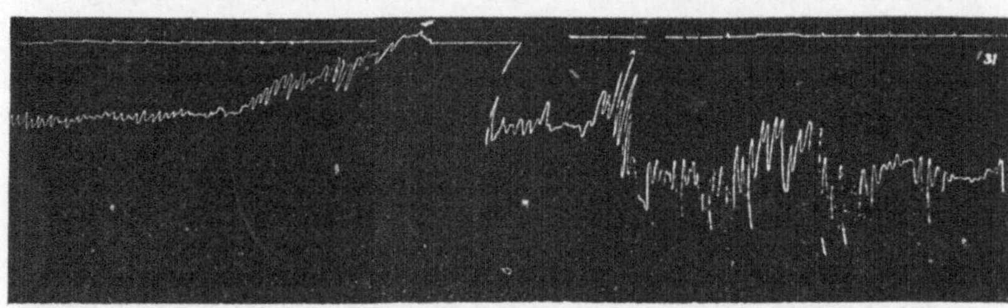

Fig. 31.

unwillkürliche, unregelmäßige Bewegungen der ganzen Extremitäten gestört wird; das Zittern ist nicht rasch, denn wir zählen nur 5 Wellen in der Sekunde.

Die 2. Kurve (Fig. 29) ist im großen und ganzen der vorangehenden gleich, zeigt aber, wie sich der Tremor im Ruhezustande mäßigen kann.

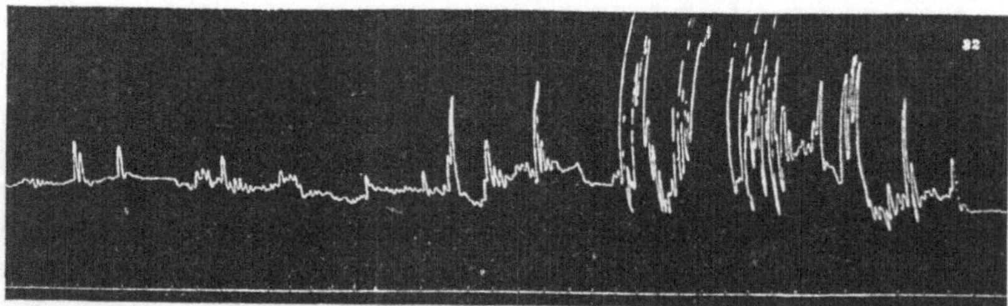

Fig. 32.

Auf der 3. Kurve (Fig. 30) sehen wir einen ungleichen und ungleichmäßigen, aber doch nicht sehr unregelmäßigen, langsamen Tremor von 4,5—5 Wellen in der Sekunde; bei Intention entsteht ein grobes, unregelmäßiges Schleudern der Extremität, das aber nach 4 Minuten einem groben, regelmäßigen Tremor Platz

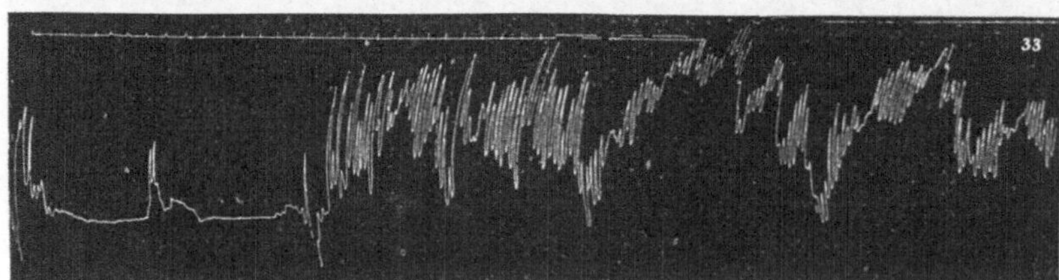

Fig. 33.

macht. (Vergleichshalber ist zugleich eine Kurve von einer Schüttellähmung abgebildet, wo der Tremor bei der Intention gänzlich aufhört, um im Ruhezustande zurückzukehren.)

Die 4. Kurve zeigt (Fig. 31) im Ruhezustande einen ziemlich regelmäßigen, langsam sich abspielenden Tremor von 5 Wellen in der Sekunde; wir sehen, welche Folge der einfache Umstand hatte, daß ich mit dem Kranken ein Gespräch begann;

sofort stören die unwillkürlich unregelmäßigen Bewegungen die Kurve, auf der wir keine Wellen verzeichnet sehen, worauf ein sehr grober, gleich langsamer, ziemlich regelmäßiger Tremor folgt.

Auf der 5. Kurve (Fig. 32) sehen wir sehr deutlich den Einfluß des subjektiven Bestrebens, das Zittern zu unterdrücken. In der Ruhe wurde ein gleichmäßiger, leicht ungleicher (nach einigen Sekunden immer 1—2 größere Wellen), langsamer Tremor von 5 Wellen in der Sekunde gezeichnet. Sobald der Kranke denselben durch den Willen zu unterdrücken versuchte, erfolgten geradezu Explosionen eines sehr groben und ungleichen, dabei aber gleich langsamen und nicht gerade unregelmäßigen Tremors.

Auf der 6. Kurve (Fig. 33) sehen wir denselben Einfluß noch deutlicher; im Ruhezustande ist der Tremor kaum erkennbar, seine Wellen sind ganz klein und nur zeitweise erfolgt eine Explosion in Form einiger größerer Wellen; sowie aber der Kranke sich bestrebt, das Zittern durch seinen Willen zu unterdrücken, entsteht ein grober, ziemlich unregelmäßiger Tremor von 4—4,5 Wellen in der Sekunde. Der Tremor behält dieselbe Stärke, wenn der Kranke zu zählen beginnt (geistige Anspannung).

Der Quecksilbertremor wird je weiter, desto seltener, da wir die Menschen vor der schädlichen Wirkung des Quecksilbers besser zu schützen verstehen als früher. Das Quecksilber ist sehr gefährlich, da es leicht in den Organismus eindringt. Merget hat im Jahre 1871 der französischen Akademie der Wissenschaften seine Forschungsresultate unterbreitet, nach denen das Quecksilber ungeheuer leicht verdampft und sich sehr schnell verflüchtigt — im freien Raume bis auf eine Entfernung von 1700 m mit einer Anfangsgeschwindigkeit von 180 m in der Sekunde — und zwar auch in der Kälte. Mergets Befund gab die Erklärung dafür, warum es bei der Gewinnung des Quecksilbers und bei den Gewerben, die mit Quecksilber arbeiten, so leicht zur Vergiftung kommt.

Die vollständigste Übersicht über alle Möglichkeiten der Quecksilbervergiftung findet sich in der These von Schoull, wo auch alle prophylaktischen Maßregeln gegen diese Vergiftung zusammengetragen sind.

Der Merkurialtremor wurde bis jetzt unter folgenden Umständen beobachtet:

1. Bei der Behandlung mit Quecksilber. Im Jahre 1827 publizierte Colson vier Fälle nach der Behandlung mit grauer Salbe und zwei Fälle nach dem Gebrauche der van Swietenschen Flüssigkeit (1 g Sublimat und 1 g Weinsäure in Wasser mit etwas Alkohol); 1862 schmierte ein Patient von Louis den Hodensack mit grauer Salbe und bekam einen Tremor, der zwei Jahre dauerte; einen analogen Fall publizierte Sanders im Jahre 1868. Zur selben Zeit beobachtete Fout einen Tremor bei einem Ochsenknecht, der einen Ochsen mit grauer Salbe schmierte, und zwar betraf der Tremor die linke Hand, mit der die Inunktion vorgenommen worden war; nach dem Tremor stellte sich eine Radialislähmung ein. Auch Charcot, Leyden, Engel, Jaksch, Erben beobachteten ähnliche Vorfälle nach der Behandlung mit grauer Salbe. Dagegen verabreichte Busquet versuchsweise drei Syphilitikern an acht aufeinander folgenden Tagen je 0,01 g Sublimat, ohne daß sich der physiologische Tremor geändert hätte.

2. Durch Zufall. Jm Jahre 1863 brach in dem Quecksilberbergwerk zu Idria ein Brand aus und 900 Menschen bekamen in der Umgebung bis auf eine Distanz von mehreren Kilometern Zittern; 1810 barsten auf dem Schiffe „Triumph“ Gefäße, welche Quecksilber enthielten, und 100 Schiffspassagiere zeigten drei Wochen hindurch Vergiftungserscheinungen und Zittern (Burnett

1824). 1841 beobachtete Ollivier und Roger folgenden Fall: 2 im dritten Stockwerke wohnende Kinder bekamen Vergiftungserscheinungen und Tremor; die Nachforschungen ergaben, daß im Erdgeschoße Quecksilber destilliert wurde.

3. Durch Vererbung seitens der Mutter (besser gesagt durch plazentare Intoxikation). Schoull zitiert zwei Fälle: den Fall von Götz (kongenitaler Tremor bei dem Kinde einer vergifteten und mit Zittern behafteten Frau) und einen Fall, den Schoull selbst mit Archer beobachtete (seit der Geburt bestehender Tremor bei einem Kinde, das von einer vergifteten Mutter stammte, die aber bei der Entbindung nicht zitterte); dieses Kind verlor den Tremor bei einer Amme am Lande.

4. Bei verschiedenen Berufen. Pieraccini zitiert eine Behauptung Layets, daß es 24 Berufsarten gibt, die zu Tremor infolge Quecksilbervergiftung führen können:

a) Die Beschäftigung in Quecksilberbergwerken. Schoull publizierte 1881 erschreckende Zahlen aus Almadén: von 1152 Arbeitern, die in dem Bergwerke selbst beschäftigt sind, und zwar 4—5 Tage in der Woche zu 6 Stunden täglich, verloren binnen 5 Jahren 678 Leben und Gesundheit. Von 3911 überhaupt Beschäftigten bleibt selten einer vom Zittern (Tremblor) verschont; jährlich kommen 48 „Calambros“ vor, d. i. Zittern mit choreatischen Bewegungen; die Hälfte dieser Kranken stirbt binnen einem Jahre. — Am gefährlichsten ist die Arbeit in der Tiefe des Bergwerks, weil hier die Luft mit Quecksilberdämpfen und Erzstaub (Zinnober) geschwängert ist, und sodann die Destillation des Quecksilbers, die unter freiem Himmel und nur im Winter betrieben wird.

Die hygienischen Einrichtungen der Bergwerke haben viele Übelstände beseitigt. Trotzdem bemerkt Pieraccini, daß er noch im Jahre 1904 in Monte Amiata gelegentlich eines Besuches, obwohl daselbst die Hygiene in skrupulöser Weise durchgeführt wird, unter den Arbeitern sehr häufig leichte Vergiftungserscheinungen „Piccolo idrargirismo“ beobachtet habe, darunter auch ein leichtes, flüchtiges Intentionszittern der Hände, der Lippen und der Zunge.

b) Hutmacher. Bei der Fabrikation des feinen Filzes werden die Haare mit Bürsten, die in Merkurinitrat ($[NO_3]_2Hg$) getaucht sind, abgeschabt; die sogenannte Secrétage. Fast alle Sekreteurs bekommen Zittern. Auch beim Trocknen und besonders beim Ausstäuben der Haare (arçonnage) verdampft viel Quecksilber.

In neuerer Zeit wurde das Merkurinitrat durch Kalziumsulfid ersetzt und auf diese Weise die Gefahr beseitigt.

c) Spiegelarbeiter. In früheren Zeiten verfielen 80% der Arbeiter (Gärtner) der Vergiftung; gegenwärtig ist die Gefahr der Quecksilbervergiftung durch Anwendung der Versilberung beseitigt.

d) Vergoldung der Metalle mit Goldamalgam, Versilberung von Gipsstatuen mit Zinnwismutamalgam und Silberamalgam.

Ebenso gefährlich ist das Versilbern der Knöpfe, das in England mittelst einer Paste aus Silberchlorid, Sublimat, Meersalz, Zinksulfat und Wasser vorgenommen wird, worauf die Knöpfe gebrannt werden und das Quecksilber in Dämpfen entweicht.

Die mit derartigen Arbeiten verbundene Gefahr wurde durch hygienische Einrichtungen der Arbeitsstätten und durch die Beaufsichtigung seitens des

Gewerbeinspektorates wesentlich vermindert. Als bestes Mittel hat sich in Frankreich das Ammoniak bewährt, das über Nacht in der Arbeitsstätte verdampft wird.

Heutzutage vergoldet und versilbert man nicht mehr mit „Feuer", sondern galvanisch, auf „nassem Wege", wobei kein Quecksilber verwendet wird. Diese neuen Methoden sind billiger, haben aber den Nachteil, daß ihre Resultate nicht so dauerhaft sind wie bei der Feuervergoldung. Welchen Schaden die Feuervergoldung verursacht hat, ersieht man deutlich aus dem offiziellen Berichte des Vereins der Pariser Vergolder aus den Jahren 1840—1848, laut welchem durchschnittlich 10% der Arbeiter mit Quecksilber vergiftet waren.

e) Erzeugung von Thermo- und Barometern: beim Füllen der Röhrchen.

f) Erzeugung von Knallquecksilber zum Füllen von Sprengkapseln und Zündhütchen: das Quecksilber wird in Salpetersäure gelöst und mit Alkohol versetzt; aus der Salpetersäure steigen Dämpfe auf, die reich an Quecksilber sind.

g) Gewinnung von Gold und Silber aus Erzen durch Amalgamierung.

h) Gewinnung von Gold aus Staub und Asche bei Goldarbeitern; ist heutzutage mit keiner Gefahr mehr verbunden.

i) Das Fegen der Schornsteine von Werkstätten, wo mit Quecksilber gearbeitet wird.

k) Die Erzeugung der roten Schminke (Vermillon) in Holland war sehr gefährlich: es wurde hierbei der Zinnober geglüht.

l) Die Erzeugung von Feuerwerkskörpern, bei der Zinnober, Quecksilberjodid und Quecksilberchromat verwendet werden.

m) Die Photographen arbeiten mit Sublimat.

n) Die Tierausstopfer verwenden ebenfalls Sublimat.

o) Die Damaszierung des Stahls bei Gewehrläufen.

p) Das Überdrucken der Stoffe.

q) Die Fabrikation der Anilinfarben.

r) Das Schützen des Holzes vor Fäulnis (Telegraphenstangen).

s) Die Erzeugung von Glühlampen (Präparierung der Fäden).

Die Berührung mit den giftigen Quecksilberdämpfen ruft nicht bei einem jeden Menschen das Zittern gleich schnell und in gleicher Intensität hervor. Valenzuela kannte einen Kranken, der das Zittern erst nach einer 20jährigen Beschäftigung bekam. Andererseits beginnen Menschen zu zittern, sobald sie mit dem Quecksilber in Berührung kommen. Angeblich sind Menschen, die an Schnupfen leiden, besonders gefährdet (Potain). In Almadén erzählt man, daß magere Leute eher befallen werden, doch konnte sich Schoull von dem Gegenteil überzeugen. Auch Trinker bekommen den Tremor leichter.

Wenn die Kranken in den Anfangsstadien der Vergiftung aus der verpesteten Luft herauskommen, werden sie gewöhnlich bald gesund; wenn sich jedoch die Vergiftung bereits in einem vorgeschritteneren Stadium befindet, kann das Zittern schon für immer bleiben. Guillain und Laroche beschrieben zwei Fälle von diesem Tremor bei Greisen, die seit 40 Jahren nicht mehr mit Quecksilber arbeiteten und den Tremor doch nicht verloren. (Der erste, 70-jährige Mann, war seit dem 14. Lebensjahr Metallvergolder, akquirierte im 34. Lebensjahre Zittern der linken Oberextremität, gab im 38. Lebensjahre sein Handwerk auf, aber das Zittern bestand fort. — Der andere, 72jährige Mann, vergoldete vom 10. bis zum 30. Lebensjahre; mit 30 Jahren bekam er nach einer Emotion einen mit Bewußtlosigkeit einhergehenden Krampfanfall und danach den Tremor, 3 Wochen später eine Hemiplegie, die spurlos verschwand; das Zittern aber bestand fort; die Plantarreflexe waren normal.) Kranke mit leichtem Zittern, die nicht trinken und täglich baden, können jahrelang ohne Schwierigkeiten weiterarbeiten (Roussel).

Die Therapie des Quecksilbertremors besitzt eine reiche Literatur. Ist doch das Zittern ein so auffallendes und störendes Symptom, daß man der symptomatologischen Behandlung nicht gut ausweichen kann. — Die Allgemeinbehandlung richtet sich zunächst gegen die Quecksilbervergiftung überhaupt; am erfolgreichsten sind heiße Schwefelbäder und die interne Verabreichung des Schwefels: 1—2 g Schwefelblüten täglich (Vincente), ferner Jodkali in größeren Dosen (Natalie, Guillot und Melsens 1844), Ammoniumazetat, Abführmittel, Unterstützung der Nierensekretion (durch Milch, Eisen und Sarsaparilla). Gegen das Zittern selbst wurden beruhigende und reizende Medikamente verwendet; ohne Erfolg bleiben zumeist große Opiumgaben, Morphiuminjektionen, Extractum Belladonnae, Muscarin (Vincente), Chloral, Bromide, Ergotin. Oulmout verwendete als erster im Jahre 1872 Hyoszyamin in Dosen von 2 bis 12 bis 17 mg täglich durch 3—6 Wochen und erzielte angeblich Heilung. Von Reizmitteln lobt Trousseau das Strychnin; Guéneau de Mussy führte 1868 das Zincum phosphoricum ein und erzielte angeblich Heilung in acht Tagen durch Dosen von 8—16 mg pro die; Dujardin Baumetz erzielte angeblich Erfolge mit Cadmium phosphoricum, das er in Dosen von 16 mg pro die drei Wochen hindurch nehmen ließ.

Gelobt und verworfen wurde der induzierte und der konstante Strom, gelobt wurden ferner elektrische Bäder mit dem primären Strom (Bordas) und mit Extraströmen (Const. Paul) (20—30 Bäder für eine Behandlung).

Schließlich erzielte Letulle und nach ihm Mugnerot Heilung durch rein psychische Suggestionsbehandlung: sie umwickelten mit einer elastischen Binde, die sie mäßig anzogen, die ganze Extremität von den Fingern bis zur Schulter, ließen die Binde 3—4 Minuten liegen und legten hierauf für eine halbe Stunde einen Magneten auf. Auf diese Weise wurden abwechselnd alle Extremitäten behandelt.

Von derselben Art ist der Vorschlag Schoulls, einen Ätherspray längs der Wirbelsäule anzuwenden.

Um analoge Fälle von toxischem Tremor dürfte es sich bei den Kranken Bernheims gehandelt haben, der durch Hypnose eine Besserung erzielte.

Historische Bemerkung. Obwohl die Giftigkeit des Quecksilbers schon im Altertum bekannt war, findet sich nach Latteux in den alten Schriften keine Erwähnung des Tremors. Ramazzini beschreibt es eingehend in seinem berühmten Buche über Gewerbekrankheiten. Im Jahre 1818 beschrieben Martin de Guérard und Mérat das Zittern der Vergolder; 1827 beschrieb Colson den Tremor nach Quecksilbervergiftung; 1848 schrieb Roussel seine berühmten Briefe aus Spanien in die Union med., in denen er die Verhältnisse in Almadén und Idria schilderte; 1854 beschäftigte sich Tardieu eingehend mit diesem Tremor in seiner Hygiene; aus dem Jahre 1868 stammen die Arbeiten von Guéneau de Mussy und Kußmaul. Genaue Berichte bringen die

Thesen von Hillairet, Fernet (1872), Oulmout (1873), Jean (1877) und Hallopeau (1878). Die neueren Arbeiten enthalten keine Angaben mehr von wesentlicher Bedeutung. Erwähnung verdient nur noch die These von Mugnerot 1889.

11. Das Zittern bei der Bleivergiftung.

Bei der chronischen Bleivergiftung entsteht manchmal ein Tremor bei Bewegungen und zwar mehr in der ganzen Extremität als in den Fingern, häufig mehr auf einer Seite, gewöhnlich auf der rechten, ein kleiner, regelmäßiger, nicht ganz gleichmäßiger Tremor, der anfangs nur bei Ermüdung (gegen Abend) oder nach einem alkoholischen Exzeß oder bei einer Aufregung auftritt. Dem Zittern geht ein Gefühl von Schwere, Plumpheit und leichte Ermüdbarkeit der Hände voran (Tanquerel des Planches). Dieser Tremor der Hände stört bei der Arbeit (so daß z. B. ein Maler gegen Abend mit der linken Hand malte — Lafont) und hört auf, wenn der Kranke die Hand fest aufstützt (Lafont). In diesem Grade kann das Zittern lange Zeit unverändert bleiben ohne sich auszubreiten, es wäre denn, daß es auch den M. orbicularis oculi und den Levator anguli oris ergreift. Durch den Willen kann es nicht unterdrückt werden (Breillot), bei vollständiger Ruhe und bei Nacht verschwindet es. Wertheim zählte in zwei Fällen 7,5—8,8 Wellen in der Sekunde.

Dieses Zittern der Hände kann das einzige Symptom der Vergiftung bleiben (Urbach sah es bei Kindern, bei denen keine anderen Erscheinungen bestanden und dennoch Pb im Harn vorhanden war) und das Anzeichen drohender Lähmungen sein (Tanquerel des Planches).

In seltenen Fällen beginnt es plötzlich ohne Prodrome (Ladreit, Arch. Gén. 1859, zit. Lafont) oder nach einer Kolik.

Selten beginnt es an den Füßen (Tanquerel) und kann dann beim Gehen hinderlich werden (unsicherer, schwankender Gang und Einknicken der Füße); auf das Gesicht geht es nur ausnahmsweise über; außerordentlich selten greift es auch die Lippen an.

Mit Schmerzen ist es nicht verbunden.

Es sind Fälle beschrieben worden, in denen der Bleitremor plötzlich mit großer Heftigkeit bei der perniziösen akuten Bleivergiftung begann und sich über den ganzen Körper ausbreitete (Grisolle, Ladreit, Archambault in Bleiweißfabriken).

In seltenen Fällen von akutester Vergiftung geht der Tremor in unregelmäßige konvulsive Bewegungen, die der Epilepsie oder Tetanie oder kataleptischen Bewegungen ähnlich sind, oder in ganz unregelmäßige Bewegungen über — bei der Encephalopathia saturnina (Tanquerel). Manchmal äußert sich diese Gehirnläsion durch Intentionszittern (Urbach, Hahn).

Gewöhnlich hört der erste Anfall von Zittern auf, sobald der Kranke sich dem schädlichen Einflusse des Bleis entzieht; der zweite Anfall ist aber hartnäckiger. Er beschränkt sich nicht auf die Muskeln, die der Lähmung verfallen (Lafont). Schultze beobachtete bei einem an Lähmungen der Hände Erkrankten, der bei intendierten Bewegungen zitterte, bei jeder Schließung und Öffnung des galvanischen Stromes einen kurzen, schnellen Tremor, der sich bis auf die Oberarmmuskeln (M. deltoideus, biceps, triceps) ausbreitete.

Das Blei ist ein im täglichen Leben so häufig verwendetes und dabei so giftiges Metall, daß es sehr leicht zu Vergiftungen kommen kann. Pieraccini behauptet, die Zahl der Bleivergiftungen sei so groß, wie die aller übrigen gewerblichen Vergiftungen zusammengenommen, ja sogar noch größer. Der Tremor kommt aber verhältnismäßig selten vor.

Er ist dem alkoholischen Tremor sehr ähnlich, unterscheidet sich aber von diesem dadurch, daß er im Beginne gegen Abend, wenn der Kranke ermüdet ist, auftritt, daß er durch den Genuß alkoholischer Getränke verstärkt wird und daß er sich nur schwer über den ganzen Körper ausbreitet und nur ausnahmsweise die Lippen und die Zunge befällt.

Doch gibt es auch hybride Fälle, in denen Blei und Alkohol gemeinsam ihre verheerende Wirkung ausüben (Breillot).

Am meisten leiden:

1. Die Arbeiter in Bleiweißfabriken (basisches Bleikarbonat).
2. Bei der Fabrikation des Minium (rotes Bleitetroxyd Pb_3O_4).
3. Bei der Spiegel- und Glasfabrikation (man verwendet hierbei die Bleiglätte = Bleioxyd PbO, Lithargyrum), besonders bei der Erzeugung des Kristall- und Flintglases.
4. Die Zimmermaler (Bleiweiß) und die Bewohner frisch gemalter Wohnungen.
5. Die Typographen und Schriftgießer.
6. Die Arbeiter in Bleihütten (Zerschlagen und Mahlen des Erzes — PbS Bleiglanz).
7. Bei der Fabrikation und beim Mahlen von Farben.
8. Beim Glasurieren der Töpfer- und Porzellanwaren (Glätte).
9. Die Lackierer und Färber.
10. Die Gelb- und Zinngießer.
11. Die Pumpenmacher und Wasserarbeiter.
12. Die Arbeiter bei der Akkumulatorenfabrikation.
13. Lewin erwähnt einen Fall von Zittern der Hände nach der Applikation von Aqua plumbi auf ein Ulkus.

Außerdem sind zufällige Vergiftungen bekannt, bei denen aber das Zittern wegen seiner großen Seltenheit nicht in Betracht kommt.

Historische Bemerkung. Das Zittern infolge Bleivergiftung wird schon im Mittelalter erwähnt. Tanquerel des Planches zitiert Femel, und Latteux sagt, daß schon im Jahre 1550 Jac Aetheus Tremor nach Bleiweißvergiftung und Lepois im Jahre 1620 Koliken, Krämpfe und Zittern beschrieben habe. Lafont fand eine Beschreibung bei Paulus von Aegina und Aretaeus. Sydenham und Ramazzini lassen das Zittern unerwähnt. Morgagni widmet ihm ein ganzes Kapitel. Im Jahre 1812 beschrieb es Mérat zugleich mit dem Quecksilbertremor. Aus dem Jahre 1839 stammt das berühmte Werk von Tanquerel. 1866 schrieb über den Tremor Spring in Brüssel und 1869 erschien die These von Lafont. Von den neueren Arbeiten verdient die Publikation von Wertheim eine besondere Erwähnung.

Die Therapie gleicht im großen und ganzen jener der Quecksilbervergiftung und des Quecksilbertremors: sie unterstützt die Eliminierung des Bleis mit warmen Schwefelbädern, mit Purgantien und 4—6 g Jodkali pro die. Tanquerel des Planches gab Strychnin innerlich und endermatisch (in die durch Kanthariden erzeugten Blasen). Lafont ist mit dieser Behandlung nicht einverstanden, sondern empfiehlt das Bromkali in Tagesdosen von 4—8 g, das von Baruteau gegen den Bleitremor eingeführt wurde, und lobt dasselbe als beruhigendes Mittel und als „eliminateur" (?).

12. Bei der Vergiftung mit Chromsäure und deren Salzen entsteht manchmal Zittern mit Wadenkrämpfen (F. Erben).

13. Bei der Vergiftung mit Zinnsalzen, die früher in höherem Maße als Medikament in Verwendung standen, wurden Muskellähmungen und Zittern beobachtet. In analoger Weise findet man bei Vergiftungen mit Zink, Kadmium, Kupfer, Messing die Erwähnung eines Tremors ohne nähere Beschreibung. Das Zittern ist bei diesen Metallen ebenso wie die übrigen Vergiftungserscheinungen dem Gehalte an Blei und Arsen zuzuschreiben (Šlokov, Pulligny u. a., zit. von Erben).

14. Bei der Vergiftung mit Thalliumsalzen führt Latteux Anfälle von Tremor der Hände bei Lähmungen der unteren Extremitäten an. (Das Sulfid wurde gegen die Nachtschweiße der Phthisiker verordnet. Nach Erben beobachtete Bullard nach demselben schwere Neuritiden.)

15. Bei der Manganvergiftung, deren Existenz bis jetzt noch strittig ist, führt Couper unter den Symptomen das Zittern der Füße an, während Jaksch bei seinen Patienten kein Zittern erwähnt. Couper beschrieb im Jahre 1837 aus einer Fabrik, in welcher durch Zerkleinern des Mangansuperoxyds ein Bleichpulver gewonnen wird, fünf Fälle einer Nervenkrankheit, zu deren Symptomen außer einer zur Paraparese gesteigerten Schwäche der unteren Extremitäten ein Zittern der Füße und Salivation und, wie bei der progressiven Paralyse, ein verzerrtes Gesicht und Flüsterstimme (?) gehörten. Drei von denselben genasen schnell, nachdem sie ihre Beschäftigung aufgegeben hatten.

Im Jahre 1901 erschienen drei Fälle aus der Klinik Jaksch in Prag, vier Fälle von Emden aus Deutschland und ein Fall von Friedel. Jaksch beobachtete einen seiner Patienten bis zum Jahre 1906, dann einen neuen Fall von 1902 bis 1906 und schließlich einen fünften Fall im Jahre 1907, so daß er die größte Erfahrung besitzt. Aus den genauen Beschreibungen Jakschs geht hervor, daß man bei diesen Arbeitern ein doppeltes Krankheitsbild beobachtet, teils ohne hysterische Symptome (vier Fälle), teils mit denselben (letzter Fall). Weder bei der ersten Gruppe, noch beim letzteren Falle erwähnt Jaksch den Tremor unter der sonst so reichhaltigen Symptomatologie (psychische Alteration, Zwangslachen und -weinen, monotone, skandierende Sprache, Retropulsion, spastischer Gang mit gesteigerten Patellar- und normalen Plantarreflexen ohne Atrophie — einmal auch Selbstmord). Aus seiner letzten Beobachtung schließt Jaksch, der im Jahre 1901 noch meinte, daß es sich um ein Kältetrauma handle, daß es eine Manganotoxikose und eine manganophobische Neurose gebe.

16. Das Zittern bei der Nikotinvergiftung.

Es handelt sich um einen Tremor der oberen Extremitäten mit lateralen Bewegungen der Finger (Breillot) oder mit Extensionsbewegungen im Metakarpalgelenk (Magnol), der eine Geschwindigkeit von 7—8 Wellen in der Sekunde besitzt (Dejerine), gewöhnlich am Morgen auftritt, wenn der Kranke am Abend zuvor stark geraucht oder geschnupft hat (Breillot) oder wenn er morgens etwas mehr raucht; er dauert etwa eine Stunde und verschwindet im Laufe des Tages.

Er wurde in gleicher Weise beobachtet nach dem Rauchen, Schnupfen und Kauen des Tabaks, bei zufälligen Vergiftungen, bei experimentellen Nikotininjektionen und beim Auflegen von Tabakblättern auf den nackten Körper. Schon daraus geht hervor, daß man das nach dem Tabakrauchen auftretende Zittern als ein Symptom der Nikotinvergiftung ohne Rücksicht auf andere, im Rauche vorhandene giftige Produkte auffassen kann.

Fernet schreibt in seiner These, Duchenne de Boulogne habe ihm von einem schnupfenden Arzt erzählt, der an Zittern der Extremitäten litt; wenn er das Schnupfen aufgab, verlor er das Zittern, aber es stellten sich so schwere Nervensymptome, Schwindel, Gedächtnisschwäche, Unlust zur Arbeit ein, daß er immer wieder zu schnupfen begann, worauf die unangenehmen Symptome verschwanden, das Zittern aber von Neuem erschien. (Breillot führt denselben Fall als Beobachtung von Guéneau de Mussy an.) Neumann in Karlsruhe beobachtete einen 27jährigen starken Schnupfer, der aber außer einem groben Zittern der Hände psychische Symptome darbot: Stimmungswechsel, Störungen des Merkvermögens, unregelmäßigen Puls. Bei Abstinenz besserten sich die psychischen Symptome. Über das Verhalten des Zitterns während der Abstinenz finden sich bei ihm keine Angaben. Tardieu beobachtete zwei Fälle von zufälliger Vergiftung: bei einem Schmuggler, der auf dem nackten Körper Tabakblätter paschte, und bei einem Bauer, der sich gegen irgendwelche Schmerzen mit Honig angefeuchtete Tabakblätter auflegte. Beide wiesen die folgenden Symptome auf: Blutandrang zum Kopfe, Kopfschmerzen, Schwindel, Gliederzittern, Nausea, Erbrechen mit kleinem raschen Puls. Lewin erwähnt einen Fall von Tremor, der entstand, nachdem die Haut behufs Beseitigung von Läusen und Krätze mit Tabak bestreut worden war.

Charcot und Vulpian und nach ihnen Latteux erzeugten Tremor bei Fröschen durch Injektion von Nikotin unter die Haut, Latteux auch dadurch, daß er Tieren Tabakpulver subkutan injizierte. Bei einer Katze, der 6 g Tabakpulver an der Innenfläche des Oberschenkels injiziert wurden, trat eine Viertelstunde nach der Injektion Erbrechen auf, nach einer halben Stunde Schwindel und ein deutlich ausgeprägter Tremor der hinteren Extremitäten, der sich nach einer weiteren halben Stunde generalisierte; hierauf stellte sich ein Zittern aller Muskeln mit tetanischen Krämpfen und stertorösem Atmen und der Tod ein; nach der Injektion eines Tropfens Nikotin bekam die Katze einen Krampf der Rückenmuskeln, Schwindel, Atemnot, nach einer weiteren Minute ein allgemeines Zittern, dann tetanische Krämpfe bei jedem äußeren Reiz und schließlich trat der Tod ein. Nach dem Tode gerieten die Muskeln bei jeder Berührung mit dem Messer in ein „spasmodisches Zittern“.

Ich verfüge über keine Beobachtung einer Nikotinvergiftung; doch habe ich den Tremor der Hände einiger junger Kollegen aufgenommen, bei denen außer unmäßigem Zigarettenrauchen keine andere Ursache des Tremors gefunden werden konnte.

Dr. S., 24 Jahre alt, starker Zigarettenraucher, zeigt einen groben, ungleichen, fast ganz regelmäßigen Tremor von 10 Wellen in der Sekunde (Fig. 34).

M. U. C. B., 21 Jahre alt, raucht bis zu 30 Zigaretten täglich, zeigt einen deutlichen, sehr schnellen Tremor der Hände von $11\frac{1}{2}$—12 Wellen in der Sekunde (Fig. 35).

M. U. C. K., 23 Jahre alt, raucht ebenfalls bis zu 30 Zigaretten im Tag, zeigt einen zarten Tremor, in dessen gut aufgenommenen Partien man bis zu 10 Wellen in der Sekunde zählt (Fig. 36).

Prophylaxe. Aus der Erfahrung, daß beim Rauchen das Nikotin der Hauptfaktor der Vergiftung ist (dies wurde hauptsächlich durch die thematischen Arbeiten Lehmanns in Würzburg und seiner Schüler, ferner durch die bei

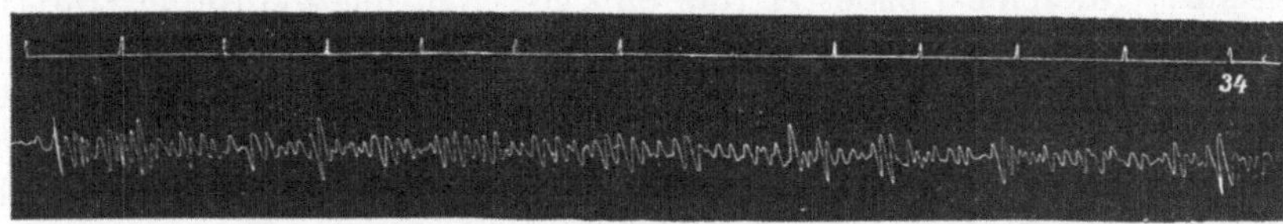

Fig. 34.

Lapinsky durchgeführte Arbeit Vladičkas u. a. bewiesen), ging das Bestreben hervor, das Nikotin aus dem Tabak zu entfernen und das Rauchen auf diese Weise unschädlich zu machen. In Deutschland werden seit langer Zeit nikotinarme Zigarrensorten erzeugt, die jedoch der Prüfung durch die Lehmannsche Schule nicht standhielten.

Vom gesundheitlichen Standpunkt ist es sehr wichtig, daß die Zigarren

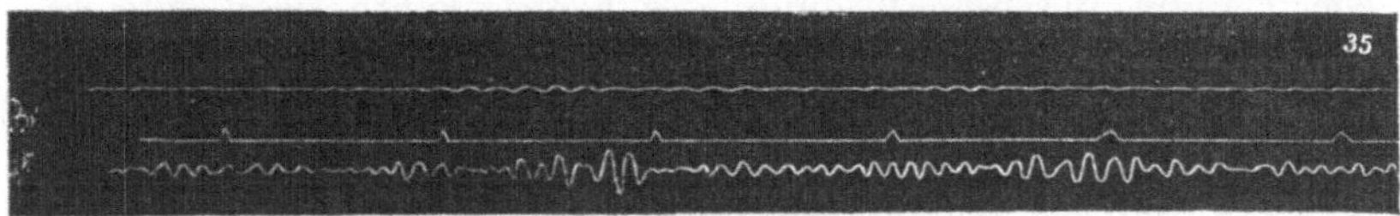

Fig. 35.

trocken sind, daß man sie nicht bis zur Spitze ausraucht und die Spitze beim Rauchen trocken hält; wer beim Rauchen den Speichel nicht schluckt, hat weniger unter der Vergiftung zu leiden.

Magnol (der Latteux unrichtig zitiert) schätzt die minimale toxische Dosis auf 20 g Tabak pro die.

17. Beim Kaffeegenuß gehört das Zittern zu den häufigsten und wichtigsten Vergiftungserscheinungen; es pflegt auch das hartnäckigste Symptom zu sein.

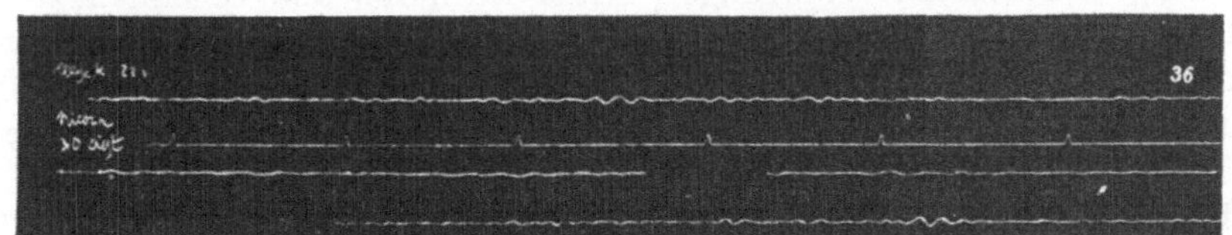

Fig. 36.

Bei der akuten Vergiftung konstatiert man ein universelles Zittern der Glieder, der Wangen, der Zunge, das aber durch die gewöhnlich in stürmischer Weise auftretenden übrigen Symptome (große Aufregung, Gesichts- und Gehörshalluzinationen, Tachykardie, Tachypnoe, Krämpfe, Polyurie, Diarrhöe, also ein Krankheitsbild, das dem Delirium tremens ähnlich ist) in den Schatten gestellt wird.

Bei der chronischen Vergiftung, zu der etwa 10% der Kaffeetrinker disponiert sind (Bridge), kommt das Zittern sehr häufig, etwa in 60% der Fälle vor. Es handelt sich um einen Tremor der Hände bei statischer Innervation und bei kleinen Bewegungen, einen störenden, sehr schnellen, regelmäßigen, kleinen Tremor, der gewöhnlich bei nüchternem Magen auftritt und nach dem Kaffeegenuß schwächer wird. Selten breitet er sich auf die Zunge und auf die Wangen aus. Manchmal bildet er das einzige Vergiftungssymptom (Bomby). In der Abstinenz verschwindet er bald, kehrt bei neuerlichem Genusse zurück, aber er kann auch trotz Abstinenz noch einige Wochen andauern (Bomby). Bei grober Arbeit wirkt er nicht störend (Valenzuella, Dejerine). Gleichzeitig mit dem Tremor beobachtet man unregelmäßige Zuckungen einzelner Muskelbündel, Wadenkrämpfe, Neuralgien, schreckhafte Träume von Gespenstern, hypnagoge Halluzinationen, allgemeine Erschlaffung, Geschmacksstörungen, Gefäßkrämpfe in den peripheren Bezirken (kalte Füße und Hände), Ernährungsstörungen, Bradykardie mit Arythmie, Dyspnoe bei Anstrengung, Asthenopie, Pruritus und unbestimmte neuralgische Schmerzen im Unterleib und in den Extremitäten.

Verursacht sind diese motorischen Störungen durch das Koffein, das in dem gebrannten Kaffee (0,75—1,5%) enthalten ist; die feineren Sorten enthalten weniger Koffein als die schlechten Sorten; es findet sich gleichzeitig mit dem Cafeol oder Cafeon, das beim Brennen des Kaffees synthetisch entsteht. Für diese Annahme sprechen die Versuche von Lévén (dieser beobachtete nach der Injektion ½ Gramms Koffein Kopfschmerzen, Gliederzittern, Nausea, Somnolenz, Pulsverlangsamung), von Latteux (eine Stunde nach der Injektion ½ Gramms Koffein ein leichtes universelles Zittern und Pulsverlangsamung) und von Wilhelm (zit. nach Nikolai). Doch muß bemerkt werden, daß Busquet zehn Personen ein ganzes Gramm Koffein täglich reichte, ohne daß sichere Veränderungen des physiologischen Zitterns aufgetreten wären.

Akute Vergiftungen entstehen durch Zufall (Leszinsky, ein sechsjähriges Kind aß eine Handvoll gebrannten Kaffees) oder durch Idiosynkrasie (Bridge) oder infolge von Exzessen (Rugh: ein 30jähriger, geschäftlich sehr in Anspruch genommener Mann schlief drei Wochen hindurch kaum drei Stunden täglich und trank den ganzen Tag starken, schwarzen Kaffee) oder nach dem Genusse einer großen Dosis behufs Fruchtabtreibung (Bomby) oder durch Leichtsinn (mein Fall). Chronische Vergiftungen entstehen durch den regelmäßigen und unmäßigen Genuß starken schwarzen Kaffees oder durch die vorwiegende Ernährung mit Kaffee (Love: eine Mutter von 5 Kindern lebte 6 Monate von schwarzem Kaffee), die bei armen Arbeiterinnen und Arbeiterfrauen verbreitet ist (F. Mendel, in Westfalen, an der Ruhr).

Prophylaxe: Diese schädlichen Wirkungen des schwarzen Kaffees trachtet man auf doppelte Weise zu verhüten.

a) Durch den vollständigen Ersatz der Kaffeebohnen durch Getreidekörner und Hülsenfrüchte und durch Zichorie (Kneipp, Frank, Kaffeetin, Maismalzkaffee, Hämatinkaffee) und

b) durch Erzeugung koffeinfreien Kaffees (HAG — Hamburger Aktien-Gesellschaft — mit 0,3% Koffein).

Ich verfüge über zwei Fälle von Kaffeevergiftung. Der erste, subakute Fall betrifft eine Fabrikarbeiterin, die bei Nacht arbeiten mußte und, da sie sehr schläfrig war, sich mit großen Dosen schwarzen Kaffees stärkte. Dies tat sie ein halbes Jahr; dann begann sie schwach und matt zu werden, zitterte am ganzen Körper, bewegte kaum mit den Füßen, konnte keine Treppen steigen und wurde blaß und mager; nach einmonatiger Abstinenz verlor sie alle Symptome. Jetzt ist sie wieder gesund und rotwangig. Kaffee trinkt sie nicht mehr, höchstens einen ganz schwachen.

Im anderen Falle handelte es sich um eine akute Vergiftung bei einem 35jährigen Manne, der an den Genuß schwarzen Kaffees gewöhnt und ein starker Raucher war. Einmal bereitete er sich aus $^1/_8$ kg Kaffee eine einzige Tasse schwarzen Kaffees und trank dieselbe aus; nach einer Weile fühlte er eine entsetzliche Schwäche und Ohnmacht, zitterte am ganzen Körper, war wie betäubt und vermochte nicht auf den Füßen zu stehen; nach etwa zwei Stunden verschwanden alle Symptome.

Eine Behandlung des Kaffeetremors ist nicht durchführbar; man behandelt die Kaffeevergiftung durch die Abstinenz (in welcher nach Bridge manchmal heftige Kopfschmerzen oder auch Herzschwäche auftritt, so daß eine wiederholte subkutane Koffeininjektion indiziert sein kann) und durch tonisierende Medikamente: Arsen, Eisen, Landaufenthalt, moralische Einwirkung.

Die Vergiftungssymptome nach Kaffee sind in der These von Bomby aus dem Jahre 1905 übersichtlich bearbeitet.

18. Der unmäßige Genuß des Tees kann ebenfalls Gliederzittern verursachen, obwohl dasselbe bis jetzt noch nicht klinisch studiert wurde. Die wirksame Substanz dürfte hier das Thein sein, von dem 1,5% in den Blättern enthalten sind (im sogenannten Perl- und Himalayatee 3—4%) und mit welchem Lévén bei Tieren ein universelles Zittern hervorrief. Das Teezittern geht gewöhnlich mit Herzklopfen und einer eigentümlichen allgemeinen Unruhe einher, die auch nach Kaffeegenuß vorhanden zu sein pflegt. In jüngster Zeit ist in England auch das Rauchen des Tees in Zigarettenform aufgekommen und man beobachtete nach größeren Quantitäten unter anderen Vergiftungserscheinungen auch Tremor. Netolitzky studierte experimentell das Rauchen der Teeblätter der Sorte „Haysan“ mit 1,6% Thein, die zur Herstellung der Zigaretten verwendet werden, und fand in dem Rauche mindestens ¼ des in der Zigarette enthaltenen Theins, ja, bei langsamem und vorsichtigem Rauchen sogar ¾ der Gesamtmenge.

Ob auch nach Schokolade und Kakao Zittern auftritt, ist nicht bekannt. (Die Kakaokörner enthalten 1—1,5% Theobromin.)

Unbekannt ist ferner das Zittern nach Maté (Paraguaytee von Ilex parag. mit 0,5—1% Theobromin) und nach Kola oder Guru (Samen von Cola acuminata mit 2,4% Koffein).

19. Mehr wissen wir vom Zittern bei der Opium- und Morphiumvergiftung. Bei den Opiophagen, die sich mit Opiumpillen berauschen (im Orient, in Bosnien, Paris), entsteht gleichzeitig mit einer allgemeinen Erschlaffung ein Zittern an den oberen, dann an den unteren Extremitäten (Fernet), das nach einer größeren Opiumdosis verschwindet (Breillot). Dasselbe beobachtet man nach Morphiuminjektionen, die vielfach (Paris, Norwegen) dieselbe traurige Rolle spielen wie die Opiumpillen (Jouet). Der Tremor der gestreckten Hände im Sinne der Pronation und Supination, der Flexion und Extension ist das prägnanteste und auffallendste Symptom der chronischen Morphiumvergiftung. Dieser

Tremor pflegt rhythmisch zu sein, seine Amplitude schwankt wellenförmig, die einzelnen Wellen sind steil mit scharfem Gipfel; das Zittern breitet sich manchmal auf den ganzen Rumpf und die Zunge aus, erreicht hier aber keinen hohen Grad (Jouet).

Charcot ergänzte die Beobachtungen Jouets mit der Angabe, daß das Zittern manchmal auch im sogenannten Amorphinismus auftrete, d. h. während der Abstinenz im Stadium der unwiderstehlichen Sehnsucht nach Morphium. Charcot fand in einem solchen Falle einen Tremor der Hand mit einer Frequenz von 6—7 Wellen in der Sekunde, der sich nach Morphiumgenuß mäßigte und im Stadium der Euphorie ganz unbedeutend war.

20. Nach Strychnin wurde häufig ein Zittern der Extremitäten beschrieben, das jedoch nicht näher studiert wurde.

Nach Curare, das zu Heilzwecken gereicht wurde, beobachteten Voisin und Liouville ein dem Schüttelfrost ähnliches Zittern, das übrigens früher schon Claude Bernard (Fernet) bei seinen Experimenten gesehen hatte.

Zittern nach Chinin beschreibt Eulenburg, und Roche und Dana geben seine Geschwindigkeit mit 10 Wellen in der Sekunde an. Dasselbe ist bald eine Begleiterscheinung der allgemeinen Schlaffheit, bald eine Teilerscheinung des akuten, deliranten Syndroms, bald ein Vorläufer allgemeiner Krämpfe (Lewin).

Bei der Vergiftung mit Atropin, Bittermandelöl, Stechapfel, sah Latteux einen Tremor wie beim Delirium tremens, und einen Tremor der Hände in der Rekonvaleszenz, der auch von Breillot erwähnt wird.

Nach Akonitin und Colchicin sah Jolyet (Fernet) einen Tremor bei Tieren und Damourette und Pelvet nach Cicutin und zwar (nach Fernet) dann, als die Lähmung der Glieder begann und als die Beweglichkeit wiederkehrte.

Bei Berührung des Veratrins mit einem motorischen Nerven des Frosches sah Joteyko einen unregelmäßigen, etwa eine halbe Stunde dauernden Tremor des ganzen Muskels. Lewin führt ein Zittern der halbgelähmten Glieder neben zuckenden Bewegungen nach interner Verabreichung an.

Auch Faba Calabari können nach Watson Zittern erregen (Fernet).

Nach der Injektion von Pilokarpin sah Horažd'ovský einen Tremor, der eine Stunde dauerte und von der Intention unabhängig war.

Nach Kopaiva wurde Zittern von Möbius, nach Kampfer von Latteux gesehen und von Lewin als Vorspiel von Krämpfen angeführt.

Bei der Ergotinvergiftung erwähnt Fernet einen Tremor bei der konvulsiven Form. Latteux bemerkt, daß der beobachtete Tremor „nichts Besonderes" geboten habe.

Bei der Pellagra ist das Zittern eine häufige Erscheinung; es ähnelt dem Zittern der alten Leute, wie aus der Beschreibung Casals (die Kranken haben einen schwankenden Gang und ihr Kopf zittert wie das Schilfrohr im Winde — daher der Name mal de la rosa; zit. nach Latteux) und aus der Arbeit des Alpago Novello über vorzeitiges Senium bei Pellagrakranken hervorgeht.

Nach dem Genusse von Haschisch beschrieb Grimaux den Tremor beim Menschen als „tremblements saccadés des membres" (zit. Fernet aus der Thèse von Villard 1872). Voisin und Liouville erzeugten bei Tieren sowohl in der akuten als auch in der chronischen Haschischvergiftung Gliederzittern mit Inkoordination des hinteren Körperteils (Fernet). Dejerine behauptet, daß eher unregelmäßige Krämpfe vorkommen.

Nach giftigen Schwämmen führt Latteux unter den Nervenerscheinungen, die auf die Gastrointestinalsymptome folgen, Gliederzittern an und fügt hinzu, daß dieses besonders nach der Vergiftung mit dem Fliegenschwamm vorkommt. Orfila erzeugte beim Hunde mit drei Fliegenschwämmen Tremor der Extremitäten neben Dyspnoe, Stupor und Zittern des ganzen Körpers.

Der Nebennierenextrakt erzeugt bei der Opotherapie einen Tremor, und zwar der oberen Extremitäten, speziell der Hände und der Finger, der auch auf die Lippen und auf die Zunge übergehen kann, ein kleiner, regelmäßiger, gleichmäßiger Tremor von 6—7 Wellen in der Sekunde, der bei statischer Innervation am deutlichsten wird und in schwereren Fällen das Schreiben und Essen unmöglich machen kann. Boinet publizierte 1900 und 1909 im ganzen acht derartige Fälle. Der Tremor entstand nach Injektionen des Glyzerinextraktes der Nebennieren vom Kalb und zwar dauerte er anfangs nach jeder Injektion etwa 1½ Stunden, später war er dauernd vorhanden. Auch nach der internen Darreichung der rohen Kalbsnebenniere entstand ein Zittern nach jedesmaligem Genuß (1900, 4. Fall) und ein konstanter Tremor neben unwillkürlichen Bewegungen und schmerzhaften Krämpfen, allgemeiner Unruhe, schreckhaften Träumen nach großen, oft wiederholten Dosen (1260 g binnen zwei Monaten im 2. Falle des Jahres 1909) und nach interner Verabreichung einer 1‰igen Adrenalinlösung. Boinet zitiert die Versuche Livons, der nach der Injektion des Nebennierenextraktes bei Kaninchen ein universelles Zittern beobachtete.

Ich selbst sah einen analogen Tremor in zwei Fällen von orthotischer Albuminurie nach Injektionen einer 1‰igen Suprareninlösung (Meister, Lucius, Höchst a. M.):

1. Fall: Ich injizierte 0,5 qcm Suprarenin subkutan; es entstanden keine auffallenden Veränderungen; nach einer Stunde injizierte ich 0,75 qcm; fünf Minuten später bekam der Kranke Zittern der Hände, klagte nach 15 Minuten über heftiges Klopfen im Schädel, hatte das Gefühl als ob der Kopf bersten sollte und zeigte einen groben Tremor der oberen Extremitäten und ein Zittern des ganzen Körpers. Eine Stunde nach der Injektion war das Zittern noch vorhanden und erst nach zwei Stunden verschwanden die Symptome. Zugleich stieg der Blutdruck von 85 mm auf 100 mm und die Pulszahl von 84 auf 124.

2. Fall: Nach der Injektion von 0,5 qcm Suprarenin entstand keine Veränderung; nach einer Stunde wurden 0,75 qcm injiziert; sofort trat Tremor der Hände, Kribbeln im Kopfe, Blässe der Haut auf; nach fünf Minuten gab der Kranke das Gefühl von Zittern des ganzen Körpers an; ¼ Stunde nach der Injektion verschwanden die subjektiven Empfindungen, aber der Tremor der oberen und unteren Extremitäten dauerte fort und behinderte das Gehen; nach zwei Stunden verschwand das Zittern.

Leider war ich hierbei mit der wiederholten Blutdruckmessung, der Pulszählung und Harnuntersuchung so sehr beschäftigt, daß ich die Eigentümlichkeiten des Zittern nicht genau beobachten konnte; eine Wiederholung der Injektionen zu Studienzwecken wage ich nicht vorzunehmen.

Nach der internen Darreichung von 25—30 Tropfen einer 1‰igen Adrenalinlösung (Parke Dawis in London) entstanden in zwei weiteren Fällen keine Veränderungen, auch keine subjektiven Erscheinungen. (Auch Boinet sagt in seiner ersten Arbeit, daß nach Adrenalin kein Zittern entsteht, aber in der zweiten Arbeit zitiert er bereits zwei Fälle von Zittern auch nach Adrenalin.)

22. Nach größeren Gaben der Schilddrüse wurde Tremor wiederholt beobachtet. Bei den bekannt gewordenen Fällen findet sich nur die Angabe, es sei ein Tremor wie beim Basedow (Boinet, Nothnagel) oder ein allgemeines, starkes Zittern entstanden, das das Gehen unmöglich machte; aber näher wurde dieses Zittern nicht studiert.

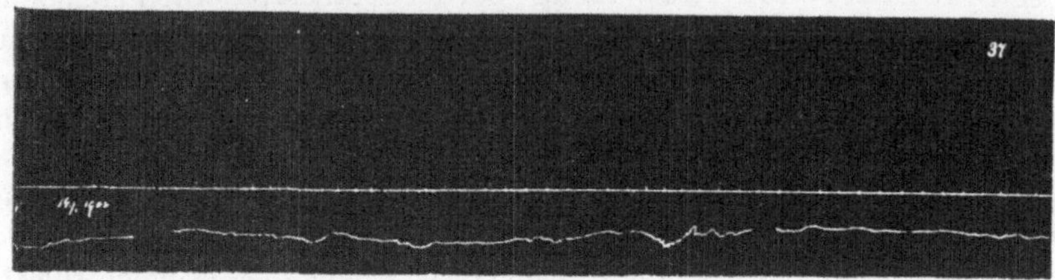

Fig. 37.

Boinet zitiert den Fall Nothnagels aus dem Jahre 1888, in welchem der fettsüchtige Kranke binnen fünf Wochen 1000 Tabletten nahm und alle Symptome der Basedowschen Krankheit zeigte, die in der Abstinenz verschwanden, ferner den Fall Behrings aus dem Jahre 1898, in welchem der Kranke nach exzessiven Dosen ein universelles Zittern des ganzen Körpers bekam, und fügt einen eigenen Fall an, in welchem ein Pharmazeut gegen Psoriasis frische Schilddrüse und zwar sechs Stück täglich aß. Es stellte sich bei ihm das reine Bild der Basedowschen Krankheit ein, das bei Abstinenz nach einigen Wochen verschwand.

Ich selbst beobachtete einen Fall, in welchem ich den Tremor graphisch aufnehmen konnte.

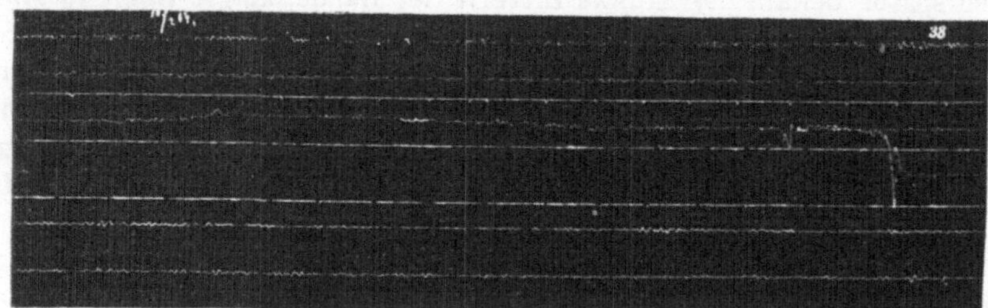

Fig. 38.

Es handelte sich um ein 35jähriges Mädchen, das eine interessante Affektion der Haut und des Unterhautbindegewebes, speziell eine Fettansammlung in der unteren Körperhälfte bei fortschreitender Atrophie der Haut der oberen Hälfte, namentlich des Gesichtes, darbot. Ich verordnete dieser Patientin am 6. November 1903 Thyreoidtabletten (Borroughs-Welcome, deren jede 0,3 g frische Schilddrüse enthielt). Sie nahm täglich 2 Stück. Am 8., 15., 16., 18. und 25. November habe ich mir ausdrücklich notiert, daß kein Zittern der Hände vorhanden war. Am 30. November begann sie 3 Tabletten zu nehmen, ohne zu zittern. Am 3. Dezember habe ich notiert: es scheint, daß ein leichter Tremor der Hände beginnt; am 8. Dezember: leichter Tremor der Hände. Mitte Januar 1904 erschien sie mit der Klage, daß ihr ganzer Körper zittere; sie zeigte einen feinen, raschen, regelmäßigen Tremor der Hände, den uns die am 14. Januar abgenommene Kurve (Fig. 37) veranschaulicht.

Wir sehen einen sehr feinen, fast regelmäßigen und fast gleichmäßigen Tremor von 9 Wellen in der Sekunde, der sich während des ganzen, etwa 60 Sekunden dauernden Experimentes nicht ändert.

Nach einem Monat (sie nahm nur 2 Tabletten täglich) war das Zittern deutlicher; es wird durch die am 18. Februar 1904 aufgenommenen Kurven (Fig. 38) veranschaulicht. Wir sehen ein zartes, bald ganz regelmäßiges und fast gleichmäßiges, bald nicht ganz regelmäßes und nicht ganz gleichmäßiges Zittern, das sich während der ganzen Untersuchungsdauer (5 × 20 Sekunden) nicht wesentlich änderte und die große Geschwindigkeit von 10—12 Wellen in der Sekunde dauernd beibehielt.

Nach Verlauf eines weiteren Monats zeichnete ich das Zittern neuerdings und dieses veranschaulichen uns die am 17. März 1904 aufgenommenen Kurven (Fig. 39). Auch hier bleibt der Tremor im großen und ganzen während der ganzen Dauer des Versuches (6 × 20) Sekunden) unverändert; nur auf einigen Kurven ist eine „Allorhythmie" angedeutet; die Geschwindigkeit des Tremors schwankt zwischen 10 und 12 Wellen und beträgt zumeist 12 Wellen in der Sekunde.

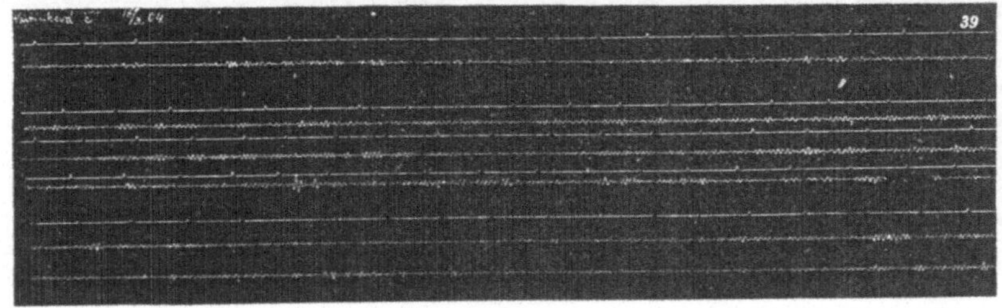

Fig. 39.

23. Nach größeren Dosen der Parathyreoidealpräparate (vier frische Drüschen täglich) beobachtete Roussy unter den Vergiftungssymptomen eine rasche Verschlimmerung der Parkinsonschen Krankheit im allgemeinen und speziell auch eine Zunahme des Tremors.

24. Auf Autointoxikation werden gewisse, bei den Verdauungsstörungen der Säuglinge vorkommende Tremores bezogen (Raffaeli, Fede). Dieses nicht näher studierte Zittern wurde aus dem Grunde mit Verdauungsstörungen in Zusammenhang gebracht, weil dasselbe verschwand, wenn die Ernährung reguliert wurde.

Eine eigentümliche, wahrscheinlich auf Autointoxikation beruhende Krankheit beschreibt Latteux. Es ist dies eine in Amerika als „milk sickness" bezeichnete Krankheit, die der als „trembles" bezeichneten Affektion der Kühe, Schafe und Pferde ähnlich ist. Sie beginnt allmählich mit Arbeitsunfähigkeit und Zittern, worauf sich Magenübligkeiten, Erbrechen, Durst, übelriechender Atem, Schlaflosigkeit einstellen. In der Rekonvaleszenz besteht lange Zeit eine allgemeine Schwäche mit Zittern. Als Ursache der Krankheit bezeichnet man vorwiegend die Ernährung mit Butter und Milch.

Vielleicht gehört auch die bei uns vorkommende Hundestaupe hierher.

VI. Zittern bei Tollwut, Urämie usw.

Weniger sicher sind die Angaben über das Zittern bei der Tollwut, der Urämie und Eklampsie, beim Diabetes, bei der Gicht und Syphilis.

Bei der **Tollwut**, der **Urämie** und **Eklampsie** wurde das Zittern in manchen Fällen als Vorläufer der Krampfanfälle und manchmal auch als Symptom der nach solchen Anfällen zurückbleibenden Erschlaffung beobachtet (Latteux). Nichts anderes war das Zittern, das Pic bei der Urämie beschrieben hat: Ein 64jähriger Patient mit Nierenentzündung und Atherom zeigte in einem schweren urämischen Zustand den Cheyne-Stokesschen Atmungstypus. In dem Momente, in welchem die Atmung zu schwinden begann, trat jedesmal ein Zittern der Glieder, speziell der oberen Extremitäten auf, das immer stärker wurde, in der Atempause am heftigsten war und beim Wiedereintritt der Atembewegungen verschwand. Pic vergleicht dieses Zittern mit jenem bei der

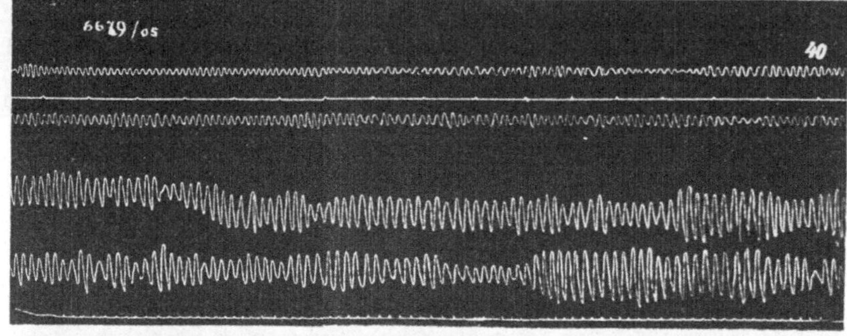

Fig. 40.

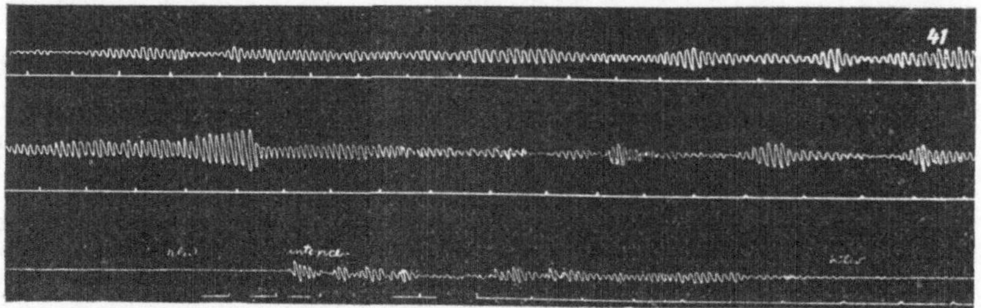

Fig. 41.

Schüttellähmung, fügt aber hinzu, daß es einen konvulsiven Charakter (allures convulsives) hatte.

Beim **Diabetes**, bei der **Gicht** und beim **chronischen Gelenkrheumatismus** pflegt das Gliederzittern eines der Symptome der allgemeinen Ernährungsschwäche zu sein. Es kann aber auch ein Begleitsymptom der Schwäche der Extremitäten bei Neuritiden sein. Speziell bei der Gicht kann das Gliederzittern ein Zeichen jener eigentümlichen Muskelschwäche in jenen Partien der Extremitäten sein, die der Sitz des Gichtherdes sind (bei jenen Paresen, auf die Thomayer bei der Gicht aufmerksam gemacht hat). — Bei der **Syphilis** wird das Gliederzittern von Fournier und Breillot erwähnt. Es handelt sich hier nicht um die herdförmigen Läsionen des Gehirns, sondern um ein Zittern im Sekundärstadium, besonders bei Frauen, bei denen die Infektion auch in anderer Hinsicht das Nervensystem ergriffen hat (Neuralgie, Analgesie, Palpitationen, hysteriforme Anfälle). Im großen und ganzen kommt es selten vor (Breillot). Es entsteht plötzlich, ohne Prodrome, auf einer Extremität oder auf beiden, ist entweder zart und schnell oder grob und von mittlerer Geschwindigkeit, oder es macht unregelmäßigen Bewegungen Platz. Gewöhnlich tritt es nach einer stärkeren Emotion oder größerer Anstrengung auf. Es dauert 4—8 Wochen und verschwindet bei Quecksilberbehandlung. Da es auch bei Personen beobachtet wurde, die keine Quecksilberkur durchgemacht hatten, kann es nicht durch Quecksilber verursacht sein. Über diese ziemlich bizzaren Tremorformen habe ich keine eigene persönliche Erfahrung.

Wir beobachteten einen schönen Fall von Tremor der oberen Extremitäten bei Gicht.

Es handelte sich um einen 47jährigen Mann (6679/05) mit polyartikulärer Gicht. Nach dem Verschwinden der größten Schmerzen und der Unbeweglichkeit des Körpers zeigten die gestreckten Oberextremitäten ein grobes, rhythmisches Zittern, das sich durch den Willen nicht unterdrücken ließ, bei Intention stärker wurde und im Ruhezustande, sowie in der bei der Untersuchung auf Schüttellähmung üblichen Position vollständig verschwand. Der Patient war kein Potator,

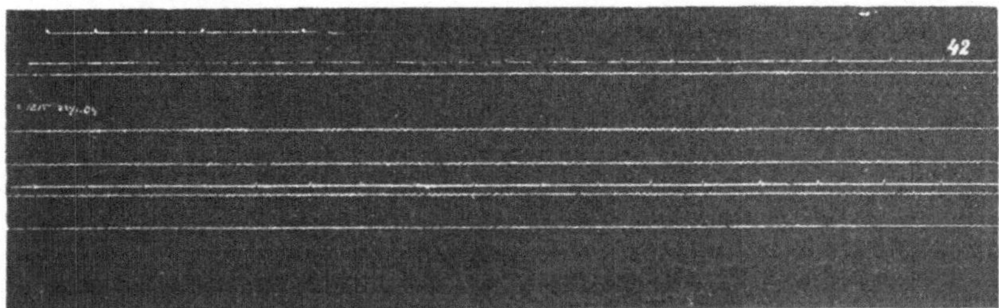

Fig. 42.

war früher stets gesund und hatte normale Reflexe. Die zerviko-brachialen Geflechte waren empfindlich, die Muskelkraft war geschwächt. Aus den Kurven ersehen wir, daß das Zittern eine Geschwindigkeit von 7—9 Wellen, bei gröberen Schwankungen eine solche von 5—6 Wellen in der Sekunde besaß. (Fig. 40, 41.)

Einen Tremor der oberen Extremitäten, speziell der linken, sahen wir ferner in einem Falle von ausgebreiteter ankylosierender Arthritis deformans bei einem 33jährigen Manne (1215/04). — Es handelte sich um einen regelmäßigen Tremor mit 9 Wellen in der Sekunde, der sich periodisch verstärkte (Fig. 42).

VII. Neurosen und Psychosen.

1. Nervosismus. Der Tremor, hauptsächlich der Tremor der Hände, verbunden mit Unruhe der Gesichtsmuskulatur (speziell der Augenlider) begleitet vielleicht alle sogenannten Neurosen, von der einfachen Neurasthenie und einfachen Hysterie bis zu den bizarren posttraumatischen Syndromen und vielleicht auch alle sogenannten funktionellen Psychosen.

Auch die einfache angeborene Prädisposition auf Grund einer neuropathologischen Heredität ist ein geeigneter Boden zur Entstehung des Tremors durch Emotion, Adynamie, Intoxikation und es scheint, daß die krankhafte Prädisposition des Zentralnervensystems bei den verschiedenen Neurosen und Psychosen als die gemeinsame Ursache der Disposition zum Tremor und des Tremors überhaupt zu betrachten ist.

Ein Beispiel des Zitterns bei einfachem Nervosismus ist das durch eine Serie von Kurven veranschaulichte Zittern meines Patienten R.: ein regelmäßiges, leicht ungleichmäßiges Zittern von 10—10,5 Wellen in der Sekunde, das rechts deutlicher war und bei Intention unverändert blieb (Fig. 43).

2. Bei Neurasthenikern finden wir ein Zittern der Hände sehr häufig, nach Pitres in 85% (zit. Lamacq), nach Severin in 88% der Fälle. Es handelt sich um einen zarten, schnellen, regelmäßigen Tremor der Hände bei der statischen Innervation, besonders bei leichter Muskelspannung, der 9—11 Wellen in der Sekunde (Lewy-Dorn, Dana), manchmal auch weniger aufweist (nach Peterson 7,5), im Ruhezustande verschwindet, durch Bewegungen hervorgerufen, durch Emotion und manchmal auch bei intendierten Bewegungen gesteigert und dann langsamer wird (Dejerine, 5—7 in der Sekunde). Er geht mit Tremor der Lider und Zuckungen der M. orbiculares oculi und interossei I einher. (Oppenheim, der von fibrillärem Flimmern spricht [?]).

3. Raymond und Janet beschrieben einen Fall von Tremor, der dem bei der Hysterie vorkommenden Tremor sehr ähnlich war; doch konnten sie bei dem betreffenden Kranken nur eine Psychasthenie, keineswegs eine Hysterie diagnostizieren.

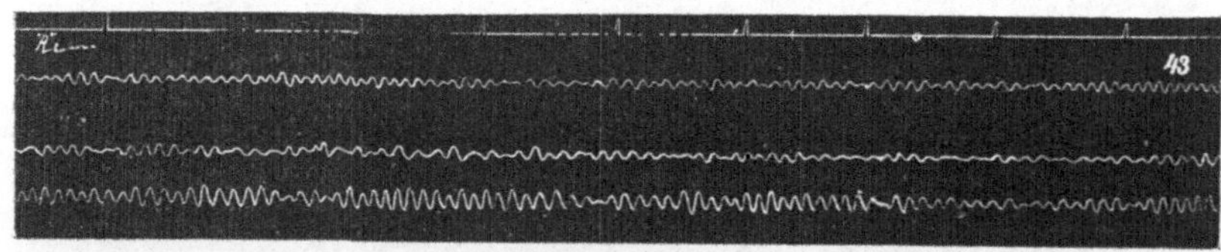

Fig. 43.

Der 48jährige Kranke zitterte unmäßig am ganzen Körper und am Kopfe, rhythmisch, 8mal in der Sekunde, unaufhörlich, sowohl im Ruhezustande, als auch bei Bewegungen (das Zittern hinderte ihn beim Essen und Schreiben); das Gesicht war einigermaßen starr, aber infolge von Angst; sonst bestanden keinerlei Symptome der Schüttellähmung, an die das Zittern im ersten Moment erinnerte. Es handelte sich um einen seit der Jugend furchtsamen, unruhigen, traurigen, unentschlossenen, abgespannten Menschen. Bis zum 48. Lebensjahre hatte er nicht koitiert. Als er 40 Jahre alt war, starb seine Mutter, an deren Röcken er stets gehangen war; gleich darauf bekam er Agoraphobie, Basophobie und etwas später das Zittern.

(Bei einer solchen Psychasthenie beschrieb Meige außer dem Zittern auch eine typische Tremophobie mit Charakteren, die jenen bei der Ereutophobie ganz analog waren, an der übrigens jene Patientin ebenfalls litt. Eine ähnliche Tremophobie beschrieb Regis bei Friseuren als sogenannten trac de coiffeurs.)

4. Bei den verschiedensten Psychosen beobachtet man im Affekt, bei Bewegungen ein schwaches, schnelles Zittern der Hände (Affektzittern nach Ziehen) und zwar in gleicher Weise bei allen Psychosen (Manie, Melancholie, Paranoia — Cristiani); bei hochgradiger Aufregung (Cristiani), im Angstaffekt (Ziehen) generalisiert es sich, wird ungleich und nicht ganz rhythmisch (Cristiani). Das Zittern im Zustande der Erschöpfung und in analogen oder durch diese bedingten Psychosen ist jenem im Zustande der Angst, des Zorns, der freudigen Erwartung auftretenden Zittern ganz gleich (Ziehen: Erschöpfungszittern); im Zustande hochgradiger Depression beobachtete Cristiani ein langsameres, regelmäßiges und schwächeres Zittern.

Bei induzierten Psychosen ist das Zittern analog jenem der Grundkrankheit; so bei Psychosen im Verlaufe der disseminierten Sklerose, des Basedow, des Parkinson, bei Alkohol-, Morphium-, Pellagrapsychosen (Ziehen).

Bei senilen Psychosen beobachtet man manchmal einen „senilen“ Tremor, bei epileptischen Psychosen einen dem alkoholischen gleichen und dem bei einfacher Epilepsie vorkommenden Zittern analogen Tremor (Ziehen).

Bei der Stupidität kommt manchmal bei statischer Innervation und bei Bewegungen ein Tremor vor (Ziehen — Intentionszittern [?]).

5. Bei Epileptikern beobachtet man den Tremor nach Pitres in 20% der Fälle (zit. Lamacq). Im allgemeinen kann man drei Typen unterscheiden:

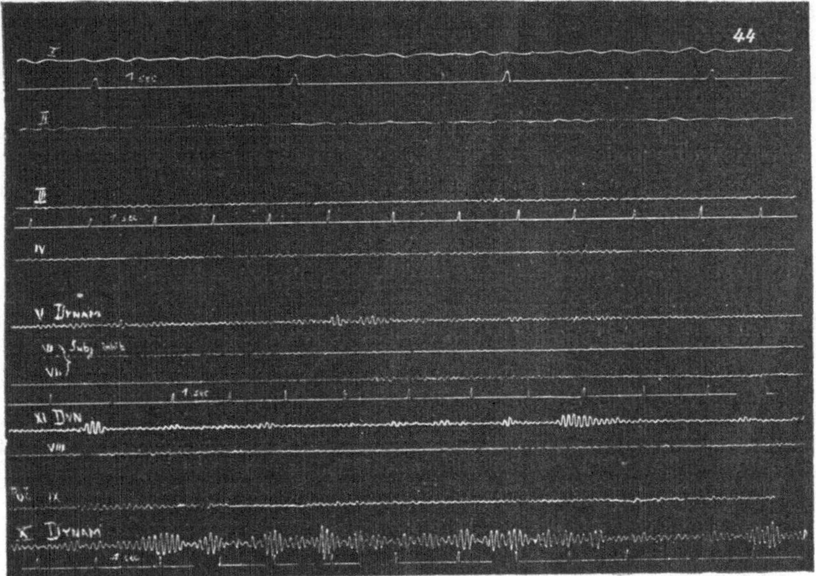

Fig. 44.

erstens im Beginne des Anfalls, zweitens nach dem Anfall, speziell wenn derselbe groß war, und drittens im ruhigen Zwischenstadium.

a) Im ruhigen Zwischenstadium findet sich bei vielen Epileptikern unter anderen motorischen Störungen (Turner) ein feines, rasches Zittern der Hände wie bei Neurasthenikern (Reynolds, Turner), das gelegentlich durch eine ausgesprochene Allorhythmie charakterisiert ist (die daher Leupold unter Außerachtlassung der früheren Erfahrungen über Allorythmie als ein pathognomisches Zeichen des Zitterns der Epileptiker ansehen wollte). Binswanger sagt ganz allgemein, man beobachte Symptome, die jenen bei der motorischen Form der Neurasthenie analog seien.

Ich zeichnete bei einem Epileptiker meiner Klientel einen derartigen Tremor im ruhigen Zwischenstadium. Es handelte sich um einen Kranken, der durchschnittlich einmal in 6—7 Tagen 1—2 große Anfälle hatte. Wir ersehen aus den beigelegten Kurven die Charaktere dieses Tremors (Fig. 44).

Auf den Kurven I. und II. sehen wir ein schwaches, feines, regelmäßiges und gleichmäßiges Zittern von 8—9 Wellen in der Sekunde, auf den Kurven III.

und IV. ein solches von 10 Wellen in der Sekunde. Auf der Kurve V. sehen wir den Einfluß einer Muskelanstrengung (Drücken des Dynamometers) der anderen Hand: das Zittern ist gröber, rhythmisch, etwas ungleich, hat 10—11 Wellen in der Sekunde; die Kurve X zeigt ein ganz grobes Zittern.

Die Kurven VI. und VII. veranschaulichen den Tremor bei dem subjektiven Bestreben, denselben zu unterdrücken: derselbe wird schwächer, feiner, hört aber nicht ganz auf. (Das Fehlen des Tremors an einzelnen Stellen ist durch einen Fehler des Apparates bedingt.)

b) Im Beginne des epileptischen Anfalls und zwar im Beginne der Periode der klonischen Krämpfe beobachtet man häufig einen schnellen, groben Tremor einer Hand, seltener beider Hände (Fernet); auch bei den tonischen Krämpfen tritt ein solcher Tremor auf (Gowers); ferner beobachtet man denselben gegen das Ende des Anfalls nach dem Abklingen der klonischen Krämpfe (Féré) beim Übergang in Muskelerschlaffung (Binswanger). Ein solches Zittern im Anfall findet sich auch bei der Jacksonschen Epilepsie bei herdförmigen Veränderungen im Gehirn und bei Myoklonie (Unverricht).

c) Nach den Anfällen wurde noch ein eigentümliches Zittern der Extremitäten, speziell der unteren, beobachtet, das den Gang derart behindert, daß derselbe saltatorisch erscheint; hierbei sind die Reflexe gesteigert und auch die Sprache kann skandierend sein (Breillot, Dejerine, Ziehen, Pascheles). Binswanger beobachtete nach dem Anfalle Intentionszittern.

d) In seltenen Fällen ist der Tremor das einzige motorische Symptom des epileptischen Anfalls, der nur von einer ganz kurz dauernden Bewußtseinstrübung begleitet wird. Gewöhnlich ist der Tremor lokal beschränkt auf die Muskulatur des Rumpfes, des Kinns, der Lider oder einer oder mehrerer Extremitäten (Féré, Laube, Gowers). Féré beobachtete sogar Zitteranfälle, die teils allgemein, teils auf den M. extensor cruris beschränkt waren, die ganze Stunden und Tage ohne Bewußtseinsstörung dauerten und die er für Äquivalente der epileptischen Krämpfe ansah. Derselben Ansicht sind auch Dejerine und Gowers, deren Beobachtungen von Binswanger angeführt werden.

6. Hysterie.

Noch bunter ist die Symptomatologie des Zitterns bei Hysterie. Hier ist dasselbe bald eine bedeutungslose, vorübergehende Erscheinung, bald beherrscht es wiederum das klinische Bild, indem es manchmal sogar das einzige Symptom dieser Krankheit darstellt. Wir sprechen vom hysterischen Zittern auch dann, wenn wir zwar die Hysterie aus anderen Symptomen nicht nachweisen können, aber dennoch andeuten wollen, daß der beobachtete Tremor durch keine andere nachweisbare Affektion verursacht ist.

Die äußere Form des Zitterns ist in ihren Details fast in jedem einzelnen Falle verschieden; trotzdem lassen sich über alle diese Formen einige allgemeine Bemerkungen machen.

Abgesehen von dem feinen Zittern bei statischer Innervation ist das sogenannte hysterische Zittern nicht gerade eine häufige Erscheinung bei der einfachen Hysterie; etwas häufiger findet es sich bei den traumatischen Formen. Es beginnt selten allmählich und unauffällig, sondern zumeist plötzlich, entweder nach einem hysterischen Anfall oder nach einem physischen oder psychischen Trauma, zu welchem man vom psychologischen Standpunkt auch akute interkurrente Krankheiten rechnen muß. Es ist fast stets intermittierend, d. h. es verschwindet ohne jede bekannte Ursache auf Minuten, Stunden, Tage oder auch Wochen, um dann in der früheren oder einer veränderten Form wieder zu erscheinen. Am häufigsten ist es an den Oberextremitäten vorhanden, weniger häufig, aber entschieden häufiger als bei anderen Formen des Zitterns mit Ausnahme der Schüttellähmung, an den Unterextremitäten. Mit Vorliebe spielt es sich in den Metakarpalgelenken ab (Gajkiewicz). Am Kopfe ist es selten (Sée). Charcot behauptete, daß es bei Männern häufiger vorkomme. Renzi meint, es überwiege auf der linken Körperhälfte; Gowers erblickt sein charakteristisches Zeichen darin, daß es bei demselben Patienten zu verschiedenen Zeiten verschieden ist, während Gajkiewicz behauptet, daß trotz seiner Veränderlichkeit die Amplitude der Wellen nicht schwankt. Alle diese Angaben gelten stets nur für einzelne Formen und besitzen nicht die Bedeutung allgemeiner Regeln. Es steht fest, daß sich manche Zitterformen wenig ändern (das sogenannte vibratorische Zittern), während bei anderen eine bedeutende Veränderlichkeit beobachtet wird (monoplegischer Tremor, Pseudoparalysis agitans u. a.). Das Zittern ist bei Hysterie oft das einzige Symptom des hysterischen Anfalls (attaque du tremblement — Dutil), wobei auch eine hysterische Aura vorangehen kann (unser Fall 15).

Es kann jahrelang bei unveränderter Intensität andauern und jeder Behandlung trotzen, und andererseits nach geringfügigen Manipulationen verschwinden: nach Elektrisierung, Magnetisierung, nach indifferenten Medikamenten (auch nach Spermin bei Bruck), nach antiluetischer Behandlung u. dgl. Es ist manchmal auf Befehl zum Stillstand zu bringen (unser Fall 15); manche Patienten können es durch einen ganz unbedeutenden Trik unterdrücken, wie man dies bei den Tics beobachten kann (unser Fall 4).

Alles übrige ist bei den hysterischen Zitterformen sehr verschieden: bezüglich der Lokalisation ist das Zittern entweder universell oder mono- oder paraplegisch beschränkt; bezüglich der Intensität schwankt es vom zarten Flimmern bis zu mächtigem Schütteln, das das Gehen und Arbeiten unmöglich macht; bezüglich der Geschwindigkeit finden sich alle Übergänge von $1\frac{1}{2}$ bis 12 Wellen in der Sekunde. Das hysterische Zittern imitiert alle Formen des Zitterns bei organischen und unorganischen Läsionen des Nervenmuskelsystems (Dutil); jeder nichthysterische Tremor findet seine Nachahmung im hysterischen Tremor (Charcot), hat seinen hysterischen „Zwillingsbruder“ (sosies hystériques — Dutil).

Trotz dieser Mannigfaltigkeit lassen sich einige klinische Typen aufstellen, die stets in konstanter Weise auftreten. Wir können daher den hysterischen Tremor doch nur in eine Reihe klinischer Typen einteilen. Diese Einteilung ist je nach dem Einteilungsprinzip: der Frequenz, der Lokalisation, der Ähnlichkeit mit bekannten Typen nichthysterischer Tremorformen bei den einzelnen Forschern verschieden.

Auf diese Weise entstand eine Reihe von Bezeichnungen, zu deren Verständnis eine Übersicht über die wichtigsten Klassifikationen notwendig ist.

I. Nach der Frequenz:

Pitres: Tremblement trépidatoire, vibratoire und außerdem Intentionszittern;

Charcot: Tremblement oscillatoire, vibratoire und außerdem Intentionszittern;

Dutil: Langsamer Tremor, Tremor von mittlerer Schnelligkeit, vibratoire und polymorph; der Tremor von mittlerer Schnelligkeit ist entweder ein partieller oder ein universeller; der partielle Tremor ist entweder ein intermittierender Intentionstremor (type Rendu) oder ein paraplegischer Tremor oder ein reiner Intentionstremor;

Oppenheim: Langsamer Tremor und Tremor von mittlerer Schnelligkeit, der häufig ein Intentionstremor ist.

II. Nach der Form:

Grasset: Wie bei der Parkinsonschen Krankheit, wie der senile Tremor, wie bei der disseminierten Sklerose;

Boucarut: Wie bei der Parkinsonschen Krankheit, wie der merkurielle Tremor, wie die Athetose, wie bei Sklerose;

Jamin: Wie der physiologische Tremor im Affekt, wie rhythmische koordinierte Bewegungen und wie der Tremor bei alten Arbeitern nur in der rechten Hand;

Gowers: Zart und grob;

Huchard: Zart bei Emotion wie der alkoholische Tremor und konvulsiv.

III. Nach der Lokalisation:

Grasset: Peripher, radikulär, segmentär.

Am besten fühlt man die Unvollständigkeit aller dieser Klassifikationen nach bestimmten Einteilungsprinzipien dann, wenn man einen klinischen Fall von hysterischem Zittern vor sich hat. Ich halte dafür, daß es für klinische Zwecke am vorteilhaftesten ist, die beobachteten Fälle nach dem auffallendsten Zeichen des Zitterns in mehrere Gruppen einzuteilen ohne Rücksicht darauf, ob irgend ein Zeichen einer anderen Gruppe als unbedeutendes Epiphänomen vorhanden ist, und ohne Rücksicht darauf, daß sich diese Einteilung nicht nach einem einheitlichen Einteilungsprinzip richtet.

Solche typische Gruppen sind folgende:

a) Ein zarter Tremor bei statischer Innervation, vorwiegend an den Händen (Tremor bei Nervosismus überhaupt);

b) vibratorisches Zittern, ein sehr deutlicher Tremor des ganzen Körpers im Ruhezustande und bei Bewegungen;

c) Pseudoparalysis agitans hysterica und Händezittern im Ruhezustande überhaupt;

d) monoplegischer Tremor im Ruhezustande (am häufigsten nach Traumen);

e) paraplegischer, trepidatorischer Tremor einer Unterextremität oder häufiger beider Unterextremitäten, ähnlich dem Fußklonus;

f) hysterisches Intentionszittern; an den Händen ähnlich jenem bei der Herdsklerose. Pseudospastische Paraparese Fürstner-Nonne, Abasie trépidante, saltatoire.

g) polymorpher und bizarrer hysterischer Tremor.

Diese einzelnen Gruppen wollen wir auf Grundlage der bisherigen Literatur und unserer eigenen zahlreichen Krankheitsgeschichten besprechen und am Schlusse einige Bemerkungen über das „traumatische Zittern" und über „pseudohysterischen Tremor" hinzufügen.

a) Zarter Tremor der Hände, speziell bei statischer Innervation.

Er findet sich bei hysterischen Personen sehr häufig vor und es gilt von ihm dasselbe, was wir über den Tremor bei mit Neurosen überhaupt behafteten Menschen gesagt haben, da er bei der Hysterie keinen besonderen Charakter besitzt. Er beginnt allmählich, so daß er dem Kranken gar nicht zum Bewußtsein kommt, ist im Ruhezustande nicht sichtbar, ist gleichmäßig, zart, schnell und besitzt 8—9 Wellen in der Sekunde (Charcot); er stört nicht gröbere Bewegungen (Charcot), ist nur bei sehr feinen Verrichtungen hinderlich (Pitres), oder hindert überhaupt nicht. Durch Aufregung, Aufmerksamkeit, Beobachtung, hysterische Anfälle wird er gesteigert und geht dann in die vibratorische Form über. Im übrigen besitzt er kein für Hysterie charakteristisches Merkmal. Hierher gehört ein Teil der vibratorischen Zitterformen des Pitresschen Systems.

b) Hysterisches vibratorisches Zittern.

Dieses ist ein mehr oder weniger universelles Zittern des ganzen Körpers, ein schneller und bei statischer Innervation, bei Intention und im Ruhezustande sichtbarer Tremor, den die französischen Autoren als trémblement vibratoire bezeichnen. Es handelt sich hier um kleine, regelmäßige Bewegungen, besonders (wenn auch nicht ausschließlich) der Hände mit einer Frequenz von 8 (Pitres), 8—9 (Charcot), aber auch von 12—13 (Dutil) Schwingungen in der Sekunde, die nur bei sehr feinen Bewegungen störend wirken. Er beginnt nach einem hysterischen Anfall, nach einem Streit, nach einem Schreck und überhaupt nach heftigen Aufregungen und dauert anfangs nur einige Stunden nach dem Anfall (Dutil), kann aber auch Tage, Wochen und sogar Jahre (7 Jahre in einem Falle von Pitres) dauern. Bei langer Dauer ist er im Ruhezustande klein und auf die Hände beschränkt, wird aber durch hysterische Anfälle, Emotionen oder Druck auf eine hysterogene Zone (Dutil) verstärkt; in diesem Falle kann der Kranke nur mit Anstrengung schreiben, Zigaretten drehen oder gehen und der Gang ist außerdem durch Einknicken der Knie erschwert (Dutil). Er ähnelt dem Zittern bei der Basedowschen Krankheit, dem alkoholischen Tremor und dem Tremor bei der progressiven Paralyse. Er kann nach einer Aura als „attaque de tremblement“ entstehen und sich nach mehreren Anfällen stabilisieren. Vollständig verschwindet er nur im Schlafe. Pitres zitiert die Fälle von Trousseau, Ger. Sée, Rigal; er selbst hat einen Fall publiziert und Dutil führt unter seinen „mannigfaltigen Tremorformen“ einen klassischen Fall an (Obs. XIII):

Es handelte sich um eine 23jährige Patientin, die im zweiten Lebensjahre an Fraisen, bis zum 20. Lebensjahre an Enuresis litt, vor einem Jahre einen plötzlichen Ohnmachtsfall durchmachte und seit dieser Zeit an Anfällen von Schwere auf der Brust leidet, die eine halbe Stunde dauern. Als sie einmal in Gesellschaft ihrer Mutter über die Straße ging, wurde die Mutter von einem fremden Hund angefallen. Die Patientin erschrak und zitterte am ganzen Körper; das Zittern verschwand nach einer Stunde. Am Abend vor dem Einschlafen überfiel sie ein Gefühl von Angst, sie weinte und zitterte eine Stunde lang wie im Schüttelfrost. Dann schlief sie ein und fühlte sich am Morgen gesund. Als sie aber mittags die Stiege hinabging, begannen ihre Füße so stark zu zittern, daß sie sich niederlegen mußte. Seit dieser Zeit hat sie ein fortwährendes Zittern des Kopfes, wenn sie nicht liegt; an den Füßen hat sie ein fortwährendes Zittern in Flexion und Extension der Unterextremitäten im Hüft- und Kniegelenk; auch an den Händen zittert sie. Im Sitzen verschwindet manchmal das Zittern der Füße. Manchmal bringt der Versuch, den Fußklonus auszulösen, das Zittern der Füße zum Stillstand. An den Händen besteht das Zittern bald im Ruhezustande und verschwindet bei Bewegungen, bald besteht es wiederum nur bei Bewegungen. Oft verschwindet das Zittern für einige Sekunden ohne jede Ursache. Dieser Tremor hat sich während der ganzen dreimonatigen Beobachtungsdauer nicht geändert. Die Patellarreflexe waren gesteigert. Fußklonus war nicht vorhanden. Es bestanden zahlreiche hysterische Stigmata.

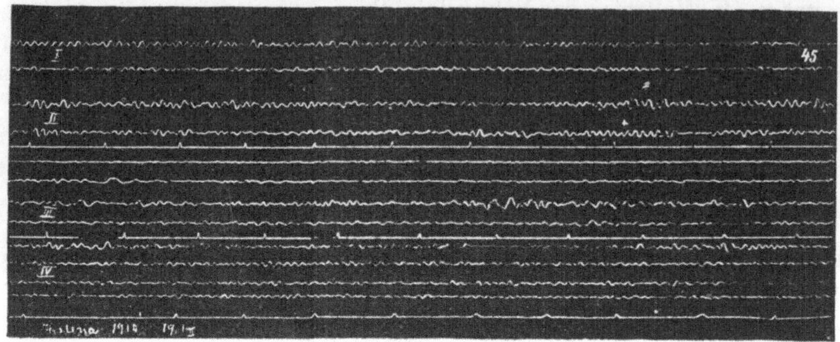

Fig. 45.

Auch bei Kindern finden sich, wenn auch selten, Fälle von vibratorischem Zittern verzeichnet (zit. Hüssy).

Baumel sah bei einem 13jährigen Knaben einen Tremor beider Hände, der nach einem Sturz auf den Arm begann, nur im Schlafe verschwand und in dieser Weise $3\frac{1}{2}$ Jahre dauerte.

Aemmer beschrieb eine Zitterepidemie unter Schulkindern in Basel (1893).

Die Krankheit kam im Sommer 1891 in der Mädchenbürgerschule zum Ausbruch. Sie befiel nach den Ferien allmählich 60 zumeist 12—14 Jahre alte Mädchen und verschwand langsam gegen Ende des Schuljahrs. In einem Nachtrag zu seiner

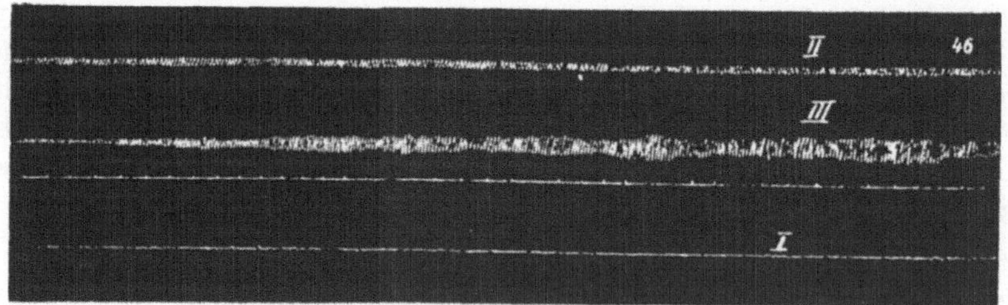

Fig. 46.

Arbeit berichtet aber der Autor, daß die Epidemie im Jahre 1893 in derselben Schule neuerdings ausgebrochen sei und 30 Schülerinnen befallen habe. Zuerst erkrankte ein Mädchen aus einer neuropathischen Familie; als dasselbe abends Bier holte, wurde es nämlich von einem Manne verfolgt; erschrocken lief es nach Hause und bekam hier einen Anfall von universellem Zittern aller Extremitäten, das etwa eine Stunde dauerte. Dieser Anfall wiederholte sich am nächsten Tage in der Schule und auch an den folgenden Tagen. Bald bekam ihre Nachbarin ähnliche Anfälle und nach einem Monat begann einmal nach dem Turnunterrichte eine ganze Reihe von Mädchen zu zittern. Seit dieser Zeit breitete sich die Epidemie in derselben Klasse zuerst unter den nächsten Nachbarinnen und dann in konzentrischen Kreisen aus. Es handelte sich um Anfälle eines allmählich — manchmal nach einer vorangehenden Aura: Kribbeln in den ergriffenen Gliedern — beginnenden, rhythmischen Tremors von 5—6 Wellen in der Sekunde, der entweder nur eine Oberextremität und dann gewöhnlich die rechte oder mehrere Extremitäten und auch den Kopf und den Rumpf ergriff. Das Zittern war sowohl im Ruhezustande, als auch bei Intention vorhanden und störte in keiner Weise die intendierten Bewegungen (Schreiben, Handarbeiten). Die Anfälle dauerten einige Minuten bis zu einer Stunde und waren bei demselben Mädchen stets gleich. Nachher waren die Kinder matt. Die Anfälle

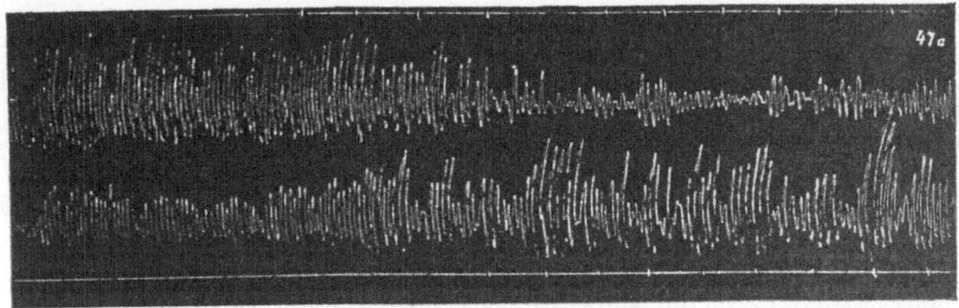

Fig. 47 a.

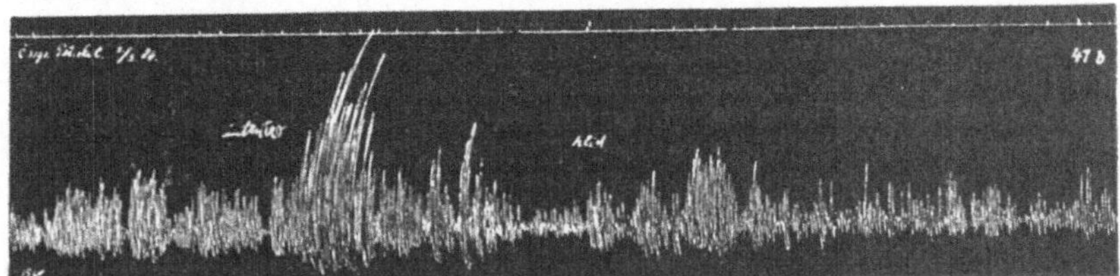

Fig. 47 b.

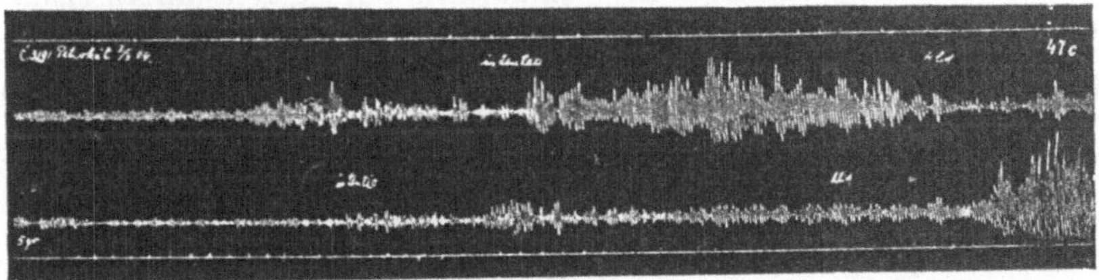

Fig. 47 c.

traten nur in der Schule auf und ließen sich oft durch ein strenges Wort abkürzen oder zum Verschwinden bringen.

Der Autor bemerkt, daß vor ihm nicht weniger als 14 Vorfälle von epidemischer „Chorea" bei jungen Leuten beschrieben wurden, bei denen es sich fast ausschließlich um hysterische Erscheinungen und oft um einen analogen Tremor gehandelt habe.

Ich habe einen analogen Tremor bei mehreren Fällen abgenommen:

1. Bei einer jungen Dame aus der Privatklientel des Koll. Sieber, die an großen hysterischen Anfällen und außerdem an einem raschen Tremor der oberen Extremitäten litt, der weder durch Intention (II), noch beim Zählen (III), noch beim Drücken des Dynamometers, noch durch das subjektive Bestreben, das Zittern

zu unterdrücken (IV), geändert wurde. Er war schnell, 11 in der Sekunde, regelmäßig, an der rechten Hand gleich, an der linken etwas ungleich (Fig. 45).

2. Bei einer 36jährigen Frau, die außer verschiedenen subjektiven, unangenehmen Empfindungen an der linken Hand einen zarten, kaum erkennbaren Tremor wie bei Nervosismus überhaupt, an der rechten Hand und am rechten Fuß aber im Ruhezustande einen ganz deutlichen Tremor hatte, der sich bei statischer Innervation wesentlich verstärkte und bei groben Bewegungen schwächer wurde. Auf der Kurve sieht man einerseits den zarten, leicht ungleichen Tremor der linken Hand (I), andererseits den groben Tremor der rechten Hand im Ruhezustande (II), den noch gröberen bei statischer Innervation (III), der aber durchwegs regelmäßig, gleich ist und 7 Wellen in der Sekunde besitzt (Fig. 46).

3. Bei einer 32jährigen Frau mit hysterischen Kontrakturen, mit Aphonie und simuliertem Fieber zeichnete ich ein grobes Zittern der extendierten Hand, das bei Intention noch größer wurde und eine gleichmäßige Geschwindigkeit von 10—11 Wellen in der Sekunde besaß (Fig. 47a, b, c).

4. Tetanie, Pseudotetanie, Tremor der Hände im Ruhezustande, stets stärker auf einer Seite. Tric zur Einstellung des Tremors. Ovaralgie.

S. A., 52 Jahre alt, Nr. 3536/05, aus gesunder Familie stammend. Im 34. Lebensjahre arbeitete sie im schwangeren Zustande im Schnee und bekam der Tetanie ähnliche Anfälle mit Diplopie und Polyopie. Die Anfälle wiederholten sich und zwar auch noch zwei Monate nach der Entbindung. Dann begann ihr Sehvermögen zu schwinden, weshalb sie die Augenklinik aufsuchte, von wo sie wegen ihres Zitterns der internen Klinik zugewiesen wurde. Hier gingen alle Symptome binnen 10 Tagen zurück, nur das undeutliche Sehen blieb noch 6 Jahre bestehen. Ein halbes Jahr später kam sie wiederum in die Hoffnung und bekam neuerdings analoge Krämpfe mit Kribbeln in den Extremitäten; nach der Entbindung verschwanden dieselben, kehrten aber seither hier und da im Frühjahr wieder zurück. Das Zittern trat aber nicht wieder auf. Nur manchmal empfand sie im Sitzen auf einem Stuhle Kribbeln in einem Fuße, der zu hüpfen begann; beim Aufstehen verschwand dies alles. Heuer zessierten die Menses. Da ihr ein Arzt gesagt hatte, sie werde nach dem Aufhören der Menstruation die Krämpfe wiederbekommen, lebte sie in einer fortwährenden Angst; seit Weihnachten sitzt sie den ganzen Januar und Februar im Bett und erwartet die Krämpfe. In der Tat traten die Krämpfe wieder auf, waren aber nur schwach und nur in den Fingern vorhanden. Am 1. März bekam sie einen großen, schmerzhaften Anfall im ganzen Körper, der sich am nächsten Tage wiederholte, weshalb sich die Patientin ins Krankenhaus überführen ließ. Unterwegs begann sie zu zittern. — In der Klinik wurde konstatiert, daß weder organische Störungen, noch eine Läsion des Zentralnervensystems besteht. Eine beiderseitige Katarakta verhinderte die Untersuchung des Augeninnern. Das Charcotsche und Trousseausche Symptom war positiv. Beim Druck auf die Art. femoralis streckt sich der Fuß und vollführt unregelmäßige Bewegungen analog einem groben, unregelmäßigen Tremor, worauf eine Flexion im Hüft- und Kniegelenk auftritt und die Patientin sich wehklagend zu winden und herumzuwälzen beginnt. Noch leichter läßt sich dies durch Druck auf die Ovarialgegend auslösen. Die oberen Extremitäten verfallen zeitweise spontan, namentlich wenn die Kranke beobachtet wird, in grobe Flexionen und Extensionen, sowie in Adduktionen und Abduktionen im Karpalgelenk. Dasselbe Zittern entsteht manchmal gleich im Beginne eines Druckes auf die zerviko-brachialen oder auf die Armgeflechte. Durch den Willen kann die Patientin dieses Zittern nicht zum Stillstand bringen, wohl aber gelingt ihr dies, wenn sie die zitternde Hand mit der anderen Hand festhält oder an das Knie andrückt. — Am Körper konstatierte man unsichere Inseln von Unempfindlichkeit. In der Klinik bekam die Patientin nur einen einzigen ostentativ geschmückten Anfall mit Wehklagen und Stöhnen bei einer Visite. Nach vier Tagen verließ sie die Klinik, indem sie meinte, sie werde zu Hause „bessere Mittel anwenden."

Die beigelegte Kurve veranschaulicht ihren Tremor: grobe, nicht ganz regelmäßige Oszillationen, 6—7 in der Sekunde, die stellenweise durch eine leichte

Unregelmäßigkeit unterbrochen sind und durch Intention kleiner werden. Manchmal sind sie auch spontan klein (Fig. 48).

5. Trauma. Imbezillitas. Tremor.

Nr. 4033/04. Kr. M., 42jähriger, schwachsinniger Arbeiter. Im Jahre 1901 fiel ihm ein Ziegelstein auf den Kopf und betäubte ihn. Er war lange bewußtlos und lag noch mehrere Tage in einem Dämmerzustande da. Als er aus demselben

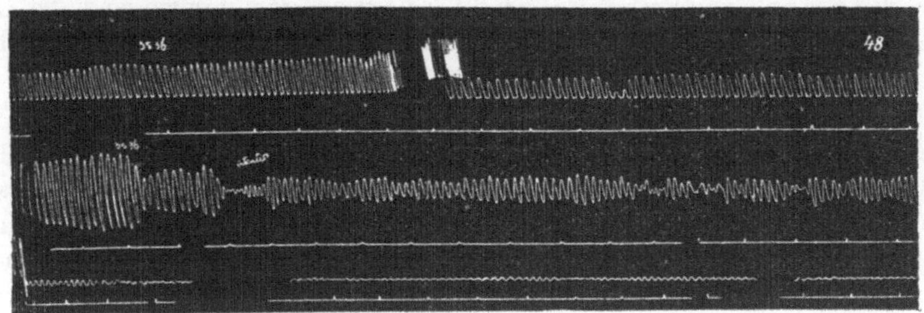

Fig. 48.

erwachte, litt er an einem ungeheueren Schwindel, namentlich dann, wenn er aus der Höhe blickte oder in Bewegung befindliche Gegenstände oder hohe Häuser beobachtete. Seitdem arbeitet er nicht mehr. Der objektive Befund war 1904 bis auf gesteigerte Reflexe negativ. Es bestanden keine Symptome einer organischen Läsion des zentralen Nervensystems oder des rechten Ohres, auf das der Kranke schlecht zu hören angab. Die gestreckten Oberextremitäten zitterten fein. Beim Stehen auf den Fußspitzen oder auf einem Fuße, besonders auf dem linken, zitterte der ganze Körper. Das Gesichtsfeld war eingeengt, namentlich links. Erbensches

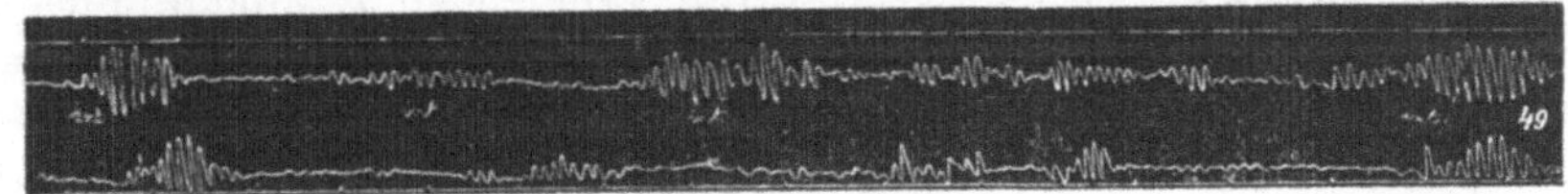

Fig. 49.

Symptom. Orthostatische Tachykardie. Dermographismus. Im Liegen besteht eine beträchtliche Bradykardie, 36—46, im Stehen zählt man 64 Pulse. Auf der beiliegenden Kurve sieht man im Ruhezustande einen ungleichen Tremor von etwa 8 Wellen in der Sekunde, der bei Intention gröber und regelmäßiger wird, aber den Rhythmus von 8 Wellen in der Sekunde beibehält (Fig. 49).

6. Hysteria posttraumatica. Tremor vor vier Jahren langsam, nunmehr schnell, im Ruhezustande und bei Intention gleich.

V. F., 51jähriger Flößer, wurde im Jahre 1906 zwei Monate nach einem Unfall wegen eines langsamen Zitterns der Hände in der Klinik behandelt (Fig. 53). Im

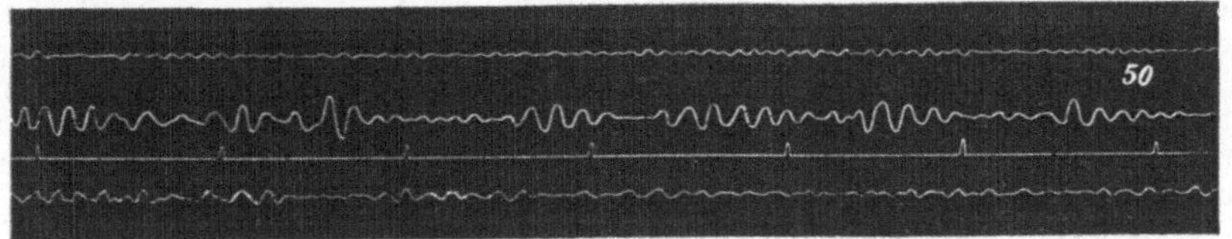

Fig. 50.

Jahre 1908 wurde er in der Klinik wegen eines Katarrhs des Verdauungstraktes behandelt; diesmal findet sich in der Krankengeschichte keine Erwähnung des

Zitterns. Im Jahre 1910 lag er wegen Beschwerden seitens der hypertrophischen Prostata abermals in der Klinik. Jetzt fand man hysterische Stigmata und einen Tremor beider Oberextremitäten, der links gröber war, durch den Willen nicht unterdrückt werden konnte, sich bei Intention nicht änderte, ziemlich regelmäßig, rhythmisch, wellenförmig war und 8 Wellen in der Sekunde aufwies. Die Muskelkraft war erhalten; es bestanden keine Symptome der Schüttellähmung oder einer organischen Läsion des Nervensystems. (Fig. 50).

c) Tremor, im Ruhezustande ausgeprägt, vorwiegend die Oberextremitäten betreffend, langsam: sogenannte Pseudoparalysis agitans hysterica.

Es gibt seltene Fälle, in denen gewöhnlich nach einem hysterischen Anfall oder nach einem Trauma oder nach einer Emotion ein Tremor vorwiegend der oberen Extremitäten, zumeist der rechten, auftritt, ein grober, langsamer Tremor mit 3—6 Wellen in der Sekunde, der sich später auch auf die Unterextremitäten und auf den Kopf ausbreiten kann, namentlich bei jungen Individuen um das 30. Lebensjahr vorkommt und sich mit hysterischen Stigmata, tonischen Krämpfen der Extremitäten (Ormerod), kontralateraler Hemichorea (Chambard) und mit einigen an die Schüttellähmung erinnernden Symptomen: am häufigsten mit Propulsion, Lateropulsion, Starre der Extremitäten und der Gesichtsmuskulatur und mit Hitzegefühl kombiniert. Bei genauerer Untersuchung zeigt es sich aber, daß nur eine scheinbare Propulsion und Lateropulsion vorhanden ist, daß es sich eigentlich um Astasie-Abasie handelt, daß die Muskelstarre schwindet, wenn sich der Kranke nicht beobachtet fühlt (Gaussel), und daß der Tremor manchmal spontan aufhört. In jenen Fällen, in denen die an Schüttellähmung gemahnenden Symptome am prägnantesten waren, stellte es sich heraus, daß die betreffenden Kranken in der Umgebung von mit wirklicher Schüttellähmung behafteten Patienten gelebt hatten (Valentin, Gaussel, Müller). Die Zahl der ganz einwandfreien Fälle ist nur klein; es sind dies die Fälle von Ormerod, Nicolle, Chambard, Valentine, Gaussel, Müller, Flatau und vielleicht auch die Fälle von Oppenheim und Mendel. Die übrigen hierher gezählten Fälle sind nicht ganz einwandfrei, denn aus den Krankheitsgeschichten geht hervor, daß es sich um eine Kombination der Hysterie, eventuell des hysterischen Tremors mit unentwickelter Schüttellähmung gehandelt haben konnte.

Ormerod (1887) beschrieb eine 28jährige Frau, die nach einem hysterischen Anfall einen Händetremor „wie beim Parkinson“ bekam, der 6 Monate dauerte; sie bekam auch tonische Krämpfe in den Händen und Füßen.

Der Fall Nicolle's, publiziert von Dutil (1891): Eine 40jährige Frau, die eine hysterische Schwester hatte und selbst hysterische Symptome zeigte (Anästhesie des ganzen Körpers mit Ausnahme der Hornhäute, schlaffe Paraplegie mit normalen Reflexen, Gesichtsfeldeinschränkung, monokuläre Diplopie mit beiderseitiger Achromatopsie) und die in der Pubertät epileptiforme Anfälle und Absenzen hatte, bekam vor 5 Monaten allmählich einen Tremor der rechten Hand, der im Ruhezustande auftrat, aus groben Flexionen und Extensionen im Handgelenk bestand, dauernd vorhanden war, eine Frequenz von 5½ Wellen in der Sekunde besaß und bei Bewegungen gröber wurde, ohne daß sich die Frequenz änderte.

Der Fall Chambards (1881, zit. von Dutil): Eine junge Frau bekam nach einem hysterischen Anfall linksseitige Hemichorea und in der rechten Oberextremität einen groben, regelmäßigen, langsamen Tremor von 3 Wellen in der Sekunde, der aus Flexion und Extension, Pronation und Supination des Vorderarms und aus Flexion und Extension des Daumens bestand.

Der Fall Valentins: Eine 28jährige Frau, die aus einer nervösen Familie stammte und deren Bruder „wegen eines gewöhnlichen hysterischen Zitterns" den Militärdienst verließ, litt vor 7 Jahren an einer Lähmung der Gesichtsnerven; sie wurde deswegen in einem Krankenhause behandelt, wo sie neben einer mit Schüttellähmung behafteten Patientin lag, die sie bediente. Seit dieser Zeit zitterte sie ebenfalls und zwar zuerst am linken, dann am rechten Fuß, am rechten Arm und am Kopfe. Seit 5 Jahren ist das Zittern stärker. Gleichzeitig hatte sie „Retropulsion", „Lateropulsion", Hitzegefühl und mußte fortwährend ihre Lage wechseln. Bei der klinischen Untersuchung zeigte sie ein Zittern der Hände wie beim Parkinson, sie saß wie bei dieser Krankheit, der Tremor spielte sich im Metakarpalgelenke ab, änderte sich nicht durch Intention und verschwand bei vollständiger Ruhe. Auf der Ebene konnte die Patientin wegen der „Propulsion" nicht gehen, doch zeigte es sich bei genauerer Untersuchung, daß sie ganz gut Stiegen steigen, auf allen Vieren kriechen, auf einem Fuße hüpfen konnte — ohne Propulsion; es handelte sich um Astasie-Abasie. Außerdem hatte sie eine rechtsseitige Hemihypästhesie, gesteigerte Reflexe und Fußklonus ohne Babinskisches Symptom; das Gesichtsfeld war nicht eingeengt.

Rein ist auch der Fall von Gaussel (1907): Mädchen mit dem kompletten Bilde der Parkinsonschen Krankheit, mit Astasie-Abasie und hysterischen Stigmata. Bei genauerer Untersuchung zeigte es sich, daß die Patientin im Ruhezustande zwar zitterte, daß aber das Zittern fehlte, wenn sie sich gut stützte, und daß es nachließ, wenn man ihre Aufmerksamkeit ablenkte. Sie zeigt die Parkinsonsche Attitude, „taut aber auf" bei unwillkürlichen Bewegungen und wenn sie sich nicht beobachtet fühlt. Sie zeigt eine gewisse Propulsion, indem sie behauptet, es ziehe sie etwas nach vorn, aber man erkennt leicht, daß es sich nicht um eine Propulsion, sondern um Astasie-Abasie handelt. Bei der Revision der Anamnese stellte es sich heraus, daß sie um das 20. Lebensjahr wegen einer anderen Krankheit in einem Krankenhause behandelt wurde, wo sie neben einer Patientin mit echter Paralysis agitans lag.

Müller de la Fuente sah eine 28jährige Engländerin, die ihre an Schüttellähmung leidende Mutter bis zu deren Tode gepflegt und irgendwo gelesen hatte, daß die Schüttellähmung erblich und ansteckend sei. Nach dem Tode der Mutter bekam sie bald einen Tremor der rechten Hand, der an jenen bei der Parkinsonschen Krankheit erinnerte, ohne Muskelrigidität und Propulsion; hierbei machte sie bald ein lachendes, bald ein weinendes Gesicht. Das Zittern blieb einige Jahre unverändert, doch gelang es schließlich dem Autor, die Patientin durch Suggestionsbehandlung vollständig zu heilen (1909).

Flatau beschrieb (1905) einen Tremor der oberen Extremitäten bei einem 42jährigen Fräulein, das die Treppe herabstürzte, vorwiegend auf die rechte Körperhälfte auffiel, den rechten Oberarm brach und das Bewußtsein verlor; nach einigen Monaten bekam die Patientin einen Tremor der rechten Oberextremität, der im Ruhezustande auftrat und bei Bewegungen verschwand, um erst eine Weile nach längst vollendeter Bewegung wieder zu erscheinen; später war er auch an der linken Oberextremität vorhanden. Symptome der Parkinsonschen Krankheit fehlten; man konnte nur eine Hysteroneurasthenie diagnostizieren. Aber der Tremor war rascher als bei der Parkinsonschen Krankheit und etwas unregelmäßig.

Weitzenmiller beobachtete bei einem Nietenmacher einen langsamen Tremor der rechten Oberextremität, der im Ruhezustande und bei Intention gleich und regelmäßig war und 3,5—4,5 Wellen in der Sekunde besaß. Das übrige Bild der Schüttellähmung fehlte (1910). (Siehe auch „mechanisches Zittern".)

Die übrigen Fälle, die als Paralysis agitans hysterica publiziert wurden, sind nicht mehr ganz rein: es kann sich da teils um eine Kombination handeln, teils ging eine so schwere Verletzung voran, daß nicht jede Beteiligung organischer Gehirnläsionen vollkommen ausgeschlossen werden kann.

Rendu (1889, Soc. méd. des Hôp. zit. Laroche): Der 58jährige Patient hatte einen Tremor seit einem Iktus organischen Charakters; der Tremor fand nur in den Metakarpalgelenken der oberen Extremitäten statt, war klein, rhythmisch, auch im Ruhezustande vorhanden und hörte den ganzen Tag nicht auf. Das Gesicht des Kranken war starr wie eine Maske, die Finger waren halb flektiert. Das Zittern dauerte 3—4 Wochen und verschwand zeitweise ganz, einmal setzte es sogar 6 Monate aus. Der Kranke hatte vor 15 Jahren einen apoplektischen Insult mit nachfolgender sensitiver und motorischer Hemiplegie und 4 Iktus, bei denen er das Bewußtsein verlor, sich in die Zunge biß und den Harn unter sich ließ und nach denen sich stets ein intensiver Tremor vorwiegend der oberen Extremitäten einstellte. Außerdem hatte er am Körper inselförmige Anästhesien, konzentrische Gesichtsfeldeinengung, monokuläre Diplopie, Achromatopsie, Mikropsie.

Demnach handelte es sich hier um einen Kranken, der zwar an Hysterie, aber auch an einer organischen Gehirnläsion litt und bei dem eine echte Schüttellähmung nicht ausgeschlossen werden konnte.

Boinet (reproduziert von Béchet): Der 32jährige Mann wurde vor 11 Jahren als Soldat auf der Wache von Tigern angefallen und bekam darauf einen hysterischen Anfall, der sich stets nach mehreren Tagen wiederholte. Seither ist er fortwährend krank. Vor zwei Jahren hatte er einen Anfall mit Tic des Kopfes und der linken Gesichtshälfte. Im Liegen war der Patient ganz ruhig und zitterte nicht. Sobald er sich aufsetzte, begann die linke Gesichtshälfte langsam zu zittern, es zitterten ferner der linke Vorderarm, die Hand, die Finger, die Lippen, der Kopf (nein — nein) mit einer Geschwindigkeit von 1½ Wellen in der Sekunde; mit derselben Schnelligkeit vollführte die linke Hand Bewegungen mit einer Amplitude von 20 cm; gleichzeitig vollführte die rechte Hand eine automatische Bewegung wie zum Abwischen der Nase zehnmal in der Minute. Der Kranke zeigte eine ungeheuere Propulsion und Retropulsion. Außerdem hatte er eine linksseitige sensitivo-sensorielle Lähmung. Nach der Suspension trat eine rasche Besserung ein, aber der Kranke entzog sich der weiteren Behandlung.

Der Autor diagnostiziert selbst eine Kombination der Hysterie (Tremor, Chorea rhythmica) mit Tic und larviertem Parkinson.

Ewart beschrieb eine 42jährige Frau mit einem Tremor „wie bei Paralysis agitans", der die rechte Körperhälfte betraf und unter Behandlung verschwand, weshalb der Autor Hysterie annahm. Béchet, der den Fall neuerdings analysierte, hat Verdacht auf eine Intermission bei Paralysis agitans vera, weil die Krankheit mit Schmerzen und Schwächegefühl in den rechtsseitigen Extremitäten begann, worauf sich erst das Zittern einstellte, so daß der Beginn viel eher für Schüttellähmung als für Hysterie spricht.

Der Fall Greidenbergs ist ebenfalls nicht ganz klar (zit. von Valentin und reproduziert von Béchet):

Ein 21jähriger Mann bekam nach einem großen Schrecken einen ziemlich raschen Tremor der Oberextremitäten im Ruhezustande, der sich bei Intention verstärkte. Dabei war die Muskulatur starr, die Finger nahmen eine Stellung wie bei der Federhaltung ein, der Kranke konnte nur schwer aufstehen und sein Kopf zitterte langsam. Außerdem fand sich Anästhesie des ganzen Körpers und Verlust des Geruches und des Geschmackes.

Der Autor nimmt selbst eine Kombination der Hysterie mit echter Schüttellähmung an. (Der rasche Tremor der Hände wäre allerdings dem hysterischen Syndrom zuzuzählen.)

Wir beobachteten einen analogen Fall mit zwei Arten von Tremor, einem feinen, raschen (hysterischen) und einem langsamen, bei Intention schwindenden, wo wir Verdacht hatten auf eine Kombination des hysterischen Tremors (wie beim Nervosismus überhaupt) mit beginnender Paralysis agitans.

7. Nr. 18 303/04. Hl. J., 53jähriger, aus gesunder Familie stammender Taglöhner, der früher stets gesund war. Am 5. September fiel er samt dem Gerüste aus einer Höhe von 2 m auf das Gesäß, wobei ihn ein Balken über den linken Fußrücken traf. Er blieb etwa eine halbe Stunde bewußtlos liegen. Drei Tage nach dem

Unfall begann der ganze Körper zu zittern und zwar sowohl im Ruhezustande, als auch bei Bewegungen, bei denen das Zittern noch zunahm. Seither hat das Zittern nicht aufgehört. Der Kranke muß mit beiden Händen essen und trotzdem fällt ihm oft der Bissen vom Löffel. Andere Beschwerden hat er nicht. Von Hitzegefühl, Schwindel u. dgl. wird er nicht gequält.

Der Kranke trat am 7. Dezember 1904 in klinische Behandlung. Ich fand einen ziemlich gut genährten Mann mit einem eigentümlichen, bewegungslosen Gesichtsausdruck, ohne jede Mimik; die Stirn war in wellenförmige Querfalten gelegt, die Nasolabialfalten waren tief eingezogen. Die Zunge wurde mit Mühe vorgestreckt. Die Mm. cucullares und die Muskeln der Schultergegend schienen etwas rigid zu sein, aber nicht bei passiven Bewegungen.

Bei ruhigem Stehen zitterten die Oberextremitäten in ihrer Gänze grob, langsam, in den Schultergelenken (Rotation), den Ellbogengelenken (selten: Pronation und Supination) und in den Handgelenken (Adduktion und Abduktion, Flexion und Extension). Zeitweise hörte das Zittern vollständig auf, bisweilen wurde es aber, speziell wenn der Kranke seine Aufmerksamkeit anspannte, besonders grob; dasselbe war der Fall, wenn es der Kranke unterdrücken wollte. Intendierte Bewegungen mildern das Zittern, doch erscheint dasselbe nach erreichter Intention wieder. Beim Zusammendrücken des Dynamometers hört es auf. Bei der für Paralysis agitans charakteristischen Körperhaltung zittern nach einer längeren

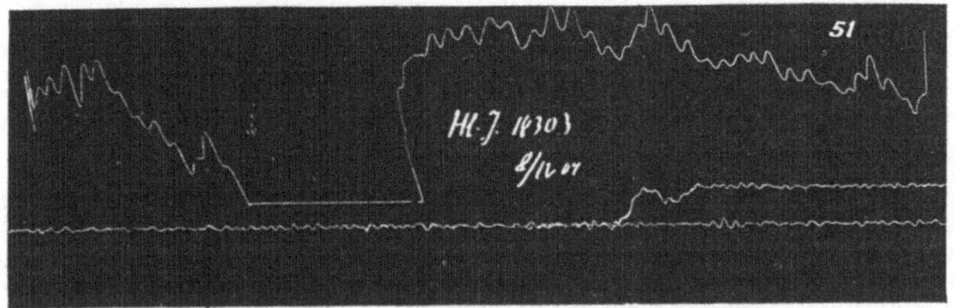

Fig. 51.

Weile auch die unteren Extremitäten und die oberen zittern sehr intensiv. Im Schlafe verschwindet das Zittern. Auch der Kopf bewegt sich rhythmisch (ja — ja, nein — nein). In ähnlicher Weise zittert auch die vordere Bauchwand rhythmisch (zeitweise). Die Patellarreflexe sind bedeutend gesteigert. Pseudoklonus der Achillessehne. Die Plantarreflexe sind sicher normal. Hautreflexe normal. Sensibilität normal. Ophthalmoskopischer Befund normal. Da sich der Zustand nicht änderte, verließ der Kranke nach fünftägigem Aufenthalte die Klinik.

Bei der Registrierung des Zitterns fanden wir einen doppelten Tremor: der eine bestand aus kleinen, ungleichen, groben Wellen, 5 in der Sekunde, die bei Intention aufhörten, der andere war fein, klein, ungleich, dauernd und besaß 8 Wellen in der Sekunde. Propulsion und Retropulsion waren nicht nachweisbar (Fig. 51).

Hier müssen auch die beiden Fälle Oppenheims angeführt werden:

Im ersten Falle handelte es sich um einen 57jährigen Mann, der auf den Kopf gefallen war, das Bewußtsein verloren hatte, einen Bluterguß aus dem Ohre und Kribbeln in der rechten Körperhälfte hatte, die auch etwas schwächer war. In den geschwächten rechtsseitigen Extremitäten trat unregelmäßiges Zittern auf. Nach 4 Wochen war der Zustand des Verletzten so sehr gebessert, daß dieser wiederum seiner Beschäftigung (als Diener) nachgehen konnte; das Zittern soll ganz unbedeutend gewesen sein. Nach 2½ Jahren trat die Schwäche der rechtsseitigen Extremitäten wiederum auf und an der Hand steigerte sich das Zittern zu langsamen Pronationen und Supinationen, Flexionen und Extensionen, deren Zahl 3—4 in der Sekunde betrug, die im Ruhezustande vorhanden waren, sich bei Intention nicht änderten und erst gegen das Ende der Intention an Größe zunahmen. Auch der Kopf zitterte. Gleichzeitig nahm die Sehkraft ab, der Kranke bekam Schwindel und man konstatierte eine konzentrische Gesichtsfeldeinschränkung für Farben, besonders rechts, Abnahme des Geschmacksinnes auf der rechten Zungenhälfte, Hypästhesie auf den Handrücken. Bald entwickelte sich eine Starre der Physiognomie, eine Starre der Muskeln, die aber bei passiven Bewegungen unbedeutend war; die Hand nahm die Stellung wie bei der Federhaltung ein und der Kranke ging mit ganz kurzen Schritten. Nach einer einmonatlichen Behandlung mit Tinctura veratri verschwand die Muskelstarre.

Der zweite Fall betraf einen 42jährigen Mann, der einen so heftigen Schlag in die linke Schläfe erhielt, daß er bewußtlos wurde. Darauf bekam er ein allgemeines Zittern, über dessen Details nichts bekannt ist. Eine lange Reihe von Jahren etwa 15 Jahre, dauerte das Zittern der Extremitäten und des Kopfes, ja, es wurde sogar stärker und erschwerte dem Kranken das Gehen, so daß dieser sich auf einen Stock stützen mußte. Seine Sprache wurde schwerfällig und langweilig. Nach Jahren fand ihn der Autor reizbar, niedergedrückt, weinerlich. Den Kopf hielt der Kranke nach links geneigt; der Kopf zeigte ein leichtes, rhythmisches Zittern. Die Hände nahmen die Stellung wie bei der Federhaltung ein und zitterten langsam. Bei Ablenkung der Aufmerksamkeit (Perimetrieren) hörte das Zittern auf. Auch am Bauche und an den unteren Extremitäten bemerkte man rhythmische Erschütterungen. Der Kranke ging langsam, unter stärkerem Zittern, nach vorn geneigt, er sprach langsam, weinerlich, zeitweise aber wieder ganz fließend. Muskelstarre fehlte. Das Gesichtsfeld war konzentrisch eingeengt, mehr links als rechts.

Oppenheim zögerte mit seiner Diagnose, entschied sich aber für traumatische Hysterie aus dem Grunde, weil keine Muskelstarre vorhanden war und weil das Zittern im ersten Falle verschwand und sich im zweiten Falle trotz der langjährigen Dauer nicht verschlimmerte.

Mendel beobachtete eine 63jährige Frau, die seit ihrem 57. Lebensjahre nach einer Emotion an Zittern der rechten Oberextremität litt und das Bild der Parkinsonschen Krankheit darbot, aber mit einem groben Intentionsschleudern, mit auffallender Propulsion und Retropulsion, wobei aber die Kranke nicht stürzte, sondern nur lief; gleichzeitig hatte sie hysterische Symptome.

Ich wiederhole also, daß die Zahl der echten Fälle von Paralysis agitans hysterica klein ist, wenn wir nicht mit Pitres annehmen wollen, daß jene Schüttellähmungen, die nach dem Erschrecken entstehen, eo ipso hysterisch sind, und wenn wir uns zum Beweise dessen, daß die Schüttellähmung hysterisch ist, nicht damit begnügen, daß wir hysterische Stigmata konstatieren können (wie es ebenfalls Pitres getan hat). Selbst bei jenen unstreitigen Fällen haben wir gesehen, daß die Ähnlichkeit mit der Parkinsonschen Krankheit nur oberflächlich war.

Vielleicht könnte man den einen oder anderen jener Fälle, welche als traumatische Schüttellähmung beschrieben wurden, mit Recht zur Hysterie rechnen, so z. B. in der These von Vandier obs. IV bei einer 45jährigen Näherin nach einem Stich in den Finger, vielleicht auch einige der 54 von Walz gesammelten Fälle; so z. B. gleich seine eigene (nicht ganz prägnant beschriebene) Beobachtung: 61jähriger Mann, dem ein 30 kg schwerer, aus Säcken bestehender Ballen auf den Kopf fiel, so daß er ohnmächtig wurde; als er erwachte, waren seine Hände und Füße zittrig und er hatte seither einen Tremor der Hände, speziell der rechten Hand, sowohl im Ruhezustande als auch bei Intention, ja sogar auch im Schlafe (?). Auch der Kopf zitterte. Er ging nach vorn geneigt, hatte aber keine Rigidität.

* * *

Wir beobachteten noch zwei Fälle eines langsamen Händetremors im Ruhezustande; im ersten Falle bestand der dringende Verdacht auf Simulation, im zweiten Falle offenbarte sich der hysterische Charakter dadurch, daß der langsame Tremor verschwand und der Kranke nach vier Jahren einen vibratorischen Tremor der Hände und hysterische Symptome aufwies.

8. Posttraumatischer, monoplegischer, langsamer Tremor in der Ruhe und bei Intention.

Nr. 2833/05. J. S., 64jähriger Maurer, stammt aus gesunder Familie, war stets gesund. Verdacht auf Alkoholismus. Fiel am 7. Mai 1904 aus einer Höhe von $4\frac{1}{2}$ m auf die rechte Körperseite und verlor das Bewußtsein. Er hatte sich nicht verletzt, nur schmerzte ihn der Körper. Nach 3—4 Wochen begann die rechte Oberextremität zu zittern und zwar sofort in ihrer Gänze und den ganzen Tag über ohne Unterbrechung. Seither hat das Zittern nicht aufgehört, so daß der Kranke arbeitsunfähig ist. Im Schlafe ist die Hand ruhig. Die Füße sind in Ordnung. Der Kranke trat am 20. Februar 1905 in die Klinik ein und hier fand man als einziges pathologisches Symptom einen groben, langsamen, gleichmäßigen Tremor der rechten Oberextremität. Derselbe besteht aus Flexion und Hemiextension im Ellbogengelenk

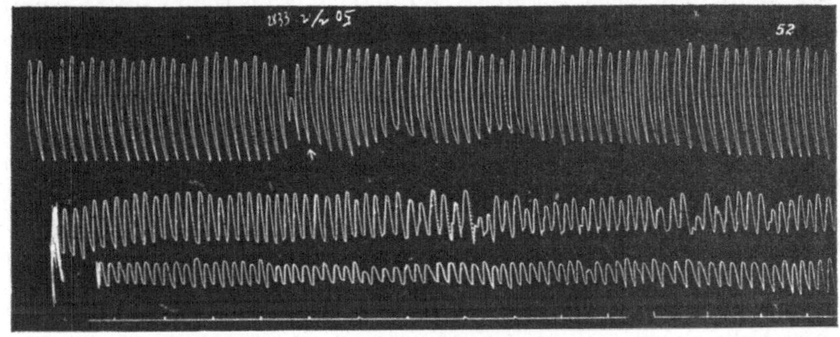

Fig. 52.

oder außer Exkursionen in diesem Gelenke aus Flexion und Extension, Abduktion und Adduktion im Metakarpalgelenk. Dieses Schütteln dauert den ganzen Tag und verstärkt sich, wenn der Kranke weiß, daß er untersucht werden soll. Wenn man ihn auffordert, still zu stehen, schüttelt er den ganzen Körper. Der Kranke vermag das Zittern auf keine Weise zu unterdrücken, sondern dasselbe wird durch einen jeden derartigen Versuch nur noch verstärkt. Doch hindert das Zittern den Kranken nicht, die Bänder seiner Unterhosen zu knüpfen und zu lösen, wenn er nicht beobachtet wird; fordert man ihn jedoch hierzu auf, bringt er dies nicht zustande — das Zittern wird stärker und die Atmung schneller. Die Muskelkraft der rechten Hand ist minimal (E. D. l. 25 kg, r. 5 kg). Bei Nacht hörte das Zittern auf. Im übrigen bestanden weder Symptome einer organischen Läsion, noch hysterische Stigmata. Der Kranke wurde nach drei Tagen in unverändertem Zustande entlassen. Auf der Kurve sieht man den beschriebenen Tremor, der sich bei Intention nicht veränderte, außer daß die Intention einmal durch niedrigere Wellen angedeutet ist; er war regelmäßig und bestand aus 5 Wellen in der Sekunde (Fig. 52). Der Kranke erweckte den Verdacht auf Simulation.

9. Hysteria posttraumatica. Tremor, vor vier Jahren langsam, nach vier Jahren schnell, in der Ruhe und bei Intention gleich.

N. Fr., 51jähriger Flößer, erlitt im Jahre 1906 auf dem Floß einen Unfall. Seit dieser Zeit geht er nach vorn gebückt. Zwei Monate später zeichneten wir von ihm im Ruhestande einen langsamen Tremor der Hände von 5 Wellen in der Sekunde, der zeitweise vollständig verschwand (Fig. 53). Nach vier Jahren kam er neuerdings in die Klinik und da konstatierte man den in dem Abschnitte über den vibratorischen Tremor unter 6. beschriebenen Zustand (Fig. 50).

d) Monoplegischer Tremor, am häufigsten nach Traumen. Wir kennen bei hysterischen Personen noch einen anderen, ziemlich charakteristischen Tremor der oberen Extremität (im Ruhezustande): Es ist dies ein monoplegischer Tremor einer Hand, der schneller ist als jener bei der Parkinsonschen Krankheit

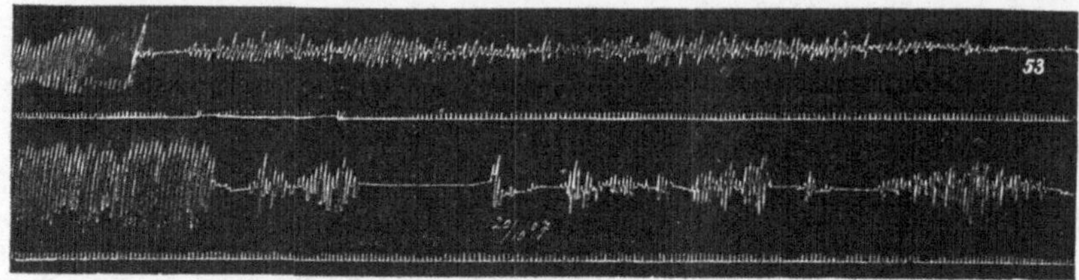

Fig. 53.

und der nicht mit einem an diese Krankheit erinnernden Bilde einhergeht, sondern sich nur an einer Hand bei normalem physischen Allgemeinzustand, oft wie ein wahrer symptomatologischer Fremdkörper, oft fast monosymptomatisch abspielt, der sich durch Intention und zwar manchmal sehr grob verstärkt und mit Vorliebe nach einem Trauma auf der verletzten Hand oder auf der Hand der vom Trauma betroffenen Körperseite auftritt. Er ist so typisch, daß er als Prototyp des „traumatischen" Zitterns hingestellt wurde. Er kombiniert sich gern mit Zittern der unteren Extremitäten beim Gehen, das wiederum einen charakteristischen Typus der sogenannten pseudospastischen Parese mit Tremor bildet, bei der es ziemlich häufig erwähnt wird.

Einen typischen Fall dieser Art beschrieb schon im Jahre 1875 Neubert; an diesem Falle dokumentierte sich deutlich die Verwandtschaft dieser Tremorform mit dem intermittierenden Intentionstremor (type Rendu), denn der Tremor ging unbemerkt in diesen Typus über; nur handelt es sich beim Typus Rendu nicht um ein rein monoplegisches Syndrom. (Siehe die Krankheitsgeschichten des Typus Rendu.)

Der Fall betraf einen 11 jährigen Knaben, der beim Schreiben von seinem Nachbar in den rechten Arm gebissen wurde. Unmittelbar darauf bekam er ein Zittern des rechten Vorderarms, das — außer im Schlafe — ohne Unterbrechung anhielt und das Schreiben und Essen mit dem Löffel unmöglich machte. Nach 6 Tagen konstatierte der Autor bei dem Knaben kurze Pausen ohne Zittern, die während der folgenden Wochen immer länger wurden. Sodann hörte das Zittern auch bei mehr weniger automatischen Verrichtungen auf (Klopfen an die Türe, Schließen der Knöpfe). Nach mehreren Monaten hörte das Zittern oft für Stunden auf; sobald aber von der Affektion gesprochen wurde oder der Patient auf Befehl eine Bewegung ausführen sollte, zitterte er neuerdings. Nach 2½ Jahren traf ihn der Autor ganz gesund an.

Dutil führt unter seinen „mannigfachen" Formen vier Fälle ähnlichen Charakters an (Obs. XIV, XV, XVI, XVII).

Eine 28 jährige, durch langdauernde Tätigkeit im Geschäft herabgekommene Patientin wurde trübsinnig, traurig, begann aus dem Schlafe zu schreien und wurde von zooptischen Träumen geplagt, bis sie typische hysterische Anfälle bekam, derentwegen sie die Salpêtrière aufsuchte. Nach einem solchen Anfalle entstand Zittern der rechten Oberextremität, das sich während einer dreimonatlichen Beobachtung nicht änderte. Es handelte sich um regelmäßige Flexionen und Extensionen, Abduktionen und Adduktionen im Karpalgelenk im Ruhezustande, $6\frac{1}{2}$—7 in der Sekunde; beim Strecken der Hand wurde das Zittern stärker, bei Erregungen traten choreiforme Bewegungen der Extremität hinzu. Vor und nach dem Anfalle war das Zittern konstant, im ruhigen Intervall kamen manchmal Intermissionen von $1\frac{1}{2}$ bis 2 Minuten Dauer vor, aber auch während dieser trat bei Intention das Zittern auf. Die Kranke besaß zahlreiche Stigmata. Durch Druck auf die Ovarien ließ sich das Zittern nicht unterdrücken, sondern im Gegenteil, es trat zugleich mit einer Aura ein stärkerer Tremor auf, so daß die Kranke, die eine schöne Handschrift besaß, nicht schreiben konnte.

Ein 42jähriger Schlafwagenkondukteur. Im 18. Lebensjahr Trauma gegen ein Schulterblatt. 1870 Schußwunde in die Wade ohne Folgen. Nach einer einjährigen Dienstzeit bei der Eisenbahn stieß im Jahre 1880 sein Schnellzug mit einem Expreßzug zusammen. Der Kranke stürzte, verlor das Bewußtsein, erhob sich aber wieder und da er nur oberflächliche Verletzungen erlitten hatte, leistete er zwei Stunden lang Hilfe. Hierauf begab er sich zur Ruhe, konnte aber infolge Angst nicht schlafen. Während der folgenden Tage hatte er neurasthenische Symptome, bei Nacht schreckhafte Träume und zooptische Halluzinationen. Nach einem Monat trat er seinen Dienst wieder an, machte aber im Zuge die Beobachtung, daß er wegen Zitterns der rechten Hand nicht schreiben konnte. Gelegentlich einer neuen Fahrt verstärkte sich das Zittern, es entstand Schwäche der einen Körperhälfte und zu Hause bekam er einen hysterischen Anfall, den er bei einer Nachbarin gesehen hatte. Charcot fand in der Klinik die Symptome der Hysterie und einen auf die rechte Oberextremität beschränkten Tremor im Ruhezustande, regelmäßig, 6—$6\frac{1}{2}$ in der Sekunde, bestehend in Flexion und Extension; beim Schwören und bei Druck auf die hysterogenen Zonen war der Tremor gröber. Im Ruhezustande waren zeitweise Intermissionen vorhanden. Nach einem Anfall war das Zittern so stark, daß der Kranke weder essen, noch die Knöpfe schließen konnte. (Dieser Fall wurde auch von Charcot beschrieben.)

Eine 16jährige Näherin, deren Mutter und Tante nervös sind. Vor 6 Monaten wurde sie von einem Fiaker umgestoßen, ohne daß sie eine Verletzung erlitten hätte. Eine Stunde später zitterte sie zu Hause ein wenig. Während der folgenden Tage bestanden unbestimmte Beschwerden. Darauf bekam sie eines Nachmittags ohne jede Ursache bei der Arbeit ein Zittern der rechten Hand, das nach einer Stunde so intensiv wurde, daß sie nicht weiter arbeiten konnte. Seit dieser Zeit bestanden fortwährende Flexionen und Extensionen der rechten Hand, 5—$5\frac{1}{2}$ in der Minute, regelmäßig, bei der Extension kleiner und schneller. Bei Anspannung der Aufmerksamkeit oder bei Ablenkung derselben hörte das Zittern manchmal auf. Zahlreiche Stigmata, hysterische Anfälle. Sie wurde in der Ambulanz der Salpêtrière ohne Erfolg behandelt.

Ein 22jähriger Gehilfe aus psychopathischer jüdischer Familie. Im Jahre 1885 kam einmal der Vater bei Nacht betrunken nach Hause und lärmte. Am Morgen hatte der Kranke beim Erwachen überall Kontrakturen, die nach 3 Monaten plötzlich verschwanden. Seit 1886 hysterische Anfälle. 1887 hatte er wiederum Kontrakturen, einmal 8, das zweitemal 14 Tage lang, die nach einem Anfall verschwanden. Nach einem Anfall entwickelte sich eine rasch fortschreitende Atrophie der rechten Hand und des Vorderarms, die sich nicht mehr besserte. Nach einem Anfall entstand jedesmal an der rechten Hand ein Tremor, der aus kleinen Flexionen und Extensionen bestand, $8\frac{1}{2}$—$9\frac{1}{2}$ Schwingungen in der Sekunde machte, einige Stunden oder Tage dauerte und sodann langsam verschwand. Auch am Fuße zeigte sich nach den Anfällen ein Tremor von 6 Wellen in der Sekunde, der mehrere Stunden dauerte und nur bei statischer Innervation vorhanden war. Von einer hysterogenen Zone ließ sich der Anfall sofort auslösen, doch blieb derselbe ohne Einfluß auf den vorhandenen Tremor. Patellarreflexe gesteigert.

Wir beobachteten zwei derartige Fälle bei nichttraumatischer und acht bei traumatischer Hysterie.

10. Grober, posttraumatischer, monoplegischer Tremor. Heilung durch Hypnose. Hysterie.

363/07. Kn. V., 29jähriger Zuckerfabriksarbeiter. Stammt aus gesunder Familie, war nie nervenkrank. Trinkt täglich 1½ Liter Bier und um 20 Heller Schnaps. Am 29. November 1906 wurde er beim Abladen der Rüben durch das Türchen des Rübenwagens gegen die rechte Schulter und den Arm getroffen und stürzte in eine etwa 2 m tiefe Grube, wo er auf die rechte Körperseite auffiel. Er erhob sich und arbeitete weiter, aber bald begann die Extremität anzuschwellen und zu schmerzen. Er hörte auf zu arbeiten. Bei seiner Ankunft in der Klinik am 7. Januar 1907 fand man keine Symptome einer organischen Verletzung des Nervensystems. Die linke Oberextremität, die normal beweglich war, zeigte bei Extension einen feinen Tremor. Die gesamte Muskulatur der rechten Oberextremität war rigid; weder aktive, noch passive Bewegungen waren wegen der allerdings schmerzlosen Muskelspannung möglich. Bei Intention verfällt die rechte Oberextremität

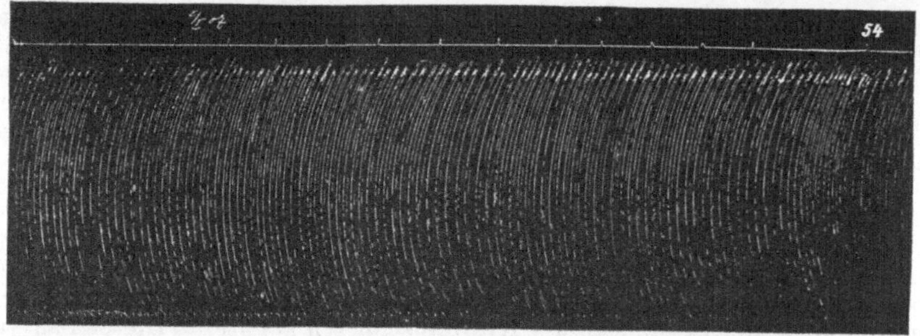

Fig. 54.

in Zittern. E. D. rechts 0, links 25 kg. Die Sensibilität war unverändert. Das Gesichtsfeld war für alle Farben bedeutend konzentrisch eingeschränkt. Nach einigen hypnotischen Suggestionsversuchen verschwanden die Kontrakturen und der Tremor im Ruhezustande, bei Intention war das Zittern unbedeutend (12. Januar 1907). Die Kurve veranschaulicht den groben, regelmäßigen Tremor der gestreckten rechten Oberextremität am zweiten Tage des klinischen Aufenthaltes. Wir zählen konstant 7 Wellen in der Sekunde (Fig. 54).

11. Posttraumatischer, monoplegischer, unregelmäßiger, inkonsequenter Tremor bei Simulation.

F. M., 40 Jahre alt, aus gesunder Familie stammend, war früher stets gesund. Am 18. August 1902 erlitt er eine Quetschung des linken II. und III. Fingers; in der chirurgischen Klinik soll von einer Sehnenzerreißung die Rede gewesen sein.

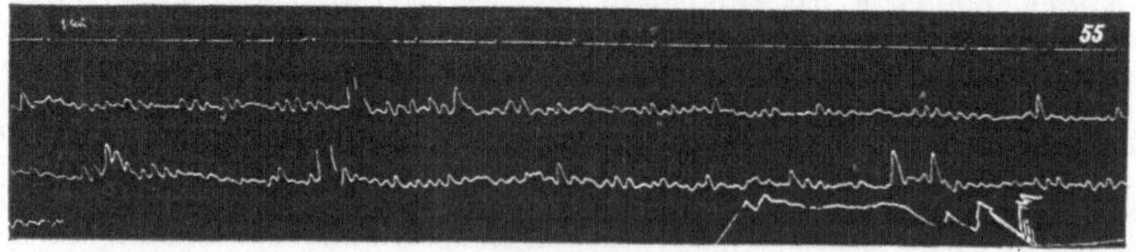

Fig. 55.

Seither kann er nicht arbeiten, da er manchmal in den Fingern der linken Hand Schmerzen empfindet, manchmal die linken Finger nicht krümmen und die linke Hand nicht bewegen kann. Am 2. Dezember 1902 wurde er in der Ambulanz der Klinik untersucht. Der II. und III. Finger der linken Hand waren unbeweglich gestreckt;

keine Ankylose, keine Muskelatrophie, keine Symptome einer organischen Läsion des Muskel- oder Nervensystems. Bei passiver Bewegung der genannten Finger setzt der Kranke starken Widerstand entgegen. Bei Faradisation der Flexoren bewegen sich die Finger leicht und ohne Widerstand. Auch bei Faradisation eines für die Bewegung suggerierten Punktes, der ganz außerhalb der Flexion liegt, bewegen sie sich ohne Widerstand. Mit dem Dynamometer überrascht, drückt er links 16 kg, rechts 26 kg. Die linke Oberextremität ist ganz schlaff; passiv erhoben und losgelassen, hält sie eine Weile aus, sinkt dann herab und schlägt gegen den Körper an. An der linken Hand ist zeitweise ein Tremor vorhanden, der sich bei Innervation verstärkt; beim Drücken des Dynamometers ist er manchmal vorhanden, manchmal fehlt er. Nach Faradisierung „kehrte" die Möglichkeit zu flektieren zurück, aber der Kranke gab an, daß er wegen Schmerzen nicht arbeiten könne. Die Kurve veranschaulicht einen ungleichen, unregelmäßigen Tremor von 7—8 Wellen in der Sekunde, der bei länger dauernder Registrierung gröber wird — dies alles bei statischer Innervation (Fig. 55).

12. Posttraumatischer, monoplegischer Tremor im Ruhezustande und bei Intention. Adynamie der Hand. Simulation?

Z. 1898/05. J. A., 42jähriger Porzellanfabriksarbeiter, stammt aus gesunder Familie, war früher stets gesund. Am 10. September 1904 trug er aus dem Keller 40 kg Porzellanmasse auf der rechten Schulter, rutschte hierbei aus, fiel auf das rechte Ellenbogengelenk und erlitt einen Bruch, dessentwegen er die Extremität etwa

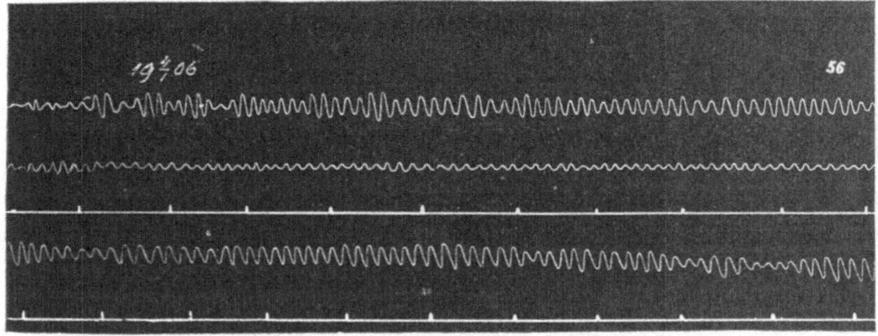

Fig. 56.

5 Wochen im Gipsverband trug. Nach Abnahme des Verbandes zitterte diese Extremität. Seit dieser Zeit zittert sie fortwährend und ist sie so schwach, daß er kaum essen kann. Andere Beschwerden existieren nicht. In der Klinik wurde konstatiert, daß der Patient geistig und körperlich gesund ist. Keine Symptome einer organischen Läsion des Nervenmuskelsystems, keine hysterischen Stigmata, keine Muskelatrophie, normale elektrische Erregbarkeit. Der Untersuchte vollführt alle Bewegungen der rechten Oberextremität schlaff, langsam, nicht auf einmal; bei manchen Bewegungen zittert die Hand, bei anderen nicht, es besteht diesbezüglich keine Beständigkeit oder Regelmäßigkeit. Bei der physikalischen Untersuchung zitterte die Hand nicht; sobald aber der Kranke aufgefordert wurde, die Hand des Arztes zu drücken, verfiel seine rechte Hand in einen schnellen, feinen Tremor. Im Ruhezustande vollführte die Hand feine Flexionen und Extensionen im Karpalgelenk, manchmal auch Rotationen der Extremität. Bei intendierten Bewegungen nahm das Zittern langsam zu. Bei passiven Bewegungen bestand eine beträchtliche Rigidität der Muskeln der rechten Hand; doch verschwand die Rigidität, wenn dem Kranken ein Rechenexempel zur Lösung aufgegeben wurde, und stellte sich wieder ein, wenn die Aufgabe gelöst war. Beim Zusammendrücken des Dynamometers, das fast ohne jeden dynamometrischen Effekt bleibt, ist die Extremitätenmuskulatur unüberwindlich gespannt. Als Patient bemerkte, daß er von den klinischen Pflegerinnen beobachtet wurde, begann er mit der linken Hand zu essen. — Auf den Kurven zählt man 7—8 regelmäßige Wellen in der Sekunde, mag die Hand frei herabhängen oder auf den Oberschenkel gestützt sein (Fig. 56).

13. Posttraumatischer, monoplegischer Tremor einer Hand im Ruhezustande und bei Intention. Irradiation des Tremors.

Z. 3457/03. Ch. J., 44jähriger, aus gesunder Familie stammender Maurer, der früher stets gesund war. Am 28. Juni 1902 zog er, in einem Fenster des zweiten Stockwerkes stehend, an einem Seil einen Balken in die Höhe; plötzlich knackte es ihm im Kreuz (so laut, daß es die Nachbarn hörten), und er empfand sofort Schmerzen im Kreuze und um den Gürtel; er verließ die Arbeit, stieg hinab; unten angekommen bemerkte er ein Zittern der rechten Oberextremität. Am Abend bekam er Diarrhöe und seither hat er 8—10 diarrhoische Stühle täglich. Am nächsten Tage ging er wieder auf die Arbeit, aber das Zittern war stärker und die Schmerzen im Kreuze und um den Gürtel gestatteten ihm nicht, sich aufzurichten. Er legte sich ins Bett, ging nach zwei Tagen wieder auf die Arbeit und dies wiederholte sich mehrmals. Das Zittern und die Schmerzen verschwanden nicht mehr. Manchmal zitterte auch die linke Hand. Das Zittern der rechten Hand wird manchmal geringer, manchmal wieder stärker und besteht in geringem Grade sogar im Schlafe. In der Klinik erschien der Kranke am 3. März 1903. Hier konstatierte man außer einem chronischen Bronchialkatarrh keine Symptome irgend einer organischen Läsion. Die Sensibilität war normal. Das Gesichtsfeld war um die Hälfte konzentrisch eingeengt. Vanýsek beschrieb in der Krankheitsgeschichte sehr plastisch die Eigentümlichkeiten des Zustandes: Der Kranke steht fortwährend mit nach vorn geneigtem Körper und wenn die Hände frei am Stamme herabhängen, schwingt

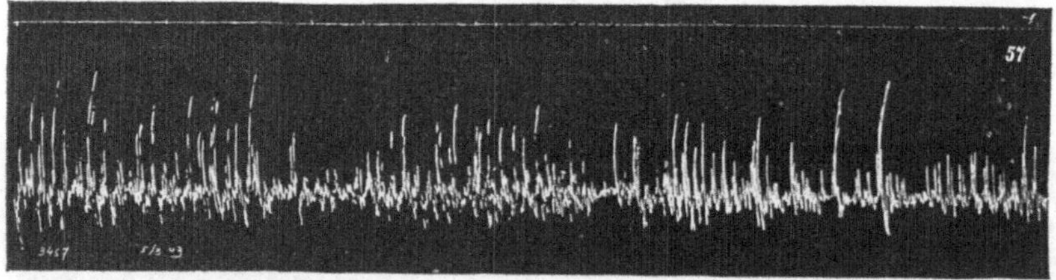

Fig. 57.

die rechte Oberextremität in ihrer Gänze schnell im Sinne der Rotation des Oberarms, der Pronation und Supination des Vorderarms, der Flexion und Extension desselben und der Flexion und Extension, Abduktion und Adduktion im Karpalgelenk. Die Finger zittern nicht individuell, sondern folgen, mäßig gekrümmt, wie tote Anhängsel allen Bewegungen der Extremität; nur der Daumen vollführt hier und da eine selbständige Adduktion und Abduktion. Wenn der Kranke versucht, diese Bewegungen einzustellen, oder wenn wir dies selbst versuchen, indem wir die rechte Oberextremität festhalten, werden die Bewegungen im Gegenteil gröber und heftiger und die Unruhe greift auf den Kopf über, der von vorn nach hinten wackelt, und auch auf die unteren Extremitäten, die in den Hüft- und Kniegelenken kleine Exkursionen ausführen. Wenn der Kranke den genannten Versuch beim Gehen macht, überschreitet das Zittern nicht die rechte Oberextremität. Die Intention steigert diese Bewegungen zu groben Schwingungen: wenn sich der Kranke bei der Nase, beim Ohr fassen soll, zerrt er an denselben herum. Die Muskeln der zitternden Hand sind nicht krampfhaft kontrahiert. Die linke Oberextremität ist ruhig und vollführt ohne Zittern alle intendierten Bewegungen. Es ist interessant, daß, wenn der Kranke dieselbe Bewegung mit beiden oberen Extremitäten gleichzeitig ausführen soll, in diesen ein gleichmäßiges Intentionsschütteln auftritt. Es bestehen keine Symptome einer Wirbelsäulenläsion.

Die beiliegende Kurve veranschaulicht den beschriebenen Tremor (Fig. 57). Wir sehen einen groben, heftigen, ausgesprochen allorhythmischen Tremor von etwa 8 Wellen in der Sekunde; größere Amplituden wiederholen sich periodisch. Nach Aussage der Oberwärterin zitterte die Hand in zarter Weise auch bei Nacht im Schlafe (?). Schmerzhafte Faradisation hatte keinen Erfolg und der Kranke verließ die Klinik ungebessert.

14. Traumatische Hysterie. Depressiver Zustand. Monoplegischer, grober, rascher Tremor im Ruhezustande und bei Intention.

Z. 7530/03. N. J., 65jähriger Eisenbahndrechsler, aus gesunder Familie stammend. Vor 22 Jahren fiel ihm ein eisernes Rad auf das Knie. Er lag darauf eine Woche im Spital, konnte aber ein halbes Jahr nicht arbeiten. Vor 10 Wochen arbeitete er unter einer Lokomotive und schlug mit dem Vorderkopf so heftig an, daß er bewußtlos wurde. Die Wunde war nur eine oberflächliche. Seit dieser Zeit leidet er an Anfällen von zuckenden Schmerzen im Kopfe und es zittert die rechte Oberextremität. Manchmal hat er Schwindel. In der Klinik war er traurig, gab zögernde Antworten; die Auslösung und der Ablauf der Vorstellungen war sehr verlangsamt, die Erinnerung mangelhaft. Somatische Organveränderungen fehlten, ebenso Symptome einer organischen Läsion des Nervensystems. Die rechte Oberextremität zitterte im Karpalgelenk im Sinne der Flexion und Extension, der Abduktion und Adduktion, der Pronation und Supination; das Zittern bestand im Ruhezustande und verstärkte sich bei Intention. Die Muskeln dieser Extremität und in der Umgebung der rechten Schulter waren kontrahiert und hoben sich scharf ab.

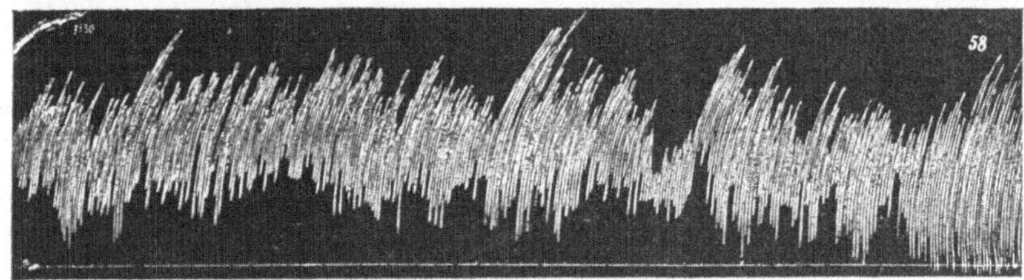

Fig. 58.

Die Nerven waren etwas druckempfindlich. Die rechte Hand und der rechte Fuß waren etwas schwächer; auf der rechten Körperhälfte war die Sensibilität herabgesetzt; das Gesichtsfeld war beiderseits stark konzentrisch eingeengt. Der Tremor dauerte tagelang unverändert. Beim Versuche einzuschlafen, legte sich der Kranke auf den rechten Arm, um das Zittern zu unterdrücken. Seine Nachbarn behaupteten, er zittere auch im Schlafe. Ich kontrollierte ihn zweimal mit Erfolg (ohne daß er erwachte); das erste Mal lag er auf der rechten Schulter: die Hand lag ruhig neben dem Stamme, sie zitterte nicht. In diesem Momente erwachte der Kranke: die Hand blieb noch einige Sekunden ruhig, aber dann begann ein feiner, sehr schneller Tremor. Das zweite Mal, in der gleich darauf folgenden Nacht, lag der Kranke wiederum auf der rechten Schulter, er hatte die rechte Hohlhand unter der rechten Wange, mit der linken Hand zugedeckt. Ich deckte ihn vorsichtig auf und ergriff seine rechte Hand: dieselbe zitterte ein wenig; ich schob seine linke Hand beiseite und es zitterte die rechte; der Kranke schien weiter zu schlafen. Nur war es auffallend, daß er nicht erwachte, obwohl ich seine Hand bewegte, während er sonst sofort wach wurde. Wir sehen dieses Zittern auf der beigelegten Kurve: ein grober, rhythmischer, etwa 8 Wellen in der Sekunde betragender, allorhythmischer (wellenförmiger), dauernder Tremor (Fig. 58).

15. Anfälle eines vorwiegend monoplegischen Tremors im Ruhezustande und bei Intention. Einfluß der Suggestion auf den Tremor. Schwachsinn. Organischer Ictus apoplectiformis. Vollständiges Verschwinden des Tremors. Beginn des Tremors nach einer Emotion. Epilepsie?

Z. 7919/04. Kr. F., 56jähriger, schwachsinniger Schneider. In der Jugend litt er an schreckhaften Träumen: daß Schweine seine Füße abfressen, daß ihn Kühe aufspießen, daß er brenne, ertrinke. Bis zum 8. Lebensjahre bestand Enuresis nocturna. In der letzten Zeit lag er wegen verschiedener Krankheiten öfters im Spitale. Am 7. April 1904 kündigte ihm die im Spitale beschäftigte Nonne an, er werde heute die letzte Ölung bekommen. Er erschrak, weinte die ganze Nacht und am Morgen begann sein ganzer Körper so zu zittern, daß sich das Bett bewegte. Das Zittern dauerte bis zum Mittag, dann verschwand es für mehrere Tage, kehrte aber hernach wieder und wiederholte sich seither stets nach einigen Tagen. Beim Herannahen des Zitterns beginnen die Finger der Hände zu schwitzen, er fühlt in ihnen ein Kribbeln, dann bekommt er Ohnmachtsanwandlungen, er sieht die Himmelsröte, sieht rotglühende Lichter; hierauf beginnt die rechte Hand zu zittern, dann stellt sich ein kalter Schweiß an den Füßen ein, er empfindet in ihnen ebenfalls Kribbeln und sie beginnen zu zittern. Die linke Hand zittert nicht. Bei intensivem Zittern wird auch der Kopf geschüttelt. Der Anfall dauert etwa eine Stunde. Es gelingt ihm, das Zittern für eine kurze Weile dadurch zu unterdrücken, daß er die Hand im Ellbogen energisch komprimiert. Die rechte Oberextremität zittert auch außerhalb des Anfalles, wenn er sie emporhebt. Seit der Jugend leidet er an periodisch wiederkehrenden, mit Magenübligkeiten verbundenen Anfällen von Kopfschmerzen.

Vor 16 Jahren wurde er einmal bei der Arbeit sehr gereizt; er fiel damals bewußtlos zu Boden, verkrümmte die Glieder und biß sich in die Zunge; er war eine Viertelstunde bewußtlos und einige Tage nachher wie ohne Gedächtnis. Sonst hat er ähnliche Anfälle nicht gehabt. Bei seiner Aufnahme in die Klinik am 20. Mai 1904 fanden wir keine Symptome einer organischen Läsion des Nervensystems. Die motorische Kraft der beiden Oberextremitäten war beträchtlich (E. D. 25 kg). Die gestreckten Oberextremitäten zitterten nicht. Die zervikobrachialen Geflechte waren etwas empfindlich. Der Gang war schwerfällig. Der Kranke ging etwas steif, wie wenn er Gewichte an den Füßen gehabt hätte.

Sowohl im Liegen als auch im Sitzen und Gehen verfiel die rechte Oberextremität in ein rhythmisches Schütteln im Sinne der Flexion und Extension, der Adduktion und Abduktion der Hand, seltener im Sinne einer Abduktion und Adduktion der ganzen Extremität; manchmal machte sie die Bewegung wie beim schnellen Kartengeben. Dieses Zittern trat auf:

a) isoliert;

b) gleichzeitig zittern die unteren Extremitäten im Sinne der Flexion und Extension in allen Gelenken;

c) gleichzeitig macht der Kopf nickende (ja — ja) oder rotierende (nein — nein) Bewegungen;

d) manchmal zuckt der ganze Rumpf;

e) manchmal macht er eine Bewegung wie wenn er etwas von der Schulter abschütteln wollte;

f) manchmal zittert auch die linke Oberextremität;

g) manchmal macht er unter allgemeinem Zittern eine Bewegung wie beim Pumpen einer Hebelpumpe;

h) manchmal klappert er mit den Zähnen.

Solche Anfälle dauern nur einige Sekunden. Einmal sah ich, wie das Gesicht im Anfalle die typische Mimik des Weinens annahm und die Tränen rannen ihm aus den Augen, obwohl er nicht weinte. Nach einem jeden Anfalle atmete er krampfhaft und tief auf. Das Zittern vermag er willkürlich nicht zu unterdrücken, aber stets gelang es mir, den Tremor durch ein kategorisches „Genug!“ zu mildern, oft auch ganz zu unterdrücken, allerdings nur für eine Weile. Jede Intention steigert das Zittern, ebenso jede Anspannung der Aufmerksamkeit. Wenn man die Aufmerksamkeit des Kranken ablenkte (durch Untersuchung des Herzens), wurde das Zittern schwächer und verschwand. Auf der beiliegenden Kurve ist das Zittern der rechten Oberextremität sehr schön veranschaulicht. Wir zeichneten ohne Unterbrechung hintereinander die Kurven I., II., III. Zuerst sehen wir einen kaum erkennbaren, feinen, ungleichen Tremor von 7,5 Wellen in der Sekunde, der allmählich immer stärker, gröber, aber regelmäßig wird, die gleiche Schnelligkeit von 7,5 Wellen in der Sekunde beibehält und ganz plötzlich, wie wenn er abgeschnitten würde, auf den energischen Befehl: „Genug! Nicht zittern!“ aufhört und einem kaum erkennbaren Flimmern von gleicher Geschwindigkeit weicht (Fig. 59).

Der Kranke lag in der Klinik bis Juli 1904; nach Elektrisierung verschwand das Zittern vollständig, so daß der Kranke seinem Berufe nachgehen konnte. Nur bei schwerer Arbeit z. B. beim Holzspalten, bekam er ein Kribbeln in die Hand, dieselbe wurde schlaff, und er mußte die Hacke weglegen, um sie nicht fallen zu lassen. Im Jahre 1907 verlangte er von der Gemeinde eine Unterstützung, womit er Schwierigkeiten hatte. Da begann um den 15. Dezember wiederum das Kribbeln und Schwitzen der Finger der rechten Hand und einige Tage später war auch das Zittern wieder da. Am 20. Dezember 1907 trat er wieder in die Klinik ein und wir konstatierten denselben Zustand wie im Jahre 1904; außerdem hatte er eine Bronchitis. Die Reflexe waren gesteigert, ebenso die (ungewöhnlich entwickelte) mechanische Muskelerregbarkeit; die Haut des Rumpfes war überempfindlich. Bei angespannter Aufmerksamkeit verschwand das Zittern. In der Hypnose hörte es ebenfalls auf, kehrte aber hernach wieder. Nach einer Woche verschwand es wiederum ganz von selbst und als man den Kranken hypnotisierte und ihm in der Hypnose den Tremor suggerierte, zitterte er in der Hypnose und noch eine Zeitlang nachher, dann aber hörte das Zittern auf.

Am 3. Februar 1908 bekam er, als er sich beim Waschen bückte, plötzlich Schwindel, es wurde ihm unwohl, er konnte kaum das Bett wieder erreichen und klagte

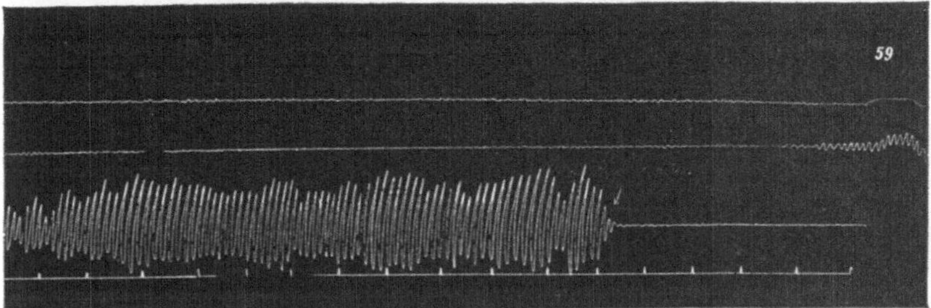

Fig. 59.

über Doppeltsehen. Der untere Ast des rechten N. facialis war gelähmt, ferner war die rechte Zungenhälfte und die linke Hälfte des weichen Gaumens gelähmt. Er sprach schwer, skandierend. Sensibilität, Motilität und Augenfundus normal. Am Abend desselben Tages sah er nur im Liegen, nicht im Stehen. Gezittert hat er nicht. An den folgenden Tagen ging er schwankend und sah rechts zeitweise doppelt. Bei feinen Arbeiten waren die Finger der rechten Hand ungeschickt. Bei Intention war an der rechten Hand Ataxie angedeutet. Beim Erheben aus der horizontalen Lage ohne Unterstützung der Hände erhob sich die rechte Unterextremität über die Unterlage. Alle Nerven waren etwas empfindlich. Die Patellarreflexe waren lebhaft, an den späteren Tagen wurde Achillessehnenklonus und positiver Babinski, rechts deutlicher als links, konstatiert. Zittern war nicht vorhanden. Die Ataxie der rechten Oberextremität wurde später deutlicher und war dann auch an der rechten Unterextremität nachweisbar. Andere nervöse Störungen waren nicht vorhanden.

16. Hysterischer, monoplegischer Tremor im Ruhezustande und bei Intention. Nach Franklinisation rasche Genesung. Getreue Wiederholung desselben Syndroms.

Z. 11 544/09. K. F., 60jähriger Schneider, dessen Vater an einem Gehirnschlag starb. Er gibt zu, am Sonntag 6 Glas Bier zu trinken und ein starker Tabakraucher und -schnupfer zu sein. Vor 2 Jahren empfand er im Sommer Kribbeln und Stechen im rechten Oberarm; das Kribbeln reichte bis in die Finger. Die Muskelkraft war gut erhalten. In einem Krankenhause wurde er durch Faradisation geheilt. Im vorigen Jahre wurde er zur selben Zeit ebenfalls im Krankenhause von denselben Beschwerden durch Bäder geheilt. Nunmehr ist er seit 14 Tagen wieder krank. Beim Bügeln verspürte er einen Stich in der rechten Schulter und bevor er das Bügeleisen beiseite legen konnte, begann die ganze rechte Oberextremität zu zittern. Seit dieser Zeit zittert diese Hand stetig sowohl im Ruhezustande als auch bei Bewegungen; sie ist schwach, die Finger sind steif, sie könenn nichts festhalten; er verschüttet alles und kann nicht einmal den Löffel zum Munde führen. In der Schulter hat er Stechen, in der Hand und speziell in den Fingern Kribbeln. In der Klinik wurde am 16. Mai 1909 ein intensiver, stetiger Tremor der rechten Hand im Ruhezustande und ein noch intensiverer bei Bewegungen konstatiert. Der Kranke hält die Finger gestreckt und gespreizt, kann sie nicht aktiv zur Faust schließen, sondern nur mit Hilfe der linken Hand, und drückt das Dynamometer links auf

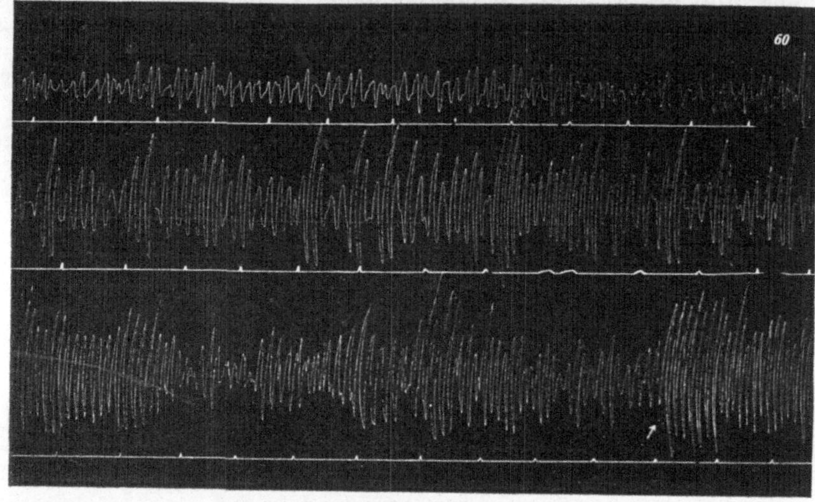

Fig. 60.

24 kg, rechts auf 0. Die Sensibilität der rechten Körperhälfte ist herabgesetzt. Keine Muskelrigidität, keine Symptome einer organischen Läsion des Nervenmuskelsystems. Perimeter für alle Farben auffallend breit (z. B. für Grün 40, 55, 40, 60°). Am 17. Juni 1909 zeichneten wir einen groben, stetigen, bald gleichmäßigen, 7 Wellen in der Sekunde zählenden, bald ungleichmäßigen, 6—7 Wellen in der Sekunde aufweisenden, allorhythmischen (wellenförmigen, knotenförmigen) Tremor. Auch am rechten Fuß wurde manchmal ein leichter Tremor bemerkt. Der Kranke wurde nun franklinisiert und hatte am nächsten Tage weder Zittern, noch andere Beschwerden und verließ das Spital mit einem dynamometrischen Effekt von 19 kg rechts und 24 kg links.

Hierauf war er gesund und arbeitsfähig. — Am 22. Oktober 1909 verspürte er wiederum beim Bügeln einen Stich in der rechten Schulter und bemerkte einige Stunden später einen Tremor der ganzen rechten Oberextremität, so daß er nicht arbeiten konnte. Seither besteht wieder das Zittern. Am 6. November 1909 wurde er neuerdings aufgenommen mit Zittern der rechten Hand im Karpalgelenke im Sinne von Flexion und Extension. Durch Kompression des rechten Oberarms konnte er das Zittern unterdrücken. Auch die linke Oberextremität zitterte leise. Der registrierte Tremor der rechten Hand war bei ruhiger statischer Innervation ganz regelmäßig, grob, gleichmäßig, von 6 Wellen in der Sekunde; bei intendierten Bewegungen wurde er unbedeutend unregelmäßig, gröber, bei gleichbleibender Schnelligkeit von 6—6,5 Wellen in der Sekunde. Nach zweimaliger Franklinisation verschwand wiederum alles; es war weder im Ruhezustande noch bei Intention Zittern vorhanden. Mitte März 1910 kam der Patient zum dritten Male. Wir registrierten wiederum einen groben Tremor, der bei statischer Innervation unregelmäßiger wurde, ziemlich rhythmisch war und 7—8 Wellen in der Sekunde betrug; bei Intention war er etwas gröber; wenn der Kranke den Apparat nach Art eines Bleistifts hielt, war das Zittern langsamer (6—6,5 Wellen in der Sekunde). Bei seiner Rückkehr aus der Klinik am 19. März 1910 fühlte sich der Patient gesund und hatte keine Beschwerden. Am 18. Juni 1910 fühlte er beim Bügeln plötzlich einen Stich in der rechten Schulter, die betreffende Hand begann zu schmerzen und am 20. Juni nach alter Weise zu zittern. Er wurde am 21. Juni wiederum in die Klinik aufgenommen. Er hatte im Ruhezustande dasselbe Zittern, vorwiegend im rechten Karpalgelenk, das nur hier und da für einen Augenblick verschwindet; durch den Willen kann er es angeblich nicht unterdrücken, wenn er aber das rechte Schultergelenk festhält, zittert er nicht. Wenn er die Hand zur Faust schließt, ist das Zittern, solange die Faust geschlossen ist, geringer. Beim Drücken des Dynamometers ist das Zittern grob und durch unregelmäßige Bewegungen der Hand unterbrochen; hierbei zittern auch der Rumpf und die Füße. Erfaßt er mit festem Griff mit beiden Händen in richtiger Weise (der Daumen in Untergriff-, die übrigen Finger in Obergriffstellung) die Lehne eines Sessels und hält er denselben hoch, fehlt der Tremor an den Händen, erscheint aber am Körper. Beim Vorwärtsstrecken besteht er; wenn der Kranke seine Nase berühren soll, hebt er die Hand, die unbedeutend zittert, bogenförmig vor die Nase, erreicht unter beträchtlichen Schwingungen dieselbe und auch beim Ziele schüttelt er die Hand. Versuch mit dem Glase positiv. Bei maximaler passiver Flexion und Extension der Hand zittert diese nicht.

Die registrierte Kurve zeigt einen regelmäßigen Tremor von 7 Wellen im Ruhezustande; bei Intention ist der Tremor gröber und weist wieder 7 Wellen in der Sekunde auf (Fig. 60).

e) Paraplegischer Tremor, prägnant im Ruhezustande, vorwiegend an den Füßen oder an einem Fuße, ähnlich dem Fußklonus, sowohl im Ruhezustande als auch bei Intention, bei der er sich gewöhnlich verstärkt, ohne aber ein Intentionszittern zu sein; er steht an der Grenze zwischen dem vorangehenden Tremor und dem Intentionstremor. Hierher gehört Pitres' „tremblement trépidatoire", Dutils „forme paraplégique".

Dieser Tremor besitzt eine mittlere Schnelligkeit, 5—7 Wellen in der Sekunde. Bei vollständiger Ruhe, besonders in horizontaler Position, verschwindet er. Am deutlichsten ist er, wenn der Kranke sitzt oder steht, manchmal steigert er sich beim Gehen. Die Patellarreflexe sind häufig nicht gesteigert, sondern eher herabgesetzt und durch die übliche Methode der Untersuchung auf Fußklonus läßt sich der Tremor einschränken oder gänzlich zum Stillstand bringen (Dutil).

Pitres führt zwei Beispiele an.

Im ersten Falle handelte es sich um einen 42jährigen Mann, der nach einem Rausche einen Tremor der rechten Unterextremität im Sitzen und Stehen bekam, zugleich rechtsseitige Hemiparese, disseminierte Anästhesie, Gesichtsfeldeinschränkung. Eine Magnetisierung befreite ihn binnen einer Stunde vom Tremor und von der Lähmung. Nach einem neuerlichen Rausche gelegentlich eines Hochzeitfestes wiederholte sich dasselbe Bild und ging wieder so günstig aus. Nach einem Streite in der Familie dritte Wiederholung.

Den anderen Fall werde ich später erwähnen.

Laveran beschrieb 1892 bei einem Soldaten einen Tremor der linken Unterextremität, der dem Fußklonus ähnlich war; er war vor 11 Monaten nach einer Verletzung des Knies durch einen Pferdehuf entstanden und trotzte jeder Behandlung. Bei Bewegungen verschwand er. Der Kranke zeigte hysterische Stigmata.

Dutils Patient, ein 30jähriger Eisenbahnbeamter, der früher stets gesund war, erkrankte vor drei Jahren an einer chronischen Gonorrhoe, die auch die Gelenke ergriff und durch die er sehr geängstigt und psychisch deprimiert war. Nach einem Jahre bekam er Schmerzen im Kopf und im Hinterhaupt, Gedächtnisschwäche und schreckhafte Träume. Vor fünf Monaten weckte ihn ein Zittern des rechten Unterschenkels und bald darauf begann auch der linke Unterschenkel zu zittern.

Am nächsten Tage erhielt er sich schon kaum mehr auf den Füßen; seither hat sich das Zittern nicht geändert, selbst eine viermonatliche Kur in einem Krankenhause war ohne Erfolg geblieben. Im Sitzen ist das Zittern dem Fußklonus sehr ähnlich. Der Gang ist nicht spastisch, aber hüpfend. Die Patellarreflexe sind gesteigert; bei der Untersuchung auf Fußklonus mildert sich das Zittern und verschwindet. Es fanden sich hysterische Stigmata und eine hysterogene Zone, durch deren Kompression das Zittern gesteigert wird.

Infolge des eigentümlichen Ganges bildet dieser Fall einen Übergang zu dem zweiten Falle von Pitres.

Der 46jährige Mann war Zeuge, wie seine Tochter beinahe vom dritten Stockwerk herabgestürzt wäre. Er wurde bewußtlos, hatte 19 Stunden lang allgemeine Krämpfe und als er erwachte, hatte er Kontrakturen an den unteren Extremitäten. Diese verschwanden zwar, dafür aber erschien nach sechs Monaten ein Zittern, das zehn Jahre lang fortdauerte und während dieser langen Zeit einmal für fünf Tage und einmal für einen Monat ohne jede Ursache verschwand. Bei horizontaler Lage ist der Körper ruhig. Im Sitzen hat der Kranke einen deutlichen Tremor der Füße, im Stehen schwankt er, beim Gehen zittert er am meisten. „La marche était hésitante, sautillante comme celle des sujets atteints de tabes spasmodique.“ Er hatte nie Tremor der Hände oder des Kopfes. Er stammte von einer hysterischen Mutter. Er hatte eine rechtsseitige Gesichtsfeldeinengung, inselförmige Anästhesie, Anosmie, Ageusie, spasmogene Zonen in der linken Fossa iliaca und über dem 8. Brustwirbeldornfortsatz. In Paris und in Bordeaux wurde er von zahlreichen Ärzten untersucht, die durchwegs eine organische Rückenmarkserkrankung annahmen, ohne daß ein Symptom einer organischen Läsion bestanden hätte.

Eine weitere Übergangsform ist der folgende von Dutil zitierte Fall Homolles aus dem Jahre 1879.

Die mit verschiedenen hysterischen Symptomen behaftete Patientin hatte einen Tremor der rechten Unterextremität, der bei horizontaler Lage verschwand, aber bei Emotionen, bei intendierten Bewegungen, am meisten aber bei Gehversuchen auftrat; er war regelmäßig, von 3,3 Wellen in der Sekunde und breitete sich beim Gehen über den ganzen Körper aus.

Diese Fälle bilden einen unmerklichen Übergang von dieser Gruppe von Tremorformen zu jener Form, die bei der sogenannten pseudospastischen Parese mit Tremor (Fürstner-Nonne) beobachtet wird. Die Verwandtschaft dieser beiden Formen dokumentiert am besten ein Patient, der in der Klinik Thomayer mit Fürstner-Nonnescher Neurose zur Beobachtung kam und der einige Jahre früher während meiner Assistentenzeit in der psychiatrischen Klinik Kuffners nur ein Zittern der rechten Unterextremität im Sitzen darbot, einen groben, langsamen, dem Fußklonus ähnlichen Tremor, der bei Intention verschwand. Zwei Jahre später hatte er in der Klinik Thomayer denselben Tremor des rechten Fußes im Ruhezustande, der im Stehen aufhörte; dafür aber entstand im Stehen und beim Gehen ein gröberer und schnellerer Tremor der Füße, des Rumpfes und des Kopfes (Časopis lékařův českých, 1903). Bei Erregungen zitterten auch die Hände. Ich habe diesen Tremor registriert; es war ein ungleicher, unregelmäßiger Tremor von 7—7,5 Wellen in der Sekunde.

f) Hysterisches Intentionszittern.

An den unteren Extremitäten kommt ein hysterisches Intentionszittern vor als Hauptsymptom der charakteristischen klinischen Bilder der pseudospastischen Paraparese, der trepidatorischen und saltatorischen Abasien.

An den oberen Extremitäten kombiniert er sich häufig mit dem monoplegischen Tremor im Ruhezustande, ist aber manchmal so grob und prägnant, daß es als klinisches Symptom den Charakter der monoplegischen Lokalisation überragt und an dieser Stelle eingereiht werden kann. In anderen Fällen erscheint es auch ohne den Tremor im Ruhezustande und erlangt eine Ähnlichkeit mit der Herdsklerose. Im allgemeinen zählen wir also hierher alle hysterischen Tremorformen, die der Herdsklerose annähernd ähnlich sind.

α) Der Tremor bei der sogenannten pseudospastischen Paraparese (Fürstner-Nonne) befällt, wie wir an den letzten Beispielen der vorhergehenden Gruppe gesehen haben, vorwiegend die Unterextremitäten, hört in der Ruhe gewöhnlich auf, erreicht aber bei Intention eine derartige Intensität, daß der ganze Körper beim Gehen derart erschüttert wird, daß die Kleider des Kranken wie eine Fahne im Winde flattern; auch der Kopf beteiligt sich an dem Zittern. Aufregungen, Beobachtung des Kranken beeinflussen den Tremor ungünstig; Ablenkung der Aufmerksamkeit vermag das Zittern einzuschränken oder gar zu unterdrücken. Unser Patient z. B. zitterte, wenn er im Bade bis zu den Knien im Wasser stand, beim Gehen fast gar nicht, ebenso wenn er leicht gestützt oder vielmehr unter den Achseln mehr gehalten als gestützt wurde, oder wenn man ihn an einem Stock oder an einem Faden führte. (Derartige Fälle beschrieb Jessen als „spastische Zitterneurose“, Fürstner als „pseudospastische Parese mit Tremor“, Nonne unter demselben Namen, aber mit dem Zusatze „nach Trauma“, ferner Onuf, Fr. Procházka, Becker, Respinger, Pelnář, Vanýsek und in den letzten Jahren noch andere.)

β) Der vorangehenden Form sehr nahestehend, wenn nicht mit derselben identisch, ist der Tremor bei der sogenannten „abasie trépidante“ der französischen Autoren: die als Astasie-Abasie charakterisierte Störung des Ganges wird durch einen groben Tremor der unteren Extremitäten gesteigert; „la marche est gênée par des mouvements d'exécution contradictoires, consistant en une sorte de trépidation rappellant ce que l'on voit dans certaines paraplégies spasmodiques.“ — Blocq und Onanoff — Sémeiologie).

Hierher gehören unsere Fälle.

17. Dysbasia posttraumatica. Ein der pseudospastischen Parese mit Tremor ähnliches Bild. Aggravation. Simulation? Monoplegischer Tremor.

Z. 17/145/04. St. J., 59jähriger Tischler, fiel im Jahre 1901 von einer Leiter. Seit dieser Zeit klagte er über Kreuzschmerzen und Unbeweglichkeit. Vom 7. bis 14. April 1903 stand er in unserer Abteilung in Beobachtung. Man konstatierte Hesitation bei Bewegungen, sonst keine Anomalie. Die rechte Pupille war breiter als die linke, die Pupillen reagierten nicht. Bald darauf wurden die Füße schwach, so daß er sich zwei Krücken anschaffen mußte und trotzdem ging er schwer. Auch die rechte Hand erschlaffte im Karpalgelenk, so daß er sie nicht strecken konnte. Nach einem halben Jahre kehrte die Beweglichkeit wieder, aber dafür bekam er Schmerzen im rechten Schultergelenk und Unbeweglichkeit desselben. Bei seinem zweiten Eintritt in unsere Anstalt war die rechte Pupille weiter und total unbeweglich; die linke reagierte normal. Im übrigen bestanden keine Symptome einer Läsion des Nervensystems. Während der Untersuchung der rechten Oberextremität bekam er ein grobes Zittern dieser ganzen Extremität. Bei der direkten Untersuchung der Mobilität des rechten Schultergelenks und der Wirbelsäule klagt er über Unbeweglichkeit infolge ungeheurer Schmerzen; wenn aber die Bewegungen in dem genannten Gelenk und in der Wirbelsäule indirekt ausgeführt werden, reagiert er auf die Bewegung überhaupt nicht. Er steht auf breiter Basis mit hyperextendierten Knien und vorgebeugtem Rumpfe, kann sich nicht aufrecht erhalten, beim Gehversuch entstehen grobe Flexionen und Extensionen in den Kniegelenken; er überlegt es sich lange, bevor er ausschreitet; dann erhebt er den gestreckten Fuß, stampft mit ihm, wie wenn er aus Holz wäre, auf den Boden auf, schwankt dabei schnell hin und her, keucht, will sich an den umstehenden Gegenständen festhalten, schwankt, als ob er sich den Schädel zertrümmern sollte, fällt aber niemals hin. Auf seine Krücken gestützt geht er ohne zu schwanken, aber die Gangart bleibt unverändert. Wenn man ihn führt, geht er besser, auch wenn er sich hierbei nicht stützt. Die aktiven und noch mehr die passiven Bewegungen der unteren Extremitäten sind durch Kontrakturen nicht entsprechender Muskeln gehemmt. Wenn man die Füße des Kranken passiv emporhebt und fallen läßt, fallen sie nicht schlaff auf den Boden auf, sondern der Kranke schlägt mit ihnen erst nach einer Weile auf die Unterlage auf. Hebt man den Fuß des Kranken zur maximalen Elevation empor, die er selbst angeblich nicht erzielen kann, und drückt ihn dann aus dieser Lage plötzlich hinab, setzt der Kranke zuerst Widerstand entgegen und hält den Fuß eine Weile in maximaler Elevation, und erst dann schlägt er ihn auf den Boden nieder. Die Reflexe sind normal. Wenn sich der Kranke beobachtet fühlte, ging er schwer und zitterte dabei stark. Wurde er aber nicht beobachtet, z. B. als er das Krankenhaus verließ, ging er im gewöhnlichen Schritt, zitterte fast gar nicht und stützte sich nur wenig auf die Krücken.

18. Einen analogen Fall untersuchte ich wiederholt gemeinsam mit Herrn Prof. Haškovec im Jahre 1907. Es handelte sich um einen jungen Mann, der in einem Eisenbahnzug saß, als dieser entgleiste; der Wagen, in dem der Kranke saß, stürzte in einen Graben hinab; der Kranke verließ den Wagen mit den übrigen Reisenden durch das Fenster und kroch unter dem umgestürzten Wagen hervor; ganz erschreckt lief er vom Orte der Katastrophe eine halbe Stunde weit fort, er sah alles um sich wie in Nebel gehüllt und fürchtete, es müsse noch ein Unglück geschehen. Er lief bis zur nächsten Station, promenierte am Perron, setzte sich sodann nieder und bekam Kribbeln im Körper und Krämpfe, die er als typische tetanische Krämpfe schildert. Man trug ihn in einen Wagen und mußte ihn auch aus dem Wagen tragen, da seine Füße steif, wie hölzern waren. Seit dieser Zeit konnte er überhaupt nicht gehen; nur mit größter Mühe und mit fremder Unterstützung stellte er sich neben dem Bette auf, um urinieren zu können; hierbei zitterte er am ganzen Körper. Er befand sich fortwährend in Sanatorien; erst ein halbes Jahr nach der Katastrophe begann er mit Hilfe zweier Krücken zu gehen. Bei unserer Untersuchung fanden wir an den Oberextremitäten, am Rumpf und am Kopf nichts Abnormes. An den Unterextremitäten war die Muskulatur gut entwickelt, frei von Atrophien. In horizontaler Lage vollführt der Kranke mit denselben alle Bewegungen, doch in geringer Ausdehnung, mit geringer motorischer Kraft und offenkundiger Anstrengung; bei näherer Betrachtung wird es klar, daß eine jede Bewegung durch die gleichzeitige Kontraktion der Antagonisten gestört wird. Beim Versuche sich zu erheben und aufzustellen entsteht ein heftiges, rasches Zittern der Unterextremitäten, das sich sekundär durch passiven Tremor des ganzen Rumpfes äußert. Beim Gehen sind die Füße steif gestreckt, der Kranke hebt sie nicht vom Boden ab. Das Gehen ist weder ohne unsere Unterstützung, noch mit derselben möglich; nur wenn er sich auf seine langen, bis in die Achselhöhlen reichenden Krücken stützt, kann er stehen und gehen, allein auch dann steif und auf breiter Basis. Nach rückwärts geht er so wie nach vorn. Inselförmige Anästhesie, Hypalgesie und Analgesie. Alle Reflexe lebhaft. Kein Fußklonus, kein Babinski. Harnentleerung und Defäkation normal. Das Gesichtsfeld für Farben war erweitert; einige Gesichtsfelder für Farben waren abnormal gelagert und durcheinander geworfen.

Also eine typische „abasie trépidante" der französischen Autoren.

γ) Von derselben Art sind die sogenannten saltatorischen Krämpfe oder die saltatorische Abasie der Franzosen, bei der der Gang noch bizarrer ist; derselbe wird durch Muskelkontraktionen unregelmäßig gestört, so daß es mehr ein Hüpfen als ein Gehen ist. Die nahen Beziehungen dieser Form mit den vorangehenden Formen dokumentiert z. B. der von Eulenburg in seinem Handbuch aus dem Jahre 1871 in dem Kapitel über statische Krämpfe zitierte Fall Guttmanns.

Ein 46jähriger Tischler bemerkte, daß sein linker Fuß im Sitzen zittere und sich von der Unterlage abhebe. Das Zittern verstärkte sich, wenn er den Fuß hochheben wollte. Nach 14 Tagen zitterte, wenn er zu gehen versuchte, auch das linke Bein, so daß er beim Gehen hüpfte. Später ging das Zittern immer mehr in saltatorische Krämpfe über, aber mit der Zeit milderten sich diese Bewegungen zu einem zarten Zittern. Die Behandlung war erfolglos.

δ) Universeller Intentionstremor, überwiegend an den oberen Extremitäten und daher auf den ersten Blick am meisten der Herdsklerose ähnlich.

Dieser Tremor ist sehr intensiv, häufig grob und schleudernd, rhythmisch und schnell, macht bis zu 13 Wellen in der Sekunde, erfolgt nach den verschiedensten Richtungen, beginnt mit der Intention, auch dann, wenn dieselbe zu keiner Bewegung führt (Grasset), und zwar beginnt er schon vor dem Eintritt der Bewegung (unser 19. Fall) und überdauert manchmal die Intention (Oppenheim). Er pflegt mit einem Pseudoklonus des Fußes wie bei Sklerose oder mit einer hysterischen Hemiparese mit Hemispasmus wie bei Gehirnaffektionen einherzugehen, kombiniert sich mit vasomotorischen Störungen, mit rhythmischer Chorea, Stottern, Tic, kombiniert sich ferner manchmal im Ruhezustande mit intermittierendem Tremor wie bei Quecksilbervergiftung oder mit einem langsamen Tremor wie bei der Parkinsonschen Krankheit. Manche Patienten können den Tremor durch einen Trick unterdrücken. Ein einseitiger Tremor läßt sich mittelst des Transferts auf die andere Seite übertragen und durch die Hypnose unterdrücken und hervorrufen. Er tritt sofort mit seiner ganzen Intensität auf. Diese Form des hysterischen Tremors hat schon Breillot unterschieden und ihr den Namen Chorea hysterica belassen; aber vollständig abgetrennt hat sie erst Pitres, der dann so weit ging, daß er nicht bloß die sogenannte toxische Hysterie, sondern auch Westphals Pseudosklerosen und alle postinfektiösen Intentionstremorformen hierher zählte, was wir aber heutzutage nicht billigen können. Infolge der Lehre von Pitres finden wir bei dieser Form des Tremors Fälle, deren hysterischer Charakter nicht ganz sicher ist. (Die Fälle von Pitres nach Typhus, von Souques — 46jähriger Kesselschmied —, von Maguire — 49jähriger Patient, von Grasset.)

In klinischer Hinsicht sind alle publizierten Fälle durch die Mannigfaltigkeit und den Reichtum der Symptome und durch die plötzlichen und überraschenden Veränderungen in ihrem Verlaufe höchst interessant; jeder Fall besitzt etwas Charakteristisches, weshalb ich sie alle etwas eingehender anführen will.

Pitres: Der 34jährige Patient bekam nach großen finanziellen Verlusten Kopfschmerzen, Schlafsucht, Abnahme des Intellektes, linksseitige Parese der Motilität, der Sensibilität und der Sinnesorgane mit linksseitigem, reinem Intentionstremor, der an der Hand stärker war als am Fuße. Versuch mit dem Glase sehr prägnant. Der Kranke war kein Trinker, hatte nie Lues. Der Autor dachte an einen Gehirntumor, versuchte aber noch den Magneten und nach einer Stunde war der Kranke zur größten Überraschung des Autors gesund.

Charcot (1890): Ein 36jähriger, von einer epileptischen Mutter stammender Tischler bekam nach einem hysterischen Anfall Mutismus und Intentionstremor der Hand und Zittern des Fußes beim Gehen analog dem Fußklonus. Das Zittern trotzte zwei Jahre lang jeder Therapie.

Ein 39jähriger Landmann bekam nach hysterischen Anfällen allmählich einen Intentionstremor, der fälschlich auf Herdsklerose, Myelitis, Alkoholvergiftung bezogen wurde.

Talmas erster Fall: Ein 62jähriger Alkoholiker bekam vor zwei Jahren Intentionszittern der linken Unterextremität, dann der rechten Oberextremität, schließlich aller Extremitäten, so daß er seine Arbeit aufgeben mußte, da er nichts in die Hand nehmen und nicht gehen konnte. Er hatte Spasmen der oberen und unteren Extremitäten und gesteigerte Reflexe. Nach Brom trat vollständige Heilung ein.

Zweiter Fall: Ein Mann bekam nach einem Affekt (Zorn) einen Intentionstremor der linken Hand, besonders beim Schreiben. Auch die Sprache war etwas zitternd und die Muskeln in der Umgebung der Mundwinkel zitterten ebenfalls. Nach Brom und Wasserbehandlung genas der Patient.

Dritter Fall: Ein 8jähriges Mädchen konnte nach einem Schrecken weder schreiben noch andere feine Arbeiten mit der rechten Hand verrichten infolge des Zitterns und der Muskelzuckungen. Nach Brom verschwand alles.

Weiters beobachtete er bei zwei hysterischen Mädchen Hemispasmus mit Intentionszittern, das einer jeden Behandlung trotzte.

Boëri beschreibt einen universellen Intentionstremor (nach · Trauma) an den gesunden und verletzten Extremitäten.

Einisse beobachtete Intentionszittern der Stimmbänder bei drei in einem Pensionate wohnenden Mädchen im Alter von 12, 16 und 17 Jahren; diese Mädchen konnten nicht sprechen und der Autor sah mit dem Spiegel bei der Phonation ein intensives Zittern der in Medianstellung befindlichen Stimmbänder. Nach intralaryngealer Faradisation verschwand alles. Der Autor beobachtete in demselben Pensionate ein Jahr vorher vier analoge Fälle.

Hüssy sah einen 12jährigen Knaben, der während der letzten vier Wochen beim Essen ein intensives Zittern beider Hände bekam, das ihn am Essen hinderte, und zwar nur dann, wenn er den Löffel oder das Glas zum Munde führte, während es bei anderen Bewegungen z. B. beim Schreiben nicht auftrat. Nach Faradisierung verschwand es gänzlich.

In den angeführten Fällen handelte es sich um ein reines Intentionszittern. Häufiger ist dasselbe aber auch im Ruhezustande von einem langsamen oder schnellen Zittern der Glieder begleitet. Diese Fälle bezeichnet Dutil als type Rendu (tremblement rémittant intentionel).

Rendu: Ein 58jähriger Mann stürzte auf der Gasse hin und akquirierte eine rechtsseitige Hemiplegie, die nach 6 Wochen verschwand. Zwei Jahre später hatte er Zittern der Füße im Ruhezustande mit intentiver Verstärkung und Abschwächung. Nach Schwefelbädern verschwand alles. Vor 14 Tagen bekam er nach einem Schwindelanfall einen reinen Intentionstremor der Hände allein, links stärker als rechts, ohne Störung der Sensibilität und der Sinnesorgane. Die Patellarreflexe waren sehr gesteigert. Nach Schwefelbädern und Brom trat Heilung ein. (Diesen Fall, dessen hysterische Natur nicht sicher ist, zitiert Dutil.)

Rendus zweiter Fall aus dem Jahre 1892 ist überzeugender. Ein 66jähriger Mann hatte im Ruhezustande einen Tremor der rechtsseitigen Extremitäten wie beim Parkinson, bei Bewegungen einen solchen wie bei Sklerose. Gleichzeitig hatte er eine gleichseitige Hemianästhesie, Gesichtsfeldeinschränkung, glossolabialen Hemispasmus und hysterische Anfälle. Seine Krankheit begann vor 20 Jahren, als er in einer Fabrik auf Kautschukwaren arbeitete und einmal in Schwefelkohlenstoffdämpfen ohnmächtig wurde. Es blieb eine Lähmung der Motilität und Sensibilität rechts zurück, verbunden mit einem dem alkoholischen Tremor ähnlichen Zittern. Seit dieser Zeit wandert er von Klinik zu Klinik und wurde wiederholt als hysterisch demonstriert.

Rogers 69jähriger Patient hatte im Ruhezustande einen sehr langsamen Tremor, 2—2,5 Wellen in der Sekunde, rechts viel stärker als links; er hielt den Körper steif und bewegte die Finger wie über Brotkügelchen. Die Füße und der Kopf zitterten nicht. Bei der Glasprobe entstand ein heftiges Schütteln der Hände. Der Vater des Kranken endete durch Selbstmord, eine Schwester war hysterisch. Im 35. Lebensjahr tobte er während einer Lungenentzündung, hatte hysterische Anfälle und spastische Paraplegie und war ein halbes Jahr krank; eine Valeriandusche machte ihn binnen 48 Stunden gesund. Das gegenwärtige Zittern entstand wiederum nach einer Lungenentzündung, und zwar im Anschlusse an eine erfolglose Sondierung: er bekam einen hysterischen Anfall, nach welchem ein Zittern aller Extremitäten zurückblieb; an den Füßen verschwand das Zittern, nicht aber an den Händen. Interessant war das weitere Schicksal des Kranken: er bekam eine fieberhafte Zystitis und das Zittern verschwand wie auf einen Schlag. Nur am Morgen hatte der Kranke bei gefüllter Blase einen Intentionstremor.

Dutil publizierte in seiner These zwei Fälle aus der Klinik Charcot.

Ein 36jähriger Mann, dessen Mutter und Bruder an Epilepsie litten, erblickte vor zwei Jahren als er nach Hause ging, sein Kind unter den Hufen eines Pferdes. Er rettete das Kind, aber am nächsten Tage, nach einer durch schreckhafte Träume gestörten Nacht, hatte er Kopfschmerzen und seit jener Zeit klagte er über ein schlechtes Gedächtnis. Nach einem Monat bekam er auf dem Wege zur Arbeit einen Krampfanfall, nach welchem ein Zittern der Füße zurückblieb, das links stärker war als rechts. Seitdem wiederholen sich solche Anfälle mit nachfolgendem Zittern, einmal war auch Mutismus und Aphonie vorhanden. Der Autor beobachtete den Kranken zwei Monate und konstatierte einen regelmäßigen, groben Tremor von 6—6,5 Wellen in der Sekunde an den Händen und Füßen und am Kopfe; im Sitzen war der Tremor jenem beim Parkinson ähnlich, bei Bewegungen und im Gehen war er sehr grob. Außerdem besaß der Kranke zahlreiche hysterische Stigmata. Der Autor reproduziert eine sehr schöne Kurve des Intentionszitterns dieses Kranken. Das Zittern verschwand manchmal spontan im Ruhezustande.

Ein 39jähriger Mann, der vom 17.—19. Lebensjahre an nächtlichen Krampfanfällen litt, begann vor zwei Jahren ohne Ursache plötzlich zu stottern und zitterte dann an allen vier Extremitäten. Er lag ein Jahr im Krankenhause, wo er mit Jod und Quecksilber so lange behandelt wurde, bis er die Zähne verlor, aber vom Zittern wurde er nicht befreit. Das Zittern war am rechten Bein am stärksten und dem Klonus im Ruhezustande ähnlich. Beim Gehen zitterte der ganze Körper und sogar auch der Kopf (ja — ja). Der Versuch mit dem Glase war sehr prägnant. Hysterische Anfälle, Emotionen, Druck auf die hysterogenen Zonen verstärkten das Zittern. Zahlreiche Stigmata.

Bitots Fall hat ebenfalls Dutil publiziert. Es handelte sich um einen 39jährigen Mann, dessen Mutter und Schwester an Hysterie litten. Vor vier Jahren fiel ihm ein hölzernes Portal auf den Kopf. Er war eine halbe Stunde bewußtlos und als er das Bewußtsein wiedererlangte, zitterten seine Hände und Füße, besonders beim Gehen. Dann wurde das Zittern der Füße geringer, nicht aber jenes der Hände. Vor einem Jahre gesellten sich Zuckungen der Gesichtsmuskeln hinzu und das Händezittern wurde so stark, daß der Kranke weder essen noch schreiben konnte. Die Sprache war skandierend, wenn auch nicht schwerfällig. Nach Magnetisierung auffallende Besserung.

Wertheims 38jährige Näherin hatte anfangs Zittern bei der Intention sowie auch im Ruhezustande, wenn auch in diesem schwächer, später ein reines Intentionszittern von 8—9 Wellen in der Sekunde.

Krafft-Ebing beschrieb fünf Fälle von hartnäckigem Zittern bei jungen Frauen, das im Ruhezustande klein, bei Intention und Aufregung groß war, 2—3 resp. 4,4, 2—5 und 4—5 Wellen in der Sekunde besaß; es entstand dreimal nach Erschrecken, einmal nach Typhus und einmal ohne bekannte Ursache bei einer degenerierten Person. Der Autor faßt diese Fälle unter dem Namen Zitterneurose zusammen. Sein sechster Fall war sehr zweifelhaft:

15jähriges Mädchen, das seit seinem 12. Lebensjahr an einem groben Schwingen der rechten Hand leidet, welches im Ruhezustande klein ist, bei Intention aber gröber wird. Das Mädchen hat keine hysterischen Stigmata. Das Zittern trotzte jeder Behandlung.

Thébeault führt in seiner These über den senilen Tremor zwei Fälle nach Trauma an (Obs. IX. und XIII.), bei denen ich den Verdacht auf eine Kombination des senilen Tremors mit dem hysterischen Intentionszittern hege.

Andere Fälle lassen die Frage offen, ob es sich um Hysterie oder um beginnende Sklerose oder um die sogenannte Pseudosklerose Westphals oder um einen zerebralen Tremor gehandelt hat.

Pitres: Ein 18jähriger Jüngling, der Typhus überstanden hatte, erwachte eines Tages mit dem Gefühl von Kälte und Starre in der rechten Körperhälfte und konnte nicht sprechen. Nach 14 Tagen wich die Kontraktur einem groben Intentionszittern der Hand. Der Jüngling hatte eine beiderseitige Gesichtsfeldeinengung und fehlenden Pharyngealreflex.

Grasset: Eine 30jährige Patientin bekam nach dem Tode ihres Vaters Kopfschmerzen und eine linksseitige Parese mit Störung der Sensibilität und der Sinnesorgane; diese Erscheinungen verschwanden, aber es blieb eine Schwäche der linken Extremitäten mit reinem Intentionszittern zurück. Dann traten stetige Oszillationen des Kopfes mit rhythmischen Kontrakturen der Stirn- und Augenbrauenmuskeln hinzu. Der Autor wirft selbst die Frage auf, ob außer Hysterie nicht auch eine Läsion des Pedunculus vorhanden gewesen sei.

Souques: In diesem von Dutil in seiner These publizierten Falle handelte es sich um einen 46jährigen Schmied, in dessen Familie Fälle von Wahnsinn und Migräne vorkamen. Er pflegte seine Frau 18 Monate vor ihrem Tode Tag und Nacht und wurde nach ihrem Tode trübsinnig. Eines Morgens wurde er ohnmächtig und als er erwachte, hatte er eine rechtsseitige Lähmung und Abasie. Nach einer fünfmonatlichen Behandlung in einem Krankenhause war sein Zustand nur gebessert. Später hatte er Schwindel, Kopfschmerzen und Zittern, doch besserten sich diese Beschwerden nach Bädern und Jod. Dann verlor er allmählich die Sehkraft des rechten Auges. Zugleich hatte er eine skandierende, häsitierende, stotternde Sprache. Im Sitzen war er ruhig; sobald er aufstand, zitterte er am ganzen Körper 6—7 mal in der Sekunde, hatte Intentionszittern der Hände, schleppte den rechten Fuß nach, wobei aber der rechte Patellarreflex herabgesetzt war. Er hatte hysterische Stigmata. Links war das Gesichtsfeld konzentrisch verengt, rechts bestand Amaurose. Der ophthalmoskopische Befund war normal. Kein Nystagmus. Nach zwei Monaten verschwand das Zittern fast vollständig und war nur im Zustande der Ermüdung und bei Emotionen vorhanden, aber die Sprachstörungen und die sensitivo-sensorielle Hemiplegie blieben bestehen.

Maguires Patient (zit. von Dutil), ein 49jähriger Mann, hatte Intentionszittern vorwiegend an den Händen, aber auch an den Füßen, und eine monotone, sakkadierte Sprache. Nach einer Kombination von Jod und Brom trat Besserung ein. Dann trat eine Rezidive ein und Heilung ohne Medikation. Die Sensibilität war unverändert.

Sinkler (1898): Ein 25jähriger Mann verspürte vor 18 Monaten beim Gehen ein Zucken im linken Unterschenkel und hatte bald darauf Intentionszittern in der rechten Oberextremität. Dann breitete sich das Zittern auch auf die übrigen Extremitäten aus. Es trat eine Lähmung des M. rectus internus dexter auf. Absences. Der Autor sah den Kranken im Jahre 1897. Damals ging dieser wegen Unsicherheit des linken Fußes beschwerlich. Im Ruhezustande zitterte er nicht, aber mit der rechten Hand konnte er wegen Intentionszittern nicht arbeiten. Die Patellarreflexe waren lebhaft; kein Fußklonus. Die Sprache war schwerfällig und skandierend. Die Augen waren normal. Hierauf trat eine allgemeine Besserung ein. Nun trat aber an der linken Hand Intentionszittern auf. Nach Kautherisation des Nackens (Points de feu) konnte er mit der linken Hand essen. Gegenwärtig hat der Kranke nur bei Intention Zittern der Hände, links klein, rechts prägnant. Der Kranke stammte aus gesunder Familie. Er hatte keine hysterischen Stigmata. Der Autor hält ihn für „functional tremor simulating disseminated sclerosis“.

In der Klinik Thomayer beobachteten wir einige schöne hierher gehörende Fälle von hysterischem Intentionszittern.

19. Posttraumatischer, monoplegischer, reiner Intentionstremor.

F. G., 40jähriger Kondukteur. Am 30. Juni 1902 geriet er mit der rechten Brustseite und mit der rechten Oberextremität zwischen die Puffer. Seit dieser Zeit hängt die rechte Oberextremität schlaff herab. Bei der Untersuchung am 25. Juni 1903, also ein Jahr nach der Verletzung, hing die genannte Extremität noch immer kraftlos herab; wenn er dieselbe hochheben soll, hebt er sie nur ganz wenig und matt empor, die Hand gerät hierbei in ein rasches, grobes Zittern, wird aber bald matt, sinkt herab und das Zittern hört sofort auf. Wenn der Kranke sich nicht beobachtet glaubte (beim Ankleiden), hob er die Hand bis zu einer Höhe von 30° empor, ohne daß die Hand sichtlich zitterte. Das Zittern wird durch zwei Kurven veranschaulicht. Bei langsamer Umdrehungsgeschwindigkeit sehen wir den Tremor vom be-

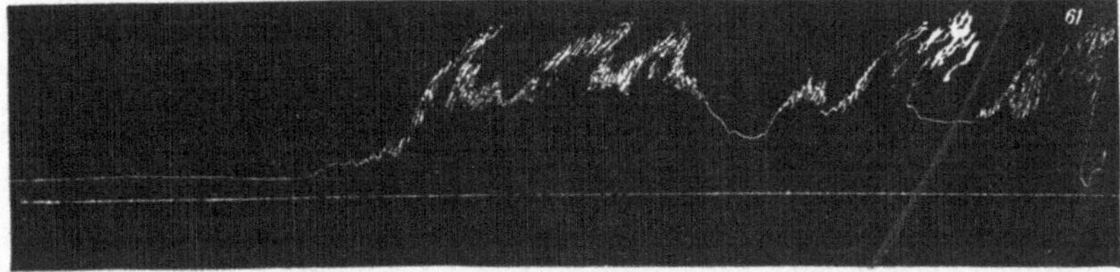

Fig. 61.

schriebenen Charakter. Bei größerer Umdrehungsgeschwindigkeit der Registriertrommel sehen wir, daß das Zittern schon vor dem Emporheben der Hand beginnt; es ist zart, besteht aus 8—9 Wellen in der Sekunde, wird bei Intention ungeheuer größer, bleibt im allgemeinen immer größer und beginnt sich dann in der Mitte

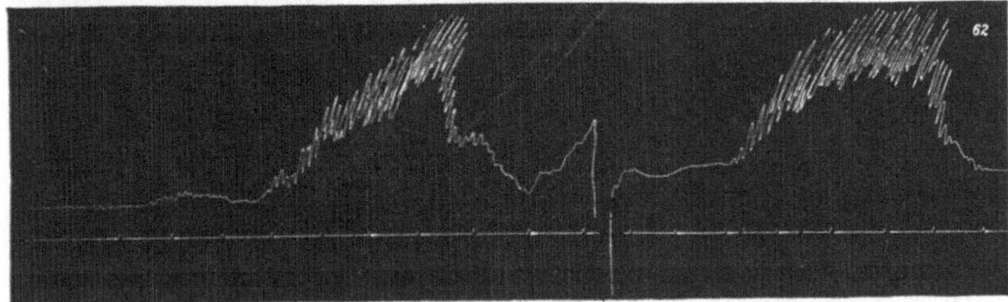

Fig. 62.

zu verkleinern; es ist alternierend, besitzt 13,3 Wellen in der Sekunde und hört nach dem Herabsinken der Hand schnell auf, außer es folgen noch einige kleine Wellen nach (Figg. 61 und 62).

20. Anfälle von Intentionszittern der rechten Oberextremität mit Tic des Platysma und des Diaphragma (?). Hysterogene Zonen. Beginn nach einer Emotion. Hysterischer Mutismus und hysterisches Stottern.

Z. 4017/04. J. B., 60jähriger, aus gesunder Familie stammender Drehorgelspieler. Trank früher bis 18 Glas Bier. Bis zum 15. Lebensjahre litt er an schreckhaften Träumen mit ängstlichem Aufschreien. Vor 7 Jahren wurde er von einem Wachmann angehalten und gefragt, ob er die Erlaubnis habe, die Drehorgel zu spielen. Er erschrak darüber und konnte am Abend nicht sprechen. Er wurde in die Klinik aufgenommen, wo er nach fünfwöchigem Faradisieren die Sprache wiedergewann. Schon damals zitterte die eine Hand, doch war ihm dies nicht hinderlich. Vor 6 Jahren bekam er ein Telegramm, das ihm die Nachricht von dem Tode seines Sohnes überbrachte. Er erschrak, es schnürte ihm die Kehle zu, sein ganzer Körper wurde steif, er konnte nicht sprechen, sondern stammelte nur, im Gesichte ganz rot, vor sich hin, bevor er wieder sprechen konnte. Die rechte Oberextremität begann zu zittern und wurde hin und hergeschleudert. Anfangs konnte er das Zittern nicht unterdrücken, später kam er dahinter, daß das Zittern verschwindet, wenn er die rechte Hand mit der linken festhält. Die Faradisation in der Klinik blieb erfolglos. Die Sprache besserte sich binnen 6 Tagen, aber das Zittern verfolgt ihn seither; sobald er nämlich in Erregung gerät, beginnt die rechte Hand zu zittern, der Kopf wird gegen die rechte Schulter gezogen, der rechte Mundwinkel wird herabgezogen, der Patient „quieckt auf“ und kann weder atmen, noch ein Wort hervorbringen, solange die Hand zittert. Es handelte sich um einen herabgekommenen Mann mit Lungenemphysem, der keine Symptome einer organischen Läsion des Nervenmuskelsystems darbot. Am Rumpfe und in den Kniekehlen kutane Hyperästhesie. Im Ruhezustande lag die rechte Oberextremität stetig dem rechten Oberschenkel an. Zeitweise bewegte sich auch im Ruhezustande diese Extremität in toto rhythmisch, langsam (5—6 mal in der Sekunde) im Sinne der Adduktion und Abduktion im Karpalgelenk und der Pronation und Supination des Vorderarms. Subjektive Aufmerksamkeit und fremde Beobachtung verstärkten das Zittern. Wenn der Kranke die Hand aus dieser Position emporhebt, verfällt die Hand in eine intensive Schüttelbewegung, der Patient bekommt einen Krampf des rechten Platysma, beginnt zu stöhnen, wird im Gesichte rot und kann nicht sprechen; wenn er aber die rechte Hand mit der linken faßt, dieselbe am Karpus drückt und an den Oberschenkel preßt, verschwindet das Händezittern mit einem Schlag, der Platysmakrampf löst sich und der Patient kann sofort oder nach einer Weile normal sprechen. Durch Druck auf den zervikobrachialen Plexus, die rechte Achsel, den rechten

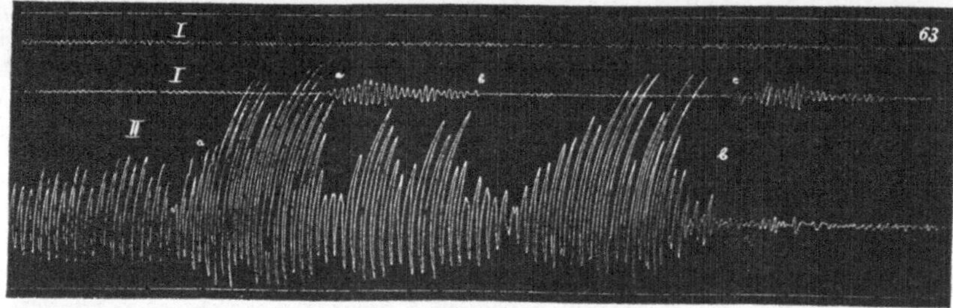

Fig. 63.

großen Brustmuskel, den rechten M. cucullaris wird sofort ein typischer Anfall ausgelöst. Dasselbe geschieht, wenn man die Hand passiv vom Oberschenkel abhebt. Im Anfall ist die rechte Oberextremität bei passiven Bewegungen starr, nicht aber außerhalb des Anfalls. Wenn wir das Manöver, mittelst dessen es dem Kranken gelingt, das Zittern zu unterdrücken, selbst vornehmen, nimmt die Intensität der Schwingungen der Hand zu. Auf der beigelegten Serie von Kurven sieht man, daß die linke Hand im Ruhezustande zart, nicht ganz gleich und nicht ganz regelmäßig flimmert (Fig. 63 I); die Amplituden sind klein, 10 in der Sekunde; bei Intention zittert sie anfangs mit viel gröberen Amplituden (Fig. 63 I a), aber fast gleich schnell (9,5 in der Sekunde), sodann zittert die gestreckte Hand wieder wie im Ruhezustande (I b) und wenn die Hand wieder in die ursprüngliche Lage zurückkehrt, gerät sie neuerdings in dasselbe Zittern wie im Beginne der Intention (I c). Anders rechts: Hier sehen wir im Ruhezustande ein grobes Schwingen, 6,5 in der Sekunde (Fig. 63 II), das vor der Intention ungeheuer zunimmt, dabei gleich schnell, ungleichmäßig, aber sehr regelmäßig bleibt (II a); nach beendeter Intention bleibt ein ungleichmäßiges, im großen und ganzen rhythmisches Zittern mit 12—13 kleinen Amplituden in der Sekunde zurück (II b).

21. Grober, langsamer bis mittelschneller Tremor der Hände, im Ruhezustand intermittierend, bei Intention offenkundig, häufig ungleich und unregelmäßig. Inkonsequenter Tremor.

Z. 17 003/03. J. M., 46jähriger, aus gesunder Familie stammender Arbeiter. Von seinen 6 Kindern hat eine 16jährige Tochter einen schlechten Gang, zeitweilig Zuckungen des Körpers und Händezittern. Vor 7 Jahren mußte er sich nach einem Zwist in der Familie legen; hierbei empfand er eine solche Hitze im Körper und eine solche Angst, daß er sich in die Hausflur begeben mußte; dort wurden alle Extremitäten wie hölzern, aber er blieb bei Bewußtsein. Jemand besprengte ihn mit kaltem Wasser, worauf alles vorbeiging. Vor 4 Jahren erwachte er plötzlich, schnellte empor, warf sich auf die rechte Seite und wurde von universellen klonischen Krämpfen, am meisten an den linken Extremitäten, ergriffen. Nach einigen Minuten ging alles vorüber, er war bei Bewußtsein. Seit diesem zweiten Unfalle bekommt er bei Intention ein Zittern der oberen Extremitäten, welche so schwach werden, daß er arbeitsunfähig wird. Er ist kein Potator. In der Klinik sahen wir einen im allgemeinen gesunden Mann mit guter Muskelkraft und unbedeutend empfindlichen zervikobrachialen Geflechten. Keine hysterischen Stigmata. Die oberen Extremitäten zittern im Ruhezustande für gewöhnlich nicht, nur zeitweise geraten sie in ein Flimmern aus kleinen Amplituden im Karpalgelenk im Sinne der Adduktion und Abduktion oder im Sinne der Supination und Pronation des Vorderarms. Wenn der Kranke die gestreckten Oberextremitäten emporhebt, zittern die Hände unterwegs gar nicht, erst wenn sie in horizontaler Lage verharren, beginnen sie regelmäßig zu zittern, wobei das Zittern von mittlerer Geschwindigkeit ist und bald an der linken, bald an der rechten Hand, und zwar hier häufiger überwiegt. Es ist wiederum von derselben Art, wie das eben beschriebene. Manchmal zittert auch der eine oder der andere Finger, besonders individuell. Beim Zusammendrücken des Dynamometers ist das Zittern stärker. Bei intendierten Bewegungen verfällt die Hand in ein grobes Zittern, und zwar sofort im Beginne der Bewegung — namentlich die rechte Hand —, sobald sie einen Gegenstand erfaßt (ein Nachbar, der an Sklerose litt, nahm das Glas ruhig in die Hand), und wird dabei so geschüttelt, daß beim Versuch mit dem Glase das Wasser verschüttet wird und der Kranke nicht trinkt, weil er das Glas an den Zähnen zerschlagen könnte. Der Kranke trinkt in der

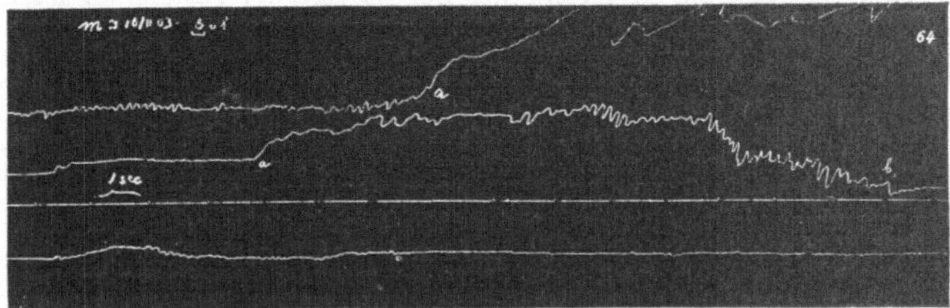

Fig. 64.

Weise, daß er das Glas mit beiden Händen anfaßt, wobei er nur wenig zittert. Nach langer Anstrengung gelingt es dem Kranken, das Zittern der einen Extremität zu unterdrücken, aber gewöhnlich beginnt dann die andere zu zittern. Die Füße zittern nicht; doch behauptet der Kranke, daß manchmal die Knie zittern. Die Stirn ist in stereotype wellenförmige Falten gelegt. Keine Mimik. Man sah ihn den Schnurrbart ganz ohne Zittern drehen. Die Behandlung mit Hydroscyaminum hydrobromicum war erfolglos. Beim Schreiben zitterte die Hand sehr, ohne daß die Schrift an Deutlichkeit eingebüßt hätte.

Aus den Kurven ersieht man, daß im Ruhezustande manchmal ein ungleicher, unregelmäßiger Tremor mit 7 Wellen in der Sekunde erscheint, daß der Kranke beim Hochheben der Hand dieselbe zuerst unregelmäßig und langsam bewegt, worauf sich ein gröberer Tremor von ungleichen Amplituden, wiederum 7 in der Sekunde, etabliert (Fig. 64a) und daß im Ruhezustande der Tremor wiederum unbedeutend ist und 6—7 Wellen in der Sekunde besitzt (Fig. 64b).

22. Motorische sensitivo-sensorielle Hemiparese mit Kontrakturen. Krampfanfälle. Singultus. Gackern. Transfert. Tremor einer Hand, der bei Intention gröber wird. Heilung.

Z. 3191/04. P. C., 32jährige Patientin, die von einer nervösen, weinerlichen, reizbaren Mutter stammt. Von Jugend an zu Trübsinn disponiert. Im 14. Lebensjahre Typhus, im 18. Bauchfellentzündung, im 20. Kopfrose. Im Alter von 22 Jahren besuchte sie eine Freundin, die nach einem Sturz ins Wasser an hysterischen Krämpfen litt. Sie weinte die ganze Nacht durch und hatte am nächsten Morgen ebensolche Anfälle. Nach einer Woche war sie gesund. Im 24. Lebensjahre wurde sie auf einem

Ausfluge nach dem Tanzen ganz durchnäßt. Am nächsten Morgen bekam sie dieselben Anfälle, nur waren dieselben länger und heftiger; hierbei soll sie so durchgebogen gewesen sein, daß sie sich nur auf den Kopf und die Fersen stützte. Nach einer Woche war sie wiederum gesund. Hierauf heiratete sie. Im 26. Lebensjahre bekam sie nach einem Streit mit ihren Eltern dieselben Anfälle; auf einmal verfiel sie in Bewußtlosigkeit, aus der sie erst nach 6 Tagen erwachte. Sie war ganz starr, hatte die Zähne zusammengepreßt, so daß sie mittelst eines zwischen den Zähnen durchgesteckten Federkiels ernährt werden mußte. Im 31. Lebensjahre ärgerte sie sich mit dem Dienstboten, worauf sie wieder einen großen Anfall bekam. Der letzte Anfall stellte sich jetzt im 32. Lebensjahre ein und zwar nach Kopfschmerzen, an denen sie seit ihrem 20. Lebensjahre leidet; sie begann zu schluchzen, hierauf wurde ihr schwarz vor den Augen und sie wurde bewußtlos. Angeblich hat sie sich gewunden und mit sich herumgeschlagen; ein Arzt gab ihr Chloroform zu riechen, worauf die Krämpfe aufhörten und die Kranke 3 Tage schlief. Als sie erwachte, konnte sie nicht sehen und redete „von lauter Spinnen". 5 Wochen später bekam sie Schmerzen in die rechte Körperhälfte und bald darauf wurde die ganze rechte Körperhälfte starr, sie war auf dem rechten Auge blind und auf dem rechten Ohr taub. Nach 2 Tagen sah sie auf dem rechten Auge wieder. An demselben Tage kam sie in die Klinik. Hier wurde konstatiert, daß weder eine Läsion der Organe, noch eine solche des zentralen Nervensystems vorlag. Man fand nur eine Sensibilitätsstörung der rechten Körperseite mit Ausnahme des Bauches und der Lenden für alle Qualitäten, motorische Schlaffheit und Kontrakturen und eine Herabsetzung der Sehschärfe, des Gehörs und des Geschmackes. Hysterogene Zonen fehlten. Das Gesichtsfeld war nicht eingeschränkt. Die rechte Oberextremität verfiel zeitweise in ein zartes und sehr schnelles Zittern, das im Ruhezustande und bei Bewegungen gleich war und spontan verschwand. Nach 2 Tagen zeigte sich aktive Beweglichkeit der rechten Oberextremität und da entstand bei Bewegungen ein rascher, durch Intention hervorgerufener Tremor (28. Februar 1904). Am dritten Tage wurde sie bewußtlos, schluchzte laut und rhythmisch und gackerte wie eine Henne. Auf äußere Einflüsse reagierte sie nicht. In dem bewußtlosen Zustande wurde durch bloße Verbalsuggestion ein Transfert der Sensibilitätsstörungen und Kontrakturen auf die linke Seite bewirkt. Der Transfert war anfangs unvollständig, aber nach 3 Tagen vollkommen. Die linke Oberextremität verfiel bei Intention in ein ungeheueres Zittern; rechts war das Zittern bei Intention kaum merklich (2. März 1904). Hierauf akquirierte die Patientin eine tonsilläre Angina mit Aphonie, die nach schmerzhafter Faradisation wich. Auch die Kontrakturen verschwanden nach schmerzhafter Faradisation. Mehrere Tage hindurch hatte sie, wenn die Wärterin die Messung vornahm, eine Temperatur von 39°, bei unserer Kontrolle 37—37,5°. Wurde am 19. März 1904 fast vollständig geheilt entlassen. — Es wurde eine ganze Reihe von Kurven aufgenommen, die einander im großen und ganzen ähnlich waren, darunter auch die in Fig. 47b und c angeführten.

g) Bizarrer Tremor.

Der vorangehenden Form schließen sich verschiedene, vereinzelt beschriebene Tremorformen bei hysterischen Personen eng an.

Zunächst gehören hierher die Fälle von epidemischer Hysterie, die manchmal von Zitteranfällen begleitet wird, bei der jedoch die motorischen Erscheinungen häufig stürmischer, unregelmäßiger sind (Springen, Tanzen, grobe Konvulsionen). Häufige Erwähnung — allerdings nur en passant — des Zitterns bei derartigen Epidemien (epidemischer Tanz in Deutschland und in den Niederlanden, St. Johannistanz, St. Veitstanz, Tarantismus in Italien, die Konvulsionäre des hl. Medardus 1731, die amerikanischen und irischen „Camp-meeting" und „revivals" im Beginne des 19. Jahrhunderts und in dessen erster Hälfte) findet sich bei Richer (La grande Hystérie).

Kurrer beschrieb eine Zitterepidemie in Horb in Württemberg und erwähnt Epidemien in Meißen (112 Fälle), in Chemnitz (21 Fälle), in Basel (122 Fälle). Die von ihm beschriebene Epidemie zeichnete sich durch Zitteranfälle der rechten Hand, seltener der linken Hand und der unteren Extremitäten aus; das Zittern wiederholte sich durch mehrere Wochen oder Monate und ging stets in Heilung über.

Breillot führt in seiner These die im Jahre 1729 in Tübingen beobachtete und von Elias Camerarius beschriebene Epidemie an: Nach einer Art Erschlaffung, einem stuporösen Zustand, trat ein allgemeines, heftiges Zittern auf, das mit einem Angstzustand verbunden war und 7—8 Wochen dauerte. Hierbei schliefen die Kranken gut, fieberten nicht und hatten guten Appetit. Latteux erwähnt in seiner These die „trembleurs de Cévennes" und die amerikanischen Quäker, die bei ihren religiösen Übungen in Zittern geraten. [Jungmann zitiert in seinem Wörterbuch aus Kollár: Wenn die Quäker in ihren Versammlungen zu lernen anfangen, beginnen sie zu zittern und heißen deshalb Zitterer (tremulenti)].

Schütte beobachtete in den Meißener Schulen eine eigentümliche, heftige Zitterkrankheit: Bei 9—13jährigen Mädchen erschien plötzlich ein Anfall von nervöser Unruhe und hernach ein Tremor der rechten Hand im Sinne der Adduktion und Abduktion, der sich manchmal auch auf den Unterarm ausbreitete, manchmal auch die linke Hand befiel, mehrere Minuten bis zu einer halben Stunde dauerte und sich durch mehrere Wochen, ja sogar Monate wiederholte. Aemer beschrieb eine ähnliche Epidemie in Basel (siehe den Vibrationstremor).

Krafft-Ebing beobachtete ein 18jähriges Mädchen, das nach einem Schreck einen allgemeinen Schüttelkrampf bekam, dessentwegen das Mädchen vier Monate liegen mußte; das Zittern war Tag und Nacht vorhanden (!). Eines Tages stand die Patientin auf und das Zittern war verschwunden. Hierauf zitterte sie ein Jahr lang nicht, solange sie stand oder ging; sobald sie sich legte, erschien das Zittern wieder. Abends konnte sie deswegen lange nicht einschlafen; erst wenn sie recht müde war, schlief sie ein und das Zittern hörte auf. (Auch Oppenheim sah einen hysterischen Tremor, der besonders dann mächtig war, wenn der Kranke lag.)

Raymond beschrieb im Jahre 1892 einen 38jährigen Kellner, Alkoholiker, der vor einem Jahre nach einer durchgebummelten Nacht mit einem stetigen Tremor der unteren, sodann auch der oberen Extremitäten erwachte. Im Liegen hatte er rhythmische Bewegungen der unteren Extremitäten; er adduzierte und abduzierte die Füße; hier und da wurden diese Bewegungen durch eine Extension unterbrochen. Auch der Gang war durch plötzliche Flexionen und Extensionen der Füße gestört.

Boucarut beschrieb einen Kranken mit sicheren Symptomen der Hysterie, der im Ruhezustande in den Schultergelenken Bewegungen vollführte wie ein Vogel, der mit den Flügeln schlägt und zwar 186mal in der Minute; bei Intention wurde der Tremor größer und schneller; nach Erreichung des Zieles der Intention kehrte er zu der Form im Ruhezustande zurück. Bei intendierten Bewegungen der einen Hand entstanden identische und synchronische Bewegungen der anderen Hand. Durch den Willen ließ sich das Zittern nicht unterdrücken, verschwand aber im Schlafe vollkommen.

Voß beschreibt in seinem Buche „Über die Hysterie in Rußland" drei Fälle von alter Hysterie, von denen der erste mit der rechten Oberextremität fortwährende rhythmische Bewegungen ausführte, wie wenn er die Mandoline spielen würde, der zweite, wie wenn er trommeln würde (derselbe hatte auch einen saltatorischen Gang); die Frequenz dieser letzteren Bewegung betrug drei in der Sekunde; der dritte Fall zeigte rhythmische, blitzschnelle Zuckungen in allen Extremitäten.

Diese zweite Gruppe bildet offenbar den Übergang zu der Gruppe der sogenannten rhythmischen Chorea, der hysterischen automatischen Bewegungen.

Schließlich wurden noch Zitterformen beschrieben, die infolge ihrer eigentümlichen Beschaffenheit zur Hysterie gezählt wurden, obwohl die Diagnose nicht über jeden Zweifel erhaben war. So z. B. beobachtete Popov bei einem 21 jährigen Bauer einen seit der Kindheit in wiederholten Anfällen wiederkehrenden Tremor der unteren Extremitäten, der stets 14 Tage dauerte und sodann plötzlich verschwand.

* * *

Einem praktischen Bedürfnisse entsprang das Bestreben, das Zittern bei der sogenannten traumatischen Neurose, d. i. bei der traumatischen Neurasthenie und Hysterie, besonders zu charakterisieren. Bisher waren alle diesbezüglichen Versuche erfolglos. Boëri behauptet, es handle sich um einen konstanten Tremor, der, wenn er nicht sichtbar ist, durch die Anstrengung, den Schmerz hervorgerufen wird; er ist universell, an den kranken und gesunden Gliedern vorhanden, ein dem emotiven Tremor analoger Intentionstremor von 9—12 Wellen in der Sekunde. Leube gibt an, daß der traumatische Tremor bei Aufregung und Anstrengung besonders stark sei. Jamin versucht eine besonders häufige Form, welche bei Versicherten jenseits des 50. Lebensjahres nach Traumen vorzukommen pflegt, aufzustellen. Es handelt sich um einen Tremor der rechten Hand, der ganz monosymptomatisch ohne andere Stigmata vorkommt und eine Frequenz von 6—8 Wellen in der Sekunde aufweist; er findet im Karpalgelenk, nicht an den Fingern statt und besitzt ein Crescendo und ein Decrescendo. Er ist im Ruhezustande sowie bei Intention vorhanden, bei welcher er manchmal verstärkt, manchmal aber auch verringert ist. Bei vorsichtigen Manipulationen der gesunden Hand schwächt er sich ab. Er ist von der Aufmerksamkeit und dem psychischen Zustande der Kranken überhaupt sehr abhängig. Diese können sich beim Arzte kaum unterschreiben, während sie zu Hause sehr schön schreiben. Die Prognose ist unsicher. Auch bei unwillkürlichen Bewegungen tritt er nicht auf (Liniger). Seeligmüller ist ebenfalls der Ansicht, daß nach dem Trauma zuerst die verletzte Extremität zittert und alle übrigen erst nachfolgen.

Auf Grund unserer Beobachtungen kann ich bestätigen, daß diese besonders beschriebene Form bei Versicherten ziemlich häufig vorkommt. Diese Form wird auch am häufigsten simuliert (Liniger, Fuchs, Seeligmüller). Aber sie ist kein Charakteristikon der traumatischen Hysterie, denn sie kommt auch bei nichttraumatischer Hysterie vor; ebensowenig charakteristisch ist das von Boëri und Leube beschriebene Zittern.

* * *

Ich will noch auf den „anscheinend hysterischen“ Tremor hinweisen. An einem anderen Orte habe ich in systematischer Weise auf zahlreiche bei Hysterie vorkommende Symptome hingewiesen, die uns bei ernsten organischen Erkrankungen zu einer falschen Diagnose auf Hysterie und zu einer falschen Prognose verleiten können. Zu diesen Symptomen gehört auch das Zittern. Dutil führt einen analogen Fall an (Obs. XVIII).

30jähriges Dienstmädchen, wurde bei Charcot 1889 behandelt; stammte aus nervöser Familie; hatte im 7. Lebensjahr nächtliches Zittern, leidet an Migräne, ist seit 1886 krank. Die Patientin schlief in einem feuchten, kalten Raume, erwachte bei Nacht mit heftigen Schmerzen um das rechte Auge, mit Klopfen in der rechten Schläfe und Sausen im rechten Ohr. Binnen 4 Tagen waren alle Erscheinungen allmählich zurückgegangen. Während der folgenden 5 Monate wiederholte sich der Anfall zeitweise für 1—2 Stunden. Nach 6 Monaten bekam sie eines Abends plötzlich die heftigsten Kopfschmerzen, wurde nach 2 Stunden bewußtlos, erwachte am Morgen, ohne sich naß gemacht oder sich in die Zunge gebissen zu haben, bei vollständiger Euphorie, worauf sie 18 Monate hindurch vollständige Ruhe hatte. Sodann hatte sie wieder einen Anfall von Schmerzen auf beiden Kopfseiten und wurde nach einigen Tagen wieder bewußtlos. Hierauf gebar sie ein uneheliches Kind. Nach einer Reihe von Monaten Bewußtseinsverlust, diesmal mit Enurese. Eines Abends — $2\frac{1}{4}$ Jahre nach dem Beginne ihrer Krankheit — hatte sie wegen ihres Kindes einen Streit mit der Mutter, worauf sie ein leichtes Zittern der rechten Hand bekam, das nach einer Weile wieder verschwand. Am nächsten Tage bekam sie das Zittern jede halbe Stunde für mehrere Minuten, dann immer mehr und mehr, und vor 2 Monaten auch am Fuße. Seit dieser Zeit klagt sie fortwährend über Kopfschmerzen, Ohrensausen und Empfindlichkeit der Haare. Alle 2—3 Tage hatte sie einen Anfall von Kopfschmerzen, die von der Stirn in den Nacken ausstrahlten, mit Ohrensausen, Schwindel nach rückwärts und Betäubung verbunden waren; diese Anfälle dauerten längstens eine Minute. Das Zittern war nur an den rechten Extremitäten vorhanden, der Kopf zitterte passiv; links, an den Augen, an der Zunge bestand kein Zittern. Das Zittern an der Hand war nicht synchron mit jenem des Fußes, sondern Hand und Fuß wechselten oft miteinander ab. Am intensivsten war das Zittern der Hand. Es entstand plötzlich am Oberarm, am Ellbogen, an der Hand, verstärkte sich und verschwand sodann. Die Kranke preßte die Hand gegen den Unterleib und konnte das Zittern auf diese Weise manchmal unterdrücken. Die Muskelkraft war nicht vermindert. Die Reflexe waren normal. Die Innervation der Gehirnnerven war bis darauf, daß die Innervation der linken Wange jene der rechten übertraf, normal. An zahlreichen Körperstellen fanden sich Inseln von Hyperästhesie bei tiefem Druck. Das Gesichtsfeld war beiderseits in sehr prägnanter Weise und dauernd eingeschränkt. Sinnesorgane normal. (Bezüglich des ophthalmoskopischen Befundes findet sich keine Angabe.)

Mit Rücksicht auf die Form des Zitterns und die Hyperästhesie wurde Hysterie diagnostiziert.

Die Patientin starb eines Nachts plötzlich und bei der Sektion fanden sich zwei Gliome; das eine in der rückwärtigen Partie des rechten Thalamus, das andere nahm fast den ganzen linken Thalamus ein.

Sehr vorsichtig muß das „hysterische“ Zittern bei Kindern beurteilt werden, da es bei diesen das erste Symptom einer organischen Hirnläsion sein kann (Enzephalitis, diffuse Sklerose, disseminierte Sklerose).

Ich habe bereits bei dem der Sklerose ähnlichen hysterischen Tremor bemerkt, daß so mancher von den beschriebenen Fällen eigentlich schon eine beginnende Sklerose sein könnte.

Überhaupt kann uns die Sklerose, der Gehirntumor, der Gehirnabszeß sehr leicht zur Diagnose der Hysterie verleiten.

Historische Bemerkungen. En passant wurde das Zittern bei Hysterie in zahlreichen älteren Arbeiten über Hysterie und Nervenkrankheiten überhaupt beschrieben. Genauer beschrieben hat es Charcot, systematisch studiert haben es unabhängig voneinander Rendu und Pitres im Jahre 1889; hierauf erschien die schöne systematische These über den hysterischen Tremor von Dutil im Jahre 1891, in welcher so ziemlich alles, was wir heute über den hysterischen Tremor wissen, enthalten und auch durch einige schöne Kurven belegt ist. Letulle publizierte im Jahre 1888 seine Arbeit, in der er den Verdacht aussprach, daß die sogenannten toxischen Zitterformen hysterisch seien, eine Vermutung, die übrigens schon Charcot zwar nur nebenbei, aber mit Sicherheit in seinen Vorlesungen ausgesprochen hat. Letulles Lehre wurde von dessen Schüler Mugnerot durch eine besondere These im Jahre 1889 gestützt.

Die Therapie des hysterischen Zitterns läßt sich von der Behandlung der Hysterie überhaupt nicht trennen. Es ist zu bemerken, daß Fälle von Zittern, die allen Medikamenten und Methoden getrotzt hatten, geheilt wurden, wenn ihr hysterogener Punkt gefunden war (häufig längs der Wirbelsäule) und auf diese Stelle der Magnet (Pitres) oder der faradische Pinsel appliziert wurde. Auch nach der Analgesie mit Äther verschwand das Zittern (Krafft-Ebing). Bei der Behandlung des Quecksilbertremors haben wir Letulles Suggestionsbehandlung mit der elastischen Einwickelung erwähnt. Dutil hat bei seinen Kranken mit keiner der genannten Methoden einen Erfolg erzielt. Bernheim lobt die Wirkung der Hypnose.

VIII. A) Das Zittern bei der Basedowschen Krankheit.

Bei dieser Krankheit ist das Zittern das regelmäßigste Kardinalsymptom. Es ist zart, häufig kaum erkennbar, besser tast- als sichtbar, regelmäßig, besitzt zeitweilig Verstärkungswellen und hat 8—9, manchmal auch 11,5—12 Schwingungen (Wertheim, unsere Fälle) in der Sekunde. In den leichtesten Fällen beschränkt es sich auf die gestreckten Oberextremitäten in ihrer Gänze, nach Charcot ohne individuelles Zittern der Finger. (Doch ist dies nicht die Regel, denn wir beobachteten einen individuellen Fingertremor bei 15% der Fälle.) Es hört nicht einmal im Zustande vollständiger Ruhe gänzlich auf und nimmt bei Bewegungen manchmal ein wenig, aber nicht allzusehr an Intensität zu. Es findet im Sinne der Flexion und Extention der Hand statt, seltener im Sinne der Abduktion und Adduktion oder der Pronation und Supination. In schwereren Fällen betrifft es den ganzen Rumpf und wird, wenn man die Handflächen auf die Schultern des Kranken legt, deutlich tastbar; manchmal befällt es auch die unteren Extremitäten (in ¼ unserer Fälle), die in extremen Fällen im Sitzen wie beim Treten der Pedale zittern (Marie). Bei einem unserer Fälle begann es an den Füßen und blieb hier auch dann, als es sich auch auf die Hände ausgebreitet hatte, am intensivsten. Selten befällt es die Atmungsmuskulatur (Dejerine). In extremen Fällen kann es ebenso beim Gehen hinderlich sein, wie es die Manipulationen der Hände stören kann. (Der Patientin Gros' — zit. von Breillot — fielen die Gegenstände, z. B. das Salzfaß aus den Händen, unsere Patienten vermochten nicht zu schreiben, eine Nadel einzufädeln, auf dem Klavier zu spielen.) In diesen schwereren Fällen ist der Tremor gröber, seine Wellen schwanken, aber auch dann beträgt die Frequenz regelmäßig 8—9½ und mehr in der Sekunde.

In manchen Krankheitsphasen fehlt zwar das Zittern, aber ganz ohne

Tremor verläuft die Krankheit nie. Bei eintretender Besserung verschwindet er etwa in 1/3 der Fälle oder er wird intermittent (siehe z. B. unseren Fall Nr. 8). Bei eintretender Heilung verschwindet auch der Tremor. Manchmal aber bleibt er auch dann, wenn alle übrigen Krankheitssymptome bereits verschwunden sind (Gros bei Breillot — 35 Jahre nach den Basedowsymptomen).

Bei psychischen Erregungen oder wenn die Kranken sich beobachtet fühlen, ist das Zittern intensiver und gröber und dem regelmäßigen Tremor mischen sich auch unregelmäßige Bewegungen choreatischer Art bei (Oppenheim). Vielleicht erklärt sich auf diese Weise auch die Beobachtung von Bruns, welcher einen Tremor des beschriebenen Charakters mit gröberen, langsameren Oszillationen abwechseln sah und hierbei auch einen individuellen Tremor der Finger beobachtete.

Maude sah bei einem einseitigen Exophthalmus auch das Zittern auf eine Körperhälfte beschränkt — eine vereinzelt dastehende Beobachtung.

Unsere Erfahrungen über die Symptome der Basedowschen Krankheit finden sich in der Kasuistik der 51 Fälle, die Syllaba während seiner Assistentenzeit aus der böhmischen Universitätspoliklinik, ferner aus der Klinik Thomayers und schließlich aus seiner und aus meiner Privatpraxis gesammelt und im Jahre 1909 im Sborník klinický, Bd. X (XIV) publiziert hat. Nach der Publikation Syllabas sammelten wir noch sieben Fälle aus der Klinik, vier nicht ganz deutlich ausgesprochene Fälle aus unserer Privatpraxis und die Kurven zweier klinischer Patienten ohne Krankheitsgeschichte; die Gesamtsumme der sicheren Fälle beträgt also 58.

Unter diesen waren nur acht Männer = 13,8% und 76,2% Weiber.

Nur in einem einzigen Falle (Syllaba Nr. 1) wurde kein Tremor beobachtet; in einem anderen Falle war er bei der ersten Untersuchung nicht entwickelt, wurde aber später konstatiert (Syllaba Nr. 29).

In allen Fällen wird er als schnelles oder sehr schnelles Zittern der gestreckten Oberextremitäten, in 1/4 der Fälle auch der Unterextremitäten beschrieben; einmal (in dem erwähnten Falle Nr. 29) war er anfangs nur an den Füßen vorhanden, wo er auch später, nachdem er auch an den Händen aufgetreten war, überwog. Achtmal, also in 15%, ist auch ein individueller Tremor der Finger verzeichnet. Oft ist der Tremor „sehr intensiv, sehr deutlich“ u. dgl. Unter 11 gebesserten Fällen verschwand er viermal, zweimal änderte er sich trotz Besserung der übrigen Symptome nicht; bei den übrigen Fällen änderte er sich sehr, einmal wurde er auffallend intermittent (Syllaba Nr. 29). Bei 18 geheilten Fällen verschwand er vollständig mit den übrigen Symptomen. Einmal war der Tremor beim Eintritt in die Klinik ganz deutlich vorhanden, am nächsten Tage aber war er verschwunden. Häufig war er bei kleinen Verrichtungen der Hände hinderlich, so z. B. beim Schreiben.

Wir wollen nunmehr die Beschreibungen und Kurven einiger unserer Fälle anführen.

1. Von einem 18jährigen Mädchen (Syllaba Nr. 13). Auf einer Serie von Kurven (Fig. 1), welche zugleich die Zeichnung des Tremors der normalen Menschen Dr. P. und Dr. S. enthält, zeigen die Kurven Nr. 1, 2, 3 und 4 in ununterbrochener Aufeinanderfolge den Tremor der gestreckten Oberextremitäten. Wir sehen, daß sich das Zittern mit der Dauer des Versuches nicht ändert: es handelt sich fortwährend um ein deutliches, leicht ungleichmäßiges und stellenweise ganz leicht

arhythmisches, sehr schnelles Zittern ohne gröbere Schwankungen der Intensität und der Geschwindigkeit mit 10—10,5 Wellen in der Sekunde.

2. Von einer 30jährigen Patientin (Syllaba Nr. 22) aus dem ersten Anfall der Krankheit. Die oberste Kurve stammt von der zur Faust geschlossenen linken Hand, die beiden untersten Kurven stammen von der zur Faust geschlossenen und gestreckten rechten Hand. Alle drei Kurven zeigen einen mittelstarken, stellenweise

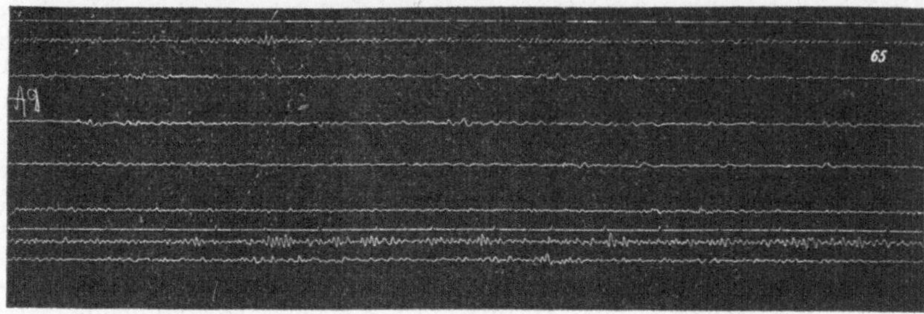

Fig. 65.

leicht ungleichen, an anderen Stellen leicht arhythmischen, schnellen Tremor von 11—12 Wellen in der Sekunde; außerdem wurden vier Kurven bei gestreckten Fingern abgenommen, auf denen infolge der Unvollkommenheit meiner graphischen Methode bei der Interferenz der Bewegungen in der Frontal- und Horizontalebene ein un-

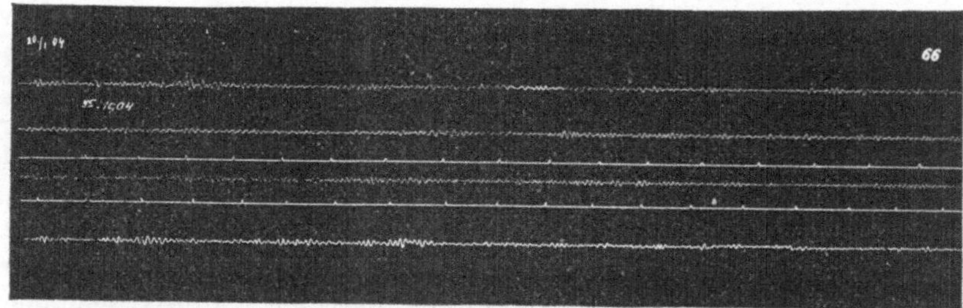

Fig. 66.

gleicher, leicht unregelmäßiger und langsamerer Tremor von etwa 8 Wellen in der Sekunde verzeichnet ist (Fig. 65).

3. Von einer 35jährigen Patientin aus der klinischen Ambulanz. Die Serie von Kurven, die bei gestreckten Oberextremitäten aufgenommen wurde, zeigt

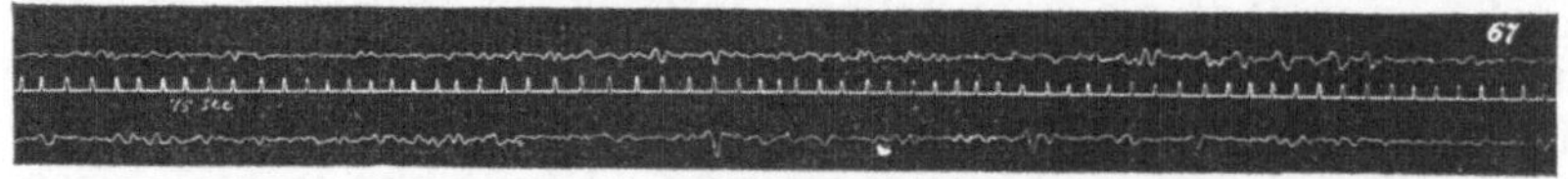

Fig. 67.

überall einen feinen, fast ganz gleich- und regelmäßigen, schnellen Tremor von 10—10,5 Wellen in der Sekunde (Fig. 66).

4. Von einer 18jährigen klinischen Patientin. Eine Serie von Kurven, die stellenweise einen feinen, ziemlich regelmäßigen, sehr schnellen Tremor von 11—12 Wellen in der Sekunde, stellenweise einen infolge Interferenz der Bewegungen unregelmäßigen und ungleichen Tremor von auch nur 6 Wellen in der Sekunde aufweisen (Fig. 67).

Nach dem Erscheinen der Publikation von Syllaba habe ich noch folgende Fälle aus der Klinik Thomayer gesammelt:

5. K. B., 21jähriges Dienstmädchen. Seit der Kindheit bestehen Symptome von Schwachsinn; besitzt zahlreiche Formanomalien des Körpers. Menses seit dem 13. Lebensjahre regelmäßig, fehlen seit 3 Monaten. Vor 2 Jahren begann der Hals an Umfang zuzunehmen. Im Februar des vorigen Jahres fiel die Patientin auf dem Eise auf den Rücken und mußte 4 Wochen das Bett hüten. Seit dieser Zeit hatte sie Herzklopfen, besonders bei anstrengender Arbeit. Auch soll sie im ganzen Körper Kribbeln und in den Extremitäten Schmerzen gehabt haben. Seit einem halben Jahre werden die Augen größer und zittern die Füße. Um das 14. Lebensjahr hatte sie schreckhafte Träume wie bei Epilepsie. — Außer anderen Symptomen hatte sie ein Flimmern der geschlossenen Lider und der nicht vorgestreckten Zunge und ein zartes Zittern der gestreckten Oberextremitäten. (Nähere Angaben über das Zittern fehlen.)

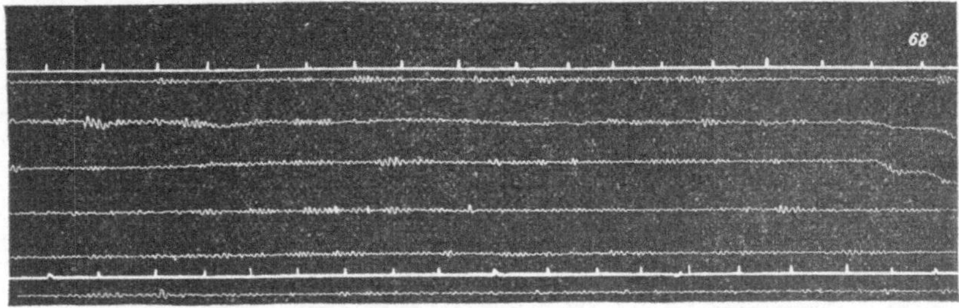

Fig. 68.

6. N. J., 30jähriges Dienstmädchen. Nr. 11040/04. Zwischen dem 7. und 28. Lebensjahre wurde die Patientin oft ohnmächtig, wobei sie umfiel und sich verletzte. Im vorigen Jahre bemerkte sie, daß sie größere Augen und einen dickeren Hals bekomme und daß ihr Herz rascher schlage. Sie leidet oft an Kopfschmerzen. Sie regt sich leicht auf und weint häufig. Seit Beginn der Krankheit hat sie ein Zittern der Oberextremitäten, das ihr bei feineren Arbeiten, z. B. beim Schreiben, hinderlich ist. Im letzten Vierteljahr verlor sie 10 kg an Körpergewicht; während derselben Zeit ist die Menstruation unregelmäßig geworden. — Bei der Aufnahme hatte sie einen ganz sicheren, zarten, schnellen Tremor der Oberextremitäten, der aber am nächsten Tage verschwunden war. Die Kurven (Fig. 68) zeigen einen Tremor von 10—12 Wellen in der Sekunde mit periodischen Schwankungen der Intensität.

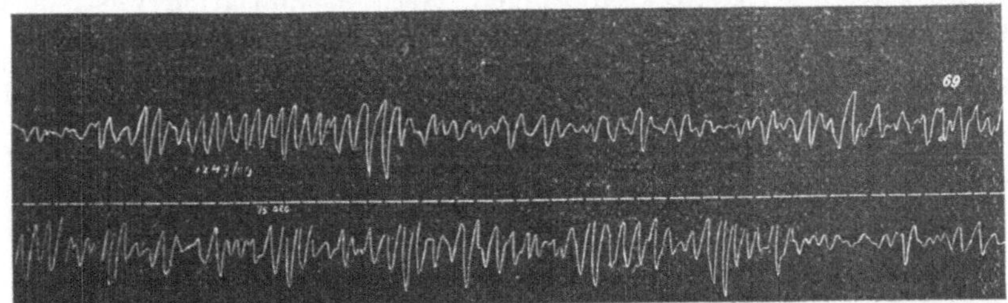

Fig. 69.

7. C. A., 21jähriges Dienstmädchen. Nr. 1247/09. Im 17. Lebensjahre litt die Patientin durch etwa 3 Wochen an Herzklopfen und Kurzatmigkeit beim Gehen. Vor einem Jahre Typhus, nachher Hämoptysen. Seit dieser Krankheit hat sie Herzklopfen, Zittern der Hände und Füße und bemerkt sie eine Zunahme des Hals-

umfanges. Sie ist traurig und weint wegen jeder Kleinigkeit. Vom Exophthalmus weiß sie nichts. Die gestreckten Oberextremitäten zitterten schnell. In der Klinik hatte sie epileptiforme Anfälle und schreckhafte Träume. Diarrhöen.

Die Kurven registrieren einen Tremor mit unregelmäßigen Wellen, die, was ihre Zahl anbelangt, der Schnelligkeit des beobachteten Zitterns entschieden nicht entsprachen; sie entstanden offenbar durch Interferenz der Bewegungen der oberen Extremitäten (Fig. 69).

8. R. M., 24jährige Musikantin. Nr. 22 687/09. Hat viermal abortiert und zweimal geboren. Vor 3 Jahren begann im Wochenbett nach dem zweiten Kinde der Hals an Umfang zuzunehmen; vor 2 Jahren sagten ihr die Leute, daß sie große Augen hätte; vor einem halben Jahre bekam sie Herzklopfen und Zittern der oberen Extremitäten, so daß sie das Klavierspielen aufgeben mußte. Sie regt sich auf, weint, gerät leicht in Streit. Sie stand im März wegen Bronchialkatarrh — sie hatte damals ein leichtes Zittern der gestreckten Oberextremitäten — und im September, wo sie kein Zittern mehr hatte und wiederum Klavier spielen konnte, in klinischer Behandlung. Im darauffolgenden Dezember zitterten wieder alle vier Extremitäten. Im Januar verschwand das Zittern wieder fast vollständig.

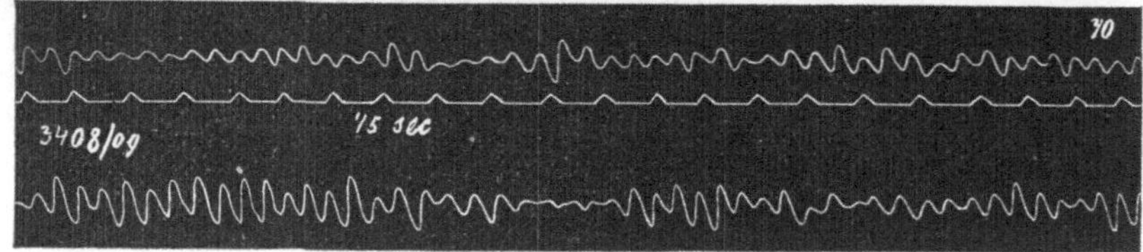

Fig. 70.

9. S. Fr., 31jähriger Schuster. Nr. 2305/09. Biertrinker und starker Raucher. Vor 3 Jahren begann bei einer Tanzunterhaltung sein Hals dicker zu werden und erreichte bis zum nächsten Morgen den gegenwärtigen Umfang. Schon 3 Monate früher hatte er Herzklopfen, große Augen und Zittern der Hände. Er wurde reizbar. Zartes Zittern der gestreckten Finger. Nach Galvanisation verschwand das Zittern mit den übrigen Symptomen fast vollständig.

10. K. M., 43 Jahre alt, verheiratet. Nr. 3408/09. Um das 20. Lebensjahr eine Gelenkaffektion. Seit dem 31. Lebensjahre Herzklopfen, besonders bei Er-

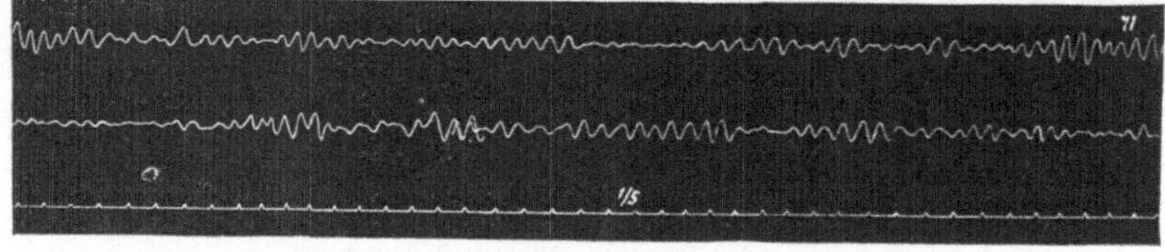

Fig. 71.

regungen, und Zittern des ganzen Körpers. Das Zittern der Hände war manchmal so stark, daß sie eine Nadel nicht einfädeln konnte. Gleichzeitig bekam sie einen dicken Hals. Ist reizbar, weinerlich, vergeßlich. Seit etwa 3 Jahren schwitzt sie bei der Arbeit auf der rechten Gesichtshälfte, die dabei rot wird, während die linke trocken, blaß und kühl bleibt. Die gestreckten Oberextremitäten zittern rasch, das Zittern ändert sich bei Intention nicht.

Wir zeichneten eine Serie von Kurven, die einen rhythmischen, ungleichen, ziemlich groben Tremor von 11—12 Wellen in der Sekunde darstellten (Fig. 70).

11. H. Fr., 43 Jahre alt, verheiratet. Nr. 2352/09. Kinderlos. Vor einem halben Jahre brachen bei ihr Diebe ein. Die Patientin erschrak, bekam Herzklopfen, zitterte am ganzen Körper und es dauerte zwei Tage, bevor sie sich wieder beruhigte. Vor 14 Tagen überfielen Diebe ihren Mann. Seit dieser Zeit hat sie Herzklopfen,

zittert am ganzen Körper; sie schläft schlecht und magert ab. Wir fanden bei ihr einen schnellen Tremor der gestreckten Oberextremitäten, der durch Intention sich nicht verstärkte. Auch an den Füßen war das Zittern vorhanden.

Eine Serie von Kurven zeigt einen rhythmischen, nur ganz leicht ungleichmäßigen, bei Intention etwas gröberen Tremor, der sowohl bei statischer Innervation, als auch bei Intention 9 Wellen in der Sekunde aufweist (Fig. 71).

Dem Tremor beim Morbus Basedowi möchte ich vier Fälle anschließen, in denen die Diagnose nicht sicher war: Es handelte sich durchwegs um Neurosen mit subjektiven Beschwerden, die jenen bei der vasomotorischen oder kardialen Neurasthenie analog waren; bei allen trat neben Tachykardie ein Tremor der gestreckten Hände in den Vordergrund, doch konnte die Diagnose nicht mit Sicherheit auf Basedowsche Krankheit gestellt werden.

1. M. Fr., 38 Jahre alt, verheiratet. Seit der Jugend litt sie wöchentlich an schweren Migräneanfällen. Im 16. Lebensjahre hatte sie eine Struma, die nach einem halben Jahre verschwand. Im Frühjahr 1909 bekam sie Zittern am ganzen Körper und Herzklopfen. Im Sommer begann die Schilddrüse wieder größer zu werden. Sie klagt darüber, daß sie ungemein jähzornig sei, was früher nicht der Fall war. Im Oktober kam Schlaflosigkeit hinzu, zeitweilig ist auch Appetitlosigkeit vorhanden. Zu dieser Zeit konstatierte ich eine beträchtliche, nicht pulsierende Struma. Puls 120. (In Erregungszuständen pflegt sie angeblich viel mehr zu haben.) Rasches Zittern der Hände und Füße und des ganzen Körpers. Befund an den Organen und am Nervensystem normal. — Im November lobte sie sich ihren Zustand; sie war wieder ruhig, das Zittern war viel schwächer. Sie erzählt mit Staunen, wieviel sie esse. Sodann verschwand sie aus der Beobachtung. Der Tremor wurde nicht registriert. Beim Schreiben war er nicht hinderlich.

2. R., 44 Jahre alt, verheiratet; ein 51 jähriger Bruder ist nervös, reizbar, hat Glotzaugen und zittert an den Händen; ein zweiter Bruder ist auch nervös

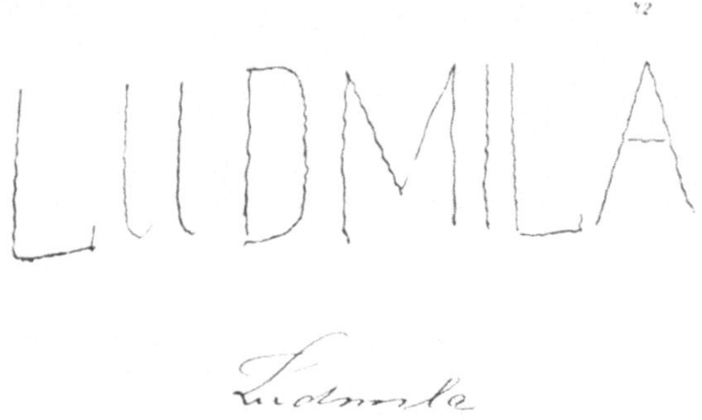

Fig. 72.

und der Vater soll ebenfalls nervös gewesen sein; allen zitterten die Hände. Auch ihr zitterten schon in der Schule die Hände. Seit der Jugend ist sie nervös, schreckhaft. Im 20. Lebensjahre, nach dem Tode des Großvaters, begann sie am Körper zu zittern; sie war in einer fortwährenden Angst, hatte heiße Ohren und kalte Hände. Als sie im 29. Lebensjahre heiratete, verschwanden alle Beschwerden. — Im Jahre 1909 bekam sie Zittern am ganzen Körper; sie wurde reizbar und das Herz begann zu klopfen; in ruhigen Momenten hatte sie 100—106 Pulse, dagegen viel mehr, wenn sie erregt war. Im November 1909 konstatierte ich mit Bestimmtheit einen leichten Exophthalmus, der rechts etwas größer war. Das Graefesche und das Stellwagsche Symptom fehlten. Intensives, schnelles Zittern der Hände. Zittert im Stehen am ganzen Körper. 168 Pulse in der Minute. Pigmentation der Lider. Tremor der Lider, der Wangen, der Lippen, der Zunge, besonders bei länger dauernder statischer Innervation. — Dieser Zustand änderte sich während einer halbjährigen

Beobachtung nicht, höchstens besserte er sich insofern, daß die Patientin zu Hause nicht zittert. Beim Schreiben der gewöhnlichen Schrift zittert sie nicht, nur wenn sie Buchstaben (Druck) zeichnen soll, wird das Zittern offenkundig (Fig. 72). Das Zittern dieser Frau fixierte ich durch eine Serie von Kurven. Auf den Kurven 1 und 2 sehen wir im großen und ganzen ein regelmäßiges und fast völlig gleichmäßiges, deutliches Zittern der beiden Hände mit einer gleichbleibenden Geschwindigkeit von 10—11 Wellen in der Sekunde. Nr. 3 enthält das Zittern der beiden gestreckten Oberextremitäten gleichzeitig; durch Interferenz der Bewegungen entsteht eine ungleichmäßige und weniger regelmäßige Kurve; in den regelmäßigen Partien beträgt die Geschwindigkeit wiederum 10 Wellen in der Sekunde. Beim Zusammendrücken des Dynamometers (Nr. 4, 5) zittert die andere Hand mehr. (Sub 5 eine eigentümliche Form von anakrotischen Wellen — es beträgt die Zahl

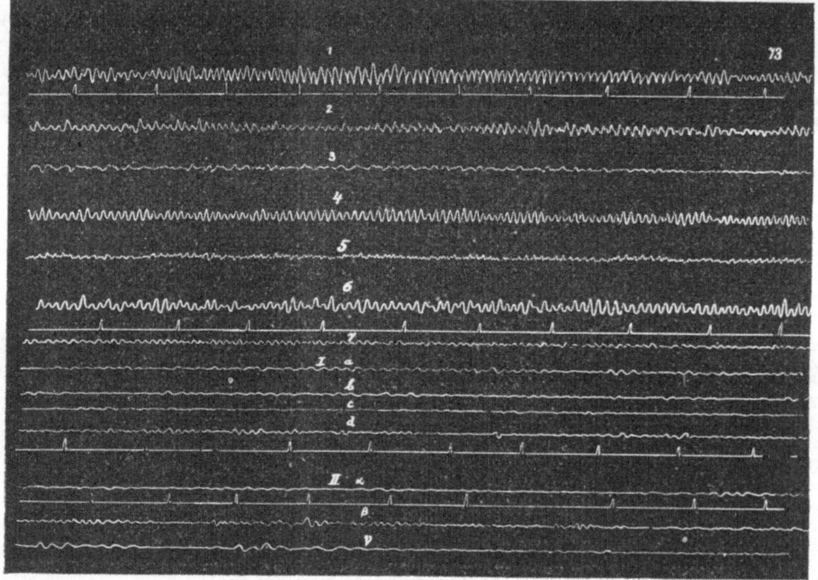

Fig. 73.

der Wellen scheinbar 22 in der Sekunde.) Am gröbsten war der Tremor dann, wenn die Kranke zählte; aber auch dann betrug die Frequenz fortwährend 10 Schwingungen in der Sekunde.

Sub Ia—d ist das Zittern ihres 10jährigen Sohnes — zeitweise deutlich, mit 10 Wellen in der Sekunde, zeitweise weniger ausgesprochen — und sub II α—γ ihrer 13jährigen Tochter gezeichnet; bei letzterer ist der Tremor bezüglich seiner Intensität von gleich unbeständigem Charakter und besitzt in den deutlichen Partien eine Geschwindigkeit von 10 Oszillationen in der Sekunde (Fig. 73).

3. V. V., 27jähriger Buchhalter. Nr. 3602/05. Stand in klinischer Behandlung vom 16. März bis 2. April 1905. Stammt aus gesunder Familie, war stets gesund. Im 21. Lebensjahre litt er häufig an Pollutionen. Im 22. Lebensjahre empfand er bei einer Turnübung einen plötzlichen Stich beim Herzen, eine ungeheuere Oppression und Herzklopfen. Seit dieser Zeit wiederholen sich ähnliche Anfälle mit Herzklopfen, besonders vor dem Einschlafen. In der Klinik wurde konstatiert: Tachykardie, die fast fortwährend vorhanden ist, bis zu 176 Pulsen in der Minute aufweist, manchmal einen orthostatischen Typus besitzt und manchmal mit exspiratorischer Retardation einhergeht; ferner Struma, die manchmal kleiner wurde und auch vollständig verschwand, so daß sie kaum tastbar war. Schreckhafte Träume mit Palpi-

tationen. Rascher Tremor der gestreckten Oberextremitäten. Körperliche Unruhe. Herumwälzen im Bett. — Bald nach dem Eintritte in die Klinik nahm ich die Zitterkurven auf. Wir sehen, daß es sich um einen leicht ungleichmäßigen, kleinen Tremor von 9—10 und vorwiegend von 10 Wellen in der Sekunde handelte; an einer Stelle ist er durch unregelmäßige Bewegungen der Extremitäten unterbrochen (Fig. 74). Zwei Jahre später stand der Patient vom Juni bis Februar in meiner Privatbehandlung. Er hatte eine sichtbare Struma, die manchmal pulsierte, obwohl die genaue Konstatierung der Pulsation infolge der starken Pulsation der

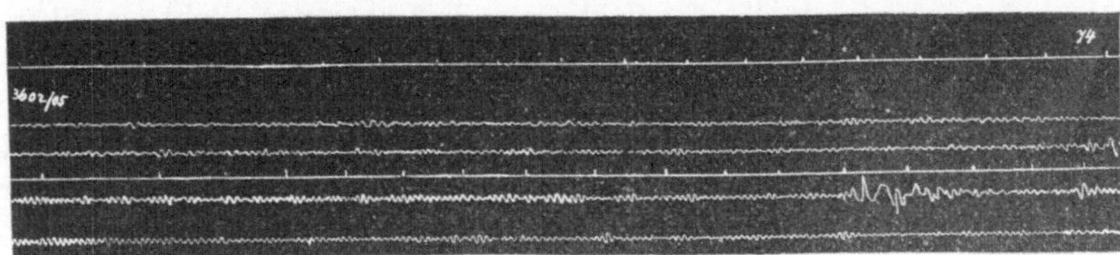

Fig. 74.

Karotiden schwer war; der rechte Bulbus prominierte; er hatte ein zartes, schnelles Zittern der Finger und 120—140 Pulse. Psychisch war er viel ruhiger.

4. K. M., 31 Jahre alt. Nr. 4998/04. Stammt aus gesunder Familie. Vor 3 Jahren bekam sie nach heftigen Bauchschmerzen hartnäckige Diarrhöen. Seit 2 Jahren bekommt sie einen dicken Hals. Vor $3/4$ Jahren wieder jene hartnäckigen Diarrhöen. Ist sehr abgeschwächt. Seit 2 Monaten bekommt sie beim Gehen Herzklopfen, so daß sie ausruhen muß. Seit einem Jahre werden die Zähne rasch schlecht; auch fallen ihr die Haare aus. — In der Klinik konstatierte man eine pulsierende Struma und ein mäßig dilatiertes Herz mit einem systolischen Geräusch über der Aorta und über der Herzspitze. Puls konstant beschleunigt, 104 in der Minute. Die gestreckten Oberextremitäten zitterten nach verschiedenen Richtungen zart und schnell. Die Bulbi prominierten nicht, es fehlte sowohl das Graefesche als auch das Stellwagsche Symptom.

Historische Anmerkung. Beschrieben wurde dieses Zittern von Charcot im Jahre 1862. Erwähnungen finden sich bei Charcot in dessen älteren Arbeiten (1856), bei Röhrig (1863), Trousseau, Mackenzie, Féré (1874), Raynaud (1875) und in der These von Rey (1877), in der Arbeit von Teissier, Russel; in der Arbeit von Douglas (1879) findet sich bereits eine genauere Beschreibung des Tremors; ferner finden wir Erwähnungen bei Foot, Nothnagel. Genauer studiert wurde er von Pierre Marie (1883), dessen Angaben in allen Beschreibungen reproduziert werden. Gleichzeitig mit ihm studierte diesen Tremor Ballet, der ihn nicht als zum Basedow gehörig auffaßt und diese Behauptung gegen die allgemeine Ansicht noch im Jahre 1909 verteidigt.

Die Behandlung des Zitterns bei der Basedowschen Krankheit fällt mit der Behandlung der Krankheit selbst zusammen. Der Versuch Parisots, das Zittern durch Skopolamininjektionen zu unterdrücken, nach denen nur eine geringe und flüchtige Besserung eingetreten war, dürfte sicherlich keine Nachahmung finden.

VIII. B) Das Zittern bei der Parkinsonschen Krankheit.

Bei der Parkinsonschen Krankheit ist das Zittern ein sehr häufiges, konstantes und charakteristisches Krankheitssymptom. In zwei Dritteilen der Fälle ist es das erste Krankheitssymptom und kann lange Zeit das einzige Symptom bleiben (in unseren Fällen 2—3 Jahre, im Falle Thomayers sogar 5 Jahre). Dies pflegt namentlich beim traumatischen Ursprung der Krankheit der Fall zu sein (Vandier). Es beginnt gewöhnlich an den oberen Extremitäten, an einer Extremität häufiger als an den beiden zugleich, und zwar rechts häufiger als links. Es wird behauptet, daß es sich mit einer gewissen Regelmäßigkeit über den Körper ausbreitet: von der Oberextremität soll es auf die gleichseitige Unterextremität und dann auf die Ober- und Unterextremität der anderen Seite übergehen; doch gilt dies nach unseren Erfahrungen nicht einmal für die Mehrzahl der Fälle. Es kann lange auf eine Körperhälfte beschränkt bleiben und pflegt während der ganzen Krankheitsdauer auf der einen Seite gröber zu sein als auf der anderen. Manchmal breitet es sich auch auf den Unterkiefer, die Unterlippe und die Zunge aus, selten ergreift es auch die Muskulatur des Gesäßes (unser Fall Nr. 24), der Lende (Thomayer, Mendel, unser Fall Nr. 24), des Bauches, die Atmungsmuskulatur (Parisot), die Augenlider (Koenig, Brissaud, Oppenheim), den M. orbicularis oculi (Gowers, Brissaud, Meige, Bruns, Wollenberg, Markelov). Charcot behauptete, daß bei reinen Formen niemals ein selbständiges Zittern des Kopfes vorkommt, doch wurden später viele Fälle mit Kopfzittern beschrieben. (Heimann bei 11 von 19 Fällen, Lantzius bei 3 von 12 Fällen; unter den 32 Fällen unserer Beobachtung findet es sich nur zweimal bei den Fällen Nr. 8 und 10.) Auch sind Fälle beschrieben worden, in denen das Zittern am Kopfe begann und auf die Lippen und die Zunge überging; allerdings zweifeln manche daran, daß es sich um Parkinsonsche Krankheit gehandelt habe. Selten sind auch jene Fälle, in denen der Tremor längere Zeit die monoplegische Form beibehält (in einem unserer Fälle zwei Jahre an der linken Unterextremität, in einem anderen Falle drei Jahre an der rechten Oberextremität, im Falle Dignats vier Jahre an einer Oberextremität, im Falle Thomayers fünf Jahre an einer Unterextremität). Der paraplegische Beginn ist häufiger als der monoplegische.

Das Zittern beginnt gewöhnlich langsam und ist nicht beständig; es erscheint nur bei Aufregungen und bei Ermüdung oder tritt in Form von Anfällen auf (Béchet). In seltenen Fällen beginnt es plötzlich; dies ist gewöhnlich nach heftigeren Emotionen und Verletzungen der Fall; hier kann es auch an allen vier Extremitäten zugleich beginnen (unsere zwei Fälle).

In jenen Fällen, in denen das Zittern nicht das erste Symptom ist, geht ihm ein Gefühl von Schwäche in den Extremitäten, eine Unsicherheit der Bewegungen, eine unbestimmte Schmerzhaftigkeit, ein Kältegefühl voran.

Im weiteren Verlaufe aber wird es zu einem konstanten, ziemlich groben, langsamen Tremor mit 3—5, nur selten mit 6 Wellen in der Sekunde. (In unseren Fällen zumeist mit etwa 5 Wellen in der Sekunde.) Derselbe spielt sich gewöhnlich an der Peripherie der Extremitäten ab, an den Füßen, in den Sprunggelenken, an den Händen, in den Karpal- und Fingergelenken und mit besonderer Vorliebe im Metakarpalgelenk des Daumens. Da die Finger hierbei gleichzeitig eine eigentümliche typische Lage einnehmen: Extension in den Interphalangealgelenken, halbe Flexion und Adduktion des II.—V. Fingers und Opposition des Daumens, nimmt die Schüttelbewegung der Hand eine bizarre Form an, die seit jeher mit gewissen koordinierten Bewegungen verglichen wird: Kneten eines Brotkügelchens (Gubler 1845), Trommlerbewegungen, Geldzählen, Siebbewegungen, Pillendrehen u. a.

Ein charakteristisches Merkmal dieses Zitterns besteht darin, daß es in der Ruhe vorhanden ist, mögen die Hände am Körper herabhängen oder auf einer Unterlage ruhen, mag der Kranke ruhig stehen (in den Kniegelenken) oder ruhig sitzen (in den Sprunggelenken).

In jenen Fällen, in denen das Zittern in der Ruhe nicht deutlich genug ist, können wir dasselbe leicht hervorrufen, und zwar an den unteren Extremitäten dadurch, daß wir den Kranken aufsetzen und ihn die Füße nur auf die Fußspitzen stützen lassen, und an den oberen Extremitäten dadurch, daß der Patient im Sitzen die oberen Extremitäten derart bequem auf die gespreizten Oberschenkel legt, daß er sich mit dem Ulnarrand des Vorderarms auf die Oberschenkel stützt und die Hände frei herabhängen läßt (Thomayersches Hilfsmittel).

Ein anderes charakteristisches Merkmal dieses Zitterns besteht darin, daß es bei intendierten Bewegungen, und zwar im ersten Moment der Bewegung verschwindet. Bei grober Muskelspannung (Drücken, Heben einer Last) schwindet es eher als bei leichter, nicht anstrengender Intention (Zeichnen in der Luft). Auch durch eine energische Willensanspannung kann man das Zittern, aber nur für einen Augenblick, sistieren, ja, manchmal genügt die einfache Intention ohne Bewegung, der Befehl zur intendierten Bewegung (Heimann), eine passive Bewegung der zitternden Extremität (Dejerine, Oppenheim, Heimann, Lantzius, Machol, unser letzter Fall). Heimann soll es gelungen sein, das Zittern bei seinen Fällen durch die bloße Berührung, durch Streicheln der zitternden Hand, ja, durch die bloße Geste, als wollte er die zitternde Hand streicheln, zu sistieren.

Selten tritt das Zittern erst bei der statischen Innervation auf (Hudovernig).

In seltenen Fällen nimmt die Intensität des Zitterns bei der Intention zu; Gerhardt will dies bei 9 von seinen 18 Fällen beobachtet haben. Unsere Erfahrungen stimmen mit dieser Zahl nicht überein; denn wir beobachteten eine Verstärkung des Zitterns bei Intentionen nur in 4 von 28 Fällen und von diesen 4 wiesen 2 überdies manchmal eine Abnahme der Heftigkeit des Zitterns auf oder dieses verschwand auch gänzlich. Vielleicht ist diese Verstärkung des Zitterns bei der Intention, wie Heimann scharfsinnigerweise bemerkt (sein Fall V) und wie auch wir bei unserem Fall (Nr. 7) beobachten konnten, nicht das reine Intentionszittern, sondern dieses folgt erst auf eine anfängliche Abnahme der Intensität. Gowers behauptet, Fälle gesehen zu haben, bei denen das Zittern nur bei Bewegungen auftrat, und zwar soll dies dort der Fall gewesen sein, wo die Muskelrigidität bedeutend überwog. Analoge Fälle Hitzigs führt Wollenberg an. Die genauer publizierten Fälle sind aber nicht ganz klar. So z. B. beschreibt Béchet einen Fall (Obs. VIII), bei dem der Verdacht auf disseminierte Sklerose besteht und der Patient Wollenbergs wies bei intendierten Bewegungen einen stärkeren Tremor auf, der leicht als emotive Verstärkung aufgefaßt werden kann.

Bei unserem typischesten Beispiel (Nr. 8) trat das Intentionszittern erst vor dem Tode auf und bei der Autopsie fand man im Gehirn multiple Erweichungsherde (état criblé).

Es scheint mir daher, daß das Intentionszittern nicht zum Bilde der Parkinsonschen Krankheit gehört, sondern eine Komplikation derselben darstellt und mit anatomischen Läsionen des Gehirns zusammenhängt.

In vorgeschrittenen Stadien der Krankheit kann das Zittern gänzlich verschwinden; dies geschieht dann, wenn die Muskelrigidität einen hohen Grad erreicht hat. Die Fälle III, IV und XI von Heimann und der I. Fall von Markelov zeigen in schöner Weise, wie das Zittern mit zunehmender Rigidität verschwindet. Wenn die Rigidität nachläßt, kann das Zittern wieder auftreten.

Manchmal hört das Zittern für mehrere Stunden und Tage ohne jede bestimmbare Ursache auf.

Es gibt Fälle, in denen die Krankheit unter den typischen Symptomen mit Ausnahme des Zitterns auftritt; es sind dies wiederum Fälle mit hochgradiger Muskelrigidität; sie sind unter der Bezeichnung Paralysis agitans sine agitatione bekannt. Aber selbst bei solchen Fällen kann man bei sorgfältiger und dauernder Beobachtung der Kranken hier und da einen kurzen Anfall des typischen Tremors einer Hand oder beider Hände oder der Füße konstatieren und in den späteren Stadien stellt sich das Zittern doch noch ein (Béchet). So z. B. begann der typische Fall Charcots nach Jahren zu zittern. (Er wurde von Roux beschrieben.)

Strittig ist bis jetzt die Frage, ob das Zittern auch im Schlafe vorhanden sein kann. Romberg, Oppenheim und Thomayer geben diese Möglichkeit zu. Sicher gibt es Fälle, bei denen sich das Zittern vor dem Einschlafen so verstärkt, daß es das Einschlafen verhindert. Ich glaube, daß sich das Zittern in dem leisen, oberflächlichen Schlafe, der bei dieser Krankheit sehr häufig vorkommt, erhalten kann. Im tiefen Schlafe verschwindet es ähnlich wie in der Chloroformnarkose (Béchet). Auf diese Weise würde sich auch die Tatsache erklären, warum es bei diesen Kranken besonders dann im Schlafe beobachtet wird, wenn sie fiebern (Grashey).

Es wurde die Beobachtung gemacht, daß das Zittern bei der Schüttellähmung bei schlechtem Wetter (Leube), beim Eintauchen der Hand in kaltes Wasser (Oppenheim, Mendel) intensiver wird, daß es früh morgens am schwächsten, mittags stärker und abends am stärksten ist (Siehr). Ein auf die Gegend der Zentralwindungen auf den Kopf gelegter Eisbeutel soll das Zittern für eine kurze Zeit mildern, während die Galvanisation derselben Partie das Zittern für kurze Zeit verstärken soll (?).

Der Tremor ist kein Attribut des Alters; zwar beginnt er am häufigsten nach dem 50. Lebensjahre, begleitet aber auch jene Fälle, die früher, eventuell schon in verhältnismäßig jugendlichem Alter begannen. Fernet zitiert die Krankheitsgeschichte eines 16jährigen Patienten, der von Duchenne de Boulogne beobachtet wurde. Siehrs erste Patientin begann im 16. Lebensjahre zu zittern, und in seinem zweiten Falle, bei welchem die ersten Symptome schon zwischen dem 13. und 18. Lebensjahre auftraten, begann der Tremor im 20. Lebensjahre. Bergers Patient (zit. von Siehr) zitterte seit dem 17. Lebensjahre; Huchard sah angeblich ein 18jähriges Mädchen, das seit seinem dritten Lebensjahre Symptome darbot (zit. von Siehr). Vanýsek beobachtete das Zittern vom 19. Lebensjahre des Kranken. Pennato beschreibt sogar einen Fall von Parkinsonscher Krankheit (?), die im 12. Lebensjahre nach Typhus entstanden war. Häufiger sind die Fälle, bei denen das Zittern zwischen dem 20. und 25. Lebensjahre auftrat. (In manchen dieser Fälle ist es zweifelhaft, ob es sich um eine frühzeitige Schüttellähmung oder um eine Herderkrankung des Gehirns handelt. Der Fall Lannois' z. B., bei dem das Zittern im

11. Lebensjahre begann, ist auf eine Enzephalitis verdächtig, und der Fall, den Meschede beschrieben hat und bei welchem das Zittern im 12. Lebensjahre nach einem Kopftrauma begann, konnte eine disseminierte Sklerose gewesen sein.)

Interessant ist das Verhalten dieses Tremors zu apoplektischen Anfällen: es wurde nämlich sowohl das erste Auftreten des Tremors nach einem apoplektischen Insult, als auch das Verschwinden des Tremors nach einem solchen beobachtet. Es können da im ganzen dreierlei Möglichkeiten vorliegen: In einer Reihe von Fällen beginnt das Zittern nach dem Iktus auf der befallenen Seite, wenn die Beweglichkeit der gelähmten Glieder zurückkehrt, und hernach entwickelt sich eine typische Schüttellähmung mit ein- oder beiderseitigem Zittern. Leyden beschreibt in seinem aus dem Jahre 1874 stammenden Buche einen Fall, in welchem nach einem Iktus mit Hemiplegie eine Schüttellähmung entstand; die Qualität des Zitterns beschreibt er aber nicht. Er fügt hinzu, daß auch Oppolzer einen derartigen Fall gesehen habe (S. 111). Vandier führt in seiner These aus dem Jahre 1886 in ausführlicher Weise analoge Beobachtungen von Grasset, Westphal und Auerbach an, bei denen sich später durchwegs eine beiderseitige Schüttellähmung entwickelt hatte. Béchet zitiert in seiner These einen ganz analogen Fall von Brousse aus dem Jahre 1886. Auch die eigene Beobachtung von Walz (1896) dürfte hierher gehören. Skála beschrieb (1900) einen Fall, bei welchem vor sechs Jahren nach einem leichten apoplektischen Insult die linke Körperhälfte schwach wurde und nach einigen Wochen in der Ruhe zu zittern begann und wo vor neun Monaten ohne einen deutlichen Iktus auch die rechte Körperhälfte schwach wurde und nach einigen Stunden ebenfalls in der Ruhe zu zittern begann, worauf sich das typische Bild der Parkinsonschen Krankheit entwickelte. Skála zitiert sodann in eingehender Weise eine ganz analoge Beobachtung Bergers, die durch einen negativen Sektionsbefund ergänzt ist. — Der Iktus muß ja nicht immer der Ausdruck einer wirklichen Blutung sein, ebensowenig wie bei der progressiven Paralyse, der Urämie oder der Herdsklerose. — Auch Thomayer hat ähnliche Fälle gesehen und beschrieben.

In einer zweiten Reihe von Fällen entsteht nach dem apoplektischen Insult zwar auch ein Zittern in der Ruhe, das dem Parkinsonschen Zittern ähnlich, aber durchaus keine Schüttellähmung ist (siehe den Tremor zerebralen Ursprungs).

In einer dritten Reihe von Fällen verschwand ein vorhandener Tremor nach der Gehirnblutung aus den ganz gelähmten Extremitäten (Leva u. a.); bei der Rückkehr der Beweglichkeit der gelähmten Glieder kann auch das Zittern wiederkehren (Parkinson). Grashey sah einen Fall, bei welchem der Tremor nach einer Gehirnblutung auch auf der nicht gelähmten Seite verschwand.

Der Tremor bei der Parkinsonschen Krankheit pflegt von einer Muskelschwäche begleitet zu sein, aber manchmal nur von einer Schwäche der dynamischen Leistungen, während die Kraft der statischen Leistungen groß sein kann (Egger, Dylevova). Ich konstatierte überhaupt kleinere dynamometrische Werte und dort, wo das Zittern auf der einen Seite intensiver war, war auch der dynamometrische Wert auf derselben Seite kleiner. Es wurde auch die elektrische Erregbarkeit der entsprechenden Muskeln und zwar mit verschiedenem Erfolge geprüft: die einen fanden keine Veränderung (Béchet, Siemerling, Schwalbe-Griesinger), die anderen anfangs eine Steigerung, später eine Herabsetzung der Erregbarkeit (Benedikt), doch wurde dieser Befund nicht bestätigt (Heimann), die dritten eine einfache Herabsetzung (Mendel, Huet, Alquier), speziell im vorgeschrittenen Stadium der Krankheit im Zustande der allgemeinen Muskelatrophie (Béchet und Wollenberg). Mendelsohn fand bei Marey eine verlängerte Dauer der latenten Reizung von 0,012—0,02 gegenüber der normalen Dauer von 0,006—0,008 Sekunden. Nur Rossi gibt an, er habe eine Inversion der Formel gefunden, und zwar auch an jenen Muskeln, die nicht zitterten. Mendel fand einmal eine myotonische Reaktion und zitiert Westphal, der einen analogen Befund erhoben hat. Doch kommt dies nur ganz ausnahmweise vor. (Nach der faradischen Reizung blieb der M. tibialis anticus auch nach der Entfernung der Elektroden kontrahiert.)

Einen ähnlichen Zustand beschrieb Močutkovský bei der Stirnmuskulatur und beim M. orbicularis orbitae als konstantes Symptom der Parkinsonschen Krankheit: wenn der Kranke die Stirn 1—2 Minuten lang runzelt, bleiben die Falten, selbst wenn sie der Kranke zu glätten bestrebt ist, dennoch 40—60 Sekunden bestehen; etwas Analoges findet statt, wenn der Kranke die Augen schließt. Der Autor bezieht diese Phänomene auf hochgradige Muskelrigidität. Markelov hat diesen wenig bekannten Befund bestätigt. Janiševský erklärt ein analoges Verhalten der Augenlider und der Flexoren der Hand dadurch, daß die Antagonisten nicht nachlassen. Auf diese Weise ließe sich das Zittern der Augenlider bei dem Bestreben die Augen zu öffnen, bis endlich die Öffnung plötzlich gelingt, leicht erklären (Klippel und Weil).

Von Stewart (zit. von Mendel) wurde ferner ein anfallweise auftretender tonischer Krampf, und zwar in den Zehen beim Gehen beobachtet; bei unserem Kranken (Nr. 24) entstanden spontan tonische Krämpfe im Antithenar; unter den Prodromen der Krankheit finden sich auch Wadenkrämpfe und der „Schreibkrampf" aufgezählt. Roux beobachtete bei seinem Kranken einen tonischen Krampf der Lendenmuskeln und zwar nur dann, wenn sich der Kranke aus der horizontalen Lage erhob und wenn er zu gehen begann; der Krampf dauerte etwa 40 Sekunden und hörte dann allmählich auf; interessant und nicht ohne Bedeutung war der Umstand, daß sich dieser Krampf nicht einstellte, wenn der Kranke „an Ort und Stelle marschierte" und beim Treppensteigen; da bei diesem Kranken keine myotonische Reaktion vorhanden war, ist es zweifelhaft, ob es sich bei seinem 71 jährigen Parkinson wirklich um das myotonische Syndrom gehandelt hat; auch Rummo und Ciauri sahen bei einem 55 jährigen Parkinson einen analogen Spasmus im Beginne der gewollten Bewegungen — und außerdem provozierte und spontane kataleptische Attituden —, so daß man sich auch in diesem Falle gewisser Zweifel an der Reinheit des myotonischen Charakters der erwähnten Erscheinungen nicht erwehren kann.

Schließlich gehört die sogenannte latéropulsion oculaire hierher, auf die Debove aufmerksam gemacht hat: wenn der Kranke beim Lesen am Ende einer Zeile angelangt ist, kann er die Augen nicht sofort zum Anfang der nächstfolgenden Zeile, also bei unserer Schrift nicht nach links bewegen. Auch diese Erscheinung hängt einerseits mit der Muskelrigidität, die von der Innervation überwunden werden muß, andererseits mit der längeren Dauer der latenten Reizung zusammen, die wir bei den gewollten Bewegungen bei der Parkinsonschen Krankheit anzutreffen pflegen.

Aus unseren klinischen Fällen ergeben sich folgende statistischen Resultate über die Parkinsonsche Krankheit und den bei dieser vorkommenden Tremor:

a) bezüglich des Alters: unter 28 Patienten zählte
 1 Patient 38 Jahre,
 1 Patient 48 Jahre,
 die übrigen zählten 55—70 Jahre.

b) Bezüglich des Geschlechtes: unter 27 Fällen entfielen 18 auf das männliche und 8 auf das weibliche Geschlecht.

c) Beginn der Krankheit: unter 21 Fällen [1]) begann das Leiden
 1 mal im 37. Lebensjahre,
 1 mal im 46. Lebensjahre,
 19 mal zwischen dem 55. und 70. Lebensjahre.

d) Dauer der Krankheit: unter 21 Fällen [1]) dauerte die Krankheit 1 mal „viele Jahre", je 1 mal 19, 12, 10, 7,7, 5 Jahre und in den übrigen Fällen kürzer.

e) Heredität: unter 21 Fällen war 3 mal Zittern in der Familie zu konstatieren: einmal beim Vater, einmal beim Vater und beim Onkel mütterlicherseits, einmal bei der Schwester; dreimal war der Vater Potator, einmal waren in der Anamnese Psychosen vorhanden; demnach bestand siebenmal eine hereditäre Belastung. Bei 12 von diesen 21 Fällen findet sich die ausdrückliche Bemerkung, daß die Eltern ein hohes Alter erreicht hatten.

f) Um die Ätiologie der Krankheit zu beleuchten, will ich anführen, daß unter den 21 Fällen die ersten Symptome auftraten:

4 mal nach Durchfrierung im Wasser,
3 „ „ schwerem Kopftrauma,
1 „ „ einer Emotion und nach Kopftrauma ohne traumatische Neurose,
1 „ „ einer fieberhaften, mit Husten einhergehenden Krankheit,
1 „ „ einer „schweren Anstrengung",
2 „ im Klimakterium,
3 „ konnte chronischer Alkoholismus mitgewirkt haben,
7 „ konnte nichts eruiert werden, womit man die Krankheit hätte in Zusammenhang bringen können.

Interessant sind die Fälle von Durchfrierung.

1. B. F. fischte im Dezember einen Teich ab, fiel dabei ins Wasser und blieb noch eine Stunde in der nassen Kleidung. Seit dieser Zeit empfand er ein Kältegefühl abwechselnd mit Hitzegefühl in den Unterextremitäten, nach zehn Tagen Kribbeln, bald darauf Schwäche, dann Starre und schließlich Zittern.

2. C. J. hat 38 Jahre lang Holz geflößt, wobei er oft durchnäßt wurde. (Dies war der leichteste Fall.)

3. H. J. wollte vor 19 Jahren im Frühjahr während eines Frostes Eichenhölzer aus der Elbe holen, zu welchem Zwecke er bis zum Hals ins Wasser ging, worauf er vier Stunden lang in den nassen Kleidern blieb. Seit dieser Zeit empfand er ein Kältegefühl und bekam 14 Tage später das Zittern.

---

[1]) d. i. bei 21 Fällen waren Krankheitsgeschichte und Anamnese in dieser Hinsicht vollständig.

4. K. F. mußte während der letzten zwei Jahre häufig, auch im Winter, im kalten Wasser waten. Vor einem halben Jahre fuhr er drei Stunden in einem Wagen, wobei er vor Kälte fast erstarrte. Vor sechs Monaten begann die Krankheit mit Schmerzen.

Von den Fällen mit traumatischer Ätiologie sind die folgenden hervorzuheben:

1. K. V. erlitt durch einen Eisenhaken einen Schlag ins Gesicht, so daß er das Bewußtsein verlor. Er arbeitete weiter, bekam aber nach einigen Tagen Zittern der linken, dann der rechten Hand. Nach zwei Jahren Rigidität.

2. S. J. litt ein Vierteljahr an Zittern der linken Extremitäten; nach dieser Zeit wurde er von einem Wagen überfahren, wobei ihm eine Hand verrenkt und ein Fuß und der Brustkorb gequetscht wurden. Beim Erwachen aus dem bewußtlosen Zustande zitterten auch die rechtsseitigen Extremitäten.

3. V. P. erlitt nach einer vorangegangenen Emotion (Tod der Mutter, Traum) einen Schlag mit einem Knüttel gegen den Kopf, ohne das Bewußtsein zu verlieren. Seit dieser Zeit zittert er. Es konnte nicht festgestellt werden, wann während der 10jährigen Krankheitsdauer die Rigidität aufgetreten war.

4. U. J. fiel mit dem Gesicht auf eine Heugabel, verletzte sich und verlor das Bewußtsein; nach einem Monat Schwäche und Zittern einer Hand.

Bei den beiden klimakterischen Fällen findet sich in der Anamnese des einen keine genauere Angabe, bei dem anderen dürfte ein Schreck (durch einen Waldheger verursacht) mitgewirkt und das Zittern hervorgerufen haben.

In keinem unserer Fälle wird eine einfache isolierte Emotion als Krankheitsursache angegeben.

g) Reihenfolge der Symptome. Unter 24 Fällen mit vollständiger Anamnese war das erste Symptom: Zittern in 15, Frösteln und dann Zittern in 2, Schmerzen in 6 Fällen und Schwächegefühl in einem Falle.

Zweimal begann das Zittern plötzlich an allen vier Extremitäten.

1. J. P.; nach einem mit Erbrechen verbundenen Schwindelanfall (der schon vor zehn Jahren zweimal aufgetreten war) begann plötzlich bei mächtigem Retropulsionsgefühl das Zittern aller Extremitäten.

2. V. P. bekam nach der erwähnten Emotion und dem Knüttelhieb in den Kopf plötzlich Sprachstörungen und Zittern aller vier Extremitäten. (Gerade dieses Trauma war unter den drei Traumen das geringste und verursachte weder Bewußtlosigkeit noch eine sichtbare Verletzung.)

Einmal begann das Zittern in der Weise, daß alle vier Extremitäten bald nacheinander zitterten; doch vermag die Kranke die genaue Reihenfolge nicht anzugeben.

Unter 12 Fällen begann das Zittern:

an beiden Oberextremitäten	3 mal,
an beiden Unterextremitäten	1 ,,
an der rechten Oberextremität	4 ,,
an der linken Oberextremität	2 ,,
an den linken Extremitäten	2 ,,
an den rechten Extremitäten	0 ,,
an einer Unterextremität	0 ,,

Wenn wir den Beginn des Zitterns in den übrigen Fällen berücksichtigen, in denen dem Tremor aber andere Symptome vorangingen, dann begannen die Symptome

an beiden unteren Extremitäten . . . 2 mal,
an der linken unteren Extremität . . . 1 „
an der rechten unteren Extremität . . 1 „
an beiden oberen Extremitäten . . . . 0 „
an der linken oberen Extremität . . . 2 „
an der rechten unteren Extremität . . 3 „

so daß unter den 21 Fällen, in denen die Symptome nicht gleichzeitig an allen vier Extremitäten begannen, dieselben auftraten:

1. An beiden Unterextremitäten dreimal und ¼ Jahr, resp. 1 Jahr und 2 Jahre allein vorhanden waren;

2. an der linken Unterextremität einmal und 2 Jahre allein vorhanden waren;

3. an der rechten Unterextremität einmal und kurze Zeit allein vorhanden waren;

4. an beiden Oberextremitäten dreimal und kurze Zeit resp. ein Jahr und unbestimmt lange allein vorhanden waren;

5. an der linken Oberextremität viermal und kurze Zeit resp. 14 Tage, 1 Monat, 1 Jahr allein vorhanden waren;

6. an der rechten Oberextremität siebenmal und ½ Jahr resp. 1½ Jahre, 1 Jahr, 14 Tage, kurze Zeit, 3 Jahre und 1 Jahr allein vorhanden waren;

7. an den linken Extremitäten zweimal und 1 Jahr resp. kurze Zeit allein vorhanden waren.

In jenen 8 Fällen, in denen das Zittern nicht das erste Symptom war, begann das Zittern:

Nach einem Fröstelgefühl binnen 2 Jahren resp. 14 Tagen (2 Fälle);

nach Schmerzen (6 Fälle) binnen 3½ Monaten, 1¾ Jahren, ½ Jahre, 2 Jahren, 1 Jahre; einmal war sich der Kranke des Zitterns überhaupt nicht bewußt;

nach einem Schwächegefühl (1 Fall) binnen 14 Tagen.

Die Reihenfolge, in welcher sich das Zittern auf die Extremitäten ausbreitete, war die folgende:

1. von beiden unteren: auf die rechte obere, dann auf die linke obere;
auf die rechte obere, dann auf die linke;
auf beide obere zugleich;

2. von der linken unteren: auf die linke obere, dann auf die rechte obere;

3. von der rechten unteren: auf die linke untere, dann auf die rechte obere;

4. von beiden oberen: auf beide untere, aber wenig;
auf beide untere;
auf beide untere;

5. von der linken oberen: auf die rechte obere, dann auf beide untere;
auf die linke untere, dann auf beide rechte;
auf die rechte obere, dann auf beide untere;
auf die linke untere, rechte obere und rechte untere;

6. von der rechten oberen: auf die rechte untere, beide linke;
auf die rechte untere, beide linke, Zunge;
auf die linke obere, beide untere;
auf die linke obere und ging binnen 19 Jahren nicht auf die Füße über;
auf die linke obere und ging binnen 3½ Jahren nicht auf die Füße über;
auf die linke obere, ohne sich weiter auszubreiten;
auf den Kopf und auf die rechte obere;
7. von den linken Extremitäten: auf die beiden rechten;
auf die rechte obere.

Wir können daraus ersehen, daß die gewöhnlich angeführte Reihenfolge: obere — untere — obere — untere oder obere — untere — untere — obere nicht häufiger vorkommt als die obere — obere — untere — untere.

h) Die Muskelkraft der oberen Extremitäten wurde in 15 Fällen gemessen und notiert; ich habe nicht in allen Fällen selbst gemessen; auch ist mir bekannt, daß die üblichen französischen Dynamometer, die in unserer Klinik in Verwendung standen, verschiedene Werte anzeigten; ältere Instrumente z. B. gaben höhere Werte an; in dieser Hinsicht müssen daher die notierten Werte mit einer gewissen Reserve aufgenommen werden, aber nur insoferne, daß die Zahlen etwas größer sein können, als sie in Wirklichkeit vorhanden waren, keinesfalls umgekehrt.

Wir fanden durchwegs kleine, ja geradezu geringfügige Werte; z. B. (die erste Zahl bezieht sich stets auf die rechte Hand):

1. 7—5 kg,
2. 11—15, der Tremor war rechts stärker,
3. 16—16,
5. 1—3,
6. 15—26, der Tremor war rechts stärker,
8. 15—31, der Tremor war rechts stärker,
9. 20—22, der Tremor war links stärker,
10. 13—16.
13. 10—8, der Tremor war links stärker,
18. 10,5—8,
20. 15—22,
23. 12—9,
25. 7,
31. 5—15, der Tremor war rechts stärker,
32. 2—21, der Tremor war rechts stärker.

In den Fällen 2., 6., 31. und 32., bei denen der Tremor rechts stärker war, war die Muskelkraft rechts wesentlich kleiner; umgekehrt war jedoch dieses Verhalten nicht konstant.

i) Der Tremor spielte sich stets in Ruhe ab; die Intention übte fast stets einen mäßigenden Einfluß aus; im ganzen hat sich der Tremor unter 28 Fällen, über welche genauere Aufzeichnungen vorhanden sind, nur zweimal bei Intention wesentlich verstärkt (Fall 8 und 10), aber bei demselben Patienten (Nr. 8) wurde der Tremor bei Intention während der ganzen Krankheitsdauer geringer und erst kurz vor dem Tode stärker; bei drei weiteren Fällen hat er sich nur ganz wenig verstärkt (einmal wurde er hier und da auch schwächer oder er blieb unverändert), 21 mal wurde er schwächer oder er verschwand fast (zweimal verschwand er vollständig), einmal blieb er unverändert.

Demnach konstatierten wir eine dauernde Verstärkung nur bei 4 unter 28 Fällen; wir können daher die Behauptung Gerhardts, daß der Tremor in der Hälfte der Fälle durch Intention verstärkt wird, nicht bestätigen.

j) Kopfzittern haben wir nur zweimal beobachtet (Nr. 28, 9). Einmal war es bestimmt übertragen (Nr. 18). Einmal findet es sich in der Anamnese angegeben, ohne daß es in der Klinik beobachtet worden wäre (Nr. 4). Das Kinn und die Zunge zitterten in einigen Fällen.

k) Im Schlafe wurde das Zittern nie beobachtet.

l) Je einmal sahen wir eine Kombination mit Tabes dorsalis (Nr. 12), mit Atrophie der Zunge (Nr. 17) und partieller Ophthalmoplegie (Nr. 24), einmal eine Parese im Peroneusgebiete (Nr. 4), einmal verdächtige Schwindelanfälle und Chorioretinitis (Nr. 9), einmal Epilepsia tarda (Stokes-Adams?) (Nr. 15), einmal senile Demenz (Nr. 23).

m) In einem Falle (Nr. 21) waren wir Zeugen interessanter Intermissionen, während welcher die Krankheitssymptome wiederholt für längere Zeit verschwanden.

Zwecks genaueren Studiums will ich Auszüge aus unseren Krankheitsgeschichten mitteilen, die die Form des Zitterns in den verschiedenen Stadien der Krankheit am besten illustrieren werden. (In den Auszügen werden die Symptome der normalen Gehirnfunktion, wie z. B. negativer Babinski, normale Pupillenreaktion u. dgl. nicht angeführt.)

1. Beginn nach einer fieberhaften Erkrankung. Senilität.

Nr. 4076/08. A. E., 66jährige, ledige Bedienerin, die, soweit sie sich erinnert, aus gesunder Familie stammt; war niemals krank. Vor 14 Tagen begannen ihr während einer fieberhaften, mit Husten einhergegangenen Erkrankung die Hände

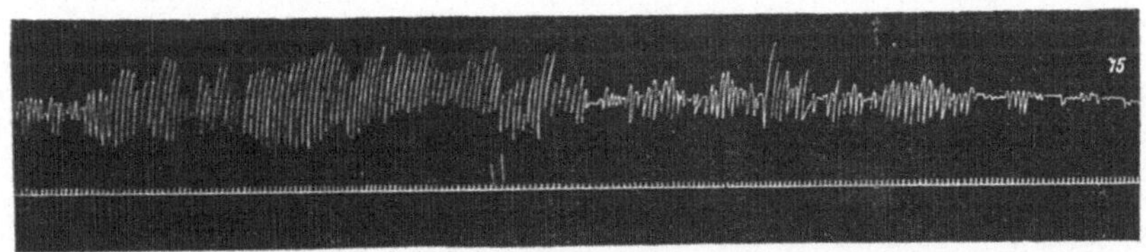

Fig. 75.

derart zu zittern, daß sie die Speisen vom Löffel verschüttete. In der Ruhe ist das Zittern am stärksten, bei der Arbeit hört es fast gänzlich auf. Auch der Kopf soll intensiv zittern. Die Füße zittern wenig. Dafür treten in denselben Krämpfe auf; auch friert es die Patientin in die Füße.

Wir fanden eine Katarakta, Bronchitis, Emphysema pulmonum, Pleuritis sicca. E. D. $\frac{7\text{ r.}}{5\text{ l.}}$ — Patellarreflexe normal. — Wenn die Kranke speziell in die Prädilektionsstellung gebracht wurde, zitterten die Oberextremitäten, weniger die Unterextremitäten; bei intendierten Bewegungen war das Zittern schwächer. — Auf der Kurve sieht man ein grobes, ungleichmäßiges, ziemlich rhythmisches Zittern von 4,8 Wellen in der Sekunde; bei Intention wird es schwächer, ungleichmäßig, aber rhythmisch mit 4,6 Schwingungen in der Sekunde (Fig. 75).

2. Beginn nach einer Erkältung. Unter den Prodromen eine Paraparese ohne Symptome einer organischen Erkrankung. Vollständige Remissionen und Intermissionen. Abwechselnd paraplegische, hemiplegische, triplegische, monoplegische Formen. Myasthenische dynamometrische Reaktion.

Nr. 17869/02. 1908. B. Fr., 62jähriger Seiler. Der Vater starb im Alter von 81 Jahren an einem Gehirntumor, die Mutter im 78. Lebensjahre. Im Dezember des Jahres 1901 fischte er einen Teich ab und fiel hierbei ins Wasser. Seit dieser Zeit hatte er ein Kältegefühl in den Füßen, die Füße waren schwächer und das Gehen wurde beschwerlich; die Füße waren wie erstarrt, wie steinern. Im November 1902 konstatierte man in der Klinik eine Parese der unteren Extremitäten mit normalen Reflexen und normaler Sensibilität. — Im März 1903 war die Beweglichkeit der Füße gebessert, aber es trat an den unteren Extremitäten, und zwar zuerst rechts und nach 3 Wochen auch links, ein Zittern auf, sobald sich der Patient auf die Fußspitzen stellte oder wenn er ausschreiten wollte. Die Hände zitterten nicht. Im April 1903 konstatierte man in der Klinik Runzelung der Stirn und erstaunten Gesichtsausdruck. Die oberen Extremitäten zitterten nicht, wenn sie der Kranke ruhig neben sich liegen ließ. Wenn man sie aber im Ellbogengelenk flektierte und in dieser Stellung auf den Körper legte, begann die rechte sofort rhythmisch zu zittern, während die linke ruhig blieb. Die gestreckten Oberextremitäten zitterten zart in horizontaler Richtung. Im Stehen oder beim Sitzen in der Prädilektionsstellung entstand ein rhythmisches Zittern der rechten und ein ganz unbedeutendes an der linken unteren Extremität. Beim Gehen ist das Zittern auffallender, wiederum namentlich rechts. — Er nahm Hyoscinum hydrobromicum, 2 Tabletten täglich. Nach 3 Tagen waren seine Füße stärker, nach 4 Tagen wurde das Zittern schwächer, nach 14 Tagen konnte er fast ohne zu zittern umhergehen, so daß er entlassen wurde. Er unternahm sodann große Reisen durch Böhmen und verfertigte Netze. — Im November 1903 arbeitete er in einer Fabrik am Plafond, wobei er auf den Traversen des Gerüstes stand. Am Abend des nächsten Tages begannen seine Hände und Füße plötzlich zu zittern, er konnte allmählich nichts mehr arbeiten, da die Hände zitterten und die Gelenke erstarrten. Die Füße zitterten besonders dann, wenn er Treppen stieg oder wenn er in der elektrischen Tramway stand. In der Klinik betrug E. D. $\genfrac{}{}{0pt}{}{\text{r. }11}{\text{l. }15}$, beim fünften Zusammendrücken $\genfrac{}{}{0pt}{}{\text{r. }1}{\text{l. }1}$. Beim weiteren Zusammendrücken stellte sich das Zittern ein. Die ausgestreckten Hände ermatten und beginnen zu zittern, die rechte Hand früher als die linke. Dasselbe erfolgt beim Schreiben. An den unteren Extremitäten beim Sitzen in der Prädilektionsstellung und beim Gehen grobes Zittern. Das Gehen ist ohne Hilfe unmöglich. Patellarreflexe lebhaft, Plantarreflexe normal, Sensibilität normal. Muskulatur rigid. Keine Pro- oder Retropulsion. Der Kranke lag in der Klinik bis zum 17. März 1904 und verließ dieselbe fast ohne Zittern. — Im April 1904 kam er zum viertenmal wegen des Zitterns und wurde nach 5 Tagen wiederum gebessert entlassen. Hernach war das Zittern wieder unbedeutend, als plötzlich einmal nachts im November 1904 der rechte Fuß und die rechte Hand im Karpalgelenke im Sinne von Adduktion und Abduktion ohne jede bekannte Ursache zu zittern begannen. Das Zittern besteht im Ruhezustande und hört nur dann auf, wenn die Aufmerksamkeit des Kranken auf einen anderen Gegenstand abgelenkt wird. — In der Klinik bekam er am 20. Januar 1905 wiederum Hyoscinum hydrobromicum und trat im April 1905 gebessert aus; die Füße zitterten nicht, auch wenn er sich auf die Fußspitzen aufstellte. — Ende September 1905 begann wieder ohne jede Ursache die rechte Unterextremität zu zittern und nach einigen Tagen auch die linke. Die Hände zitterten unaufhörlich seit April 1905. Die Füße werden je weiter, desto unsicherer und schwächer. Sobald er sich zudeckt, empfindet er eine unerträgliche Hitze. In der Klinik konstatierte man am 27. Dezember 1905 starren Gesichtsausdruck. An den oberen Extremitäten E. D. $\genfrac{}{}{0pt}{}{\text{l. }25}{\text{r. }16}$ und kein Tremor außer dem fortgepflanzten. Rumpf nach vorn geneigt. Die Unterextremitäten zitterten in der Ruhe regelmäßig, das Zittern wurde bei intendierten Bewegungen schwächer, ließ sich aber nicht ganz unterdrücken. Gang schwankend; hierbei ein grober Tremor der Unterextremitäten. Der Kranke bekam Scopolia carniolica am 26. Dezember 1905. Am 18. Januar 1906 war das Zittern nur angedeutet. Nur an den unteren Extremitäten Rigidität. — Im Mai 1908 gab der Kranke an, daß das Zittern der Hände und des linken Fußes im vorigen Jahre aufgehört habe, nicht aber

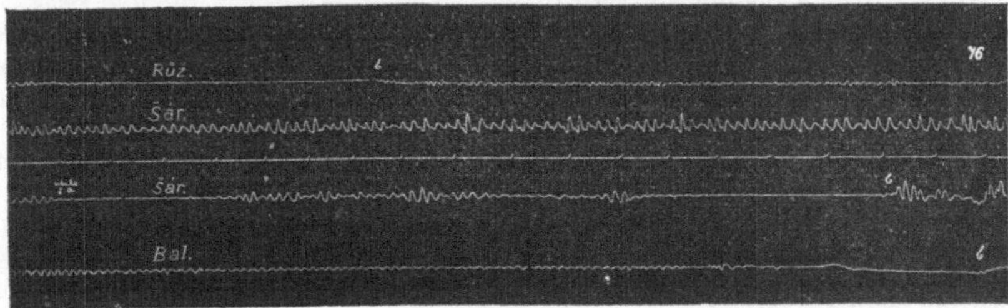

Fig. 76.

auch im rechten Fuße, weshalb er die Klinik aufsuche. Hier konstatierte man einen Tremor vorwiegend an der rechten unteren Extremität in der Ruhe. Die gestreckten oberen Extremitäten zitterten zart. E. D. $\frac{\text{r. } 19}{\text{l. } 30}$; Patellarreflexe rechts lebhafter. Plantarreflexe normal. Nach einem einmonatlichen Aufenthalt wurde das Zittern wieder schwächer und der Kranke ging nach Hause. — Es wurden zwei

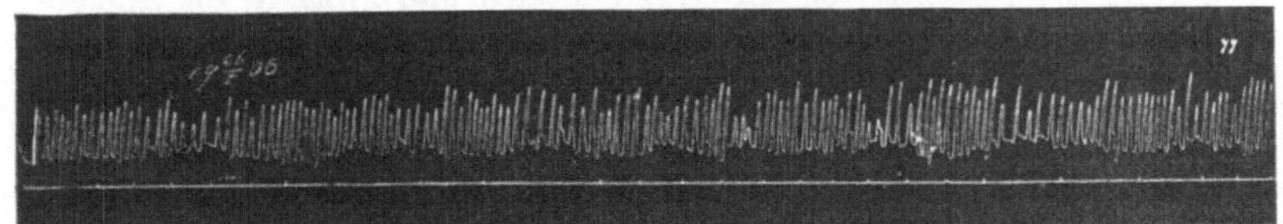

Fig. 77.

Kurven aufgenommen: 1904 war der Tremor der Hand regelmäßig, von etwa 6 Wellen in der Sekunde und hörte bei Intention für einen Moment fast vollständig auf (Fig. 76, unten); 1906 regelmäßiger Tremor des rechten Fußes von etwa 4,5 Wellen in der Sekunde (Fig. 77).

3. Propulsion. Retropulsion. Gesteigerte Patellarreflexe.

Nr. 7736/03. C. J., 70jähriger Flößer; der Vater starb im 42. Lebensjahre nach einer zweijährigen Psychose, die Mutter wurde 78 Jahre alt, zitterte nicht. Er war früher gesund. Seit 38 Jahren flößte er bis zum vorigen Jahre Holz. Vor

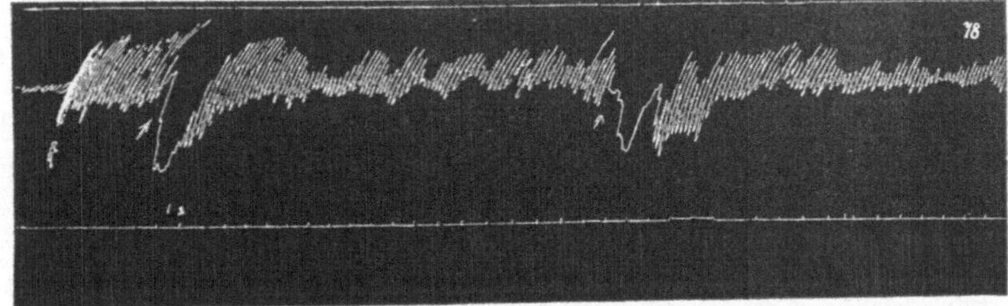

Fig. 78.

2 Jahren begannen die Finger der rechten Hand zu zittern und hierauf die ganze rechte Oberextremität, ohne daß irgendwelche subjektive Empfindungen vorhanden

gewesen wären. Nach einem halben Jahre begann auch die rechte Unterextremität zu zittern und nun hatte er ein Schwächegefühl im ganzen Körper. Nach einem halben Jahre ergriff das Zittern die linke Ober- und Unterextremität gleichzeitig. Seit dieser Zeit ist sein Gang unsicher; er hat das Gefühl, wie wenn ihn etwas nach rückwärts zöge. — Er hatte einen starren Gesichtsausdruck (Entsetzen); auch die Haltung des Körpers und der Extremitäten war starr. In der Ruhe und zwar sowohl im Liegen, als auch im Sitzen, als auch im Stehen zitterten die Oberextremitäten rhythmisch, etwa viermal in der Sekunde; bei intendierten Bewegungen verschwand das Zittern. E. D. 16. Im Sitzen verfielen die Unterextremitäten in einen analogen Tremor. Im Schlafe fehlte das Zittern; der Patient fühlte im Einschlafen das Verschwinden desselben. Propulsion angedeutet, Retropulsion sicher vorhanden. Patellarreflexe gesteigert. Kein Klonus. Die Brustmuskeln und die Deltoidei waren rigid, die übrigen Extremitätenmuskeln dagegen nicht. — Der Tremor spielte sich sowohl in den Fingergelenken ab (die Daumen rieben sich an den Zeigefingern), als auch — und zwar mit größter Intensität — in den Karpalgelenken, ein wenig auch in den Ellbogengelenken. — Auf der Kurve sieht man einen regelmäßigen, rhythmischen, energischen Tremor von 5 Wellen in der Sekunde, der sich bei Intention fast verliert und am Schlusse derselben wieder erscheint (Fig. 78).

4. Heredität. Klimax. Emotion. Parese der Peronei.

Nr. 9306/05. D. B., 58 Jahre alt. Stammt von einem Vater, der im Alter an den Händen (nicht am Kopfe) zitterte. War stets gesund. Seit 7 Jahren im Klimakterium. Damals überraschte sie ein Heger im Walde. Sie erschrak und bemerkte nachher auf dem Heimwege ein Zittern der linken Hand und des linken Fußes. Seit dieser Zeit zitterten die Extremitäten und zwar in der Ruhe mehr als bei der Arbeit. Nach einem Jahre begannen ohne jeden Grund auch die rechtsseitigen Extremitäten zu zittern. Seither kommt es ihr vor, als ob auch der Kopf zitterte. Sie leidet an Hitzegefühl, schwitzt häufig und fühlt sich schwach. — Die Kranke hatte eine typische Körperhaltung, Rigidität der Rumpfmuskulatur, der Nackenmuskeln und der Wurzelpartien der Extremitäten. Die Peronei schlaff. Die Finger zur Faust gekrümmt, vollführen in der Ruhe fortwährend Flexionen und Extension, der abduzierte Daumen vollführt Adduktion und Abduktion und

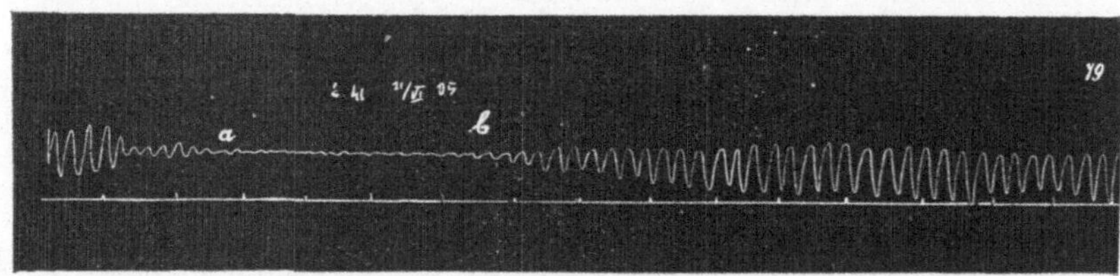

Fig. 79.

außerdem vollführt die ganze Hand im Karpalgelenk Flexion und Extension. Sie vermag das Zittern nicht zu unterdrücken. Fixiert man gewaltsam die Hand, springt das Zittern auf das Ellbogengelenk über. Bei Intention hört es auf, beginnt aber am Schlusse der Intention sofort wieder. E. D. $\frac{\text{l. } 3}{\text{r. } 1}$. Das Gesicht ist starr und bietet den Ausdruck des Erstaunens dar. Nahm 6 Wochen hindurch Scopolia carniolica ohne Erfolg. — Auf der Kurve sieht man in der Ruhe einen groben, regelmäßigen, rhythmischen Tremor von 4—4,2 Wellen in der Sekunde, der sich bei Intention auffallend abschwächt, aber nicht verschwindet, dabei regelmäßig bleibt und dieselbe Frequenz beibehält und allmählich zu der früheren Form zurückkehrt (Fig. 79).

5. Bedeutende Rigidität. Rigidität der Stimmbänder. (Císlers Symptom.)

Nr. 2522/03. F. A., 64jähriger Straßenkehrer; stammt aus gesunder Familie. Er hat seit einem Monat Schmerzen in den Schultern, bewegt schlecht mit den

Händen, atmet schwer, verliert leicht den Atem und hat keinen Appetit. Die Muskulatur des Nackens, der Ober- und Unterarme ist rigid, aktiv unbeweglich oder nur minimal beweglich; die Oberextremitäten liegen flektiert in stereotyper Weise dem Rumpfe an, die Hände sind über dem Bauch gefaltet und beginnen, sobald sie der Kranke auseinandergibt, zu zittern, rechts stärker als links. Die Füße zittern nicht. Der Kranke geht mit kleinen, schleifenden Schritten. Es besteht weder Propulsion noch Retropulsion. Atmung bei der Inspiration erschwert, beschleunigt, 58 in der Minute. Die Ursache dieser Atmungsstörung war eine rigide Position der

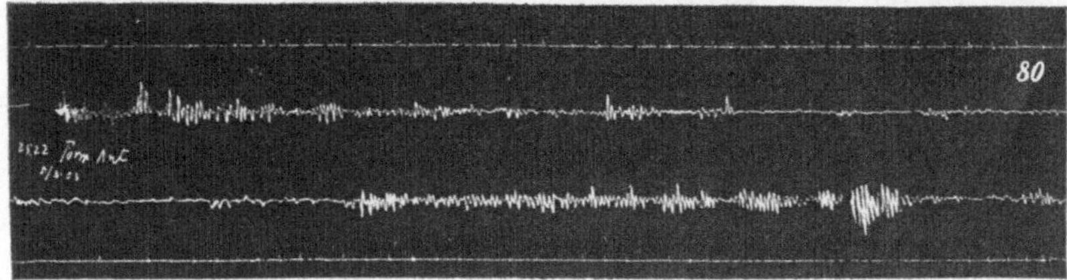

Fig. 80.

Stimmbänder in Adduktionsstellung (siehe Císler, Časopis lékařův českých. 1903), E. D. $\frac{\text{r. } 15}{\text{l. } 26}$. Die mechanische Erregbarkeit der Muskeln war gesteigert. Die rechte obere Extremität vollführt rhythmische Bewegungen wie beim Sägen. An einzelnen Körperstellen Parästhesien, Hitzegefühl. Da der Kranke nach Scopolia noch mehr klagte, bekam er 3 g Jodkali täglich. Nach 2 Monaten fühlte er sich subjektiv etwas wohler; objektiv hat die Starre der oberen Extremitäten etwas nachgelassen. —

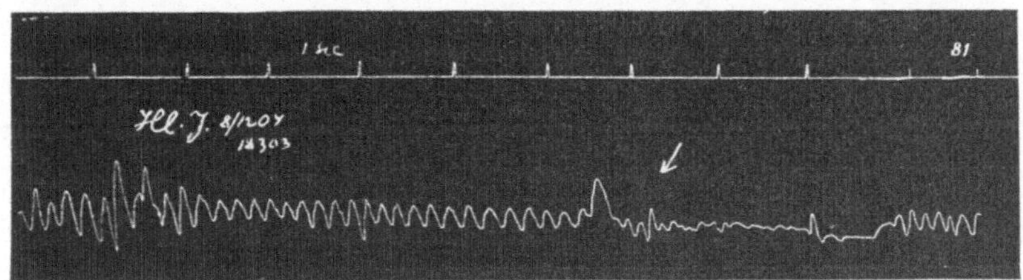

Fig. 81.

Die von der rechten Hand abgenommene Kurve zeigt einen ungleichmäßigen, im großen und ganzen aber langsamen Tremor von etwa 5 Wellen in der Sekunde (Fig. 80).

6. Nr. 18 303/04. Die Kurve dieses Kranken zeigt einen gleichmäßigen Tremor von 5 Wellen in der Sekunde, der bei Intention schwächer wird. Er wird leicht unregelmäßig und seine Frequenz steigt auf 8 Wellen in der Sekunde (Fig. 81).

7. Heredität. Erkältung. Sehr störender, beschwerlicher Tremor.

Nr. 817/05. 74jähriger Taglöhner. Sein Vater, der ein hohes Alter erreichte, zitterte 2—3 Jahre vor seinem Tode in gleicher Weise und ebenso ein Bruder der Mutter nach dem 60. Lebensjahre. Er selbst war immer gesund. Hat stets schwer gearbeitet. Vor 19 Jahren fischte er im Frühjahr bei Frostwetter Hölzer aus der hochgehenden Elbe. Er stieg bis zum Hals ins Wasser und blieb hernach noch vier Stunden in den nassen Kleidern. Seither hat es ihn fortwährend gefröstelt und nach etwa 14 Tagen begann seine rechte Hand im Karpalgelenk zu zittern, wenn sie ruhig herabhing oder lag. Wenn sie etwas erfaßte, zitterte sie nicht. Nach weiteren 14 Tagen begann auch die linke Hand in analoger Weise zu zittern. Aber bei der Arbeit hinderte ihn das Zittern nicht. Sodann nahm aber dasselbe allmählich zu, hörte bei der Arbeit nicht mehr auf, so daß es ihm schon seit 16 Jahren beim Essen und seit

6 Jahren auch bei grober Arbeit hinderlich ist; seit 5 Jahren muß er gefüttert werden. Gegenwärtig ist das Zittern bei Bewegungen sogar intensiver. Der Kopf und die Füße haben nie gezittert. — Es handelte sich um einen Greis mit starrem, des mimischen Muskelspiels entbehrendem Gesichtsausdrucke. Er hatte weder Kontrakturen, noch Propulsion und Retropulsion, noch Hitzegefühl. Die frei herabhängenden Oberextremitäten zitterten bei Pronation und Supination der Vorderarme, bei Flexion und Extension der Finger. Bei groben Intentionsbewegungen läßt der Tremor ein

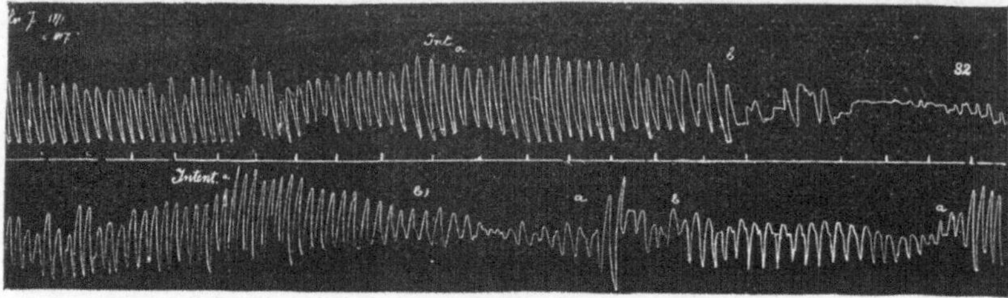

Fig. 82.

wenig nach, bricht aber sofort mit um so größerer Intensität hervor; ebenso bei Muskelanstrengungen (Zusammendrücken des Dynamometers). E. D. $\frac{\text{r. } 15}{\text{l. } 30}$. Der Tremor ist rechts intensiver. An den Füßen fehlt er selbst in der Prädilektionsstellung. — An den Kurven sehen wir einen groben, regelmäßigen Tremor von 3—4 Schwingungen in der Sekunde, der sich bei Intention entweder ein klein wenig verstärkt, ohne die Frequenz zu ändern, oder sich überhaupt nicht ändert (Fig. 82).

8. Alkohol. Tuberkulose. Arteriosklerose. Vor dem Tode Zunahme des Tremors bei Intention. État criblé des atrophischen Gehirns.

Nr. 16116/06. H. E., 62jähriger Inkassist. Seine Frau behauptet, daß er ein starker Trinker war. Vor einem Jahre begannen seine Hände ohne jede Ursache in der Ruhe zu zittern, doch hinderte ihn dies nicht beim Schreiben oder bei der Arbeit. In der letzten Zeit ist das Zittern heftiger und ihm bei der Arbeit hinderlich geworden. Seit einem Monat zittern auch die Füße, besonders am Abend, wenn

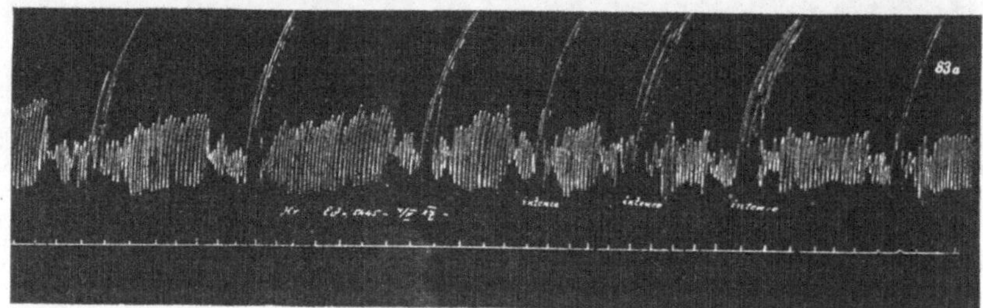

Fig. 83 a.

er einen längeren Marsch gemacht hat. Schwächegefühl. Gesichtsausdruck mäßig starr. In der Ruhe zittern die Oberextremitäten langsam, rhythmisch, die linke mehr als die rechte. Der Kranke kann das Zittern durch den Willen für eine kleine Weile unterdrücken. Bei intendierten Bewegungen verschwindet der Tremor rechts, links wird er schwächer. Muskeltonus an den oberen Extremitäten erhöht. E. D. $\frac{\text{r. } 22}{\text{l. } 20}$. Der Körper wird nach vorn geneigt gehalten. Die unteren Extremitäten zittern nicht einmal in der Prädilektionsstellung. Patellarreflexe normal. Der Kranke leidet an Lungentuberkulose. Nach 11tägiger Ruhe im Krankenhause verschwand das Zittern von der rechten Hand vollständig ohne jede Behandlung, so daß der

Kranke gut schreiben konnte. Vor dem Tode trat das Zittern wieder auf und verstärkte sich bei Intention. Der Kranke starb. Bei der Sektion konstatierte man Arteriosklerose der Gehirnarterien, Gehirnatrophie, état criblé. — Kurz vor dem Tode wurde eine Kurve aufgenommen, die in der Ruhe einen groben, regelmäßigen

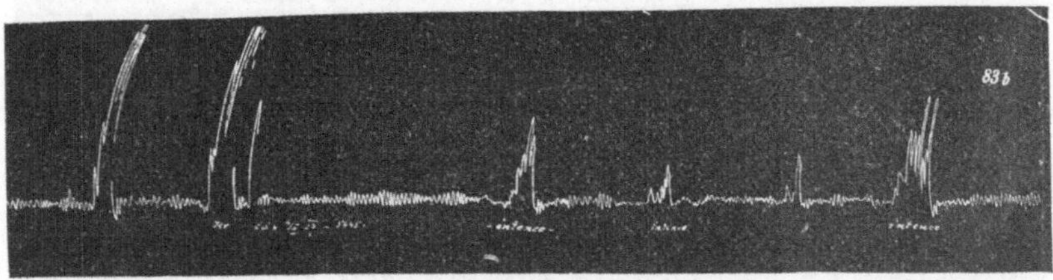

Fig. 83 b.

Tremor von 5—5,5 Wellen in der Sekunde aufwies, der bei jeder Intention viel intensiver wurde und zwar in gleicher Weise an beiden Händen, ohne daß sich die Frequenz geändert hätte. (Fig. 83 a stammt von der linken, b von der rechten Hand.)

9. Struma. (Zerebraler?) Schwindel. Chorioretinitis.

Nr. 9099/07. J. T., 55 jährige Witwe; war nie krank. Hatte 15 Kinder und hat außerdem dreimal abortiert. Letzte Entbindung vor 8 Jahren. Seit 16 Jahren hat sie ein Struma. Vor 10 Jahren litt sie 2 Jahre lang an Schwindelanfällen mit Erbrechen. Vor 4 Monaten hatte sie nach einem ähnlichen Anfall das Gefühl von Retropulsion und zitterte am ganzen Körper. Solche Anfälle wiederholen sich in der letzten Zeit. — Bei der Untersuchung konstatierte man ein leichtes Zittern des Kopfes. In der Prädilektionsstellung verfallen sämtliche Extremitäten in Zittern, die unteren mehr. Die gestreckten oberen Extremitäten zittern nicht. Ophthalmoskopisch fanden sich Residuen einer Chorioretinitis. E. D. $\frac{\text{r. } 13}{\text{l. } 10}$.

10. Heredität. Bedeutende Rigidität. Bei Intention mäßige Verstärkung des Tremors.

Nr. 8897/09. J. A., 70 jährige Witwe. Der Vater war ein Säufer. Von ihren 8 Kindern starben 6 an Fraisen. Sie selbst war niemals krank. Seit etwa 3 Wochen zittern ihre Extremitäten, mehr im Ruhezustande, aber auch bei Bewegungen ziemlich störend, so daß sie z. B. beim Essen die Speisen verschüttet. Seit längerer Zeit macht ihr das Gehen Beschwerden, so daß sie seit einigen Wochen fast gar nicht

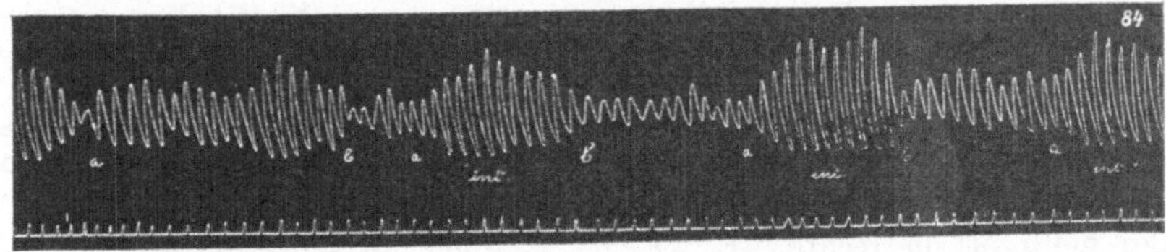

Fig. 84.

mehr gehen konnte und häufig hinfiel. Alle 4 Extremitäten zitterten in der Ruhe, bei der Intention manchmal noch mehr. Der Gang war schlürfend, weil sie zu fallen fürchtete. Die Muskeln der unteren Extremitäten rigid. Die Kranke beklagte sich fortwährend über Kälte. Die Kurven zeigen ein grobes, stellenweise leicht ungleichmäßiges, langsames Zittern von 5—6 Wellen in der Sekunde, das bei der Intention an Intensität ein wenig zunahm ohne seine Frequenz zu ändern (Fig. 84).

11. Nr. 5166/04. K. J., 61 Jahre alt. Zittern der Unterextremitäten in der Prädilektionsstellung. In den Extremitäten Schmerzen und Parästhesien. Lebhafte Patellarreflexe. Der Gang war hölzern, der Kranke flektierte nicht im Kniegelenk, neigte den Rumpf nach vorn und hielt sich an den Gegenständen fest. Mächtige Retropulsion. (Die Anamnese fehlt.) — Die Kurve zeigt einen groben, regelmäßigen Tremor der unteren Extremitäten mit einer Frequenz von 4,5 Wellen in der Sekunde (Fig. 85).

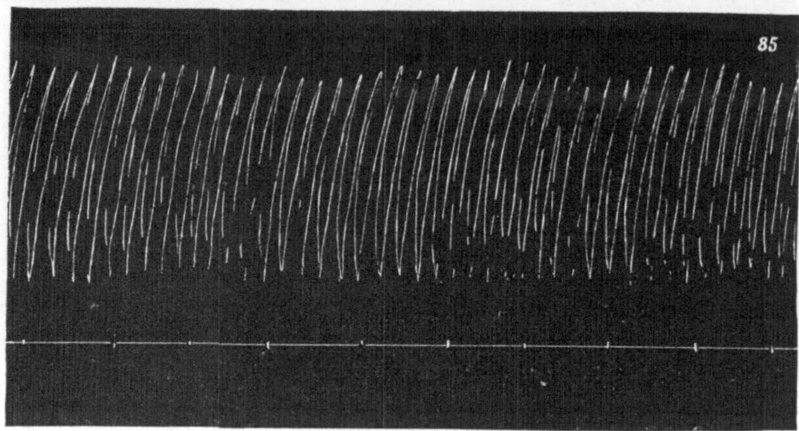

Fig. 85.

12. Lues. Tabes dorsalis. Erkältung.

Nr. 14 424/05. K. Fr., 62jähriger Mechaniker. Stammt aus gesunder Familie. Im 15. Lebensjahre litt er an einer Phlegmone der linken Hand, im 53. Lebensjahre schnitt ihm eine Maschine eine Fingerspitze der rechten Hand ab. Sonst war er gesund bis auf ein Geschwür am Penis, nach dessen Heilung er mit grauer Salbe behandelt wurde. Vor 6 Monaten bekam er Schmerzen in der linken oberen Extremität und in der linken Schulter, nach einem Monat ähnliche Schmerzen in der rechten Seite; er lag damit 4 Monate. Seit 2 Monaten beginnen Schmerzen in den Unterextremitäten. Während der letzten Jahre mußte er bei der Arbeit im Winter im kalten Wasser waten. Vor 1½ Jahren war er auf einem Wagen (er fuhr 3 Stunden) infolge Kälte ganz erstarrt. Vor 5—6 Wochen trat an den oberen Extremitäten sowohl in der Ruhe als auch bei der Arbeit ein Zittern auf, das nicht mehr verschwand. Bevor er ins Gehen kommt und beim Treppensteigen zittern seine Beine. Er empfindet ein fortwährendes Kältegefühl im Oberkörper; bei Nacht dagegen schwitzt er bis 6 Hemden durch. Die Pupillen reagierten nicht auf Licht, dagegen normal bei Akkommodation. Die Patellar- und Achillessehnenreflexe fehlten. Gang vorsichtig, unsicher, auf breiter Basis. Nervengeflechte, Muskeln und Wirbelsäule druckempfindlich. Die Oberextremitäten verfallen sowohl bei Ruhe als auch bei statischer Innervation in einen Tremor, der bei Intention schwächer wird und zwar die linke mehr als die rechte. E. D. $\begin{smallmatrix}\text{r. } 10\\ \text{l. } 8\end{smallmatrix}$. Auch die Unterextremitäten zittern in der Ruhe, aber unbedeutend. Der Tremor ist grob, langsam.

13. Trauma. Rigidität. Císlers Symptom.

Nr. 1922/05. K. V., 62jähriger Taglöhner, aus einer gesunden Familie stammend, in der niemand an einer ähnlichen Affektion litt, obwohl alle Mitglieder ein hohes Alter erreichten. Er war stets gesund. Vor 7 Jahren erlitt er einen Schlag ins Gesicht mit einem eisernen Maschinenhaken, wobei er einige Zähne des Oberkiefers einbüßte und das Bewußtsein verlor. Er arbeitete aber trotzdem weiter. Nach einigen Tagen begann die linke und sodann auch die rechte Hand zu zittern.

Er führte einen Prozeß mit der Unfallversicherungsanstalt. Nach 2 Jahren begannen seine Glieder steif zu werden, seit einem Jahre geht er schlecht und seit 5 Wochen kann er überhaupt nicht mehr gehen, weil er sonst auf den Rücken fallen würde. Im Bette verträgt er nicht die Decke und will beständig anders gelagert werden. Spärliche Symptome der Senilität. Das Gesicht zeigt den fixierten Ausdruck gespannter Aufmerksamkeit; starre, typische Haltung des ganzen Körpers; beträchtliche Muskelrigidität. Die oberen Extremitäten zittern im Ruhezustande und führen dabei Bewegungen aus, wie wenn sie zwischen Daumen und den übrigen Fingern Kügelchen formen würden, ferner Pronationen und Supinationen des Unterarms. Bei Intention wird das Zittern schwächer. Zeitweise hört es spontan auf. Auch die linke Unterextremität zittert in der Prädilektionsstellung. Rigidität der Stimmbänder in Adduktionsstellung (Císlers Symptom). — Die Kurven ver-

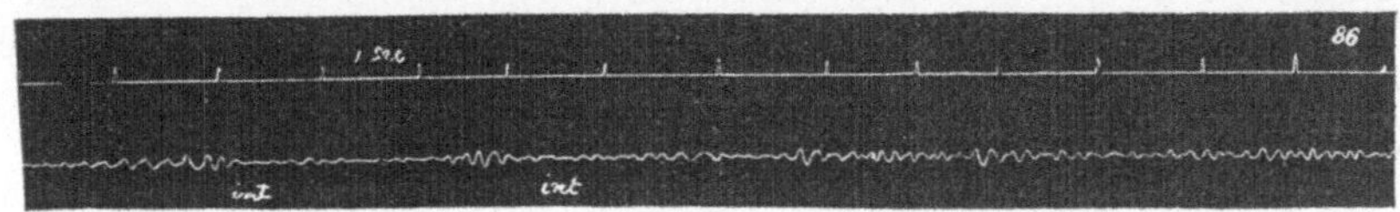

Fig. 86.

zeichnen einen leicht ungleichmäßigen Tremor, dessen Frequenz zwischen 5 und 7,5 Wellen in der Sekunde schwankt. Bei Intention wurde er schwächer, ohne aber ganz zu verschwinden (Fig. 86).

14. Nr. 2938/09. M. M., 55 Jahre alt. Seit dem 48. Lebensjahre im Klimakterium. Zittert seit vielen Jahren; zuerst begannen die Hände zu zittern. Seit einem Jahre geht sie schlecht. Sucht die Klinik wegen Kopfschmerzen auf. Man konstatierte einen Tremor aller Extremitäten in der Ruhe, besonders in der Prädilektionsstellung; bei intendierten Bewegungen war er schwächer, verschwand aber nicht ganz. Scopolia blieb ohne Wirkung, ebenso eine einwöchentliche Bettruhe.

15. Nr. 7971/05. N. P., 65jähriger Taglöhner. In der Familie keine Nervenerkrankung. Leidet ein Jahr an epileptischen Anfällen. Man konstatierte Propulsion, Retropulsion, Rigidität der Armmuskeln. Diagnose: Paralysis agitans. Epilepsia tarda (Stokes-Adamsche Krankheit?).

16. Propulsion. Retropulsion. Rigidität der Stimmbänder. Tremor der Zunge. Große subjektive Beschwerden.

Nr. 4058/04. R. J., 58jähriger Tischler, aus gesunder Familie stammend. Außer gesunden Kindern wurde ihm auch ein totes Kind geboren; ein Kind starb an Fraisen, ein zweites nach einer Gehirnentzündung (Hemiplegie). Patient war stets gesund. Vor 12 Jahren begann ein Zittern der rechten Oberextremität vom

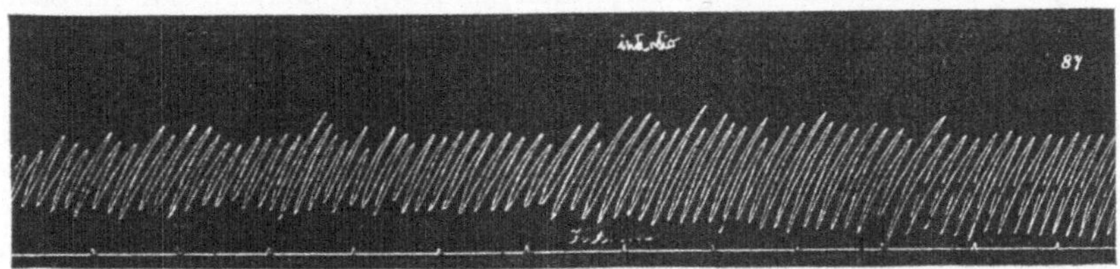

Fig. 87.

Ellbogen zu den Fingern; dasselbe war anfangs unbedeutend, wurde aber später stärker; ein und ein halbes Jahr darauf begann auch die rechte Unterextremität zu zittern; das Zittern der rechten Extremitäten dauerte 4 Jahre, worauf es sich auch auf die linken Extremitäten ausbreitete. Vor zwei Jahren begann auch die Zunge zu zittern. Mit zunehmendem Zittern wurden die Extremitäten schwächer. In der letzten Zeit kann er ohne fremde Hilfe nicht aufstehen. Er wird von Hitzegefühl belästigt. — Gesichtsausdruck und Körperhaltung typisch, die Muskulatur der Extremitäten rigid (besonders die Flexoren), die Finger in Prisenstellung. Die Extremitäten zitterten in der Ruhe, die rechte mehr als die linke, zeitweise nahm der Tremor an Intensität langsam zu und wieder ab, bei Intention wurde er nicht schwächer. Ausgesprochene Pro- und Retropulsion. Auch das Kinn und die vorgestreckte Zunge zitterten langsam. Im Schlafe hörte das Zittern auf, obwohl der Kranke das Gegenteil behauptete; ja, ich konnte mich überzeugen, daß das Zittern erst 20 Sekunden nach dem Erwachen begann. Rigidität der Stimmbänder. Patient klagte ungemein über Hitze; wehklagend bat er die ganze Nacht, man möge ihn anders lagern. Weder Scopolia noch Hyoscinum hydrobromicum, noch Veronal verschafften ihm eine Erleichterung; nach einer Morphiuminjektion hatte er die ganze Nacht Ruhe, aber schon in der nächsten Nacht war eine Dosis von 0,015 g ohne Wirkung. — Die Kurve zeigt einen groben, manchmal ganz regelmäßigen, manchmal ein wenig unregelmäßigen Tremor von 6 Wellen in der Sekunde, der bei Intention stets regelmäßig, grob und von gleichbleibender Frequenz ist (Fig. 87).

17. Kombination mit dem alkoholischen Tremor.

Nr. 948/04. R. Fr., 57jähriger Taglöhner. Der Vater war Säufer. Die ganze Familie war gesund, niemand litt an Zittern. Er war früher stets gesund. Nach Ableistung seiner militärischen Dienstzeit arbeitete er 11 Jahre in einem Bräuhause und hat während dieser Zeit viel getrunken. Vor 2 Jahren begannen beide Unterextremitäten gleichzeitig ohne jede Ursache zu zittern, besonders beim Gehen, und wurden bald darauf auch schwach. Nach etwa einem Jahre begann auch die

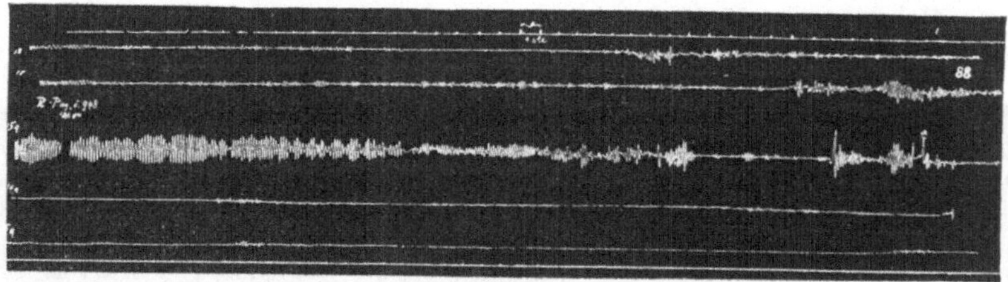

Fig. 88.

rechte Hand zu zittern, zuerst beim Essen, beim sich Bekreuzigen, beim Putzen der Nase, nicht aber in der Ruhe. Nach wenigen Wochen zitterte auch die linke Hand, später wurden beide Hände schwach. Vor einem Jahre begann sich auch die Zunge schwer zu bewegen. — Der Kranke war apathisch, die Muskeln des Nackens und die Flexoren der Oberextremitäten waren rigid, das Gesicht entbehrte des mimischen Muskelspiels. Die oberen Extremitäten zitterten in der Ruhe: speziell der Daumen individuell und außerdem die ganze Hand im Karpalgelenk; beide im Sinne von Adduktion und Abduktion. Die gestreckten Oberextremitäten zitterten ebenfalls in Form grober Flexionen und Extensionen im Karpus und in Form von Pronation und Supination des Vorderarms. Bei intendierten Bewegungen schwächt sich der Tremor so ab, daß er kaum zu erkennen ist, sobald aber das Ziel erreicht ist, beginnt der Tremor von neuem. Die unteren Extremitäten zittern nicht einmal in der Prädilektionsstellung. Die Zunge zittert, wenn sie vorgestreckt wird und ist atrophisch. E. D. $\frac{\text{r. } 10{,}5}{\text{l. } 9}$. — Die verschiedenen Kurven zeigen einen Tremor, der in der Ruhe ziemlich gleichmäßig und regelmäßig ist, 8 Schwingungen in der Sekunde aufweist, bei der Intention ungleichmäßig wird, ohne aber zu verschwinden; eine dieser Kurven zeigt bei der Intention nur eine Spur einer unregelmäßigen Erschütterung (Kombination mit dem alkoholischen Tremor) (Fig. 88).

18. Alkohol. Zittern des Kinns. Rigiditäten. Remissionen.

Nr. 1203/04. S. Fr., 67jähriger Bauer. Stammt aus gesunder Familie, war stets gesund. Hat stets schwer gearbeitet. Vor 3 Jahren begann nach einer schweren

Anstrengung die rechte Oberextremität zu zittern, anfangs unbedeutend, später mehr, so daß ihm das Zittern bei feineren Arbeiten, z. B. beim Schreiben hinderlich wurde. Bald wurde die ganze Extremität schwach und ungeschickt. Nach einem Jahre wiederholte sich dasselbe an der linken oberen Extremität. Später wurden auch die unteren Extremitäten schwach, ohne aber zu zittern. Beim Essen und bei ähnlichen Verrichtungen war das Zittern weniger intensiv. Ebenso nach dem Genuß alkoholischer Getränke. Vor einem Jahre begann auch das Kinn zu zittern, die Zunge wurde schwer und beim Sprechen hinderlich. Vor ½ Jahre erschien das Zittern auch an der rechten Unterextremität. Er trinkt ziemlich viel Alkohol. — Wir konstatierten einen stereotypen Gesichtsausdruck, einen mit dem Zittern der Extremitäten synchronen und dauernden Tremor des Unterkiefers. Ein analoger Tremor der Zunge, der beim Vorstrecken derselben an Intensität abnahm. Beim Zusammenbeißen der Zähne hörte das Zittern des Kinns auf. Wenn der Kranke liegt, sieht man ein gleichmäßiges und rhythmisches Zittern der Finger, im Karpus und im Ellbogengelenk, das so grob und intensiv ist, daß der ganze Oberkörper zittert und daher auch der Kopf. An den unteren Extremitäten ist das Zittern selbst in der Prädilektionsstellung, in der das Zittern der Oberextremitäten noch heftiger

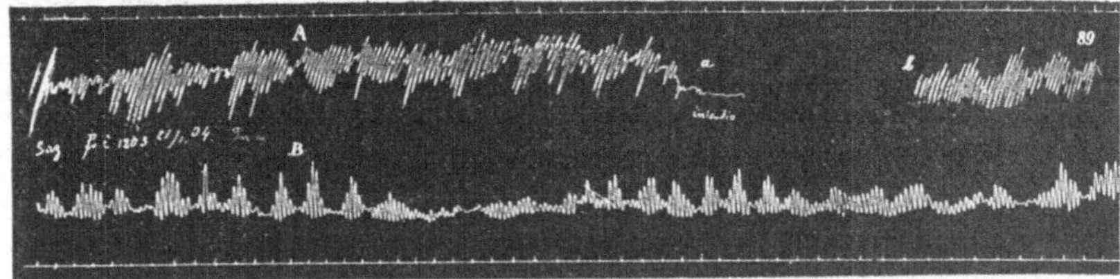

Fig. 89.

wird, unbedeutend. Bei intendierten Bewegungen hört der Tremor auf und zwar an beiden Händen, auch wenn die Bewegung nur mit einer Hand ausgeführt wurde; nach Erreichung des Zieles beginnt er wieder an beiden. Typische Körperhaltung, Rigidität der Mm. cucullares, der Brustmuskeln, der Deltoidei, der Mm. flexores carpi rad., der Rückenmuskeln, der Stimmbänder. Schreiben unmöglich. Patellarreflexe erhalten. Nervenstämme nicht schmerzhaft. E. D. r. 15. Am vierten Tage verließ Patient die Klinik; am nächsten Tage meldete der Sohn desselben, daß der Vater bis auf die rechte Hand fast gar nicht zittere. — Die Kurven zeigen einen groben, langsamen Tremor mit einer Frequenz von 4,5—5 Wellen in der Sekunde, der bei Intention bedeutend schwächer wird, ohne aber ganz zu verschwinden oder seine Frequenz zu ändern (Fig. 89 A). Interessant ist die Kurve des Unterkiefers, die einen regelmäßigen, deutlich allorhythmischen Tremor mit 5 Wellen in der Sekunde aufweist (Fig. 89 B).

19. Schmerzen. Rigiditäten. Retropulsion.

Nr. 18108/07. St. M., 60jährige, aus gesunder Familie stammende Frau. Sie selbst war stets gesund. Wurde vor 12 Jahren wegen Katarakta operiert. Vor 2 Jahren begann sie zeitweise Schmerzen in der linken Unterextremität zu empfinden;

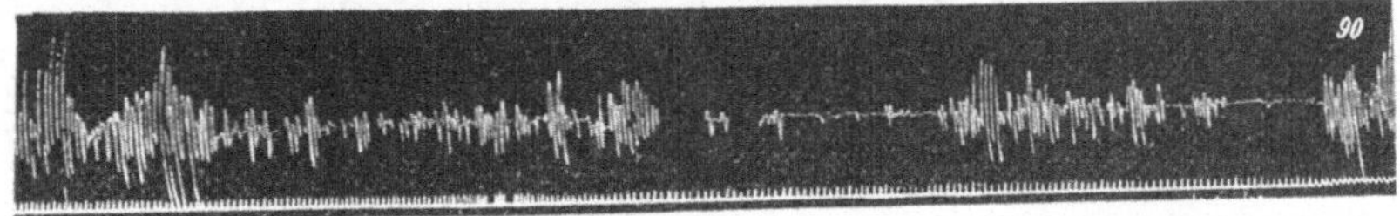

Fig. 90.

vor einem halben Jahre verschwanden die Schmerzen, aber dafür wurden beide Beine schwach und steif, so daß ihr das Gehen schwer fiel. Oft zog es sie so mächtig nach rückwärts, daß es sie Mühe kostete, um nicht zu fallen; trotzdem fiel sie wiederholt hin. Vor einem Vierteljahre begann — nach einem Schreck — die linke Oberextremität zu zittern und etwa 3 Wochen später die rechte. — Typische Körperhaltung. Stereotyper Gesichtsausdruck. Muskulatur des Ober- und Unterarms ein wenig rigid; die Oberschenkelmuskulatur, speziell der M. quadriceps, sehr rigid; die Wadenmuskeln weniger. In der Prädilektionsstellung beginnt eine rotierende Bewegung der linken, später und geringer auch der rechten Finger. Bei der Intention verschwindet der Tremor. Reflexe normal. — Die Kurven zeigen einen ziemlich ungleichmäßigen, im großen und ganzen regelmäßigen Tremor von 5 Wellen in der Sekunde (Fig. 90).

20. Einfluß des Traumas und der Emotion. Tremor des Unterkiefers. Pulsionen. Einfluß der Wärme und der Kälte.

Nr. 7048/04. S. J., 48jähriger Taglöhner, Findling. War stets gesund. Vor 2½ Jahren bemerkte er, daß, wenn er zu arbeiten aufhörte, die linke Hand zeitweise zitterte; wenn er sodann mit derselben einen Gegenstand erfaßte, hörte das Zittern auf. Nach etwa 14 Tagen zitterte auch der Fuß, wenn er sich setzte oder stehen blieb. Ein Vierteljahr darauf wurde er überfahren und zwar fuhr ihm der Wagen über die rechte Körperhälfte; hierbei wurde die Hand luxiert, der Fuß und der Brustkorb gequetscht. Unmittelbar nach der Verletzung nahm der Tremor an den linken Extremitäten an Intensität zu, breitete sich auch auf die linken aus und hält seither an. An feuchten Wintertagen zittert er mehr, in trockener Wärme weniger; in dieser ist er auch beweglicher. Seit einem Jahre besteht das Zittern

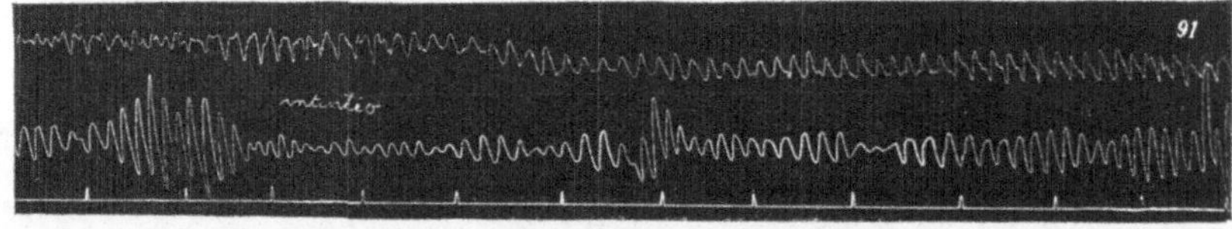

Fig. 91.

auch bei Intention. Im Schlafe fehlt es. Gegenwärtig fühlt er sich sehr schwach; er muß gefüttert werden; nur bei schönem, warmem Wetter kann er selbst essen. Er beugt sich angeblich unwillkürlich nach vorn. Muskelstarre empfindet er nicht. Beim Gehen zieht es ihn nach vorn oder nach links, oder nach rechts hinten. — Typische Körperhaltung. Die Oberextremitäten machen in der Ruhe Zitterbewegungen im Sinne der Adduktion und Abduktion und der Pronation und Supination, wobei der Daumen gleichzeitig Bewegungen wie beim Geldzählen vollführt. Bei der Intention wird das Zittern schwächer, nach Erreichung des Ziels aber wieder heftiger. In der Ruhe schwankt seine Intensität. Die Zitterbewegungen der Füße sind eine Kombination von Adduktion mit Supination resp. von Abduktion mit Pronation und hören bei Intention gänzlich auf. Auch die Zähne klappern gleichzeitig. Keine Mimik. Leichte Rigidität der Extremitätenmuskulatur bei passiven Bewegungen. E. D. $\frac{\text{r. } 10}{\text{l. } 9}$. Patellarreflexe normal. — Er nahm Skopolia. Nach 10tägigem Aufenthalte in der Klinik war das Zittern entschieden schwächer, zeitweise hörte es gänzlich auf. Da bekam der Patient die Nachricht von einem Todesfall in der Familie und verließ die Klinik mit demselben Zittern, mit dem er eingetreten war. — Die Kurven zeigen ein grobes, gleichmäßiges, rhythmisches Zittern von 6 Wellen in der Sekunde, das bei Intention schwächer wurde, ohne seinen Rhythmus zu ändern (Fig. 91).

21. Nr. 8135/07. S. M., 69jährige Frau. Viele Geschwister starben an Fraisen. Sie selbst war oft krank. Im 50. Lebensjahr trat sie ins Klimakterium ein. Vor 2 Jahren fühlte sie eine Schwäche in den Unterextremitäten; etwa eine Woche später begannen diese zu zittern, anfangs nur in der Ruhe, später auch bei Bewegungen. Abends fühlte sie Hitze und Schmerzen in den Füßen. Vor einem Jahre ergriff das Schwächegefühl auch die oberen Extremitäten, und zwar zuerst die rechte;

dieselben begannen ebenfalls zu zittern. Seit einem halben Jahre ist das Zittern heftig; die Extremitäten sind wie hölzern. — Typische Haltung der Oberextremitäten. Tremor aller Extremitäten in der Prädilektionsstellung. Die Muskulatur der Oberextremitäten ist rigid, besonders die Flexoren. Reflexe normal, lebhaft. Die Patien-

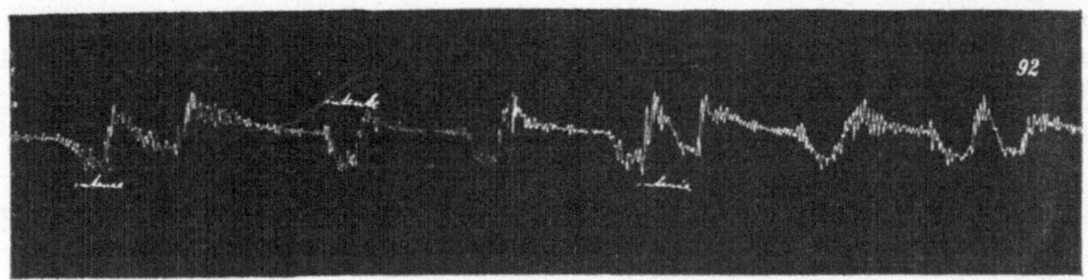

Fig. 92.

tin mußte gefüttert werden. Später wurde die Rigidität auch an den unteren Extremitäten konstatiert. Quälende Anästhesien. Wurde 2 Monate lang mit Vibrationsmassage behandelt, aber ohne Erfolg. Auch Skopolia und Jodnatrium änderten nichts an ihrem Zustande. — Die Kurven zeigen einen leicht ungleichmäßigen, im großen und ganzen rhythmischen, bei Intention etwas heftiger werdenden Tremor. Die Zeit wurde leider nicht registriert (Fig. 92).

22. Typische prodromale Schmerzen. Rigidität. Císlers Symptom.

Nr. 943/04. S. A., 66jährige Frau. Ein Bruder wurde im 68. Lebensjahr geisteskrank, eine Schwester starb 60 Jahre alt, plötzlich. Litt in der Jugend an Migräne, war immer begriffsstützig. Klimakterium im 50. Lebensjahre. — Vor 3 Jahren bekam sie aus unbekannter Ursache Schmerzen in die linke Oberextremität, die durch kein Medikament beseitigt werden konnten. Nach einem halben Jahre ließen sie an Intensität nach, aber die ganze Hand wurde schwach und zitterte im Ruhezustande, etwas später auch bei Bewegungen. Nach einem Jahre traten Schmerzen auch in der linken Unterextremität auf, die wiederum einem Schwächegefühl und einem Tremor wichen. Wiederum nach etwa einem Jahre wiederholte sich dasselbe Spiel in typischer Weise in der rechten oberen und etwas später in der rechten unteren Extremität. Seit einem Jahre kann sie schlecht gehen, es zieht sie nach vorn; überhaupt ist sie wenig beweglich. Gegenwärtig ist das Zittern an den rechten Extremitäten stärker. Im Laufe des letzten Jahres haben sich der 3.—5. linke Finger allmählich zur Faust geschlossen. Das Hitzegefühl unter der Bettdecke ist ihr unerträglich. Sie wird fortwährend von Diarrhöen geplagt. — Typische Körperhaltung, starrer Gesichtsausdruck. In der Ruhe Zittern aller Extremitäten, das an den oberen rascher ist als an den unteren, bei Intention fast vollständig verschwindet, aber nach erreichter Intention gröber ist als vorher. Die Bewegungen erfolgen an den Fingern im Sinne der Flexion und Extension, etwas weniger in den Karpal- und Ellbogengelenken. Die Stimmbänder in Adduktionskontraktur. Sie spricht mit geschlossenen Kiefern. Bei passiven Bewegungen stößt man auf einen großen Widerstand der Nacken- und Extremitätenmuskulatur. Die Bewegungen sind schwerfällig, unsicher; die Kranke überlegt lange, bevor sie eine Bewegung ausführt und beteuert wiederholt, sie könne nicht. E. D. r. 7, links wegen Kontraktur nicht meßbar. Nach Hyoscin größere Starre (subjektiv), das Zittern unverändert. — Die Kurve zeigt in der Ruhe einen leicht ungleichmäßigen, groben, rhythmischen Tremor von 5,75—6 Schwingungen in der Sekunde, der bei der Intention fast vollständig verschwindet, aber durch die Kurve bei gleichbleibendem Rhythmus angedeutet wird (Fig. 76, Mitte).

23. Emotion und Trauma. Zittern der Zunge. Starre Pupillen. Demenz.

Nr. 15617/03. V. P., 70jähriger Kaufmann, der aus gesunder Familie stammt und früher stets gesund war. Die Krankheit begann vor 10 Jahren. Damals starb seine Mutter; ihm träumte, diese stände neben ihm, worüber er heftig erschrak.

Bald darauf erlitt er einen Hieb in den Kopf. Gleich darauf begannen alle Extremitäten zu zittern, besonders die linksseitigen; er konnte schlecht sprechen. — Typische Körperhaltung, starrer Gesichtsausdruck. Rigidität der Rumpf- und Extremitätenmuskulatur. Tremor der oberen Extremitäten von 4—5 Wellen in der Sekunde, links intensiver, von schwankender Intensität, bei Bewegungen fast verschwindend. Muskelkraft gering. In der Ruhelage auf dem Bette zittern die unteren Extremitäten heftig. Grobes Zittern der Zunge. Patellarreflexe regelmäßig. Die Pupillen reagierten weder auf Licht, noch auf Akkommodation. Der Kranke war unrein, unruhig, örtlich und zeitlich unvollkommen orientiert. Aktive Bewegungen gehen langsam, in mehreren Absätzen und nach langer Überlegung vor sich.

24. Parkinson bei einer jungen Schwester. Alkohol. Tonische Krämpfe im Antithenar. Wadenkrämpfe. Ophthalmoplegie. Pyramidenläsion.

Nr. 15 997/07. V. R., 38jähriger Ökonom, stammt von gesunden Eltern. Eine 32jährige Schwester leidet seit 2 Jahren an derselben Krankheit; die übrigen Geschwister sind gesund. Im 5. Lebensjahre überstand er laut Angabe der Mutter eine Gehirnkrankheit, im 17. Lebensjahre Gelenkrheumatismus. Trinkt 6—16 Glas Bier, manchmal auch Wein und schwarzen Kaffee mit Rum. Vor 3 Jahren erschienen in den unteren Extremitäten Schmerzen, wobei er manchmal auch Wadenkrämpfe bekam; die Füße wurden schwach, so daß er nicht lange stehen oder gehen konnte. Vor einem Jahre erschien ein ähnlicher Schmerz in der linken Lendengegend. Gleichzeitig bekam er Kribbeln und Schwäche in den oberen Extremitäten. Hier und da trat ein Krampf im Antithenar auf, wo eine tiefe Furche entstand; hierbei entfernte sich der Kleinfinger unwillkürlich von den übrigen Fingern. Zugleich zeigte sich manchmal ein Tremor der oberen Extremitäten in der Ruhe, besonders wenn der Kranke erregt war; manchmal ließ sich dieser Tremor willkürlich unterdrücken,

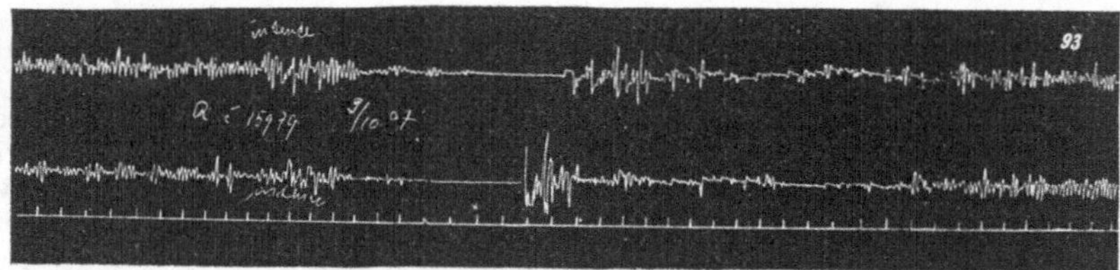

Fig. 93.

aber nicht immer. Bei Intentionen (Essen, Schreiben) wurde er nicht heftiger, eher verschwand er manchmal. In der letzten Zeit zieht es ihn fortwährend nach rückwärts, so daß er zu fallen fürchtet. — Körperhaltung der Parkinsonschen Krankheit angedeutet. Die Muskeln der oberen Extremitäten und die Oberschenkelextensoren rigid. Bei Ablenkung der Aufmerksamkeit läßt die Rigidität nach. Die gestreckten Oberextremitäten zittern, doch hört der Tremor bei Intention auf. In der Prädilektionsstellung entsteht ein Zittern der Oberextremitäten und der Lenden- und Gesäßmuskeln, so daß das Zittern auf die unteren Extremitaten übertragen wird. Die Nervengeflechte sind schmerzhaft. Patellarreflexe normal, Achillessehnenreflexe lebhaft, Babinski positiv. Die Pupillen reagieren träge auf Licht, dagegen normal auf Konvergenz. In extremen Positionen Zuckungen der Bulbi. Während des Aufenhaltes in der Klinik entstand eine Parese eines M. rectus internus mit Diplopie, doch verschwand dieselbe schon am nächsten Tage. Die Papillen der Sehnerven waren hyperämisch. Das Gesichtsfeld war normal. Aktive Bewegungen langsam. Sensibilität normal. — Die Kurve zeigt einen ungleichmäßigen rhythmischen Tremor von 5 Wellen in der Sekunde, der bei Intention schwächer wird, aber seine Frequenz nicht ändert (Fig. 93).

25. Die Kurve mit der Bezeichnung Par. ag. Senectus (ohne Krankheitsgeschichte) zeigt einen groben, regelmäßigen Tremor von 6,5—7 Wellen in der Sekunde, der bei Intention manchmal verschwindet, manchmal unregelmäßig wird. Manchmal ist er in der Ruhe ungleichmäßig (Fig. 94).

26. Nr. 5451/03. R. V., 67jähriger Schneider. In der Familie mehrere Fälle von Tuberkulose. Kam mit den Symptomen der Perityphlitis, ohne über das Zittern zu klagen. Die sehr spärliche Anamnese führt an, daß seine Hände und Füße vor 9 Jahren wie hölzern waren, daß er aber wieder gesund wurde. Vor 6 Wochen wurden

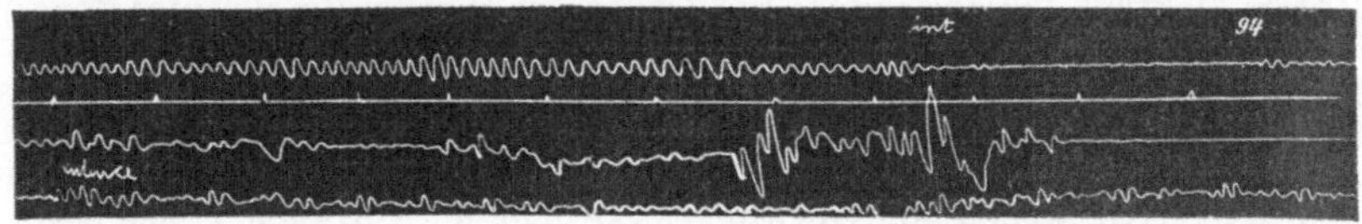

Fig. 94.

die rechte Hand und der rechte Fuß wieder wie hölzern und seit einiger Zeit bemerkt er, daß seine rechte Hand viel schwächer ist als die linke. Objektiv wurde konstatiert, daß die rechte Hand, die schwächer war als die linke, in der Ruhe heftig zitterte.

27. Beginn nach einem Iktus.

Nr. 2252/09. U. J., 57jährige Frau. Vor 3½ Jahren fiel sie bei der Heimkehr vom Felde auf das Gesicht und wurde bewußtlos. Nach etwa einem Monat begann die rechte Oberextremität schwächer zu werden und zu zittern, und zwar in der Ruhe, keineswegs bei Bewegungen. Vor einem halben Jahre bekam sie Kribbeln in die rechte Unterextremität, dieselbe wurde schwer beweglich oder begann derart zu zittern, daß dies bei jeder Arbeit hinderlich war. Bei Nacht hörte das Zittern auf. Man konstatierte außer anderen Symptomen eine Rigidität der Muskeln der rechten oberen Extremität. E. D. $\frac{\text{r. } 5}{\text{l. } 15}$. Mechanische Muskelerregbarkeit gesteigert. Auch an der rechten Unterextremität Muskelrigidität. In der Prädilektionsstellung zittern die Unterextremitäten nicht, die Oberextremitäten zeigen in der Ruhe in den Finger- und Handgelenken, speziell rechts, rhythmische Bewegungen,

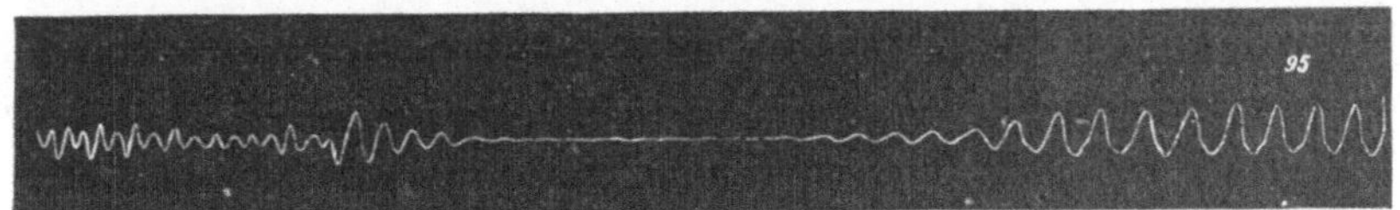

Fig. 95.

die bei Intention vollständig verschwinden. Die Kurven veranschaulichen sehr schön das Zittern der rechten Hand: In der Ruhe ein grober, rhythmischer, nur leicht ungleichmäßiger Tremor, der bei Intention bedeutend schwächer wird, ohne seine Frequenz zu ändern, oder verschwindet und nur durch minimale, nicht ausgebildete Wellen angedeutet ist (Fig. 95).

28. Nr. 11 485/10. S. J., 60jähriger Flößer. Stand vor 2 Jahren wegen Lymphdrüsenschwellung in klinischer Behandlung. Schon bei seinem Austritt aus der Klinik zeigte sich hier und da ein Zittern der rechten Hand. Lange Zeit vorher litt er an Schmerzen in der rechten Oberextremität, die dem Druck der Drüsen auf den Nervenplexus zugeschrieben wurden. Nach seinem Austritt aus der Klinik begann allmählich die rechte Oberextremität schwach zu werden und sowohl in der Ruhe, als auch bei Bewegungen zu zittern. Bei letzteren wird der Tremor zuerst schwächer, nimmt aber sodann so sehr an Intensität zu, daß Patient mit der rechten Hand nicht essen kann. Dann begann auch die rechte Unterextremität zu schmerzen, schwach zu werden und hier und da zu zittern. In der jüngsten Zeit beginnt auch die linke Körperhälfte schwach zu werden. Vor 8 Monaten begann auch der Kopf zu zittern. Beim Sprechen hat der Kranke das Gefühl, als ob er die Zunge nicht rasch genug bewegen könnte. Bei Bewegungen der rechten Körperhälfte muß er sich psychisch und physisch bedeutend mehr anstrengen. Bei der neuer-

lichen Aufnahme in die Klinik im Jahre 1910 wurde folgendes konstatiert: Starrer Gesichtsausdruck, starre Haltung des Rumpfes, namentlich aber der rechten Extremitäten; die rechte Oberextremität in typischer Stellung, die Hand im Karpus extendiert, die Finger in den Interphalangealgelenken gestreckt, in den Metakarpophalangealgelenken flektiert und abduziert, der Daumen in dauernder, leichter Opposition; die Extensorensehnen heben sich am Handrücken ab. Die Muskeln der Ober- und Unterextremität rigid. In der Ruhe zittert die rechte Oberextremität am meisten im Karpalgelenke, weniger in den Metakarpophalangealgelenken im Sinne von Flexion und Extension. Beim Sitzen verfällt die Unterextremität in rhythmische Flexionen und Extensionen im Sprunggelenke und in Adduktion und Abduktion im Hüftgelenke. An der Oberextremität entsteht manchmal eine rhythmische Bewegung in der Schulter im Sinne der Adduktion und Abduktion. Zeitweise vollführt der Kopf Bewegungen um die Vertikalachse etwa in demselben Rhythmus und zwar auch dann, wenn man den Tremor der Extremität künstlich unterdrückt; auch die Unterlippe hebt und senkt sich in demselben Rhythmus. Der Kranke hält den Kopf dauernd nach der rechten Schulter geneigt und das Gesicht ein wenig nach der rechten Seite gedreht. Die Nackenmuskeln der rechten Seite sind sehr

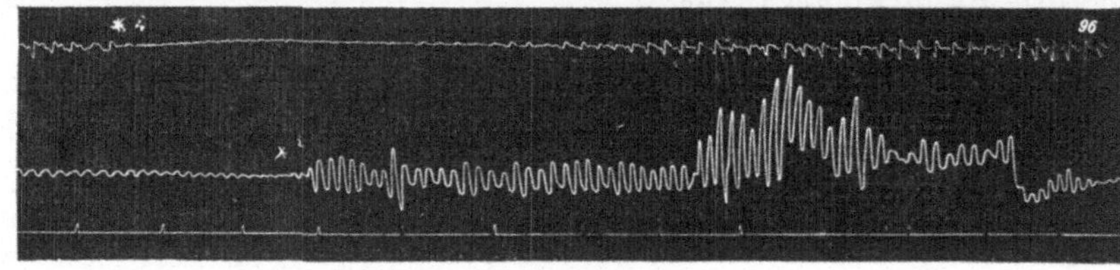

Fig. 96.

rigid, speziell der M. cucullaris. Der Kranke vermag das Zittern nicht willkürlich zu unterdrücken, sondern der Tremor wird bei einem derartigen Versuche nach der Erfahrung des Patienten und wie wir uns selbst überzeugen konnten, intensiver. Das Zittern hört unter folgenden Umständen auf:

1. Wenn der Kranke eine aktive Bewegung vollführt; nach einer Weile aber fängt das Zittern allmählich wieder an; wenn der Kranke einen Gegenstand in der Hand hält (z. B. den Registrierapparat), dann hört der Tremor nicht auf.
2. Wenn er, einer Aufforderung folgend, seine zitternde Hand anschaut; die Ruhe dauert auch hier nur 2—3 Sekunden.
3. Wenn er die zitternde Hand in die linke legt.
4. Wenn man die Hand passiv leicht und ganz langsam hebt; drückt man sie aber gewaltsam in der dem Tremor entgegengesetzten Richtung, springt der Tremor auf die proximalen Gelenke über und ist auch an der Hand intensiver.

Sobald man diese Versuche wiederholt, hört das Zittern nicht auf und es stellt sich zugleich ein subjektives Ermüdungsgefühl ein.

Von diesem Kranken wurde eine Serie von Kurven aufgenommen, deren eine hier reproduziert ist. Man sieht an derselben das Aufhören des Tremors bei der Intention. Zum Vergleiche findet sich darunter eine Kurve, welche die Intentionsverstärkung des Tremors bei Hysterie veranschaulicht (Fig. 96).

Historischer Überblick. Den Tremor bei dieser Krankheit, die als erster James Parkinson 1817 beschrieben hat, unterschieden von jenem bei Chorea Germain Sée 1851 (Béchet), von jenem bei der Herdsklerose Charcot in seinen Vorlesungen 1861 und 1862 mit Vulpian und 1867 sein Schüler Ordenstein; schon 1860 hat auch Cohn den Hauptunterschied der beiden Zitterformen hervorgehoben. Die interessanten Fingerbewegungen, die an zweckmäßige Bewegungen erinnern, beschrieb Gubler bereits 1845: Zerkrümmeln von Brot, Rollen eines Bleistiftes, Treten der Pedale usw. (Fernet). Die Propulsion beschrieben vor Parkinson bereits Sauvage und Sagar als Skelotyrbe festinans (Béchet). Charcot gab 1874 die Erklärung, daß es sich da um Fälle handle, bei denen das Zittern im ganzen Krankheitsverlaufe fehle, die aber trotzdem als echte, wenn auch verkümmerte — forme fruste — Form dieser Krankheit anzusehen seien, der er statt der Parkinsonschen Bezeichnung „Shaking palsy“ die weitere Benennung „Parkinsonsche Krankheit“ beilegte. — Von den zitierten Arbeiten verdienen eine besondere Erwähnung: die These von Vandier (1886) über traumatische Formen, die These von Béchet, die alle klinischen Eigentümlichkeiten dieser Krankheit erschöpfend darstellt (1892), die Dissertation von Cramer (1886), die These von Castéran (1909) und die systematische Arbeit von Mendel (1911).

Die Behandlung des Parkinsonschen Tremors bedeutet eigentlich die Behandlung der Krankheit selbst, denn das Zittern und die mit demselben kombinierte Rigidität bilden die Hauptbeschwerden dieser Krankheit und sind daher jene Symptome, gegen welche alle Heilmethoden gerichtet sind. Viele Heilmittel wurden gelobt und wieder aufgegeben, weil, wie Charcot bereits wußte, bei dieser Krankheit spontane Remissionen vorkommen, die bei den therapeutischen Versuchen zu falschen Schlüssen verleiten können.

Ich führe an: Ferrum carbonicum (Elliotson), Baryum chloratum (Brown-Séquard), Kalium jodatum (Villemin), Argentum nitricum (Charcot sah nach demselben eine Zunahme der Heftigkeit des Zitterns), Aurum chloratum (Robin), Opium, Morphium, Codein, Atropin, Kokain, Brompräparate, Strychnin (Trousseau), Hyoscyamus (Jones), Hyoscin, Akonitin, Duboisin, Coniin, Propylamin, Camphora monobromata (Charcot), Faba calabri, Tinctura veratri viridis, Tinctura gelsemii semperviventis, Arsen, 70%iger Alkohol mit Stovain (in die Umgebung der Nerven, Brissaud), sogar auch Kurare! Ferner Kombinationen von Cannabis indica mit Opium (Gowers), Tinctura veratri mit Morphiuminjektion (Heimann), Tinctura gelsemii mit Belladonna (Alquier) Faba calabri mit Kalium tartaricum.

Die auffallendsten Besserungen wurden bis jetzt nach verschiedenen Hyoscin- und ähnlichen Präparaten beobachtet und zwar nach Hyoscinum hydrojodicum, muriaticum, hydrobromicum, Scopolaminum hydrobromicum (identisch mit Hyoscinum) und Scopolia carniolica, Duboisinum sulfuricum. Diese heftigen Gifte verwendet man subkutan in Dosen von 0,2—0,3—0,5 mg pro die oder innerlich zu 0,25—0,30 mg pro dosi und bis zu 1 mg pro die. Die Behandlung mit subkutanen Skopolamininjektionen hat laut beglaubigten Beobachtungen auffallende Erfolge; doch kommen hierbei häufig Vergiftungen vor. Pierre Marie bemerkt hierzu treffend: „Die Besserung ist unglaublich groß, aber man kann die Methode nur mit großer Angst anwenden.“ Wir versuchten die interne Behandlung schon vor Jahren in vielen klinischen Fällen, aber ohne einen überzeugenden Erfolg, der offenbar nur aus dem Grunde ausblieb, weil wir aus Furcht vor einer Vergiftung ungenügende Dosen verwendeten. Ein Nachteil dieser Behandlung beruht darin, daß die Wirkung nicht lange anhält und das Medikament immer wieder von neuem gegeben werden muß; aber Roussy berichtet über einen Kranken, den er mit Hilfe dieser Methode schon fünf Jahre lang in gutem Zustande erhält; Souques verfügt über eine vierjährige Beobachtung. Mit Rücksicht auf diese Erfolge will ich folgende Verordnungen anführen:

Mendel jun. empfiehlt auf Grund der Erfahrungen seines Vaters, der das

Duboisin seit 1893 anwendete, in leichteren Fällen alle 2—3 Tage, in schweren Fällen auch täglich je 0,2—0,3 mg (Duboisini sulfurici 0,01 auf 10 destillierten Wassers, 0,3 ccm einzuspritzen).

Robin gibt in leichteren Fällen Scopolamini hydrobromici 0,03 ad Aquam dest. 600; ein Kaffeelöffel dieser Lösung enthält 0,25 mg; am ersten Tage gibt er morgens vor dem Frühstück einen Löffel, am zweiten Tage außerdem um 3 Uhr nachmittags einen Löffel, am dritten Tage außerdem um 11 Uhr vormittags einen Löffel, am vierten Tage außerdem um 6 Uhr abends einen Löffel; diese Dosis (1 mg) hält er für die Maximaldosis; dieser Vorgang wird wiederholt, so daß die Kur acht Tage dauert. In schwereren Fällen, in denen das Zittern sehr heftig ist, injiziert er die Lösung Scopolamini hydrobromici 0,03, Aquae laurocerasi 5, Aquae destill. 5, von der 1 ccm 1 mg Scopolamin enthält. Die Spritze muß genau in Zehntelkubikzentimeter eingeteilt sein. Diese Lösung injiziert er in den Vorderarm und zwar am ersten Tage 0,2 ccm (also 0,2 mg) und steigt nach Bedarf um 0,1 ccm (0,1 mg) bis maximal 0,8 mg in längstens 8—10 Tagen. Hierauf reicht er durch 8—10 Tage Faba calabri in Pillen oder Pulvern zu 25 mg, von einer Pille resp. einem Pulver bis höchstens sechs Pillen resp. Pulvern täglich und außerdem vor dem Mittagmahl und vor dem Nachtmahl 2 und später 3 g Kalii tartarici neutr. in einem Glas Wasser. Sodann setzt er diese Medikamente auf mindestens 3 Wochen aus und reicht während dieser Zeit verschiedene Nervina (Zincum oxydatum, Glyzerophosphat u. dgl.).

Eine ambulatorische Injektionsbehandlung ist nicht zu empfehlen, da man stets nach den ersten Vergiftungserscheinungen fahnden muß, um die Kur rechtzeitig zu unterbrechen.

Wie weit man manchmal in dieser Beziehung gehen kann, lehrt ein Fall, den Roussy in der neurologischen Gesellschaft in Paris im Jahre 1910 demonstriert hat. Da bei diesem Kranken alle Mittel erfolglos blieben, gab er ihm Atropin in Mengen bis zu 12 mg täglich. Gegenwärtig verabreicht er ihm seit 5 Jahren Skopolamin subkutan in Dosen von ½—1—2 mg jeden zweiten Tag. Zunächst treten 1—2 Stunden nach der Injektion Vergiftungserscheinungen auf: Obnubilation, Nausea, Erbrechen, aber nach drei Stunden hört das Zittern ganz oder nahezu ganz auf, die Rigidität läßt nach und der Kranke fühlt sich 18—24 Stunden ganz wohl, kann spazierengehen usw. Nach 26 Stunden fesselt ihn die Rigidität wieder ans Bett. Diese Behandlung dauert bereits fünf Jahre, ohne daß sich Symptome einer chronischen Vergiftung gezeigt hätten, trotz der ungeheuren Dosen, die allein Hilfe gebracht haben. — Souques hat in derselben Sitzung mitgeteilt, daß er einem seiner Patienten seit vier Jahren jeden zweiten Tag 0,5 mg injiziere; das Zittern verschwindet für 24 Stunden vollkommen und ist noch am nächsten Tage schwach.

Außer der medikamentösen Behandlung wird seit jeher auch die eine oder die andere physikalische Behandlungsmethode gelobt. Am besten wirken Bäder, die so warm sein müssen, als dem Kranken angenehm ist, von 20—25 Minuten Dauer, 2—3mal in der Woche; nach dem Bade leichte Massage mit Frottieren und Kneten; während der freien Tage passive Bewegungen, nachher aktive Übungen und Trepidation (Charcots fauteuil trépidant). Robin lobt zeitweilige Ätherisation oder oberflächliche Stichelungen mit glühender Nadel längs der Wirbelsäule.

Die Opotherapie wurde nach allen Richtungen geprüft: nach Schilddrüsenpräparaten sah Castelvin (zit. von Castéran) Besserung (1903), Alquier dagegen Verschlimmerung; Parhon und Urechie (1907) gaben Hypophysenpräparate und behaupten, daß dieselben dem Kranken eine Erleichterung gebracht hätten speziell hinsichtlich des Hitzegefühls, des Schweißes, der Schlaflosigkeit, der Tachykardie, der Asthenie (sie reichten vier Drüsen vom Rind, mazeriert mit etwas Glyzerin — 2—6 Kaffeelöffel täglich); am strittigsten ist die Opotherapie mit den Parathyreoidealdrüsen, die von Berkeley im Jahre 1905 inauguriert wurde; er gibt an, daß er auf diese Weise 18 Fälle gebessert und 1 Fall geheilt habe (zit. Maregna). Alquier will 5 von 6 Patienten von ihrer Schlaflosigkeit, von den Schmerzen und vom Tremor geheilt haben. Am weitesten ging Massaglia, der diese Therapie im Jahre 1909 für spezifisch und beim Parkinsonschen und senilen Tremor für diagnostisch erklärt hat. Dagegen sahen Lundborg, Parhon und Goldstein nach dem Vassaleschen Parathyreoidin (aus Mailand) und Marinesco nach der frischen Drüse in zwei Fällen ebenfalls keine Veränderung. Roussy warnt sogar in jüngster Zeit vor dieser Therapie, da er nach größeren Dosen (vier frische Drüsen täglich) eine rasche Verschlimmerung des Zitterns und der Rigidität, ferner Unruhe und sogar Exitus gesehen habe.

Der Vollständigkeit wegen sei erwähnt, daß auch radiogener Schlamm die Symptome dieser Krankheit gebessert hat (Claude zit. von Alquier).

IX. Das Zittern bei organischen und zwar herdförmigen Erkrankungen des Nervensystems.

A. Bei der disseminierten Sklerose.

a) Gewöhnlich wird behauptet, daß derartige unwillkürliche Bewegungen der Hände, die mit unserer Definition des Zitterns übereinstimmen, bei der disseminierten Sklerose nicht beobachtet werden. Als seltene Ausnahmen werden Fälle angeführt, in denen die Hände in der Ruhe und bei statischer Innervation in gewöhnlicher Weise zitterten und zwar bei Emotionen und in schmerzhaften Phasen der Krankheit (Breillot, Reymond). Dieses Zittern aller Extremitäten in der Ruhe konnte durch energisches Zusammenschließen für mehrere Augenblicke unterdrückt werden (Erb). Oppenheim schließt in einem solchen seltenen Falle auf eine Kombination mit diffuser Sklerose. Bei systematischer Untersuchung der Kranken ist ein zartes Zittern der Hände bei statischer Innervation keine Seltenheit. Dies gilt besonders für jene Fälle, bei denen der typische, bei der Sklerose gewöhnlich beobachtete „Tremor“ fehlt. Max Meyer publizierte das Resultat seines graphischen Studiums des Zitterns bei 12 Patienten Ziehens nnd dort finde ich bei 8 Fällen, bei denen ein auffallendes Zittern fehlte, graphisch verzeichnet einen ganz zarten Tremor bei statischer Innervation von 5—7 Wellen in der Sekunde ohne Rücksicht auf die Dauer der Krankheit (3 Monate bis 15 Jahre) und des Zitterns (2 Monate bis zu 10 Jahren). Dieser Tremor war fast immer ganz leicht unregelmäßig und nahm bei Intention nur unbedeutend oder gar nicht an Intensität zu. — Unter unseren 20 Fällen fand ich in 3 Fällen das Zittern bei statischer Innervation zugleich mit dem Intentionszittern.

b) Ferner beobachtete man bei der disseminierten Sklerose einen Tremor analog jenem bei der Schüttellähmung, worunter in den publizierten Fällen gewöhnlich ein langsamer Tremor in der Ruhe verstanden wird. Insoweit ich die publizierten Fälle verfolgen konnte, handelte es sich in denselben entweder um eine wirkliche Kombination mit der Schüttellähmung oder um klonische Krämpfe oder um eine der Athetose nahestehende Bewegung oder um einen heftigen Intentionstremor, der sich selbst bei den minimalsten Reizen äußerte und daher nur scheinbar „in der Ruhe" vorhanden war. Über einen ähnlichen Tremor bei herdförmigen Läsionen des Gehirns siehe auch im folgenden Abschnitt B. c). Ich will einige derartige Fälle zitieren:

Meschede beschrieb 1870 einen 25jährigen Jüngling, der im 12. Lebensjahre einen Pferdehufschlag ins Gesicht erlitt. Seit dieser Zeit entwickelte sich bei ihm eine Paralysis agitans. Der Tremor ist aber nicht näher beschrieben. Er litt außerdem an Anfällen, die der Autor als Propulsion bezeichnet, die aber auf Grund seiner Beschreibung als prokursive Epilepsie zu bezeichnen sind; sie begannen in stereotyper Weise mit Krampflachen. Das Zittern nahm nach der Verletzung fortwährend zu. Der Jüngling verkümmerte geistig, mußte in der letzten Zeit liegen, masturbierte, war imbezill, der Tremor hörte selbst im Bette nicht auf, schließlich entstand ein Dekubitus, der zum Tode führte. Bei der Sektion fand man eine ausgedehnte disseminierte Sklerose. — Es dürfte sich um heftiges Intentionsschleudern bei den geringsten Reizen gehandelt haben, das als Bewegung „in der Ruhe" imponierte; daher die Diagnose Paralysis agitans.

Fr. Schultze (1876) beobachtete einen 62jährigen Patienten, der plötzlich an Pneumonie erkrankte, Schwindel bekam und nicht mehr gehen konnte. Er wurde in die Klinik eingebracht und zeigte im Sitzen einen auffallenden Tremor der linken Hand und des Vorderarms, der in der Ruhe am intensivsten war und bei Lagewechsel der Extremität an Intensität abnahm. Er hatte diesen Tremor nach seiner Angabe etwa 5 Jahre. Nach einigen Tagen stellte sich ein progressiver Kollaps ein, das Zittern hörte auf und zwei Tage später starb der Kranke. Bei der Sektion fand man in der Medulla Gefäßsklerose und eine chronische interstitielle Myelitis mit herdförmigen Veränderungen der Sklerose, speziell im Bereiche der zervikalen und lumbalen Intumeszenz. Am Gehirn fand sich (allerdings nur makroskopisch) nichts.

Schultze zitiert hierbei den Fall Leydens aus dem Jahre 1875 (Arch. f. Psych.), betreffend die 75jährige „Frau Hamm". Wenn wir jedoch die Krankheitsgeschichte dieses Falles genau analysieren, handelte es sich hier mit aller Wahrscheinlichkeit um echte Paralysis agitans, kombiniert mit atheromatösen Veränderungen an den Rückenmarksgefäßen mit sekundären Veränderungen der Medulla und Neuritiden, so daß dieser Fall die Beweiskraft einbüßt.

Meschedes Schüler Lantzius Beninga beschreibt in einer Dissertation vom Jahre 1887 eingehend einen Fall von Schüttellähmung, in welchem es sich offenbar um Athetose gehandelt hat. — 46jährige Frau, die seit einer Reihe von Jahren an Schwäche und Spasmus und seit einem halben Jahre an Zittern der linken Körperhälfte mit oszillatorischen rhythmischen Bewegungen in den Fingern und im Daumen litt, die den Bewegungen beim Geldzählen ähnlich waren. Bei Bewegungen war das Zittern jenen bei Sklerose analog. Ihr 22jähriger Sohn blieb nach einer im 3. Lebensjahre durchgemachten fieberhaften Erkrankung auf der rechten Körperhälfte gelähmt und behielt eine spastische Hemiparese mit Ataxie, besonders bei Bewegungen. An den Zehen des rechten Fußes schnelle, oszillierende Bewegungen von ungleichmäßigem Rhythmus. Die Bewegungen der Hand gehindert durch unwillkürliche Bewegungen von Intentionscharakter. Bei der Epikrise der Mutter bemerkt der Autor, daß sie auch „Läsionen der rechten Wange, die auf einen zerebralen Ursprung hindeuteten", gehabt habe, so daß es sich um eine gemeinsame Läsion des Fazialis und der rechten Pyramide gehandelt haben dürfte.

In dem Falle von Sachs aus dem Jahre 1898, betreffend eine 30jährige Frau, begann die Sklerose mit Intentionszittern der rechten Extremitäten; später entwickelten sich die Symptome der Schüttellähmung: starre Maske, Propulsion, Zittern in der Ruhe.

Bei einem zweiten Falle desselben Autors, einem 22jährigen Jüngling, der im 5. Lebensjahre einen Unfall mit Bewußtlosigkeit und eine Paraplegie, die in vollständige Heilung überging, erlitten hatte, trat im 15. Lebensjahre nach einem neuerlichen Unfall Zittern der Extremitäten auf, im 18. Lebensjahre starrer Gesichtsausdruck, langsame Sprache, rhythmisches Zittern des Kopfes und der Extremitäten à la Parkinson und später lateraler Nystagmus, skandierende Sprache, Lähmung des weichen Gaumens, gesteigerte Reflexe, Kontrakturen und zugleich Propulsion, Retropulsion (von Krause genauer zitiert).

Im Falle Jollys (Neur. Zentralbl. 1902. 518) bestand das typische Bild der Schüttellähmung bei einem 32jährigen Patienten und außerdem Fußklonus, positiver Babinski und Zwangslachen. Intentionszittern bestand überhaupt nicht.

Raymond beobachtete bei einer 68jährigen Frau eine Sklerose durch 12 Jahre; es bestand typisches „Intentionszittern", aber außerdem ein langsames Zittern der Mundmuskeln „à la bouche du lapin."

Krause publizierte (Char. Ann. 1903. XXVII. 525) einen analogen Fall, der lange Zeit diagnostisch unklar war. Es handelte sich um einen 25jährigen Kranken, der im 9. Lebensjahre in glühende Asche fiel und wegen der Verbrennungen 9 Monate krank darniederlag, wonach Spasmen der unteren Extremitäten, ein progressives Zittern der Oberextremität und eine Verlangsamung der Sprache auftraten. Im 18. Lebensjahre hatte er spastische Paraparese, Nystagmus, an den Händen ein leichtes, unbestimmtes Zittern und eine konzentrische Gesichtsfeldeinengung für Farben rechts. Oppenheim diagnostizierte eine Sklerose. Im 20. Lebensjahre gesellten sich Lähmungen der konjugierten Augenmuskeln und ein langsames Händezittern in der Ruhe wie beim Parkinson hinzu. Im 21. Lebensjahre hatte Mendel den Verdacht auf eine Kombination von Sklerose mit Hysterie. Damals hatte er an der rechten Hand in der Ruhe ein grobes Zittern von 4 Wellen in der Sekunde, das sich bei Intention nicht änderte, an der linken Hand ein nur bei Intention sichtbares Zittern und an den Füßen ein Zittern, das manchmal bei Bewegungen, manchmal in der Ruhe vorhanden war. Im 22. Lebensjahre war das Bild klar. Der Kranke hatte eine typische Körperhaltung, Rigiditäten am ganzen Körper, in der Ruhe ein langsames Zittern der Hände (3—4 Wellen in der Sekunde), besonders rechts, weniger an den Füßen, von wechselnder Intensität, das auf keine Weise unterdrückt werden konnte. Bei schwacher Intention (Heben der Hand) hörte das Zittern auf, bei schwerer (Heben einer Last) trat keine Änderung ein, ferner bestand Propulsion, Retropulsion — und außerdem eine spastische Paraparese mit Fußklonus, Babinski usw.

c) Intentionszittern, das allgemein als typisch für die Sklerose gilt: In entwickelten und namentlich in vorgeschrittenen Fällen dieser Krankheit findet sich eine veränderte willkürliche Bewegung der Extremitäten, deren wesentliche Eigenschaften Charcot hervorhob, als er in den 70er Jahren die Herdsklerose von der Schüttellähmung streng absonderte und der F. Schultze die Bezeichnung Intentionstremor gab und die gegenwärtig verschieden umgetauft wird (z. B. Bewegungszittern — Leube, lokomotorisches Zittern — Ziehen), da es angeblich nicht bloß intendierte Bewegungen, sondern auch reflektorische und automatische Bewegungen und Mitbewegungen (?) begleitet.

Es ist dies ein nicht ganz rhythmisches Zittern der Glieder, das sich nur bei der Bewegung einstellt, und zwar gewöhnlich nur bei einer groben, ausgreifenden Bewegung, während es bei einer zarten und beschränkten Bewegung fehlen kann, z. B. beim Nähen, Schreiben (nach Latteux und Fernet, Charcot, Moebius); es beginnt, sobald die Bewegung eingesetzt hat, nimmt gegen das Ziel progressiv an Heftigkeit zu und verschwindet in vollständiger Ruhe (Definition von Charcot).

Es findet sich in 60—75% der Fälle (nach Müller in 25%, nach Meyer in 40%, nach Probst in 75% — zit. nach Müller, nach Choronšický in 75%, bei unseren Fällen in 80%); am häufigsten ist es nur an den Händen vorhanden, weniger häufig auch an den Füßen, sehr selten nur an den Füßen (Meyer beobachtete dies unter 57 Fällen nur einmal), häufig auch am Kopfe (in ¼ unserer Fälle) und zwar auch „in der Ruhe", wenn der Kranke sitzt, was eigentlich keine Ruhe ist, selten an der Muskulatur der Wangen und am Kiefer (Bruns) und an der Atmungsmuskulatur (R. Russell). Es beginnt am häufigsten im 1.—2. Jahre der Krankheit (Meyer), verschwindet aber manchmal für längere Zeit (besonders nach einer Ruhepause, z. B. im Spital). In einem unserer Fälle trat es erst 8, wenn nicht 14 Jahre nach dem Beginne der Krankheit auf.

In den letzten Krankheitsstadien, wenn Kontrakturen (Charcot) oder große Schwäche der Muskulatur aufgetreten sind, kann es verschwinden (Fernet und nach ihm Moebius).

Dort wo es fehlt, kann es manchmal dadurch, daß man die Hand durch schwere Anstrengung ermüdet (Oppenheim) oder daß man eine Emotion hervorruft (Dejerine), ausgelöst werden.

Es findet vorwiegend in den proximalen Gelenken der Extremitäten statt und kann auf dieselben beschränkt bleiben, z. B. auf die Schultergelenke; infolgedessen fehlt es dann bei kleinen Bewegungen, wie z. B. beim Schreiben und Nähen, bei denen die proximalen Gelenke fast ganz ruhig bleiben. Fingerbewegungen wurden zwar auch nachgewiesen (mittels des Ergographen von Panichi), sind aber nicht auffallend.

Am besten demonstriert man es durch den Charcotschen Versuch mit dem vollen Glase, das der Kranke zum Munde führen soll und aus dem er das Wasser durch die schleudernden Bewegungen der Hand nahe beim Ziele nach allen Seiten verschüttet.

Die Frequenz dieses Tremors beträgt 4—5 Wellen in der Sekunde.

Von dieser klassischen Form gibt es zahlreiche Abweichungen. Zunächst hört es manchmal in der Ruhe und bei dauernder statischer Innervation nicht auf. So z. B. registrierte Fernet in einem Falle mit intensiver Verstärkung bei statischer Innervation ebenso wie bei leichter Muskelanspannung regelmäßige Oszillationen mit einer Frequenz von drei Wellen in der Sekunde; Meyer fand in allen drei Fällen, die bei Intention eine grobe Verstärkung des Tremors mit einer Frequenz von vier Wellen in der Sekunde aufwiesen, auch bei dauernder statischer Innervation an den Kurven einen feinen Tremor von vier Wellen in der Sekunde mit ungleichen Wellen. — Die progressive Verstärkung in der Nähe des Zieles ist nicht immer deutlich ausgeprägt. — Manchmal ähnelt das Zittern anderen Bewegungen (Stephan) und zwar den choreatischen (Schüle, Charcot, Joffroy), weshalb früher auch von einer choreiformen Paralyse (vor Charcot) oder Athetose (Westphal, Remak) gesprochen wurde, manchmal auch ataktischen Bewegungen, in die es übergehen kann. (Über das Verhältnis zur Ataxie soll bei der Pathogenese die Rede sein.)

Unsere Erfahrungen stützen sich auf 20 Fälle, die teils durch die klinischen Krankheitsgeschichten, teils durch meine privaten Beobachtungen belegt sind.

1. Von diesen 20 Fällen zeigten „Intentionszittern" 16 (80%); dieses fehlte bei 3 Fällen, in denen sich die Symptome vorwiegend auf eine spastische

Paraparese beschränkten, und einmal bei einem Falle mit ausgedehnten Muskelatrophien in allen Extremitäten.

2. Bei diesen vier Fällen fehlte der Nystagmus, der auch noch bei vier weiteren Fällen mit Intentionstremor fehlte.

3. Statischer Tremor ist in drei Krankheitsgeschichten verzeichnet und zwar mit der Bemerkung, daß er einmal „schnell“, einmal „beträchtlich“ und einmal „zart“ war und zwar bei Kranken mit „Intentionstremor“.

4. Zittern in der Ruhe bei Kranken mit Intentionszittern wurde zweimal beobachtet.

5. Zittern des Kopfes. wurde viermal (20%) konstatiert; dasselbe war gewöhnlich nickend, aber auch rotatorisch.

6. Zweimal war das Zittern einseitig.

7. Gewöhnlich begann es frühzeitig; einmal wurde bei einem intelligenten Kranken konstatiert, daß es erst 8 Jahre, wenn nicht gar 14 Jahre nach Beginn der Krankheit auftrat; in einem anderen Falle, der bereits 14 Jahre dauert, fehlt es bis jetzt noch.

8. Ein Patient behauptete, daß die Hände am Morgen heftiger zittern als abends; ein anderer erzählte, daß er nach dem Genusse von Bier besser schreiben könne, doch sei dann der Zustand am nächsten Tage um so schlimmer; einem dritten war das Zittern nur beim Essen, dagegen nicht bei der Arbeit (er war Bergmann) hinderlich; schließlich hinderte ein heftiges Zittern der Hände einen Patienten (Studenten) nie beim Schreiben, allen übrigen aber war es beim Schreiben hinderlich.

Kurven wurden nur von den folgenden Fällen aufgenommen:

1. Nr. 136/08. S. Fr., 31 Jahre alt; die Krankheit begann vor 5 Jahren mit Schmerzen in den Schultergelenken und Zittern der Extremtiäten bei Emotionen: Freude, Schreck, aber nicht bei der Arbeit. Aber schon nach einigen Monaten hinderte ihn das Händezittern an der Arbeit. Bald darauf erlitt er bei der Arbeit eine Verletzung des rechten Fußes durch einen Stein, worauf auch die Füße bei Bewegungen zu zittern begannen. In den späteren Jahren hat das Zittern der Hände wenig an Heftigkeit abgenommen, an den Füßen aber hat es zeitweise, gewöhnlich nach

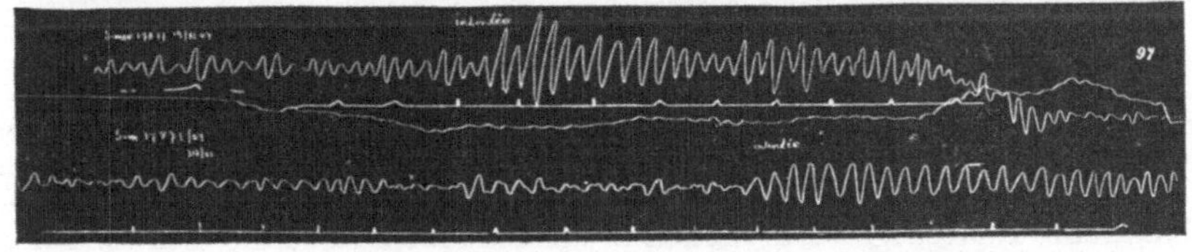

Fig. 97.

einer Erholungspause im Krankenhause, aufgehört, so daß der Kranke sogar mehrtägige Fußtouren unternehmen konnte. Der Kopf zitterte ein wenig auch in der Ruhe, mehr bei Bewegungen. Der Nystagmus war nicht bedeutend. E. D. r. 38 l. 34. Bei intendierten Bewegungen der Oberextremitäten entstand ein Schütteln der ganzen Extremitäten mit groben, großen Amplituden, das willkürlich nicht unterdrückt, wohl aber durch passiven Widerstand vermindert werden konnte; die Finger zitterten nicht. Auch an den unteren Extremitäten war ein Zittern bei aktiven Bewegungen vorhanden (1904, Nr. 17871). Zu dieser Zeit wurden die beigelegten Kurven aufgenommen. Die eine zeigt „in der Ruhe“, eigentlich aber bei schwacher Intention, wenn nämlich der Kranke den Registrierapparat in der ruhig liegenden

Hand hielt, ein grobes, ungleichmäßiges, ziemlich rhythmisches Zittern von 4 Wellen in der Sekunde, das bei Intention anfangs viel heftiger, sodann etwas schwächer wurde, aber immer viel gröber war als in der Ruhe und die Frequenz von 4 Wellen in der Sekunde beibehielt. Die andere Kurve zeigt ein analoges Verhalten (Fig. 97).

2. Nr. 17020/03. K. M., 19jähriges Mädchen. Die Krankheit begann vor einem halben Jahre mit Rückenschmerzen und „Absterben" der rechten Unterextremität beim Gehen; vor 3 Wochen gesellte sich ein Zittern der rechten Hand beim Essen hinzu, das um so heftiger wurde, je mehr sich die Hand dem Munde näherte, so daß die Patientin mit der linken Hand essen mußte. An der linken Hand bestand weder Intentionszittern, noch eine andere Form des Tremors; auch die rechte Hand zitterte in der Ruhe und bei statischer Innervation nicht, wohl aber entstand ein Intentionstremor bei jeder Bewegung. Zugleich war ein feiner Nystagmus vorhanden. Diese Patientin starb in der Klinik an Phthisis. Bei der Sektion wurde (von Hofrat Hlava) konstatiert: Gehirn auffallend derb, mit zarten Gefäßen und zahlreichen sklerotischen Herden, die beiderseits supraventrikulär, teils in der weißen Substanz, teils im Thalamus und in der Rinde lagen und rechts besonders groß waren. Crura cerebri derb, ebenso der Pons. Im Kleinhirn beiderseits Sklerose des Nucleus dentatus, dessen Zeichnung rechts vollständig verwischt war. Disseminierte Sklerose im Halsmark, namentlich in den Seitensträngen und im ganzen Dorsalmark mit Ausnahme der Vorderstränge. Der Rückenmarkskanal war sehr dilatiert. — Bei dieser Patientin habe ich von der rechten Hand zwei Kurven aufgenommen. Auf der ersten sieht man „in der Ruhe" kein Zittern; bei der Intention entstand ein unregelmäßiger Tremor, den die Kurve (offenbar infolge Interferenz der Bewegungen) nicht vollkommen wiedergibt; am Schlusse der Intention sieht man einige regelmäßige, große Bewegungen, 5 in der Sekunde, sodann etwa 2 Sekunden lang eine kleine Bewegung von 5 Wellen in der Sekunde und schließlich vollkommene Ruhe. Die andere Kurve zeigt bei Intention nach vollkommenerer Ruhe der Extremität eine deutliche rhythmische Bewegung von 5 Wellen in der Sekunde, die sich nach etwa einer Sekunde stabilisiert und in eine unregelmäßige Bewegung mit einer Frequenz von etwa 5 Wellen in der Sekunde übergeht (Fig. 98).

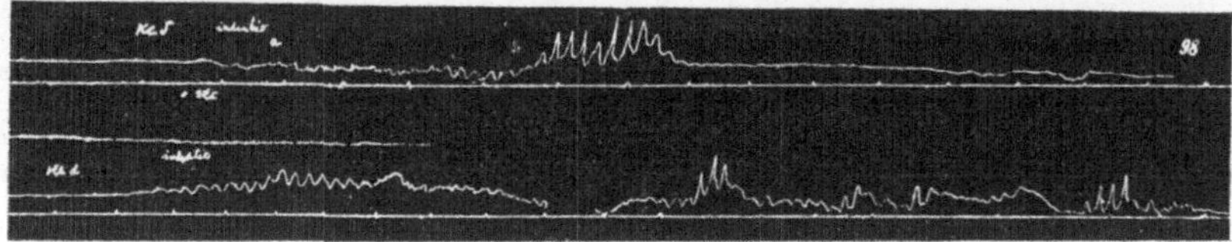

Fig. 98

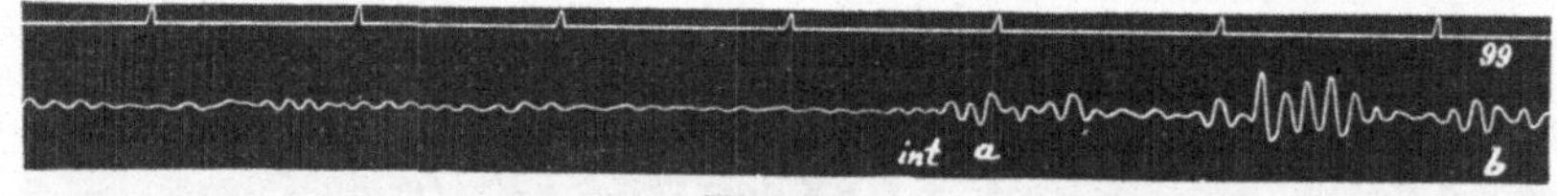

Fig. 99.

3. Nr. 7445/10. S. A., 48jähriger Bergmann, bei dem die Krankheit vor einem Jahre mit Zittern der Hand beim Essen und Schreiben, nicht aber bei der Arbeit begann. Dieses Zittern nahm progressiv zu. Wir konstatierten einen deutlichen Tremor in der Ruhe, der sich bei aktiven Bewegungen stets verstärkte, sich in der Prädilektionsstellung der Paralysis agitans nicht änderte oder verschwand, aber nicht den Charakter des Intentionszitterns besaß. — Die Kurve zeigt ein grobes, ungleichmäßiges, aber rhythmisches Zittern in der Ruhe, das bei Bewegungen größer wurde, aber keinen ausgesprochenen Intentionscharakter besaß und eine stets gleichbleibende Frequenz von 7—8 und auch 9 Wellen in der Sekunde aufwies (Fig. 99 — rasche Umdrehung).

4. Eine ähnliche Kurve besitzen wir von dem Patienten Nr. 8800/04; dieselbe zeigt in der Ruhe einen schwachen, ziemlich regelmäßigen Tremor, der bei Intention

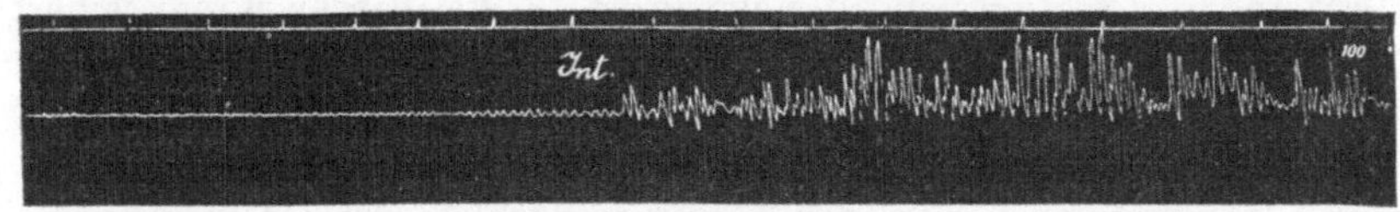

Fig. 100

viel heftiger und bei gleichbleibender Frequenz von 8 und 9 Wellen in der Sekunde leicht ungleichmäßig wurde (Fig. 100).

Die Therapie des Tremors bei der Sklerose weist bis jetzt noch keine Dauerresultate auf. Breillot gibt das Veratrin an, nach welchem ein Fall bedeutend besser wurde, Séglas zitiert den Erfolg Knys mit Hyoscin im Jahre 1882. Man versuchte große Dosen von Antipyrin (Pauly: 5—6 g täglich) und kleine Dosen von Strychnin (Graham-Brown). Parisot sah eine deutliche Besserung nach Skopolamininjektionen. In jüngster Zeit empfiehlt Combemale eine mehrwöchentliche Behandlung mit Veronal in einer Dosis von 0,5 g auf die Nacht mit nachfolgender mehrwöchentlicher Pause und will auf diese Weise wiederholt Besserungen erzielt haben. Pauly erzählt von einem Kranken, dieser hätte sich verschiedenen Behandlungsmethoden unterzogen, aber ohne jeden Erfolg, bis er schließlich die Erfahrung machte, daß sein Zittern verschwinde, wenn er 5—6 Liter (!) eines leichten Weines austrinke. Diese Methode wende er seit vielen Jahren an, wenn er sich in systematischer Weise der Arbeit widmen wolle. Ich glaube, man könnte auch die Frenkelsche Übungstherapie unter Aufsicht eines erfahrenen Arztes anwenden, um wenigstens die ataktische Komponente der Unruhe der arbeitenden Hände bei dieser Krankheit auszuschalten. Da sich der Sklerose mit Vorliebe auch hysterische Symptome zugesellen, könnte man in verdächtigen Fällen auch die bei der Behandlung der Hysterie üblichen Methoden versuchen. Auf diese Weise könnte es uns gelingen, den Patienten wenigstens teilweise von seinem Tremor, insoweit derselbe nämlich durch die gleichzeitige Hysterie bedingt ist, zu befreien. Nur auf diese Weise kann man, glaube ich, die Behauptung Bernheims erklären, daß er das Zittern bei Sklerose durch Hypnose gebessert habe.

* * *

Es gibt mehrere Erkrankungen des Zentralnervensystems, zu deren klinischem Bilde, das jenem der disseminierten Sklerose ähnlich ist, ebenfalls das „Intentionszittern" gehört, und zwar (Oppenheim):

a) Multiple Erweichungen des Gehirns auf Basis der Arteriosklerose oder, wenn diese fehlt, auf Basis einer Intoxikation (Oppenheim).

b) Die sogenannte Pseudosklerose (Westphal), bei der sich das Bild der disseminierten Sklerose in der Jugend entwickelt; sehr schnell entsteht Schwäche der Füße mit Unsicherheit des Ganges, Schwäche der Hände, Schwindel und ein ziemlich polymorpher Tremor, der an den Füßen heftiger ist als an den Händen (Fickler), in den proximalen Gelenken intensiver als in den distalen (im Gegensatz zum Parkinson, wenn Tremor in der Ruhe vorhanden ist — Fickler); bald kommt es zur psychischen Zerrüttung, bei der die Gesichtszüge starr (Fickler) und der Sektionsbefund negativ ist. — Bei dieser Krankheit ist das Zittern langsamer (2—3 Wellen in der Sekunde), gröber und pflegt auch, wie bei schweren Sklerosen, in der Ruhe vorhanden zu sein (Strümpell).

c) Diffuse Gehirnsklerose, ebenfalls im Kindesalter beginnend und sich oft an eine herdförmige Läsion des Gehirns anschließend (Oppenheim).

d) Der Gruppe der Pseudosklerose nähert sich eine Reihe nicht ganz gleichartiger Fälle, deren einige ein sehr grobes Intentionszittern ohne die übrigen Symptome der Sklerose aufweisen, z. B. der hereditäre Tremor, den Oppenheim in drei Generationen zugleich mit skandierender Sprache beobachtet hat.

Hierher gehört auch Mayers essentieller Intentionstremor, oder wenigstens die von ihm beobachteten Fälle, und schließlich die familiäre Form der hypertrophischen Polyneuritis Typus Pierre Marie. Diese seltene Erkrankung, die von Gombault und Mallet (1889) beschrieben, aber von Dejerine und Sottas (1893) als ein vorgeschrittenes Bild der Tabes dorsalis mit allgemeinen Amyotrophien, Kyphoskoliose und Hypertrophie der peripheren Nerven und einiger Spinalwurzeln (Cauda) erkannt wurde, beobachtete Pierre Marie (1896) bei sechs Mitgliedern einer Familie unter einem etwas abweichenden Bilde: ohne lanzinierende Schmerzen, ohne Argyll-Robertsonsches und ohne Rombergsches Symptom, ohne Impotenz und Inkontinenz, ohne Ataxie, aber mit Intentionstremor wie bei der Sklerose, mit langsamer und wie bei Sklerose skandierender Sprache, mit unwillkürlichen Kontrakturen der Gesichtsmuskulatur (grimaces involontaires). Der Versuch mit dem Glase war typisch, nahe am Ziele zitterte auch der Kopf „et le rencontre de verre avec les lèvres se faisait avec une réelle brusquerie.“ Nystagmus fehlte. — Bei der Sektion fand man: Atrophie der Hinterstränge, besonders der Gollschen Stränge; ein wenig lädiert waren auch die gekreuzten Pyramiden; die Nerven waren verdickt, die Hautnerven waren tast- und sichtbar, ihr interstitielles Bindegewebe war gewuchert. Gefäßsklerose, einfache Muskelatrophie.

* * *

B. Die übrigen herdförmigen Läsionen des Gehirns.

Gehirnblutung, Erweichung infolge Embolie und Thrombose und zirkumskripte Enzephalitis im Kindesalter, Gehirntumoren, Hydrozephalus, speziell der akut entstandene, meningeale Narben und Verdickungen. Es sind dies durchwegs Läsionen, die zu zerebraler Lähmung der Extremitäten oder einer Körperhälfte und zugleich zur Entstehung des Zitterns führen. Das Zittern pflegt hier zwar so selten vorzukommen, daß es keine besondere praktische Bedeutung besitzt, aber für die Pathogenese des Zitterns sind diese Fälle sehr wichtig. Es bildet ein Glied in der Kette der übrigen Bewegungsstörungen (Kontrakturen, gesteigerte Reflexe, Mitbewegungen, Hemichorea, Hemiataxie, Athetose) und stellt sich entweder als eine reflektorische rhythmische Bewegung, als Klonus, oder als ein wirklicher essentieller Tremor dar, der seltener in der Ruhe, gewöhnlich bei Bewegungen oder Bewegungsversuchen vorhanden ist.

In seltenen Fällen geht es der Gehirnblutung unmittelbar voran, wie dies schon von Fernet, Breillot, Bidon angegeben wird. Doch liegt nach Bidon eigentlich auch hier ein Tremor post ictum vor, indem der Tremor früher auftritt als die Lähmungen, so daß er das erste Symptom der Herderkrankung ist (sogenannter prähemiplegischer Tremor). Bei wiederholten Ikten sah ihn Raymond wiederholt vor der Hemiplegie auftreten (trembl. à répetition).

Abgesehen von diesen seltenen Fällen ist der Tremor stets posthemiplegisch oder richtiger postapoplektisch. An vollständig gelähmten Extremitäten wird er nicht beobachtet (hier entstehen eher Krämpfe, z. B. bei Blutungen in die Ventrikel, in die Rinde), wohl aber an Extremitäten, die einen Rest von Motilität behalten haben. Gewöhnlich tritt er auf, wenn die Motilität zurückzukehren beginnt oder wenn sich Kontrakturen zu entwickeln beginnen, was ungefähr in dieselbe Periode fällt (Fernet, Duchenne de Boulogne). Man hat ihn auch erst dann beobachtet, wenn sich die Kontrakturen bereits zu lösen begannen (Raymond zit. von Breillot, Bidon). Die klinische Form des postapoplektischen Zitterns ist sehr mannigfaltig. Im allgemeinen kann man folgende typischere Abarten unterscheiden:

a) Tremor ähnlich jenem bei der Ermüdung, wie ihn Fernet charakterisiert und Lévy und Bonniot beschreiben: der Tremor wird sichtbar, wenn der Kranke eben etwas in der Hand gehalten hat, oder wenn er die Hand in Schwurstellung bringt. Oppenheim führt ihn als sogenannten einfachen Tremor an und zitiert Bristove, Hoppe; Seymour Sharkley sah ihn beim Tuberkel der inneren Kapsel als Vorläufer der Lähmung.

b) Tremor ähnlich jenem bei der Sklerose, i. e. ein Tremor, der durch die Bewegung ausgelöst wird (Duchenne, Charcot zit. von Fernet), der aber schnell (Fernet, Breillot) und regelmäßig (Breillot) ist. Er ist die häufigste Form des postapoplektischen Tremors. Auch die vorhergehende Form weist eine Verstärkung bei der Intention auf.

Einen schönen Fall dieser Art beobachteten wir in der Klinik 1905.

Nr. 3519/05. O. V., 46jähriger, aus gesunder Familie stammender Kaufmann, der stets gesund war und höchstens 3—4—5 Glas Bier täglich trank, legte sich am 3. September abends gesund ins Bett, konnte aber nicht schlafen, da er im Körper ein eigentümliches Kribbeln spürte; als er am Morgen aufstand und sprechen wollte, war dies wegen eines heftigen Zitterns des Kinns unmöglich. Er ergriff ein Gefäß um zu trinken, aber beide Hände zitterten heftig und dies um so mehr, je näher er das Gefäß an den Mund brachte. Die Füße schlotterten in den Knien und in allen vier Extremitäten hatte er Kribbeln. Er hatte Herzklopfen und atmete schwer. Das Frühstück erbrach er. Beim Gehen drehte sich ihm der Kopf. Er suchte sofort die Klinik auf; er war blaß, seine Gesichtszüge waren schlaff. Es bestanden keine Lähmungen, der ophthalmoskopische Befund war normal. E. D. $\frac{\text{r. } 26}{\text{l. } 32}$. Die Muskulatur der Wange und Zunge geriet hier und da in ein zartes Zittern. Beim Öffnen des Mundes entstand ein grobes Zittern beider Lippen, besonders auf der linken Seite, die vorgestreckte Zunge zitterte grob, nicht besonders schnell. Sobald der Kranke die Hände ausstreckte, begannen sie rhythmisch zu zittern und zwar im Sinne der Flexion und Extension im Karpalgelenk und der Pronation und Supination des Vorderarms, zeitweise mehr, zeitweise weniger; durch Intention wurde das Zittern nicht mehr gesteigert; willkürlich konnte es nicht unterdrückt werden, im Gegenteil, es wurde bei diesem Versuche manchmal noch heftiger. Bei gespannter Aufmerksamkeit war das Zittern ebenfalls heftiger. Auch an den in die Luft ausgestreckten unteren Extremitäten bemerkte man einen analogen, wenn auch schwächeren Tremor. Manchmal entstand derselbe für einen Moment auch in der Ruhe. Das

Herz war etwas hypertrophisch, der zweite Aortenton laut, der systolische Ton an der Herzspitze unrein, Blutdruck 14,5 cm (Gärtner). Andere Veränderungen bestanden nicht. Am zweiten Tage war das Zittern schwächer, die Sprache leichter; am dritten Tage verschwand das Zittern gänzlich und am vierten Tage verließ der Kranke die Klinik. Die Diagnose war schwer. Mit Rücksicht auf die Symptome der beginnenden Arteriosklerose mit Herzhypertrophie war der Verdacht auf eine kleine Gehirnblutung naheliegend. Aber wohin sollte man dieselbe lokalisieren? Etwa mit Rücksicht auf die beiderseitigen Symptome und das Intentionszittern in die Brücke?

Eine Reihe von Kurven veranschaulicht das Zittern des Kranken bei seinem Eintritt in die Klinik: in diesem Momente war es kein reiner Intentionstremor mehr, sondern es war sowohl bei der Intention, als auch bei statischer Innervation vorhanden

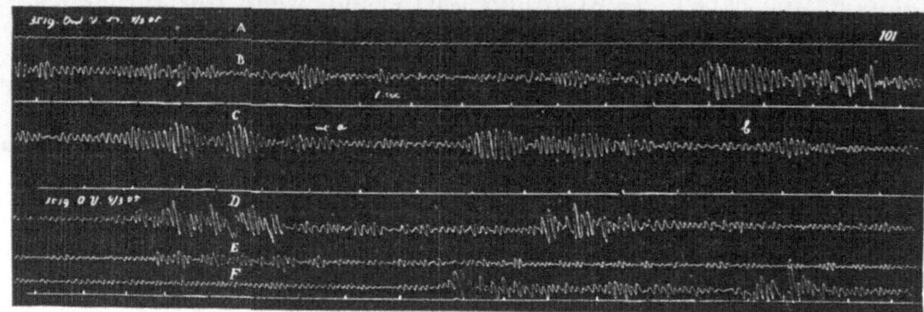

Fig. 101.

— Die Kurve A (Fig. 101) zeigt einen feinen Tremor der Lippen, regelmäßig, ziemlich gleichmäßig, mit 9 Wellen in der Sekunde. Die Kurve B zeigt den Tremor bei ruhigem Vorwärtsstrecken der Hände: ein ziemlich grober und regelmäßiger, rhythmischer Tremor von 9 Wellen in der Sekunde, der hier und da stärker und zeitweilig unregelmäßig wird. An der Kurve C sehen wir ein schönes „knotenförmiges“ Schwanken der Intensität (Allorhythmie); durch Intention wird die Kurve nicht wesentlich geändert. Bei der Aufnahme der Kurve D hing die Hand herab und hielt dabei den Apparat; das Zittern war etwas ungleichmäßiger, aber sonst unverändert. Die Kurven E und F zeigen die Erfolglosigkeit des Bestrebens, den Tremor willkürlich zu unterdrücken; das Resultat ist eine momentane Ungleichheit und grobe Beschaffenheit der Wellen, besonders bei längerer Dauer des Versuchs (Fig. 101 F.).

Einen zweiten, nicht weniger interessanten Fall beobachtete ich in meiner Privatpraxis. Es betraf einen 45jährigen Gastwirt. Im 38. Lebensjahre bekam er

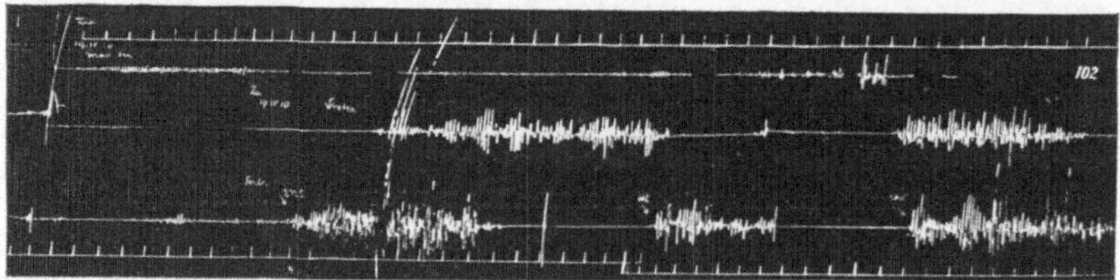

Fig. 102.

wöchentlich 1—2 Anfälle, während welcher er momentan nichts sah, ja sogar zu Boden stürzte. Zugleich war er „nervös“ und pflegte Herzklopfen zu haben. Um das 41. Lebensjahr begann die rechte Oberextremität allmählich zu zittern, aber er konnte trotzdem schreiben und Fleisch hacken. Im 43. Lebensjahre verspürte er, als er während eines Spazierganges jemanden grüßen wollte, plötzlich ein Kribbeln in der rechten Körperhälfte und ließ unwillkürlich den Hut fallen. Auch konnte er wegen Schwere der Zunge nicht sprechen. Als er mich am nächsten Tage konsultierte, fand ich, daß die Pupillen auf Licht nicht reagierten und daß eine rechtsseitige Hemiparese mit angedeutetem Fußklonus rechts ohne Babinski vorhanden war. Die rechte Oberextremität zeigte in der Ruhe ein feines, rasches Zittern, bei Intention aber ein grobes Schütteln. Schrift unleserlich. Am Fuß ein unbedeutendes analoges Zittern. An frische Eindrücke erinnert sich der Kranke nicht gut. Gesteigerter Blutdruck. Krampfhafte, hesitierende Sprache. In der Ruhe Tremor der Hände athetotischen Charakters. — Er bekam Jodkalium und sein Zustand besserte sich in 3 Monaten derart, daß er besser sprechen und schreiben konnte; auch das Gedächtnis war besser. Sodann blieb der Zustand $^3/_4$ Jahre unverändert; da bekam er mehrere apoplektiforme Anfälle, nach welchen die rechtsseitige Schwäche immer für 24—48 Stunden hochgradiger wurde. Hierauf wurde der Tremor der Zunge und der Oberextremität wieder größer, so daß die Schrift wieder unleserlich wurde; zugleich änderte sich der Charakter des Kranken. Er wurde in venere cupidus, lebte verschwenderisch, log, wurde reizbar und gewalttätig, so daß er in ein Sanatorium überführt werden mußte. Ich besuchte ihn dort im Sommer 1910 und fand: totale Demenz, allgemeine Körperschwäche, sehr vorgeschrittene rechtsseitige Parese, sehr prägnantes Intentionszittern; die Sprache war wegen des Intentionstremors der Zunge stammelnd. — Die Kurven veranschaulichen den Tremor, den ich im Stadium der vollständigen Demenz aufgenommen habe. I. zeigt den Tremor der linken (gesunden) Hand bei statischer Innervation: ein feiner, aber sicherer, regelmäßiger, gleichmäßiger, zeitweise stärkerer, dann wieder schwächerer, schneller Tremor von 9 Wellen in der Sekunde. II. und III. zeigen den Tremor der rechten (kranken) Hand. In der Ruhe bietet sich eine gerade Linie dar, die hier und da durch eine vereinzelte Zacke unterbrochen ist, oder (III.) ein zartes, langsames (6,5 Wellen in der Sekunde), regelmäßiges Zittern von schwankender Intensität; aber bei der Intention entsteht immer ein grobes, rasch zunehmendes, ziemlich gleichmäßiges und rhythmisches Zittern von 8—7,5 Wellen in der Sekunde, das nach beendeter Intention sofort wieder verschwindet (Fig. 102).

c) Tremor ähnlich jenem bei der Schüttellähmung. Die Existenz dieser Zitterform ist sehr schwer zu begutachten und zu beglaubigen, denn die angeführten Beobachtungen sind nicht hinreichend genau publiziert, um mit Bestimmtheit sagen zu können, daß es sich nicht um eine Kombination der Gehirnapoplexie mit Parkinsonscher Krankheit gehandelt habe, und die Form des Tremors ist ebenfalls nicht so detailliert beschrieben, daß aus der Beschreibung klar hervorgehen würde, daß wirklich ein Parkinsonscher Tremor vorlag. (Breillot z. B. sagt: Oszillationen der Finger in der Ruhe wie bei Paralysis agitans, was auch für Athetose sprechen kann.) Hierher gehören zunächst jene Fälle, in denen sich die Paralysis agitans nach einer Apoplexie und zwar nur einseitig entwickelte; diesbezüglich herrscht allgemein die Ansicht, daß es sich um eine echte Parkinsonsche Krankheit handelt, die durch eine Apoplexie mit unvollständiger Lähmung hervorgerufen wurde und sich im weiteren Verlaufe in typischer Weise entwickelt. (Siehe den entsprechenden Absatz bei der Paralysis agitans.)

Außer diesen echten Schüttellähmungen gibt es Fälle von herdförmigen Gehirnläsionen, die mit einem dem Parkinsonschen Tremor analogen Zittern einhergehen. Die Analogie besteht hauptsächlich darin, daß es sich um langsame Zitterbewegungen in der Ruhe handelt. Schon Charcot hat sich entschieden dagegen ausgesprochen, diese Fälle als „Hemiparalysis agitans“ zu bezeichnen, da die Analogie nur eine ganz oberflächliche sei. (Quelle singulière manie que de tout embrouiller alors qu'on prétend éclairer la situation!) Die Zahl solcher Fälle ist groß und die Frage, ob das „Paralysis agitans-Zittern als direktes Herdsymptom auftritt“ (Mendel) oder ob der Tremor in solchen Fällen einen anderen Charakter besitzt und welchen, ist von prinzipieller Bedeutung, und da diese Fälle nirgends synoptisch gesammelt sind, bleibt nichts anderes übrig, als sie alle sorgfältig zu analysieren. (Über einen ähnlichen Tremor siehe auch bei disseminierter Sklerose).

An erster Stelle sind jene herdförmigen Erkrankungen des Gehirnstammes zu nennen, die mit der Beobachtung Benedikts in seiner „Neuropathologie" zusammenhängen und bei denen wir nach dem Vorschlage Charcots vom „Benediktschen Syndrom" sprechen.

Man versteht darunter bei Affektionen des Pedunculus, die die Haube betreffen, eine gleichzeitige Lähmung des N. oculomotorius und eine gegenseitige Hemiparese mit einem Tremor „wie bei der Paralysis agitans".

Wenn wir die publizierten Fälle näher durchgehen — und es sind ihrer nicht viele —, so finden wir, daß das Zittern, insofern es überhaupt näher beschrieben ist, sich mehr der Athetose nähert als dem Parkinsonschen Tremor und daß es überhaupt nicht den Charakter des Parkinsonschen Tremors, sondern höchstens eine oberflächliche Ähnlichkeit mit demselben besitzt. (So dürften auch jene Bewegungen, welche Lantzius Beninga bei einer Mutter und ihrem Sohne im Jahre 1887 beschrieb, und die schon bei der Paralysis agitans erwähnt worden sind, teils Athetose, teils gewöhnlicher Intentionstremor gewesen sein.)

In Benedikts erstem Falle des pedunkulären Syndroms, der in dessen Neuropathologie (Beob. 214. Feld Victor) publiziert ist, handelte es sich um einen 4jährigen Knaben, der außer einer rechtsseitigen Ptose und Lähmung des N. oculomotorius und einer Lähmung des linken Abduzens und der linken Extremitäten „schüttelkrampfartige Zuckungen in der linken Hand hatte . . . Das Bein . . . unruhig . . . bei gewissen Bewegungsversuchen . . . schüttelartiger Krampf in demselben." Bei der Sektion fand man Tuberkel im linken Stirnlappen, im Gyrus marginalis und im Cuneus und im rechten Gyrus cinguli; ein basaler Tuberkel von Taubeneigröße drückte das rechte Crus cerebri und zwei Tuberkel saßen in der hinteren Zentralwindung.

Es ist wahrscheinlich, daß diese letzteren die Ursache der kortikalen Krämpfe der linken Ober- und Unterextremität waren, aber für deren Parkinsonschen Charakter ist kein Beweis vorhanden. Um denselben Tremor dürfte es sich bei einem anderen Falle (Beob. 206) gehandelt haben; er betrifft ein sechsjähriges Mädchen, das seit drei Monaten an Zitteranfällen der linken Oberextremität litt, die etwa zwei Minuten dauerten, sich 3—4 mal täglich wiederholten und manchmal von Hinfall begleitet waren, also einen Übergang in Jacksonsche Krämpfe darstellten. Später trat noch eine Lähmung des linken Okulomotorius hinzu. Benedikt beobachtete nachher noch zwei analoge Fälle; bei dem zweiten Knaben beschreibt er das Zittern nicht näher, sondern bemerkt nur, daß es sich auch bei diesem um einen tuberkulösen Prozeß gehandelt haben dürfte; den dritten demonstrierte er 1888 im Wiener med. Doktorenkollegium (Mitteilungen S. 230): Bei einem 30jährigen Manne entstand eine Lähmung des rechten Okulomotorius und allmählich eine linksseitige Hemiplegie und „Schüttelkrampf". „Der letztere hat mehr den Charakter des Schüttelkrampfes wie bei Sclérose en plaques, da er auf Bewegungsintention zunimmt."

Bei den übrigen publizierten Fällen fehlt eine genauere Beschreibung des Zitterns. Im Falle Archambaults vom Jahre 1877 (Progr. méd.), in welchem es sich ebenfalls um einen Tuberkel des Pedunkulus handelte, findet sich nur „Zittern" verzeichnet; im Falle Henoch-Grawitz vom Jahre 1883 (Deutsche med. Wochenschr.) bestanden unwillkürliche Bewegungen, die ein Mitteldding zwischen Konvulsionen und Zittern darstellten; im Falle Mendels aus dem Jahre 1885 mit Tuberkel des Pedunkulus waren Ptose des linken Augenlides und Intentionstremor der rechten Extremitäten vorhanden, im Falle Rameys aus dem Jahre 1885 (Revue de méd.) fanden sich „petits mouvements convulsifs des doigts“ — also Athetose, im Falle Bouveret und Chapotot aus dem Jahre 1892 (Lyon méd.) Hemichorea. Im Falle Béchet (in seiner These aus dem Jahre 1892. Obs. XX) spricht alles für eine Schüttellähmung und fast nichts für Hemiplegie. Eigentümlich war eine degenerative Atrophie des Interosseus II der zitternden Hand.

Genauer beschrieben sind folgende Fälle:

Charcot beobachtete einen derartigen Fall im Jahre 1893, seine Krankengeschichte publizierten aber erst 1900 Guilles de la Tourette und Jean Charcot: Ein 37jähriger Mann fiel im November 1892 auf das Hinterhaupt; am 22. Dezember entstand plötzlich eine Lähmung des linken Okulomotorius und nach einigen Stunden begann sich die rechte Hand durch Zuckungen vom Körper abzuheben. Am nächsten Tage war an der rechten Hand ein Tremor vorhanden, der während der ganzen Woche an Intensität zunahm. Er ähnelte dem Parkinsonschen „en ce qui regarde l'attitude de la main en flexion, les oscillations du pouce, les mouvements de pronation et de supination du poignet.“ Durch Intention wurde er viel heftiger, nachher wieder schwächer; manchmal zitterte nur der Daumen, ein andermal nur die Hand; die Zahl der Oszillationen betrug 4—4 ½ in der Sekunde.

Ferner wird gewöhnlich Touche zitiert, der im Jahre 1899 eine Arbeit über epileptische Anfälle bei Hemiplegie publizierte, ohne aber eines dem Parkinsonschen Tremor ähnlichen Zitterns Erwähnung zu tun.

J. B. Charcot (Sohn) beobachtete einen rechtsseitigen Tuberkel im Pedunkulus ohne Läsion des Okulomotorius bei einem 39jährigen Manne, dessen Krankheitsgeschichte sich in der These von Béchet vom Jahre 1892 findet. Dieser Kranke empfand vor einem Jahre eine Starre in der linken Gesichtshälfte und in den linken Fingern; hierauf bekam er ein Zittern der linken Hand und in geringem Grade auch des linken Fußes (bei Ermüdung). Zahl der Wellen 3 in der Sekunde. Bei statischer Innervation war der Tremor intensiver, manchmal konnte ihn der Kranke willkürlich für einen Moment unterdrücken. Andeutung von Propulsion und Lateropulsion, starrer Gesichtsausdruck. Intensives Ermüdungsgefühl. (Demnach liegt auch hier Verdacht auf Kombination mit Paralysis agitans vor.)

Blocq und Marinesco publizierten im Jahre 1893 einen Fall aus der Klinik Charcots, der zweifellos mit dem Falle J. B. Charcots identisch ist: Zittern einer Körperhälfte „wie beim Parkinson“ bei einem olivengroßen Tuberkel des rechten Pedunkulus, aber auch hier fehlt die genauere Beschreibung.

Guilles de la Tourette und J. Charcot publizierten in einer systematischen Arbeit über Benedikts Syndrom im Jahre 1890 zwei weitere Beobachtungen:

32jähriger Mann; vor 16 Jahren Iktus, nach demselben eine banale rechtsseitige Hemiplegie; nach 1—1 ½ Jahren Zittern, das bis jetzt andauert. „In der Ruhe unwillkürliche Bewegungen an der Hand und an den Fingern athetotischer Natur, nur schneller und weniger wellenförmig.“ Im Schlafe herrscht Ruhe. Bei Bewegungen heftige, grobe, unkoordinierte, zuckende Bewegungen.

20jähriges Mädchen: im 4. Lebensmonat Unfall beim Eisenbahnzusammenstoß; im 9. Lebensmonat (als es zu gehen und zu sprechen begann) plötzliche Krämpfe der linksseitigen Extremitäten mit nachfolgender Schwäche. Im 8. Lebensjahre, als die Lähmung bereits fast vollständig verschwunden war, entstand langsam, aber progressiv ein Tremor der linken Seite, der ein Dauersymptom wurde; nunmehr spastische Hemiplegie mit Tremor, der an der Oberextremität stärker ist. „Es ist dies kein richtiger Tremor, sondern eine Serie von arhythmischen Oszillationen, Annäherungen und Entfernungen des Oberarms vom Rumpfe.“ Wenn die Kranke die Hand auf den Rücken legte, wurden die Bewegungen kleiner. (Dasselbe beobachtete ich als Student bei einer Patientin mit typischer Athetose in der Klinik des Herrn Hofrates Maixner.) Bei Intentionen war die Bewegung größer.

Die Autoren bezeichnen diesen Tremor „als eine intermediäre Bewegung zwischen Chorea und Athetose, ähnlich dem Parkinsonschen Tremor.“

In demselben Jahre, 1900, publizierte Raviard seine These über die Tuberkulose des Pedunkulus (Thèse de Lille).

Im Jahre 1902 publizierten Astros und Hawthorn einen Fall in der Rev. neur. (S. 377): Es handelte sich um einen Tuberkel im Pedunkulus bei einem 21 Monate alten Kinde, das außer einer Myokymie an den Extensoren des linken Vorderarms und einem tonischen Krampf des linken Daumens in Flexionsstellung rhythmische Bewegungen des Vorderarms von einer Frequenz von 72—110 in der Minute bei intendierten Bewegungen aufwies; dieselben fehlten bei vollständiger Ruhe; an dem gleichseitigen Fuße war eine Kontraktur vorhanden; Sehnenreflexe links erhöht, Plantarreflexe normal. Später gingen diese Bewegungen auch auf den Fuß und den Rumpf über und mit ihnen auch die Athetose.

Ferner pflegt Sorgo in Wien zitiert zu werden. Dieser publizierte im Jahre 1902 eine interessante Beobachtung. Aber wiederum war es nicht die bei Paralysis agitans gewöhnlich beobachtete Form des Zitterns, sondern es handelte sich um klonische, dem Fußklonus ähnliche Dauerkrämpfe der Hand, die später anfallsweise auftraten und schließlich in Anfälle von Jacksonscher Epilepsie übergingen. — 28jähriger Mann, bei dem sich eine Lähmung des rechten, später auch des linken Auges und eine linksseitige Hemiparese entwickelten. Er kam am 25. Mai 1901 in Beobachtung; am 30. Juli zeigten sich klonische Zuckungen des linken Daumens nach Art eines sehr grobwelligen Zitterns. Der Daumen wurde rhythmisch gebeugt und opponiert; die Zuckungen waren fortwährend vorhanden und fehlten nur im Schlafe. — Am 2. August gesellte sich eine ähnliche Bewegung des linken Daumens hinzu, sodann klonische Dauerkrämpfe des Supinator longus sin, Extensor und Flexor carpi ulnaris sin, d. h. die Hand wurde rhythmisch ulnarwärts flektiert und supiniert. Bei Erregungen war die Bewegung intensiver. Es bestand Intentionszittern. — Sodann gesellte sich Schwindel nach links hinzu. Am 27. September analoge Krämpfe des langen Fingerbeugers der linken Hand und des Daumenbeugers. — Am 28. November klonischer Krampf des M. tibialis ant. sin. Am 5. Dezember waren keine rhythmischen Krämpfe mehr vorhanden, sondern mannigfach kombinierte Adduktionen und Abduktionen und Flexionen im Ellbogengelenk; Pronation und Supination des Vorderarms, Flexion und Extension der Finger, „welche letztere jetzt oft etwas langsamere athetoseartige Bewegungen ausführen.“ Vor Neujahr hörte das Zittern auf, trat aber nach einer fünftägigen Pause anfallsweise auf und breitete sich von den Fingern auf die ganzen Extremitäten bis zum M. pectoralis major aus. Im Februar 1902 begannen Anfälle klonischer Krämpfe an den ganzen linken Extremitäten; die Krämpfe breiteten sich bald über den ganzen Körper aus. — Bei der Sektion fand sich ein Solitärtuberkel im rechten Vierhügel mit Kompression des rechten Pedunkulus und chronischer Hydrozephalus.

Dieser Fall war ähnlich jenem von Eisenlohr (Jahrb. d. Hamb. Staats-Kr.-Anst. 1889. Bd. I.—II. Teil. S. 71, Zur Diagnose der Vierhügelerkrankungen): Ein 23jähriger Bäcker mit einem in den rechten Vierhügel eingeheilten Projektil litt an „unwillkürlich rhythmischen Bewegungen im Handgelenk und in den Fingern, eine Art Tremor, der den Schüttelbewegungen bei der Paralysis agitans am meisten ähnlich war.“ Dieser Tremor bestand in der Ruhe, änderte sich nicht bei der Intention und verschwand im Schlafe. Es bestanden weder Lähmungen noch andere Störungen. Der Tremor trotzte Hyoszininjektionen, verschwand aber nach Physostigmininjektionen (0,5 mg). Allmählich begannen unwillkürliche Bewegungen des linken Fußes im Sprunggelenk und einigemal traten Zuckungen im Bereiche des linken N. facialis auf. Einige Tage hindurch zitterte auch der Kopf (Kopfnicker?). Zugleich reagierten die Pupillen fast gar nicht. Sodann entwickelte sich eine Lähmung beider Oculomotorii; später Anfälle von Kopfschmerzen und Erbrechen, Schlafsucht, Unsicherheit des Ganges, Bradykardie, Ptosis rechts, schwache Patellarreflexe. Ferner traten Stauungspapillen auf und zeitweise rhythmische Bewegungen der linken Oberextremität (Zuckungen), ähnlich jenen bei Paralysis agitans. Pneumonie, Exitus. Bei der Sektion fand sich beim Vierhügel ein Projektil, das das Innere beider Vierhügel rechts, einen Teil der Schleife und den Okulomotoriuskern lädiert hatte. Der Thalamus war unverletzt.

Den beiden vorhergehenden Fällen dürfte auch die Beobachtung von Rhein und Potts ähnlich sein: fortwährende Flexionen und Extensionen des Ellbogens und der Hand, abwechselnd mit Supinationen des Vorderarms; nur fanden sich bei der Sektion multiple Erweichungsherde im Gehirn.

Ferner werden hier gewöhnlich die Fälle von Helmes Gordon aus dem Jahre 1904 zitiert: Beim ersten Falle, einem 17jährigen Jüngling, bestand eine linksseitige Hemiplegie „with irregular movements of limb"; der zweite Fall, ein 59jähriger Mann, wurde plötzlich von einer linksseitigen organischen spastischen Hemiplegie befallen „also coarse but rather regular tremor of the left upper extremity in movement even during rest when excited or when the right limb was in action" — also eine Beschreibung, die ebenfalls auf den Parkinsonschen Tremor nicht paßt; im dritten Falle, bei einem 37jährigen Mann, eine allmählich sich entwickelnde Parese der unteren Extremitäten „coarse tremor of the right arm when at voluntary rest especially on excitement."

Lévy und Bonniot publizierten 1905 einen Fall von Benediktschem Syndrom bei einem 60jährigen Kranken, der nach einem apoplektischen Insult die typischen Symptome besaß. Als die Autoren den Kranken in Beobachtung nahmen, war das Zittern bereits schwächer geworden und war nur bei statischer Innervation sichtbar. Bei Intention trat ein Schwingen der Extremität auf. Sie bezeichnen diesen Tremor als eine Art Übergang zwischen dem Intentionstremor der Sklerose und der sog. zerebellaren Asynergie.

Cramer beschrieb in seiner Dissertation einen 17jährigen schwachsinnigen Hydrozephalus, der seit seinem zweiten Lebensjahr an einem Tremor litt, der nach Masern entstanden und am ganzen Körper vorhanden war, besonders rechts, wo zugleich Hemialgesie bestand. Der Tremor der linken Hand besaß eine Frequenz von $9\frac{1}{3}$ Wellen in der Sekunde, dagegen jener der rechten Hand und der Füße eine solche von $5\frac{1}{2}$ und 6 Wellen in der Sekunde. Der Autor bemerkt selbst, daß die Bewegung der Füße und der rechten Hand ein Klonus und jener der linken Hand ein gewöhnliches Zittern war.

Peterson schlägt für diese unwillkürlichen Bewegungen, die sich den klonischen Krämpfen nähern, die Bezeichnung posthemiplegischer Polymyoklonus vor.

Wir sehen also, daß es sich überall dort, wo der Tremor näher beschrieben ist, um choreiforme und athetoseähnliche Bewegungen oder um klonische Krämpfe handelte, oder um eine Kombination dieser Bewegungen mit Intentionszittern; ein typisches Beispiel hierfür ist der Fall Infelds vom Jahre 1900, in welchem nach einer Stichwunde der linken Scheitelgegend eine rechtsseitige Hemiparese entstand und nach zwei Jahren eine Hemiathetose auftrat, die nach vier Jahren verschwand, um nach 11 Jahren in der gelähmten Oberextremität zugleich mit Intentionszittern wieder zu erscheinen.

Außer dem Benediktschen Syndrom gehört hierher eine große Reihe von kasuistischen Publikationen, die in der Literatur in verschiedenen Kapiteln der Neuropathologie und unter verschiedenen Bezeichnungen zerstreut sind.

So z. B. die Beobachtung von Fischler: Der Kranke machte als Kind eine Meningitis nach Pneumonie durch. Hierauf bekam er bei der Dentition, nach einer anderen Version infolge Erschreckens gelegentlich eines Gewitters ein Zittern des ganzen Körpers, das rechts stärker und jenem bei Paralysis agitans ähnlich war. Im Jahre 1867 demonstrierte ihn Erb unter der Diagnose: Klonische Muskelkrämpfe. Paralysis agitans? Chorea? Nach 40 Jahren stellte sich der Kranke wieder vor und gab an, das Zittern sei fortwährend gleich geblieben, bis es im Jahre 1905 nach drei epileptiformen Anfällen an Heftigkeit zugenommen hätte. Das Zittern war grob, „ähnlich jenem bei der Paralysis agitans", distal nicht viel stärker als proximal; bei Bewegungen traten mächtige Schwankungen ein, und zwar rechts wiederum stärker als links. Nichts sprach für Parkinson, Chorea, Sklerose, Hysterie, essentiellen oder familiären Tremor oder Tic.

Ferner die Beobachtung von Economo aus dem Jahre 1910; ein 70jähriger Mann erlitt einen kleinen Iktus; am nächsten Tage ging er seiner Arbeit nach; abends bekam er eine linksseitige Hemiparese von zerebralem Typus; am nächsten Tage verlor er die Parese, bekam aber unwillkürliche choreiforme Bewegungen in der Ruhe, die sich bei Bewegungen verstärkten, aber an den folgenden Tagen so heftig waren, daß der Kranke in einem Netzbett untergebracht werden mußte. Am 9. Tage nach dem Insult starb er; man fand eine frische Blutung in dem rechten Pedunkulus, die nach außen vor dem Nucleus ruber lag und sich in die Regio subthalamica erstreckte.

In der Klinik Thomayer beobachteten wir einen hierher gehörenden Fall von Zittern, der dem Falle Sorgos sehr ähnlich ist: Nr. 16 825/03. F. A., 63jähriger Kutscher, aus gesunder Familie stammend, Alkoholiker; machte in der Jugend Lues durch. Die Frau war siebenmal schwanger; zweimal trat Frühgeburt toter Kinder ein, 2 Kinder starben gleich nach der Geburt, 2 starben an Gehirnkrankheiten und nur ein einziges Kind blieb am Leben. Vor 5 Wochen litt er 3 Wochen lang an heftigen Kopfschmerzen, wobei sich das linke Auge in den linken Augenwinkel drehte, während das rechte unbeweglich in der Mitte der Augenspalte verharrte. Bald darauf hatte er zwei Anfälle eines deliranten Zustandes (Gespenster, Hexen) mit Gliederzittern, Verwirrtheit; diese Anfälle wiederholten sich das ganze Jahr fast jeden Monat. Etwa ein halbes Jahr nach Beginn der Krankheit hing das linke Augenlid herab. Nach einem Jahre — also vor 4 Jahren — stürzte er eines Abends zu Boden, der Kopf drehte sich nach der linken Seite, er blieb eine Weile bewußtlos; keine Krämpfe, keine Enurese, nachher Amnesie. Diese Anfälle wiederholen sich seitdem fast jedes Vierteljahr; er ließ bei denselben häufig den Harn unter sich und verletzte sich. In der letzten Zeit leidet er oft an Kopfschmerzen mit Erbrechen und schwerer Apathie. Vor 14 Tagen bemerkte die Frau (von der die anamnestischen Daten stammen) nach einem solchen Anfall von Kopfschmerzen, daß der Kranke an der linken Oberextremität „eigentümlich zittere", daß er beim Gehen nach links geneigt sei, daß er schwanke und nach links falle. Er selbst gibt an, daß er plötzlich, wie auf einen Schlag, die Herrschaft über die linke obere und einigermaßen auch über die linke untere Extremität verloren habe. Gegenwärtig ist er sehr apathisch, er merkt sich nichts, spricht schwer, läßt manchmal den Harn ins Bett, in dem er den größten Teil der Zeit zubringt. — Bei der Aufnahme des Kranken am 12. November 1903 wurden folgende Anomalien konstatiert: Der rechte Bulbus ein wenig einwärts gedreht; aktiv bewegt er sich ziemlich weit nach innen, ein wenig nach unten, kaum merklich nach oben, gar nicht nach außen. Die Pupille reagiert weder auf Licht noch auf Akkommodation. Der linke Bulbus wird von dem herabhängenden Oberlid bedeckt, das mittels der Stirnmuskeln ein wenig gehoben werden kann; er ist total unbeweglich. Die Pupille reagiert weder auf Lichteinfall noch auf Akkommodation und ist um eine Spur breiter als die linke. Die linke Wange ist ein wenig schlaff. Die Zunge wird gerade vorgestreckt, zittert hierbei und weicht nach rechts ab. Die Uvula weicht ein wenig nach der rechten Seite ab. Die linke Oberextremität ist in ihrer Gänze geschwächt, ihr Muskeltonus ist erhöht. Am meisten ergriffen sind die kleinen Handmuskeln. E. D. = 0. Der Oberarm ist in stereotyper Weise adduziert, der Unterarm zum rechten Winkel flektiert, die Hand im Karpalgelenk gestreckt, die Finger sind flektiert. Die Extremität befindet sich in einer fortwährenden motorischen Unruhe, zumeist im Sinne grober, nicht schneller Pronationen und Supinationen. Bei Anspannung der Aufmerksamkeit und bei Intention werden diese Bewegungen größer. Wenn sich der Kranke auf die Hand energisch stützt, gerät die ganze Extremität in ein klonisches Hüpfen. Bei der Prüfung auf Ataxie schwankt die Extremität um das Ziel hin und her. Die rechte Oberextremität bietet normale Verhältnisse dar; gestreckt gerät sie in ein leichtes Zittern mit individuellen Bewegungen der Finger, besonders beim Schreiben, das daher unmöglich ist. Dauernde Myokymie der Brust- und Extremitätenmuskulatur. Erhöhte mechanische Muskelerregbarkeit. An den Unterextremitäten ist die Motilität ohne Tremor und Ataxie erhalten. Der Muskeltonus ist etwas erhöht. Patellarreflexe nicht auslösbar; Plantarreflexe beiderseits normal; Achilessehenreflexe fehlen, ebenso die Kremaster- und Bauchreflexe. Im Sitzen neigt er sich unwillkürlich nach links und hinten und sucht auf dieser Seite mit der Hand nach einer Stütze. Romberg positiv. Der Kranke steht auf breiter Basis und kann weder auf den Fußspitzen, noch auf einem Fuße stehen. Er geht auf breiter Basis langsam und vorsichtig; den rechten Fuß setzt er normal auf, aber auf dem linken schwankt er, flektiert denselben nicht genügend im Knie und hebt ihn höher als den rechten. Zumeist schwankt er nach links. Beim Umdrehen wankt er ganz besonders. Er ist apathisch, aber über Ort und Zeit orientiert, seine Intelligenz ist im allgemeinen unverändert. Er ermüdet leicht und erschöpft sich körperlich und geistig. Die Sprache ist hesitierend, die Aussprache sowie bei Zahnlosen, aber frei von gröberen Störungen der Artikulation, von Einschaltungen und Auslassungen von Silben, logisch geordnet. Es besteht weder motorische, noch sensorische Aphasie. Sensibilität für Berührung und Schmerz auf Brust und Bauch herabgesetzt, auf der Brust Thermohypästhesie; auf den Fußrücken Analgesie. Ophthalmoskopischer Befund normal. Die Interdigitalräume der linken Hand sind vertieft; auf den Fußrücken heben sich die Extensorensehnen ab. — Der Kranke blieb 5 Wochen in der Klinik und nahm täglich 5 g Jodkali. Anfangs hatte er Anfälle, bestehend in tiefer Apathie, leichter Bewußtseinstrübung und ausgesprochener

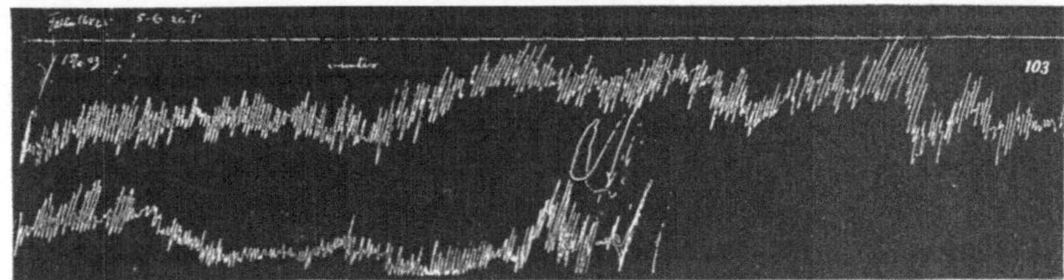

Fig. 103.

Gliederstarre. Später trat eine kleine Besserung aller Symptome ein. Nach einem halben Jahre wurde er mit denselben Symptomen wegen totaler Verwirrtheit transferiert. — Die Kurve zeigt den Tremor der linken Hand. Es handelt sich in der Ruhe um ein grobes, ziemlich gleich- und regelmäßiges, langsames Zittern mit einer regelmäßigen Frequenz von 5 Wellen in der Sekunde, das bei Intention stärker und in der Weise ungleichmäßig wird, daß einzelne Wellen niedriger sind; die Frequenz bleibt aber unverändert 5 in der Sekunde (Fig. 103).

Wir nahmen an, daß es sich um eine luetische Affektion des Gehirns und des Rückenmarks handelte und zwar entweder um eine Kombination der Tabes dorsalis mit einem Gumma des rechten Vierhügels oder des Pedunkulus und Druck auf den Pons (aber der höhere Tonus an den Unterextremitäten!) oder um eine gummöse Meningitis mit herdförmigen Veränderungen, die in irgend einer Weise den Tractus cerebello-rubrospinalis (rechter Vierhügel, Crus cerebri, Pedunkulus, Pons dexter) betreffen. Der Kranke starb nach Beginn der Ferien und ich erhielt von der Sektion keine Nachricht. Aus dem kurzen Sektionsprotokoll geht hervor, daß das Gehirn atrophisch und der rechte Okulomotorius schwächer als der linke war. Die Sektionsdiagnose (Hofrat Hlava) lautete: Leptomeningitis chronica cum atrophia cerebri. Pachy- et Leptomeningitis chronica spinalis cum atrophia zonali medullae spinalis. Atrophia oculomotorii dextri. Endoaortitis sclerotica luetica. Tuberculosis inveterata. Tuberculosis dispersa miliaris pulmonum et organorum. Atrophia universalis.

Einen zweiten Fall von Tremor in der Ruhe mit Übergang in Jacksonsche Epilepsie beobachteten wir im Jahre 1904. Nr. 15 219/04. N. J., 44 Jahre alte Frau. Der Vater war Alkoholiker, zwei Schwestern starben an Phthise. In der Ehe war sie sechsmal gravid; das zweite Kind wurde im 7. Monat geboren, das vierte kam tot zur Welt, die 6. Gravidität endete mit Abortus im 3. Monat. Im September 1903 bemerkte sie, daß sich ihre Zunge beim Essen schlecht bewege; sie mußte die Bissen bis in den Hals stecken, um sie schlucken zu können. Beim Sprechen war ihr die Zunge hinderlich und auch der Umstand, daß ihr das Kinn zitterte und der Mund nach links verzogen wurde. Auch in der Ruhe verzog sich zeitweise die Wange zuckend nach links. Dieser Zustand dauerte bis Mai 1904; nach Faradisierung ging alles bis auf die Unbeweglichkeit der Zunge zurück. Im Juni 1904 krümmten sich plötzlich beim Kuchenbacken der II. und IV. linke Finger unwillkürlich nach der Hohlhand und verharrten mehrere Minuten in ruhigem, tonischen Krampf, worauf sie sich strecken ließen, so daß die Patientin weiter arbeiten konnte. Nach einer Woche wiederholte sich der Krampf und stellte sich später einmal in zwei Tagen und dann auch zweimal täglich ein. Im Juli 1904 traten die Gesichtskrämpfe wieder auf. Anfang Oktober 1904 wurden der linke Unterarm und die linke Hand schwach und die Finger dieser Hand begannen in der Ruhe zu zittern. Im Schlafe hatte sie Ruhe. Bei ihrer Aufnahme am 11. Oktober 1904 wurden folgende Anomalien konstatiert: Um den linken Mundwinkel fibrilläre Muskelzuckungen, mehr in der Unter- als in der Oberlippe. Die Zuckungen überschreiten die Mittellinie um etwa 2 cm nach rechts. Beim Öffnen des Mundes entsteht ein rasches Zittern des Unterkiefers. Beim Aneinanderpressen der Lippen werden die Zuckungen intensiver und breiten sich um den ganzen Mund aus. Die Zunge liegt auf dem Mundboden in der Mittellinie, zittert aber in der Horizontalebene von hinten nach vorn; das Zittern wird beim Vorstrecken der Zunge heftiger

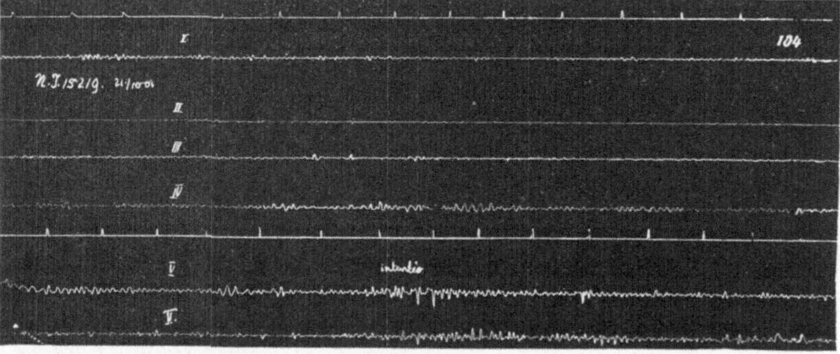

Fig. 104.

und ist symmetrisch. Die Sprache ist durch das Zittern des Unterkiefers gestört, und zwar um so mehr, je schneller die Patientin sprechen will, wobei noch Zuckungen der Muskulatur des linken Mundwinkels hinzutreten. Das linke Platysma myoides zeigt fortwährende fibrilläre Zuckungen. In der Ruhe beobachtet man an der am Rumpfe herabhängenden linken Oberextremität eine fortwährende rhythmische Bewegung der Endphalangen des III., IV. und V. Fingers im Sinne der Flexion und Extension mit Ulnarflexion und Adduktion der Hand, so daß sich diese fortwährend in die sog. griffe ulnaire-Stellung krümmt. Aus dieser Stellung kann die Patientin den IV. und V. Finger nicht aktiv strecken, während die übrigen Finger normal beweglich sind. Auch die Adduktion und Abduktion des IV. und V. Fingers sind unmöglich. Bei derartigen Versuchen wird das erwähnte Zittern gröber. Sensibilität normal. Der Nervus ulnaris ist sehr druckempfindlich. Das Zittern wird bei Erregungen und gespannter Aufmerksamkeit stärker. Die Haut über dem Ulnarrand der Hand ödematös. An den übrigen Extremitäten sind keine Anomalien nachweisbar. Der Patellar- und Achillessehnenreflex sind links lebhafter als rechts. Plantarreflex beiderseits normal. Ophthalmoskopischer Befund normal. An den Lungen keine Veränderungen. Sie nahm in der Klinik vom 11.—21. Oktober täglich 5 g Jodkali; das Zittern wurde geringer und hörte zeitweise ganz auf; in solchen Momenten konnte die Kranke mit dem IV. und V. Finger alle Bewegungen ausführen, aber die linke Hand blieb schwach. Am 9. April begann die Hand nach einem Anfall von Kopfschmerzen, die sich schon vorher häufig eingestellt hatten, wieder mehr zu zittern. Am 12. November trat eine plötzliche Verschlimmerung ein: es entstand ein dauernder klonischer Krampf der linken Gesichtshälfte, der Zunge und der linken Hand. Das Sprechen war fast unmöglich. Das Gesicht war gerötet. Nach zwei Tagen beruhigten sich die unwillkürlichen Bewegungen wieder, aber noch am 2. Dezember, an welchem Tage die Kranke entlassen wurde, bestand noch der Gesichtskrampf. Die Kranke nahm im ganzen 156 g Jodkali. — Der Tremor der Hand wurde registriert. Die Kurven I.—IV. veranschaulichen fortlaufend das Zittern der herabhängenden Hand. Wir sehen einen regelmäßigen, leicht ungleichmäßigen, schnellen Tremor von 11—12 Wellen in der Sekunde; derselbe wird bei Intention (V.) gröber, ungleichmäßig, behält aber seine Frequenz und nimmt in der Ruhe (V.) den früheren Charakter wieder an (Fig. 104). — Es blieb unentschieden, ob es sich um eine Reizung der Rinde der Zentralwindungen rechts unten durch einen Tuberkel oder um eine Meningitis „en plaques" handelte.

In meiner Privatpraxis beobachtete ich einen interessanten Fall von zerebralem Tremor, den man ebenfalls als „Tremor nach Art jenes bei Paralysis agitans" bezeichnen könnte, obwohl er keinen Parkinsonschen Charakter besitzt.

Bei einem 61jährigen Kranken mit den Symptomen der universellen Arteriosklerose entstand ohne einen besonderen Anlaß ein typischer apoplektischer Insult; nach halbstündigen Prodromen: Übelkeit, Schwäche trat Bewußtlosigkeit ein, sodann eine 24stündige totale Apathie ohne Sprache mit Lähmung der rechtsseitigen Extremitäten. Nach 24 Stunden kehrte die Sprache zurück, nach einer Woche die

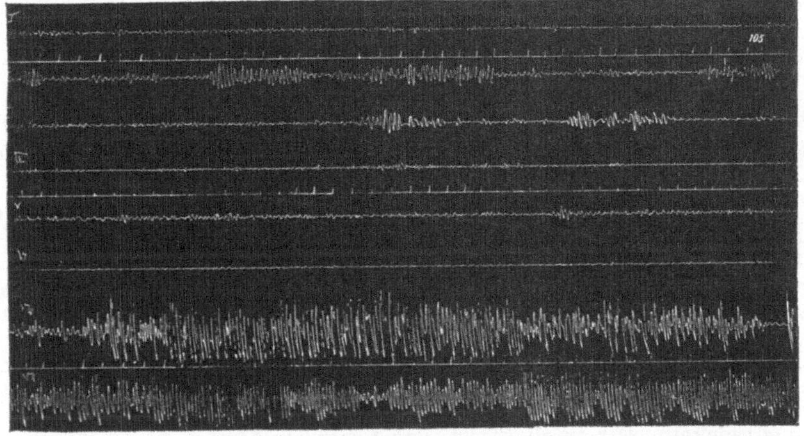

Fig. 105.

Motilität der Extremitäten. Zu dieser Zeit begann sich die rechte Hand in der Ruhe im Sinne der Flexion und Extension unwillkürlich zu bewegen; bei Intention entstand ein derartiges Zittern der rechten Extremität, daß der Kranke mit derselben weder essen noch trinken konnte. Seit dieser Zeit nahmen beiderlei Bewegungen in der Ruhe und bei Intention an Intensität ab. Als ich den Kranken nach acht Monaten wiedersah, war die Parese des Gesichtes und der rechtsseitigen Extremitäten kaum angedeutet, aber Muskelschwäche war vorhanden, E. D $\frac{\text{r. } 6}{\text{l. } 16}$, ferner gesteigerter Patellarreflex; kein Babinski. Ferner bestand eine rechtsseitige homonyme Hemianopie bis auf 5^0 beim Zentrum, totale Alexie mit der Unmöglichkeit abzuschreiben; nach Diktando konnte er richtig schreiben; Krampflachen und Krampfweinen. Das symptomatologische Bild ergänzte die Gattin des Kranken durch folgende Angaben: Auffallender Verfall der geistigen und körperlichen Regsamkeit, hastiges Essen, Polyphagie, Klagen über Schmerzen im Gürtel rechts und in der rechten Unterextremität. Objektiv wurde Hyperästhesie in der rechten Leiste gefunden.

An den Extremitäten bestand weder Ataxie noch Zittern in der Ruhe; an der rechten Hand flektierten sich hier und da individuell der Kleinfinger und der

Daumen, aber nicht gleichzeitig. Bei der geringsten Innervation, speziell bei statischer Innervation entstand ein deutlicher Tremor der Hand mit individuellem Zittern der Finger; bei Intention verstärkte sich dieser Tremor, war auf dem Gipfel der Intention am stärksten, beruhigte sich aber gleich wieder und erneuerte sich erst bei der Rückkehr der Hand. Auch an der rechten Unterextremität war ein kleiner, aber sicherer Tremor bei gewollten Bewegungen vorhanden. Das Zittern bestand auch beim Schreiben. Eine Serie von Kurven zeigt die näheren Eigentümlichkeiten dieses Zitterns (Fig. 105). Bei statischer Innervation sieht man die Interferenzkurve eines in verschiedenen Ebenen ungleichen und ungleichmäßigen Tremors, der (II.) bei Intention in einer Ebene langsam, mit 4—5 Wellen in der Sekunde vor sich geht, dagegen beim Ziele und am Ende der Intention bei einer neuen Handbewegung gröber wird und sein Maximum erreicht; (III.) bei dem Versuche, den Tremor zu unterdrücken, ändert sich der Intentionscharakter nicht; (IV.) bei ruhiger Lage der Hand zeichnet die Feder einen raschen, feinen, ziemlich gleichmäßigen Tremor mit 9 Wellen in der Sekunde; (V.) bei statischer Innervation läßt sich das Zittern nicht willkürlich unterdrücken und bei Rechenexempeln (rückwärtiger Teil der rechten Kurve) wird er heftiger; (VI.) an der linken Hand besteht bei statischer Innervation ein zarter, rascherer Tremor, der in gewissen Partien der Kurve (gegen das Ende) eine Frequenz von etwa 9 Wellen in der Sekunde erkennen läßt. — Es handelt sich hier demnach zuerst um einen Tremor beider Hände mit einer Frequenz von 9 Wellen in der Sekunde und außerdem um einen groben, unregelmäßigen Tremor in der Ruhe (der nicht registriert wurde) und bei der Intention um einen Tremor rechts mit 4—5 Wellen in der Sekunde. Der Rekord der unwillkürlichen Bewegungen beträgt links (VIII.) etwa 6, rechts (VII.) ebenfalls 6 Wellen in der Sekunde.

In welchem Grade die athetotischen Bewegungen bei der spastischen Parese als „Tremor in Ruhe" imponieren können, konnte ich an einem anderen Patienten meiner Privatklientel beobachten.

34jähriger Mann, dessen Onkel mütterlicherseits seit der Kindheit an spastischer Paraparese, Schielen und Schwachsinn leidet. Seine Geburt war schwer (dauerte vom Morgen bis 2 Uhr nachts). Als er 9 Monate alt war, bemerkte seine Mutter zum ersten Male, daß er einigermaßen starr sei und daß, wenn er etwas ergreifen wollte, seine Hand sich mit der Handfläche nach hinten und außen krümme. Bald darauf bemerkte die Mutter, „daß es mit ihm am ganzen Körper arbeite." Erst im 7. Lebensjahre begann er zu gehen und zwar ging er schwer spastisch in Pes equinus-Stellung und fiel leicht um. Mit den Händen konnte er die Gegenstände schlecht fassen, da sich die Hände beim Greifen verkrümmten. Die Sprache war nie gut entwickelt. Der Intellekt ist wenig entwickelt, obwohl der Kranke nicht gerade schwachsinnig ist. Dieser Mann, den ich bereits 25 Jahre kenne, bietet stets dasselbe Bild dar. In der „Ruhe", zum Beispiel beim Sitzen, hat er einen Spasmus der Nackenmuskeln, der Kopfnicker, der Platysmata; das Kinn ist gegen den Thorax gedrückt; er spricht krampfhaft. Die Zunge kann er wegen der Krämpfe nicht vorstrecken. Die im Sinne der Flexion spastisch kontrahierten Extremitäten bewegen sich fortwährend und langsam mit einer Geschwindigkeit von 4 in der Sekunde. Die Zehen beugen und strecken sich abwechselnd mit derselben Geschwindigkeit, aber nicht gleichzeitig. Besonders deutlich ist diese unwillkürliche Flimmerbewegung an den Daumen und großen Zehen. Beim Versuche, einen Gegenstand zu ergreifen, verfallen die Flexores carpi in einen tonischen Krampf, zugleich spreizen und strecken die Interossei die Finger. Bei Intention tritt im ersten Moment (infolge des Spasmus eine scheinbare) Ruhe ein, aber bald darauf wieder die rhythmische Bewegung. Grobe Manipulationen (Holzspalten) kann er verrichten, nicht aber feine (Knopfschließen). Auch die Rumpfmuskulatur ist in einem fortwährenden Spasmus besonders der Flexoren begriffen. Die Symptome überwiegen rechts. Patellarreflexe lebhaft, rechts mehr. Die Achillessehnenreflexe lassen sich wegen des Spasmus nicht auslösen. Rechts spontaner dauernder Babinski. Plantarreflex nicht auslösbar. Die Zunge weicht nach rechts ab. Die Pupillen reagieren normal. Harnentleerung normal.

Bei diesem Falle von Littlescher Krankheit ist also die krampfhafte Athetose dem spontanen, langsamen Tremor bei Paralysis agitans sehr ähnlich und könnte bei oberflächlicher Beobachtung leicht als „Tremor wie bei Paralysis agitans" beschrieben werden.

Den folgenden Fall führe ich als Beweis dafür an, daß der Intentionstremor im ersten Augenblick als ein dem Parkinsonschen ähnlicher Tremor imponieren kann.

Frau C., 41 Jahre alt, mit Insuffizienz der Aortenklappen und Herzhypertrophie behaftet, wurde vor 4 Jahren von einem apoplektischen Insult befallen; seit dieser Zeit ist ihre rechte Oberextremität schwächer und ungeschickter und kann sie mit derselben wegen eines Tremors nicht schreiben, obwohl sie früher sehr schön schrieb. Sie hat eine kaum angedeutete Schwäche der rechten Extremitäten,

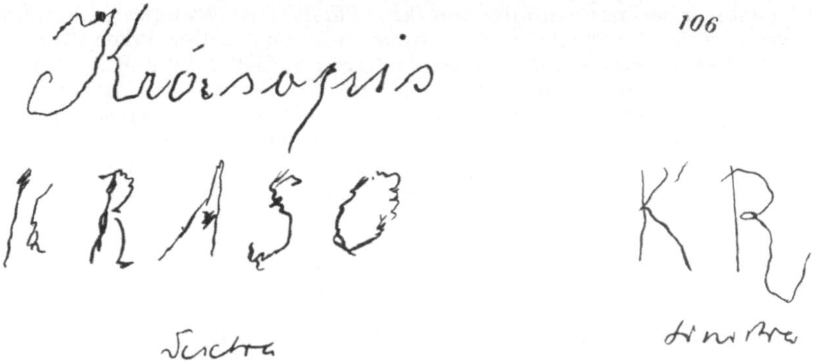

Fig. 106.

gesteigerte Reflexe, rechts Fußklonus und positiven Babinski. Bei jeder Aufregung, besonders aber dann, wenn das Herz schwach ist und ungenügend arbeitet, zeigt sich an der rechten Oberextremität ein grober Tremor im Karpalgelenk von 4—5 Wellen in der Sekunde, wobei sie die rechte Oberextremität in stereotyper Weise an den Körper adduziert, im Ellbogengelenk flektiert und die Finger in Prisenstellung bringt. Bei Intention typischer Intentionstremor, den ich zwar nicht registrieren konnte, der aber aus der Schrift der Kranken ersichtlich ist, besonders wenn sie große Druckbuchstaben zeichnet, wie aus dem Bilde hervorgeht (Fig. 106). Bei genauerer Analyse findet man, daß sie in vollständiger Ruhe überhaupt nicht zittert und daß der in der Ruhe scheinbar vorhandene Tremor durch das Bestreben zustande kommt, die Hand ruhig zu erhalten.

* * *

Die beschriebenen mannigfachen Formen des Tremors sind nicht immer dauernd. Sie können miteinander abwechseln, sich kombinieren (Breillot). Solche Übergänge beschrieben Oulmont, Gowers, Kahler und Pick, Greif (vier Tage Hemichorea, dann Ruhe, dann sieben Tage Hemiathetose; Greif zitiert analoge Erfahrungen von Bernhardt, Leube, Teissier); Murris Patient (zit. von Decio) hatte gleich nach dem Insult klonische Krämpfe der rechten Hand ohne Intentionsschwanken, nach einem Jahre statische Ataxie der Unterextremität und Intentionstremor der Oberextremität.

* * *

Nicht jeder Tremor, der bei einer Gehirnerkrankung beobachtet wird, muß seine Ursache in einem zerebralen Herd haben, wie folgender Fall zeigt:

Nr. 2678/09. 32jähriger Vergolder. Gibt zu, viel getrunken und geraucht zu haben. Vor 13 Monaten verspürte er plötzlich ein Stechen wie mit einer Stecknadel in der linken Handfläche und gleich darauf bekam er einen tonischen Krampf der linken Oberextremität, der linken Gesichtshälfte und des Auges; er wurde bewußtlos und ließ den Harn unter sich. Vor 11 Monaten folgte ein zweiter Anfall dieser Art, vor 6 Monaten ein dritter. Seit dieser Zeit wiederholen sich die Anfälle fast jeden Monat. Zwei Stunden vorher treten Vorboten auf: manchmal ein Metallgeschmack im Munde, gewöhnlich Parästhesie in der linken Hohlhand, krampfhaftes Abweichen der Zunge nach links, infolgedessen die Sprache gestört ist. Bei seiner Aufnahme in die Klinik am 10. Februar 1909 hatte er eine Parese des unteren Astes des N. facialis, einen klonischen Spasmus des linken Orbikularmuskels, eine Hyperästhesie der linken Kopfhälfte, des Halses und der linken Oberextremität, eine leichte Hyperämie der Papillen. (Es war nicht zu entscheiden, ob es sich um eine Hyperämie infolge Hypermetropie oder um Stauungspapille handelte.) In der Klinik hatte er mehrere Anfälle von krampfhaften Zuckungen in der Umgebung des Auges und der Mundwinkel auf der linken Seite und an der linken Oberextremität, aber ohne Bewußtseinsverlust. Nach 11 Tagen verließ er die Klinik unverändert. — Dieser Kranke hatte einen Tremor der Hände bei statischer Innervation, rechts stärker als links, der sich weder durch Intention, noch nach einem Anfall änderte und bei totaler Ruhe des Körpers verschwand; er war regelmäßig, schnell und hatte eine Frequenz von 9 Wellen in der Sekunde. Wahrscheinlich handelte es sich hier um einen Tremor, der durch Alkohol und eventuell auch durch Nikotin verursacht war.

* * *

Mit großem Fleiße wurden die Sektionsbefunde bei zerebralem Tremor gesammelt, um zu konstatieren, von wo die postapoplektischen Bewegungen ausgelöst werden. Charcot suchte diese Stelle im hinteren Anteil der inneren Kapsel, Gowers im Thalamus, aber schon Charcots Schüler Oulmont verlegte dorthin nur den Reiz zur Chorea und Athetose, während er die Ursache der Kontraktur und des Tremors in Läsionen des ganzen „oberen motorischen Neurons" suchte. Kahler und Pick schlossen sich für alle Formen der posthemiplegischen Bewegungen dieser Anschauung Oulmonts vollständig an. Brissaud hat in noch eingehenderer Weise darauf hingewiesen, daß der Reiz im ganzen Verlauf der Pyramiden seinen Ursprung nehmen kann und Bidon hat diese Ansicht durch 78 gesammelte Fälle gestützt. Zu gleicher Zeit fand Stephan, der ein großes Übersichtsreferat über diese Frage erstattete, bei postapoplegischem Tremor Veränderungen nur in der Nachbarschaft der inneren Kapsel; beim Intentionstremor infolge Sklerose fanden sich Veränderungen an den verschiedensten Stellen zwischen Rinde und Pons. Infeld fand in seinen gesammelten Fällen Intentionstremor nicht bei Läsionen des Vorderhirns, sondern bei jenen des Zwischenhirns und der hinteren Partien des Mittelhirns.

Wir wollen im folgenden eine Übersicht über die wichtigeren Lokalisationen der organischen Herderkrankungen beim Tremor anführen (mit Ausnahme der banalen typischen Hämorrhagien):

Gehirnrinde: Die tuberkulöse Meningoenzephalitis der frontalen und zentralen Windungen ruft motorische Erscheinungen hervor, die Massalongo für dem Tremor koordiniert hält. Miller sah einen Tremor während der ersten fünf Tage einer tuberkulösen Meningitis. (Aber post mortem wurde auch eine Läsion des Nucleus dentatus im Kleinhirn gefunden.) Hutinel hält den prodromalen Tremor für ein diagnostisches Merkmal der Meningitis bei Kindern.

Corona radiata: Diese wird erwähnt von Oulmont, Stephan, Marburg.

Innere Kapsel: Charcot in der Nähe des „carrefour sensitif“, Dejerine 1880 (zit. Decio): Monoplegischer Intentionstremor der rechten Hand mit rechtsseitiger Hemianästhesie und Analgesie, Tuberkel der Capsula interna nahe dem Thalamus.

Thalamus: Leyden bei Sarkom links Bewegungen des rechten Armes; Stephan erwähnt ihn; Westphal sah bei Tumor des linken Thalamus Intentionstremor und das klinische Bild der Herdsklerose bei einem neunjährigen Knaben.

Nucleus lentiformis: Damange fand bei Tremor einer Oberextremität einen alten hämorrhagischen Herd nahe der inneren Kapsel (zit. Talma); Rhein und Potts beobachteten Flexionen mit Extensionen des Ellbogen- und Handgelenks, abwechselnd mit Supinationen der Hand bei multipler Erweichung, die auch im Nucleus lentiformis lokalisiert war; Mendel zitiert den Fall Bouchers.

Pedunculus cerebri: Hierher gehören die Fälle von Benedikts Syndrom und der Fall von J. Charcot. Tumoren im Pes pedunculi erwähnt Bruns. Gowers (zit. Decio, Russel) sah Intentionstremor der rechten Oberextremität, ferner Hemiplegie mit Okulomotoriuslähmung bei einem Tuberkel im Pes pedunculi unterhalb des Vierhügels.

Nucleus ruber: Der Fall von Raymond und Cestan, welcher das Benediktsche Syndrom aufzuklären geeignet wäre.

Vierhügel: Fälle von Eisenlohr und Sorgo; Bruns sah Intentionstremor der Hände und Ataxie der Füße.

Schläfelappen und Cornu Ammonis: Mendel zitiert Induration dieser Partien rechts im Falle von Chvostek.

Insula: Im Falle Bergers bestand Zittern bei Sarkom der linken Insel (zit. Mendel).

Pons: Bruns erwähnt Geschwülste; Hobson: Ataxie und Intentionstremor — Tumor der Brücke und der Medulla oblongata (zit. Decio); Solder (zit. Decio): rechtsseitige Hemiparese und Intentionsschwanken, Paralyse des linken N. facialis, trigeminus, abducens — Gliom in der Brücke, im Pes pedunculi und in der Medulla oblongata; Meyer zitiert noch Gowers und Ordenstein; Verger und Desquéyron sahen bei einer 42jährigen Kranken einen massiven Intentionstremor der beiden oberen Extremitäten bei einem Tumor, der den vorderen Anteil der Brücke und die Verästelung der beiden Crura cerebelli ad pontem betraf.

Kleinhirn: In dem von Latteux zitierten Falle traten bei einem 23jährigen Jüngling mit Tuberkulose der Meningen und Kompression der rechten Kleinhirnhemisphäre durch tuberkulöse Massen Anfälle von Kopfschmerzen auf, während welcher er wehklagend umherlief, dann plötzlich wie von Schreck gelähmt stehen blieb und am ganzen Körper zitterte. — Im Falle Andrals (zitiert Latteux) fehlte die linke Kleinhirnhemisphäre bei einer 45jährigen, schwachsinnigen, furchtsamen Frau, die bei Bewegungen ein konvulsives Zittern der Hände hatte. — In Briegers Fall traten die ersten Symptome seitens des Gehirns 10 Jahre vor dem Tode auf, 2 Monate vor dem Tode entstand Zittern der Hände und bei der Sektion fand sich ein Solitärtuberkel der linken Kleinhirnhemisphäre. — Mendel zitiert den Fall Baldwins, betreffend ein Endoepitheliom, der eine Kleinhirnhemisphäre komprimierte. — Babinski lenkte die Aufmerksamkeit auf Erscheinungen der gestörten Harmonie der Muskeln bei Geschwülsten des Kleinhirns und seiner Adnexe und nannte diese Erscheinungen im Jahre 1898 „asynergie cerebelleuse". Im Jahre 1901 konstatierte er, daß diese Erscheinungen auch einseitig als Hémiasynergie cerebelleuse et hémitremblement d'origine cerebello-protuberantielle auftreten können (Rev. neur. 1901. 422). — Im Časopis lékařův českých beschrieb ich 1904 einen schönen Fall eines analogen Zitterns einer Körperhälfte bei einer tuberkulösen Geschwulst der gleichseitigen Kleinhirnhemisphäre. Es handelte sich um eine 44jährige Frau, die 7 Monate vor dem Tode die allgemeinen Symptome eines Gehirntumors bekam: Kopfschmerzen, Erbrechen, Stauungspapille; dann einen groben, langsamen Intentionstremor mit Ataxie der rechten Extremitäten, Schwindel nach der rechten Seite, Romberg bei lebhaften Patellarreflexen und erhaltener Sensibilität, zerebellare Asynergie rechts. Die Intentionsbewegungen waren, wie Oppenheim sagt, ein Mitteldding zwischen Ataxie und dem Intentionstremor der Herdsklerose. — Stephan sah einen Intentionstremor der linken gelähmten Extremitäten bei einem Tumor der linken Kleinhirnhemisphäre, der die Brücke und das verlängerte Mark komprimierte (Decio). — Miller spricht von Veränderungen der Zerebellorubrospinalbahn bei 6 Kindern mit einem Tremor von 5 Wellen in der Sekunde, mit erhöhtem Muskeltonus; bei schwachem Tremor war derselbe nur bei Bewegungen, bei stärkerem Tremor auch in der Ruhe vorhanden. — Mendel zitiert den Fall von Cassirer betreffend Störungen der Bahn zwischen Kleinhirn und Thalamus.

Crura cerebelli: Diesbezüglich erwähnt Purves Stewart, daß ein hemiplegischer Tremor auftrete, wenn die Rubrospinalbahn lädiert sei (aber er führt keinen Fall an).

Hintere Schädelgrube: Bruns erwähnt Tumoren.

Corpus restiforme: Babinski.

Hydrozephalus: Cramer (S. 17) führt ein sehr typisches Zittern bei einem 18jährigen Jüngling mit einer Frequenz von $9\frac{1}{3}$ Wellen rechts und $5\frac{1}{2}$ Wellen links in der Sekunde an.

Historische Bemerkung. Dieser Tremor wurde in den früheren Beschreibungen mit der Athetose in die Gruppe der posthemiplegischen Chorea zusammengeworfen. Erst als die Athetose ausgeschieden wurde (sie wurde von dem amerikanischen Neurologen Hammond 1871 neben der Paralysis agitans als selbständige Neurose beschrieben, aber erst von Mitchelt 1874 und von Charcot 1875 als posthemiplegisches Symptom erkannt), finden wir den Tremor in den neurologischen Arbeiten von den übrigen Bewegungen getrennt, z. B. bei Benedikt 1874. — Aber in zahlreichen Arbeiten ist es aus der Beschreibung nicht ersichtlich, daß es sich um Tremor gehandelt hat, sondern es dürfte eine Athetose oder ein klonischer Krampf mit Unrecht als Tremor bezeichnet worden sein.

Die Therapie dieser Zitterformen ist nicht erforscht. Combemale empfiehlt seine Veronalmethode, die wir bei der disseminierten Sklerose kennen gelernt haben. Gewöhnlich versagen alle üblichen Sedativa.

* * *

C. Es gibt noch eine Reihe organischer Erkrankungen des Nervensystems, bei denen manchmal ein Tremor beobachtet wird, der aber nicht regelmäßig ihrem klinischen Bilde angehört oder wenigstens nicht ein unerläßlicher Bestandteil desselben ist.

1. Progressive Paralyse.

α) Bei der progressiven Paralyse ist der Tremor in verschiedenen Körperteilen ein sehr gewöhnliches Symptom. In den ersten Anfängen ist ein Tremor bei statischer Innervation an den oberen Extremitäten vorhanden, den wir auch bei anderen Nervenkrankheiten bereits kennen gelernt haben. Der Kranke ist sich desselben nicht bewußt. Seine Frequenz beträgt 8—10 Wellen in der Sekunde (Charcot). Die Finger können auch individuell zittern (Charcot — im Gegensatz zur Basedowschen Krankheit).

β) Später erscheint der Tremor bei feinen Arbeiten und wird an der Zunge und an den Lippen deutlicher. Gleichzeitig mit demselben beobachtet man ein fibrilläres Flimmern der Zunge und bündelförmige Zuckungen an den Lippen und an der mimischen Muskulatur. Durch Emotion wird er verstärkt. Anfangs kann er willkürlich unterdrückt werden, wenn auch nicht vollständig, und zwar an den Händen leichter als an den Lippen. Čumpelík hat behauptet, daß ein deutliches Zittern gleichzeitig mit der Demenz auftrete. In den Spätstadien nimmt das Zittern manchmal bedeutend an Intensität zu, breitet sich auf die unteren Extremitäten und auf die Rumpfmuskulatur aus und verliert hierbei gleichzeitig seine Regelmäßigkeit, indem es durch unregelmäßige zuckende Bewegungen unterbrochen wird. Feine Arbeiten können mit den Händen nicht verrichtet werden, die Sprache wird durch das Zittern der Lippen, des Unterkiefers und der Zunge gestört. Mit fortschreitender Krankheit verschwindet der Charakter des Tremors, der unwillkürlichen Bewegungen Platz macht, die durch Intention verstärkt und von fibrillären und faszikulären Zuckungen fast der gesamten quergestreiften Muskulatur begleitet werden. Im deliranten Zustande kann sodann motorische Ruhe eintreten (Fernet). Manchmal setzt das Zittern für mehrere Monate aus (Fernet). Im terminalen Stadium verschwindet es (Breillot).

γ) Auch wurde ein dem Parkinsonschen Tremor ähnliches Zittern beobachtet: Reuter behandelte eine 34jährige Frau, die anfangs ein heftiges Zittern, dann ein Zittern des ganzen Körpers hatte; nach 6 Monaten verschwand das Zittern bis auf jenes der linken Hand, wo es den Charakter des Parkinsonschen Tremors besaß (Position der Hand, Pillendrehen). Auch Mailard erwähnt das „Parkinsonsche Syndrom“ an der linken Hand bei progressiver Paralyse.

δ) Schon Fernet erwähnt, daß der Tremor bei progressiver Paralyse manchmal durch Intention verstärkt werde. Meyer bemerkt, daß manchmal die intentive Verstärkung so bedeutend sei, daß der Tremor von der Herdsklerose schwer zu unterscheiden sei.

2. Tabes dorsalis.

Bei der Tabes dorsalis ist der Tremor kein gewöhnliches Symptom, wenn wir von einem eventuellen feinen Zittern der gestreckten Oberextremitäten absehen, das über den Rahmen des physiologischen Zitterns nicht hinausgeht. Breillot erwähnt einen Tremor aller Extremitäten in der Ruhe bei Anfällen von großen Schmerzen, ohne aber diesen Tremor näher zu beschreiben. — Die unwillkürlichen Bewegungen der unteren Extremitäten bei hochgradiger Ataxie besitzen nicht den Charakter des Tremors.

3. Die Sklerose der spinalen Seitenstränge bei verschiedenen Krankheiten (Myelitis, Pachymeningitis cervicalis hypertrophica, Tabes spastica, kombinierte Strangsklerose, amyotrophische Lateralsklerose, Syringomyelie) wird in allen älteren Arbeiten (Latteux, Fernet, Breillot, Jaubert) als Ursache des Zitterns angegeben; in den Arbeiten aber, auf die sich diese Behauptung stützt, finden wir gewöhnlich die Beschreibung des Fußklonus, keineswegs aber eines wirklichen Tremors, und verschiedener unregelmäßiger Störungen der Bewegungen der oberen Extremitäten. Charcot führt 1874 und 1887 einen Intentionstremor bei den genannten Krankheiten einfach an, ohne Belege beizubringen. Max Meyer zitiert eine Beobachtung Oppenheims betreffend einen der Ataxie verwandten lokomotorischen Tremor bei einer kombinierten Erkrankung der Rückenmarkstränge. Dejerine zitiert die Beobachtung Gombaults betreffend einen Intentionstremor bei amyotrophischer Lateralsklerose; ich konnte diese Angabe nicht kontrollieren, aber der häufige Sektionsbefund einer Herdsklerose bei dem klinischen Bilde der amyotrophischen Lateralsklerose erweckt den Verdacht, daß es sich um eine Kombination mit einem Gehirnherd gehandelt haben könnte. Bei Syringomyelie wurden rhythmische Fingerbewegungen (Marinesco) und ein leichter Tremor bei Bewegungen (Rosenblath, Bruthan, Schlesinger — zitiert Dejerine und Thomas) beschrieben. In einem von Vyšín in Prag demonstrierten Falle von Pachymeningitis cervicalis hypertrophica handelte es sich um sakkadierte Bewegung der oberen Extremitäten.

Bei der Friedreichschen Krankheit führt Charcot einen Intentionstremor an, Dejerine langsame Oszillationen der Hand über dem zu ergreifenden Gegenstande, die aber unmöglich als Intentionstremor angesehen werden können; deswegen sprechen Dejerine und Thomas von einem atypischen Intentionstremor und zitieren den Ausdruck Charcots „instabilité choreiforme". Max Meyer erwähnt einen Intentionstremor und zitiert P. Marie. Londe führt dieselben Bewegungen wie bei der zerebellaren Heredoataxie an.

Bei der zerebellaren Heredoataxie spricht Londe in seiner umfangreichen These von einem Tremor der Hände mit dem Charakter des Intentionstremors, mit Oszillationen direkt vor dem Ziele und mit Ruhe nach der Erreichung des Ziels neben zögernden, unsicheren und ataktischen Bewegungen, und von choreiformen unwillkürlichen Bewegungen. Er beschrieb auch einen Intentionstremor des Kopfes, der sich bei Emotionen und im Stehen steigert, und hier und da auch ein unregelmäßiges Zittern der Zunge, das aber eher ein Fluktuieren als ein Zittern ist, und schließlich nystagmiforme Zuckungen der Augen neben Lähmungen der Augenmuskeln. Wie aus allen Publikationen, die er in seiner These reproduziert, hervorgeht, handelt es sich immer eher um Ataxie als um den bei Sklerose vorkommenden Intentionstremor, um eine Art Gemisch dieser beiden Elemente, häufiger aber um eine einfache Ataxie und um choreatische Fluktuationen. — Söderbergh sah bei seinem 13jährigen Kranken, bei dem er eine Kombination der Friedreichschen Krankheit mit zerebellarer Heredoataxie und familiärer spastischer Paraplegie diagnostizierte, einen hochgradigen Intentionstremor. (Die genauere Analyse folgt bei der Besprechung der Pathogenese.)

4. Neuritis, Polyneuritis.

Auch bei dieser Krankheit wurde das Zittern beschrieben. Häufig besteht der Tremor an den paretischen Gliedern bei Bewegungen — ein Ermüdungstremor.

Vereinzelt finden wir andere Angaben. So z. B. führt Benedikt in seiner Neuropathologie einen Fall von Polyneuritis (Beobachtung 205) bei einem 47jährigen Kranken an mit ausgesprochenem Zittern, ohne aber dieses näher zu beschreiben. Oppenheim erwähnt in seinem Lehrbuch einen Fall von unvollständig geheilter toxischer Polyneuritis (nicht nach Quecksilber), die mit typischem Intentionszittern einherging.

Wenn wir bedenken, daß im Verlaufe schwerer Polyneuritiden häufig herdförmige Enzephalitiden vorkommen (die eventuell mit psychischen Symptomen einhergehen — Korsakov), werden wir einen derartigen Fall als verdächtig unter die zerebralen Tremorformen einreihen. Dasselbe gilt von der älteren Beobachtung Remaks, betreffend einen 30jährigen Kranken, bei welchem die Polyneuritis mit Intentionszittern der Hände und der Zunge, mit unregelmäßigen Bewegungen in der Ruhe, fehlenden Reflexen, Papillitis N. optici und Demenz einherging. Bei elektrischer Reizung des nicht gelähmten Gesichtsnerven entstand eine Schüttelkontraktur.

Auch bei der unter dem alten Begriff der Neuritis ascendens zitierten Krankheit wird Intentionszittern als Symptom angegeben. Eine diesbezügliche Beobachtung stammt von Valenzuela aus dem Jahre 1879.

Der 19jährige Patient verletzte sich im 5. Lebensjahre mit einem Schlüssel am rechten Knie und bekam bald darauf eine Kontraktur des Knies und später auch des Fußes. Man nahm die Tenotomie der Achillessehne vor; gleich bei der Operation streckte sich die Extremität, begann aber ein wenig zu zittern; im Verband entstand neuerdings eine Kontraktur und ein deutlicher Tremor bei jeder Bewegung. Der Intentionstremor blieb die folgenden 14 Jahre bestehen, ebenso auch die Kontraktur; beide Erscheinungen gingen auch auf die rechte Oberextremität über, aber Muskelatrophie oder Sensibilitätsstörungen stellten sich nicht ein.

Die Annahme des Autors, daß es sich um „Neuritis ascendens“ gehandelt habe, ist zweifelhaft und der Verdacht auf einen funktionell-hysterischen Ursprung der Kontraktur und des Tremors sehr naheliegend.

Die familiäre hypertrophische Polyneuritis fand ihre Erwähnung im Anschlusse an die disseminierte Sklerose.

Von unseren Beobachtungen gehören die folgenden hierher:

1. Zittern bei akuter Neuritis plexus cervicobrachialis. Nr. 6095/10. V. A., 48 Jahre alt, rauchte Pfeife, aber nicht stark. Trank angeblich 4 Glas Bier täglich. Eines Nachts vor Weihnachten 1909 verspürte er plötzlich einen Schmerz unter dem rechten Schulterblatt. Am nächsten Tage hatte er Kribbeln im IV. und V. Finger dieser Extremität. Bald begann dieselbe schwach zu werden. Es stellten sich Anfälle von brennenden Schmerzen ein, die von der Schulter in die Finger und zurück ausstrahlten, am heftigsten im Bette waren und auch viermal während einer Nacht sich wiederholten. Jetzt kommt es ihm vor, als wäre die Extremität fremd, sie ist schwach und zittert. Objektiv bestanden die Symptome der Neuritis plexus cervicobrachialis dextri. — Eine Serie von Kurven veranschaulicht diesen Tremor. Fig. I und III zeigen einen gleichmäßigen, regelmäßigen, rhythmischen Tremor von 8 Wellen in der Sekunde; Fig. II zeigt bei statischer Innervation einen sehr groben, sonst unveränderten Tremor, der bei Intention in einen ungleichen, aber rhythmischen Tremor von wiederum 8 Wellen in der Sekunde übergeht; IV: bei Intention wird er etwas größer, behält aber seine Frequenz von 8 Wellen in der Sekunde bei (Fig. 107).

2. Nr. 7383/04. L.; Serie von Zitterkurven der rechten Hand: rascher Tremor von 11—12 Wellen in der Sekunde, regelmäßig, mit bezüglich die Größe alternierenden Wellen. Kurve I zeigt folgende interessante Erscheinung: bei Intention ist die kleinere Welle ausgefallen, so daß nur die halbe Frequenz von 5,5—6 Wellen in der Sekunde resultiert, die der Zahl der größeren Wellen in der Ruhe entspricht (Fig. 108).

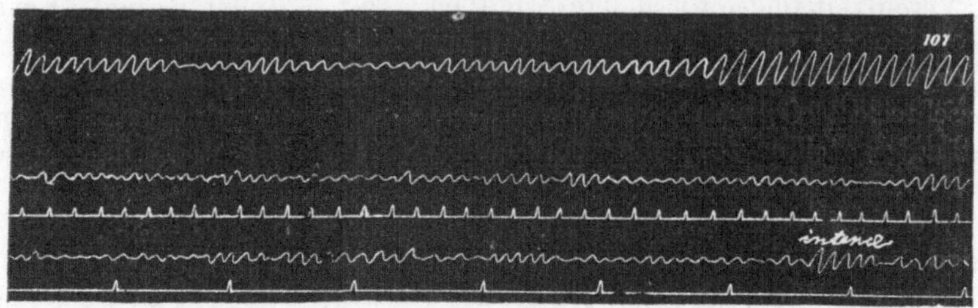

Fig. 107.

3. Polyneuritis. Atherom. Sinusthrombosis. Nr. 7118/04. S. K., 74 Jahre alt, stammt aus gesunder Familie, war stets gesund. Im Februar 1904 fühlte er sich schwächer und bekam Schmerzen in den Waden, die er kaum berühren durfte. Der Zustand besserte sich nicht. Ende April konstatierte er Kältegefühl

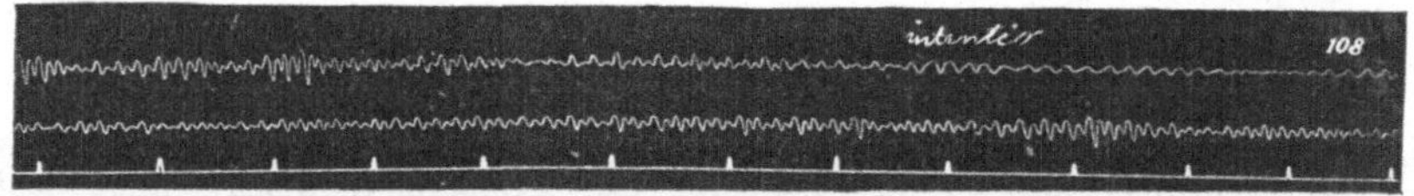

Fig. 108.

im Körper, Zittern der Hände, Anfang Mai Kribbeln in beiden Hohlhänden und in den Fingern und eine eigentümliche Empfindung bei Berührungen. Andere Beschwerden (Schwindel) hatte er bei seiner Aufnahme am 7. Mai 1904 nicht. Wir fanden: Schmerzhaftigkeit der Äste des Plexus brachialis, leichte Empfindlichkeit der Sitznerven, beiderseits Lasèguesches Symptom. Die gestreckten Oberextremitäten zittern vorwiegend im Sinne der Pronation und Supination, die Finger in der Prädilektionsstellung der Paralysis agitans auch im Sinne der Flexion und Extension.

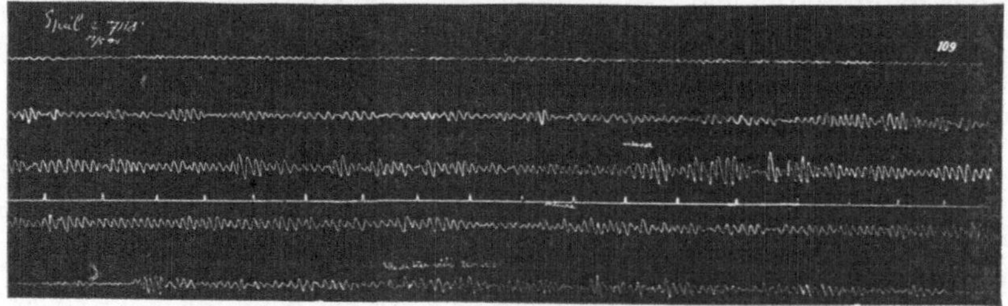

Fig. 109.

Hierbei zittert auch der Kopf nickend. Auch der Daumen zittert hier und da individuell. Der Wille hat auf das Zittern keinen Einfluß. Beim Drücken des Dynamometers wird der Tremor intensiver, gröber und scheinbar langsamer. Bei Intention hört er nicht auf, in der Kälte wird er stärker. An den unteren Extremitäten sieht man kein deutliches, höchstens ein angedeutetes Zittern. Patellarreflexe lebhaft, Plantarreflexe normal. Beim Gehen entsteht ein der Retropulsion ähnliches Schwanken. Leichte Eiweißtrübung. Der Kranke wurde galvanisiert; schon am 12. Mai ließen die Schmerzen nach. Am Abend des 13. Mai klagte er plötzlich über Schmerzen in den beiden Mandibulargelenken, es entstand ein zyanotisches Ödem um das linke Auge, an den Bindehäuten, an der Wange und Schläfe, nicht auch an der Stirne. In der Nacht zum 14. Mai erkrankte auch das rechte Auge in ähnlicher Weise. Der Kranke war fortwährend bei Bewußtsein und klagte nur über Schmerzen in den Kiefergelenken. Der Puls, der schon früher leicht arhythmisch war, wurde unregelmäßig und am Nachmittag trat der Exitus ein. Die klinische Diagnose des Chefs auf Sinusthrombosis war richtig. Es handelte sich um allgemeine Atheromatose mit degenerativer Nephritis.

Eine Serie von Kurven illustriert den Tremor. I. und II. zeigen den Tremor bei ruhiger, statischer Innervation: ein regelmäßiger, ziemlich grober, nur leicht ungleicher, mittelschneller Tremor von 7 Wellen in der Sekunde; III. und IV. zeigen den Einfluß der Intention: der Tremor wird größer und ungleich, bleibt aber regelmäßig, die Schnelligkeit wird größer und beträgt 7,5—8 Wellen in der Sekunde. V. zeigt die Erfolglosigkeit des Versuches, den Tremor willkürlich zu unterdrücken (Fig. 109).

4. Polyneuritis „e frigore" in alcoholismo. Z. K., 41 Jahre alt, aus gesunder Familie, gibt Potus mittleren Grades zu. Ende Februar 1909 drang in das Kesselhaus, in welchem er arbeitete, Hochwasser ein; bevor er das Feuer gelöscht und den Dampf abgelassen hatte, verliefen 1½ Stunden, während welcher er im eiskalten Wasser stehen mußte. Bald darauf bekam er äußerst heftige Schmerzen in den unteren Extremitäten, so daß er sich legen mußte; aber nach einer Woche nahm er seine Arbeit wieder auf. Im März kehrten alle Beschwerden zurück, die Schmerzen breiteten sich längs des Rumpfes bis in die oberen Extremitäten aus, die sehr ungeschickt wurden. Er hatte zooptische Träume. In der Klinik konstatierte man: motorische Schwäche aller Extremitäten und der Rumpfmuskulatur, empfindliche Nervengeflechte, Hyperästhesie der Haut und der Muskeln am Rumpfe und an den Oberschenkeln, Verlust der Patellarreflexe bei normalen Plantarreflexen. Die gestreckten Oberextremitäten zitterten stark und schnell, doch wurde der Tremor nicht registriert.

X. A) Idiopathisches Zittern.

Hereditäres Zittern. Familiäres Zittern. Kongenitales Zittern. (Tremophilia Ughetti.)

Unter diesen Bezeichnungen wurde in der Literatur eine große Anzahl klinisch heterogener Krankheitsbilder beschrieben, deren gemeinsame Basis nur die homologe Heredität ist. Dieser Vorgang hat es verschuldet, daß das Kapitel des „erblichen Zitterns" wenig übersichtlich ist. Die homologe Heredität ist ein viel zu lockeres Bindemittel zwischen solchen Fällen, wo z. B. ein zartes Zittern der Finger das einzige Krankheitssymptom war, und solchen, wo außer dem Zittern noch epileptiforme Anfälle, Muskelatrophie, Athetose, choreatische Bewegungen u. dgl. vorhanden waren. Wir unterscheiden mit Recht eine hereditäre Chorea, weil sie einen charakteristischen Verlauf und eine besondere Prognose besitzt; aber so wie wir von keiner hereditären Epilepsie sprechen, sollten wir auch kein hereditäres Zittern anerkennen. Es würde mit unserem ganzen nosologischen System besser übereinstimmen, wenn wir von einem idiopathischen oder essentiellen Zittern dort sprechen würden, wo wir die Ursache desselben nicht kennen und sagen würden, daß dieses idiopathische Zittern zumeist hereditär ist. Hierbei würden wir jene Zitterformen ausscheiden, die, obwohl hereditär oder familiär, wahrscheinlich ihren Ursprung in organischen familiären Läsionen des zentralen Nervensystems haben, deren bloße Epiphänomene sie darstellen.

Unseren Zwecken dürfte es am besten angemessen sein, wenn wir uns die beobachteten Fälle in 4 Gruppen einteilen: in die erste Gruppe werden wir jene Fälle einreihen, in denen es sich, besonders bei statischer Innervation, um ein einfaches, dem physiologischen Tremor ähnliches Zittern handelte; in die zweite Gruppe jene Fälle, die dem sogenannten senilen Tremor ähnlich sind; die dritte Gruppe wird aus den Fällen von familiärem und erblichem Intentionszittern bestehen und schließlich werden wir in die vierte Gruppe kompliziertere Fälle einreihen, bei denen man von einem zu anderen wesentlichen neuropathologischen Veränderungen sekundär hinzugetretenen „kombinierten Tremor" sprechen kann.

1. Einfacher essentieller (hereditärer) Tremor. Zitterigkeit.

Dieser Tremor findet sich zumeist an den oberen Extremitäten ohne individuellen Tremor der Finger, hat eine Frequenz von 9 Wellen in der Sekunde, ist regelmäßig, leicht ungleich, besitzt bei statischer Innervation periodische Verstärkungen („Knoten" — Allorhythmie — Ughetti) und breitet sich, wenn er etwas intensiver ist, auf die Nackenmuskulatur, die Zunge, die Lippen, die Augenlider und am wenigsten auf die unteren Extremitäten aus. In einigen Fällen (Rubens, Kulcke) war er auf eine Oberextremität beschränkt, selten begann er am Kopfe (Hamaide). In den leichten Formen hindert er nicht die Manipulationen der Hände, in schwereren Fällen stört er beim Schreiben, Nähen. Essen mit dem Löffel, so daß die Kranken mit den Händen essen müssen (Achard, Čumpelík, unser Fall, Häbler) und auch beim Sprechen. Er beginnt in der Kindheit und lenkt je nach dem Grade der Intensität entweder bald nach der Geburt (Roche, Liégey) oder wenn das Kind zu gehen oder schreiben beginnt oder erst in der Pubertät die Aufmerksamkeit auf sich. In der Mehrzahl der Fälle steigert er sich mit zunehmendem Alter bis zu einer gewissen Grenze, aber seine Intensität kann in langen Perioden Schwankungen zeigen. (So z. B. zitterte die Patientin Achards vom 15.—30. Lebensjahre sehr wenig, dann steigerte sich das Zittern nach dem Tode der Eltern so sehr, daß sie das Bett hüten mußte; vom 44.—60. Lebensjahre war das Zittern kaum merklich; nach dem 60. Lebensjahre nahm es anläßlich eines Unglücksfalles wieder zu und blieb bei dieser Intensität bis zum 70. Lebensjahre, in welchem sie in die Beobachtung des Autors gelangte.)

Am intensivsten pflegt er am Morgen und vormittags zu sein, am schwächsten gegen Abend. Bei vollständiger körperlicher und geistiger Ruhe verschwindet er. Willkürlich kann man ihn manchmal mäßigen oder gänzlich unterdrücken, aber nur für eine ganz kurze Zeit. (Danas Patient, ein Uhrmacher, konnte ein Rädchen ganz gut auf seine Achse legen, zitterte aber bis zum entscheidenden Moment; Häblers Patient, ein Förster, schoß, wenn er plötzlich feuern mußte, ganz gut, dagegen schlecht, wenn er ruhig zielen sollte; Deboves Patient schrieb gut, aber nur in der Weise, daß er 3 Buchstaben aufschrieb, dann wartete, bis das Zittern vorüberging, und dann in derselben Weise weiterschrieb.)

Bei intendierten Bewegungen nimmt er gewöhnlich zu, manchmal bleibt er unverändert; er hat nicht den Charakter des Intentionszitterns. Im Falle West nahm er bei Intention ab und verschwand auch gänzlich.

Der psychische Zustand besitzt auf diesen Tremor einen ungeheueren Einfluß. Manche Kranke zittern zu Hause fast gar nicht, andere bekommen bei öffentlichem Auftreten aus Furcht und Verlegenheit geradezu ein Intentionszittern. Man kann in solchen Fällen mit Meige von Tremophobie sprechen. Im Falle von Meige konnte ein Geistlicher, der einen zarten Tremor hatte und dessen Vater und Bruder ebenfalls zitterten, aus Furcht, er werde sein Priesteramt nicht bekleiden, den Gottesdienst nicht verrichten können, bei der Messe die Hostie nicht zerbrechen u. dgl. — Ein ähnlicher Zustand wurde bei Friseuren beobachtet (Trac des coiffeurs). Beim Arzte zittern die Kranken mehr und trinken sie schlechter als zu Hause.

Einen gleich ungünstigen Einfluß üben erotische Aufregungen, der Koitus, zumeist auch Tabak und schwarzer Kaffee aus; Alkohol mäßigt manchmal den Tremor für die Dauer des Rausches; nachher pflegt er dann um so heftiger zu sein. Eine Verschlechterung tritt auch nach Chinin (Ughetti) und Quecksilber (Debove) ein, während nach Antipyrin (Ughetti) und manchmal auch nach Bromiden (Rubens) eine Besserung beobachtet wurde. Schwere Muskelarbeit steigert das Zittern, eine anstrengende Muskelanspannung kann es auslösen; bei Eile (Fays zit. Hamaide), bei Hitze und Kälte (Déjerine) wird es größer; Ughetti berichtet über einen Kranken, dessen Tremor während des ganzen Monats, den der Patient in einer Höhe von 1800 m zubrachte, stärker war.

Dieser Tremor wurde familiär und hereditär beobachtet; die Heredität ist hier similär und sowohl in der männlichen als auch in der weiblichen Linie vorhanden; in seltenen Ausnahmen werden eine (Debove) oder gar zwei Generationen (Hamaide) übersprungen. Hierbei ist die Lokalisation in ein und derselben Familie nicht dieselbe. Angesichts des bekannten Einflusses verschiedener Umstände auf die Heredität darf es nicht wundernehmen, daß weder bezüglich des Beginnes noch bezüglich der Intensität der Affektion eine Regelmäßigkeit besteht. Es läßt sich nicht behaupten, daß der Tremor bei den Deszendenten intensiver wird. In vielen Familien wird der Tremor in der Deszendenz häufiger. Es gibt Fälle, in denen beide Ehegatten aus zittrigen Familien stammten. Wir können einige schöne Beispiele anführen.

(In den Stammbäumen bedeuten die Quadrate Männer, die Kreise Frauen; die ausgefüllten Quadrate und Kreise bedeuten die. zitternden Individuen; die Kreuze bedeuten Kinder ohne Angabe des Geschlechtes, die bald gestorben sind; wo das Geschlecht bei nicht zitternden Kindern nicht angegeben ist, mache ich einen Strich.)

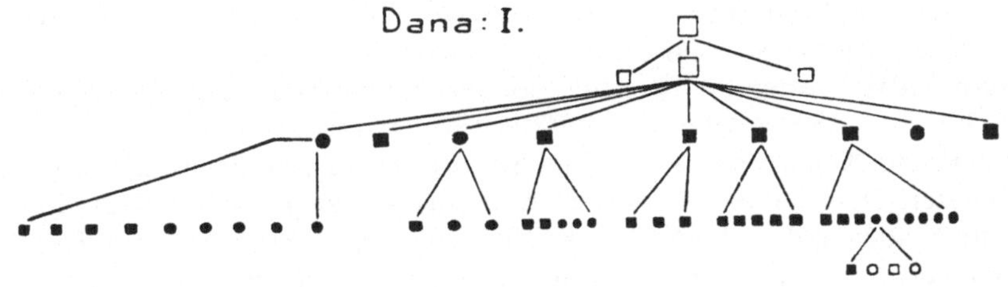

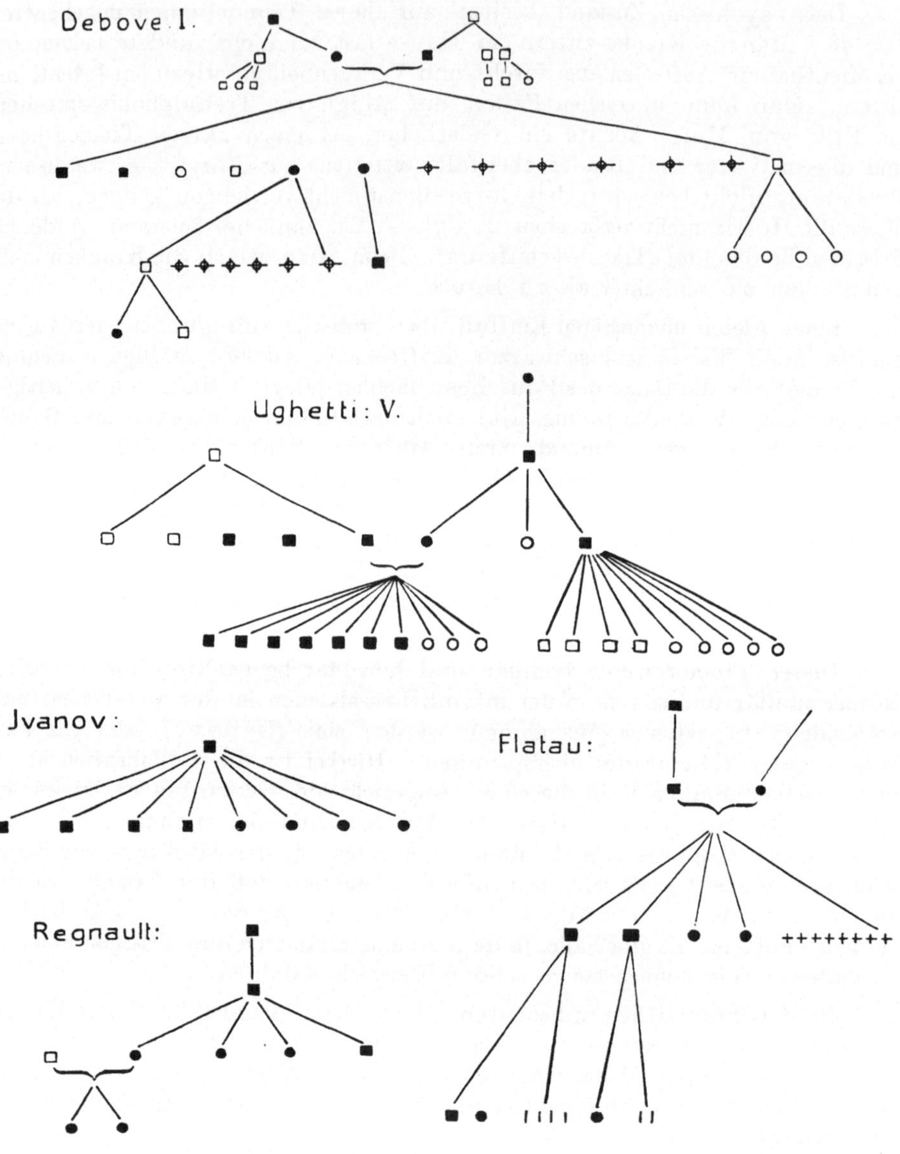

Aus den Familiengeschichten einiger Fälle erfahren wir, daß die Eltern der ersten zitternden Generation Alkoholiker waren (Liégey: ein Säufer mit Tremor hatte 3 zitternde Töchter, von denen eine den Tremor an 3, die zweite an 2 Kinder vererbte; Roche 4 Fälle: Säufer mit Tremor, die Tochter zittert und hat ein Kind, das seit der Geburt zittert; im Stammbaum Danas waren die beiden ersten Ahnen starke Säufer) oder starke Raucher (Rubens' zweite Familie) oder leidenschaftliche Kaffeetrinker (im Stammbaume Regnaults konstatierte der Vater der letzten Kinder, ein Arzt, daß der Urgroßvater 15 bis 20 Tassen Kaffee täglich trank).

Infolge der Unsicherheit derartiger anamnestischer Angaben kann man aber nicht konstatieren, inwieweit diese Intoxikationen mit der Heredität des Tremors in einem ursächlichen Zusammenhange stehen. Noch schwieriger ist die Beurteilung solcher Fälle, in denen angegeben wird, daß die Mutter während der Schwangerschaft erschrocken sei und einen Tremor akquiriert habe, der bis zu ihrem Tode dauerte, während das Kind gleich von Geburt an zitterte (Liégeys zweite Familie).

In der großen Mehrzahl der Fälle oder vielleicht mit geringen Ausnahmen bei allen Fällen findet man außer dem Tremor noch andere neurologische und psychische Anomalien. In manchen Familien finden wir deutliche Zeichen der psychischen Degeneration, in anderen nur unauffällige, aber doch sichtbare Charakteranomalien und zwischen diesen beiden Extremen quantitative Übergänge. Eine besonders degenerierte Familie dieser Art ist z. B. die erste Familie Danas, deren Stammbaum oben angeführt ist. Der erste Ahne derselben war ein Potator; in der zweiten Generation gibt es zwei Geisteskranke, deren einer der Vater der folgenden Generation ist; in dieser dritten Generation, die aus 9 Kindern bestand, die alle mit Zittern behaftet waren, gibt es einen Geisteskranken, einen Potator, zwei Sonderlinge und zwei Frauen, die Männer heirateten, welche wahnsinnig wurden (bekanntlich verlieben sich Degenerierte gerne wiederum in Degenerierte); in der vierten Generation gibt es zwei Geisteskranke, einen Säufer, eine epileptische Frau, die verheiratet war und 4 epileptische Kinder gebar (fünfte Generation).

Gewöhnlich findet man bei den Kranken selbst kleine Charakteranomalien: Reizbarkeit, Ängstlichkeit, Schüchternheit, Unentschlossenheit, Unverträglichkeit (Roche), Neigung zu Exzessen auch trotz hoher Intelligenz (Ughetti), neurasthenische Zustände, bei Geschwistern und Verwandten andere Nervenkrankheiten wie Fraisen, Basedowsche Krankheit (Raymond und Sérieux, Vigouroux), Hysterie, Psychosen (Bienvenu) oder Sonderlingtum, ticähnliche Bewegungen (Schmaltz, Mills).

Mir fällt es auf, daß fast alle angeführten Familien eine große Anzahl von Kindern haben.

Dieser essentielle Tremor geht in keine andere Krankheit über, ist dem „senilen“ Tremor nicht ähnlich und kann mit demselben nicht identifiziert werden. Er kann auch mit dem neurasthenischen Tremor nicht identifiziert werden, obwohl er mit den Erscheinungen der konstitutionellen, degenerativen Neurasthenie verwandt ist.

Die Therapie dieses Tremors ist, obwohl es sich um eine unheilbare Form handelt, nicht resultatlos (Raymond), noch erfolglos. Wenn der Tremor keinen hohen Grad besitzt, dann stört er weder die Ernährung, noch ist er im gesellschaftlichen Leben hinderlich; aber er verursacht grobe Störungen, wenn er entfesselt ist. Daher ist es von Wichtigkeit, den Kranken zunächst psychisch zu beeinflussen, indem man ihn in ruhiger Weise über die Eigenschaften dieses Tremors, über den Einfluß, den ein fester Wille auf den Tremor ausüben kann (Ughetti), über den ungünstigen Einfluß großer Anstrengungen, des Alkohols, des starken Kaffees, der Exzesse in Venere aufklärt. Ferner ist für günstige hygienische Wohnungsverhältnisse zu sorgen. Die Gifte Skopolamin, Hyoszin, Atropin, Opium, Chloral, Strychnin wenden wir überhaupt nicht an, höchstens unterstützen wir die psychische Behandlung mit Bromkalium, Bromnatrium,

Bromkampfer oder nach dem alten Rate Eulenbergs mit Injektionen von 0,14 bis 0,20 Kalii arsenicosi in wässeriger Lösung einmal täglich. Wir machen den Kranken darauf aufmerksam, daß in Orten von über 500 m Seehöhe Verschlimmerungen des Zitterns beobachtet wurden (Ughetti).

Ich habe einige derartige Fälle registriert.

1. Koll. M., 21 Jahre alt, mein Hörer, machte mich, als wir in einer Vorlesung den „physiologischen Tremor“ gesunder Menschen registrierten, darauf aufmerksam, daß seine Hände seit etwa einem Jahre zitterten, speziell bei Emotionen (Rigorosen) und wenn er sich beobachtet fühlt; das Zittern ist auf die Hände beschränkt und bei der Arbeit nicht hinderlich. Er überstand im 5. Lebensjahre Morbillen, im 11. Lebensjahre Diphtherie, im 15. Lebensjahre wurde ihm eine Halsdrüse exstirpiert, seit dem 18. Lebensjahre hatte er drei perityphlitische Anfälle, den letzten, schwachen Anfall vor einem Jahre, im 19. Lebensjahre überstand er eine trockene

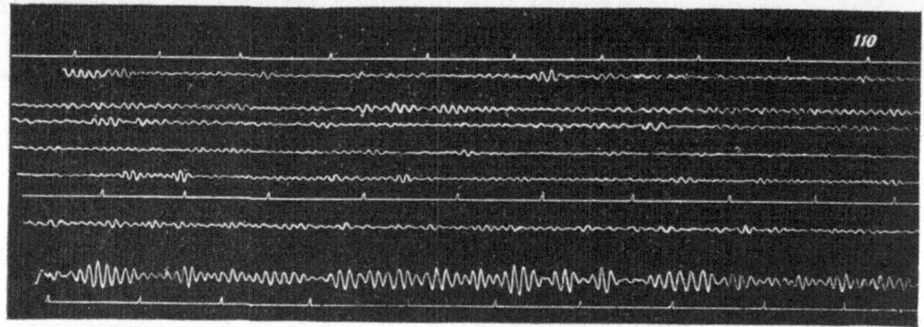

Fig. 110.

Pleuritis. Er trinkt höchstens ½ Liter Bier täglich und raucht 2—3 Zigarren wöchentlich. Er ist sehr intelligent und zeigt keinerlei nervöse Anomalien. — Weder bei den Eltern, noch bei der um ein Jahr älteren Schwester hat er Zittern beobachtet. Dagegen hat ein 18jähriger Bruder einen ziemlich intensiven Tremor der oberen Extremitäten; doch raucht dieser bis zu 14 Zigaretten täglich. — Die Serie von Kurven zeigt einen deutlichen, rhythmischen Tremor von schwankender Intensität („Knoten“-Allorhythmie) und einer Frequenz von 10 Wellen in der Sekunde. Bei starker Muskelanspannung (wenn er den Griff des Apparates fest drückt) wird der Tremor bei gleichbleibender Frequenz und Regelmäßigkeit gröber (letzte Kurve unten) (Fig. 110).

2. Ein 23jähriger Friseur klagte darüber, daß er seit drei Jahren an Zittern der Hände leide, das ihm bei seinem Berufe hinderlich sei, da er sich beim Rasieren

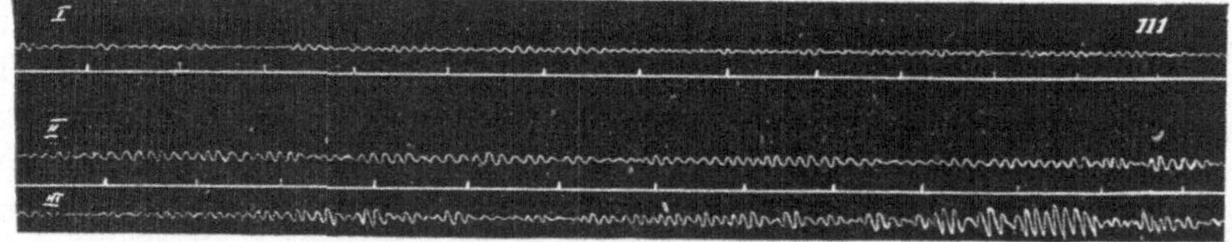

Fig. 111.

nicht sicher fühle und die Leute sich vor ihm fürchteten, wenn sie sähen, wie das Rasiermesser in seiner Hand zittere. Das Zittern wurde nach dem Tode seiner Geliebten, der vor einem halben Jahre eintrat (Eclampsia gravidarum), schlimmer. Er rauchte früher bis zu 20 Sportzigaretten, gegenwärtig aber nur 4—5 Stück täglich. Hat nie viel getrunken. — Er hatte (Fig. 111) einen ziemlich gleichen und ziemlich groben Tremor von 8—9—9,5 Wellen in der Sekunde, den er willkürlich nicht unterdrücken konnte (III.), der sich bei Intention nicht in gröberer Weise änderte, manchmal ein wenig intensiver wurde. Er hatte lebhafte Patellarreflexe. (In diesem Falle dürfte das Nikotin mitgewirkt haben.)

3. Eine weitere Kurvenserie besitze ich von einem 20jährigen Fräulein, das darüber klagte, daß seine Hände zitterten (unbekannt, wie lange) und daß es schlecht aussähe, obwohl es sich gesund fühlte. Außer der wirklich schlechten Ernährung ließ sich nichts Krankhaftes konstatieren. Das Aussehen ähnelte dem einer Chlorotischen. Das Zittern war am deutlichsten, wenn die Kranke Rechenexempel im

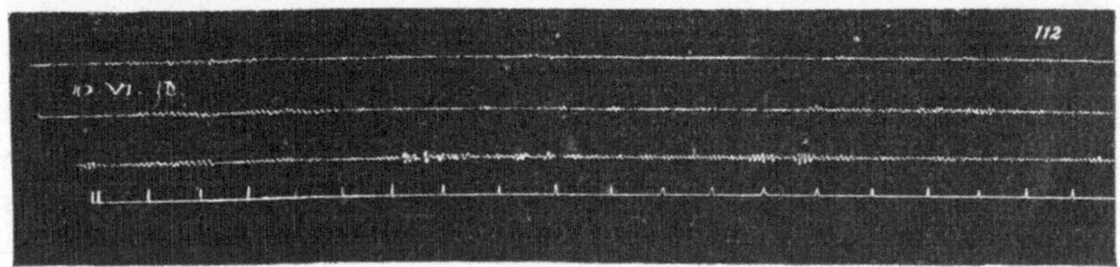

Fig. 112.

Kopfe löste; da sahen wir ein regelmäßiges, sehr schnelles Zittern von 12 Wellen in der Sekunde. Auch bei ihrem 24jährigen Bruder konnten wir ein zartes Zittern der Hände registrieren.

4. Ein 21jähriger Konservatoriumsschüler klagte über Zittern der Hände, das ihn beim Klavierspiel ein wenig hinderte. Der junge, etwas schwächliche Mann zeigte ein schwaches, regelmäßiges Zittern, das zeitweise größere Wellen aufwies und eine Frequenz von 10,5 Wellen in der Sekunde besaß (Fig. 112). Er war weder Trinker, noch Raucher, stammte aber aus einer degenerierten Familie.

2. Idiopathischer (hereditärer), langsamer, dem senilen ähnlicher Tremor.

a) Es handelt sich um eine seltene, aber gut beobachtete und beschriebene Form des idiopathischen Tremors, die die Ursache dafür war, daß der „senile“ Tremor da und dort mit dem idiopathischen Tremor überhaupt vermengt wurde; um einen rhythmischen, langsamen Tremor von 4—6 Wellen in der Sekunde, der entweder nur den Kopf, oder auch die oberen Extremitäten, die Lippen und die Zunge betrifft, der fortwährend anhält, bei statischer Innervation deutlicher wird, bei Intention unverändert bleibt oder gröber, nicht aber schwächer, bei Emotion oder nach schwerer Muskelanstrengung intensiver wird. Bei vollkommener körperlicher und geistiger Ruhe verschwindet er, ebenso im Schlafe. Wenn der Kopf zittert, ist das Zittern hier am ständigsten, in leichteren Fällen ist es in der Ruhe nur hier vorhanden (Delpeuch, zit. Hamaide). Auch wurde beobachtet, daß sich das Zittern des Kopfes nur bei Emotionen (Raymonds Patient beschrieben von Fays — in der These von Hamaide), das Zittern des Kinns nur in der Kälte (Cheylard) einstellte.

Bei manchen Fällen wird angegeben, daß der Tremor seit der zartesten Kindheit bestand, bei anderen, daß er in der Pubertät oder noch später auftrat. Unter den von mir gesammelten Fällen wurde in zarter Kindheit ein langsamer Tremor nur am Kopfe beobachtet (diese Fälle führe ich unter b) separat an), während ein langsamer Tremor der Hände stets nur im späteren Alter konstatiert wurde; bezüglich der Kindheit bestehen nur anamnestische Daten. Ich selbst habe keinen derartigen Fall beobachtet, da aber die publizierten Fälle zerstreut sind, will ich alle Fälle, die ich in der Literatur vorfand, hier anführen.

Charcot beschrieb 1887 einen 53jährigen Patienten, dem seit der Jugend die Hände zitterten, so daß ihm dies beim Schreiben hinderlich war; das Zittern näherte sich durch seine Wellenzahl dem senilen, bestand aber nicht am Kopfe. In ähnlicher Weise zitterten seine Mutter, deren Bruder und einige Vettern.

Raymonds 52jähriger Patient, dessen Krankheitsgeschichte Hamaide publizierte, hatte seit seinem 9. Lebensjahre ein fortwährendes Zittern der Hände mit 4—5 Wellen in der Sekunde. Sein Vater zittere ebenso vom 30. Lebensjahre bis zu seinem im 71. Lebensjahre erfolgten Tode, die Mutter vom 40. Lebensjahre bis zu ihrem im 53. Lebensjahre erfolgten Tode und ein 50jähriger Bruder seit dem 20. Lebensjahre.

Vielleicht gehört auch Mitchels 22jähriger Student mit unwillkürlichen Bewegungen des Kopfes hierher.

Hierher gehört auch ihrem Sinne nach die These, die Bienvenu im Jahre 1902 publizierte, obwohl der Autor sich Mühe gab, seinen essentiellen angeborenen Tremor von dem senilen Tremor und zwar durch das Vorhandensein nystagmischer Augenbewegungen und durch das Fehlen des Kopfzitterns scharf zu trennen. In der Irrenanstalt beobachtete er:

Obs. I. Eine 66jährige Frau mit einem langsamen, regelmäßigen, fortwährenden Tremor der Hände, des Unterkiefers und des Kopfes; Bewegungen hatten keinen Einfluß auf den Tremor; dieser begann an den Händen im 17. Lebensjahre nach einem Streite und erst vor 5 Monaten am Kopfe und am Unterkiefer. Ihr Vater litt im Alter an Zittern; hat einen „senilen" Tremor ohne Kopfbewegungen.

Obs. II. Ein 34jähriger Maniacus litt seit der Kindheit an Zittern der Hände. Der Autor fand einen langsamen Tremor von 4 Wellen in der Sekunde; an den Füßen war der Tremor unbedeutend; der Kopf zitterte nicht. Außerdem bestand Nystagmus. Der Tremor wurde bei Emotionen, bei Ermüdung, beim Gewitter intensiver. Die Mutter und deren Onkel zitterten, 4 Geschwister zittern seit der Kindheit.

Pag. 27. Ein 60jähriger Mann, der seit der Geburt an den Händen zitterte, hatte einen Tremor von 5 Wellen in der Sekunde und bekam nach irgend einem plötzlichen Unglücksfall einen lateralen Tremor des Kopfes mit einer Frequenz von 3,5 Wellen in der Sekunde, der sodann bis zum Tode dauerte.

Von den 12 von ihm beobachteten Fällen von „senilem" Tremor zitterten 2 Patienten an den Händen seit der Kindheit, obwohl nur im Zorn oder bei Gewitter.

Ferner zitiert der Autor hierher gehörende Fälle, die von Achard, der die Identität dieses Tremors mit dem senilen verkündete, und dessen Schülern Raynaud und Soupault beobachtet wurden.

Ein 31jähriger Patient, dessen Vater an Zittern litt, hat seit der Kindheit einen langsamen rhythmischen Tremor der oberen Extremitäten, nicht des Kopfes.

Ein 56jähriger Patient, dessen Mutter seit jeher zitterte und dessen Bruder, ein Alkoholiker, seit dem 30. Lebensjahre zitterte, hat einen ähnlichen Tremor, aber auch am Unterkiefer.

Ein 47jähriger Mann hatte nach einem im 30. Lebensjahre erlittenen Unfall 3 Jahre einen regelmäßigen Tremor der Hände; im 38. Lebensjahre zitterte er nach einem überstandenen Typhus neuerdings und diesmal gesellte sich ein Tremor des Kopfes hinzu. Sein Vater zitterte am Kopfe seit seinem 40. Lebensjahre, ebenso eine Schwester und ferner eine Tante väterlicherseits und zwar seit ihrem 30. Lebensjahre.

Ein 66jähriger Mann hatte einen „senilen" Tremor der Hände und des Kopfes seit dem 41. Lebensjahre; derselbe war nach finanziellen Verlusten entstanden und war manchmal intensiver und dann wieder schwächer.

Eine 70jährige Frau, deren Mutter seit ihrer Verheiratung einen ähnlichen Tremor hatte und deren Brüder ebenfalls zitterten, litt seit dem 15. Lebensjahre an einem leichten Tremor der oberen Extremitäten und des Kopfes. Im 30. Lebensjahre zitterte sie nach großen Kümmernissen so sehr, daß sie das Bett hüten mußte. Während der folgenden 14 Jahre wurde das Zittern immer schwächer, bis es fast vollkommen verschwand. Nach weiteren 12 Jahren wiederholte sich das Zittern infolge neuerlicher mißlicher Verhältnisse in einer solchen Intensität, daß sie nicht einmal ordentlich essen kann. Der Tremor ist langsam, regelmäßig.

(Ferner zitiert er aus der These Bourgarels über den senilen Tremor zwei Fälle, in denen der Tremor der Hände seit der Kindheit bestand, während das Zittern des Kopfes erst im Alter auftrat. Es sind dies wohl die Fälle XXXIV. und XXXV. Doch ist nur der erste hereditär und auch bei diesem ist es nicht ganz klar, ob das Kopfzittern später auftrat oder ob es schon seit der Jugend bestand. Der zweite Fall hat den Charakter des „senilen" Tremors.)

Von seinen weiteren Beobachtungen gehören hierher:

Obs. XIII. Ein 35jähriger, aus (väterlicherseits) neuropathischer Familie stammender Paranoiker litt seit der Kindheit an Zittern der Hände. Der Autor konstatierte einen Tremor von 4 Wellen in der Sekunde mit Verstärkung bei der Emotion und Nystagmus in extremen Positionen.

Obs. XIV. Eine 34jährige Patientin mit maniakalisch-depressivem Irresein hatte seit der Kindheit einen regelmäßigen, langsamen Tremor der Hände mit Verstärkung bei Emotion und Ermüdung. Der Kopf zitterte nicht. Deutlicher Nystagmus. Die Mutter litt an einem ähnlichen Tremor seit ihrer Jugend.

Obs. XV. Eine 60jährige paranoische Frau, deren Großvater und Mutter seit der Jugend zitterten, hatte seit der Kindheit einen regelmäßigen, langsamen Tremor der Hände und der Finger, nicht des Kopfes und Nystagmus.

Obs. XVI. Ein 30jähriger, hereditär schwer belasteter Arzt hatte seit der Jugend einen Tremor der Hände, der eine Frequenz von 4—5 Wellen in der Sekunde besaß, bei Ermüdung und Emotion sehr grob war und sich auf die unteren Extremitäten, die Lippen und die Zunge ausbreitete. Die Funktionen der ergriffenen Organe hatten sehr gelitten. Der Patient war ein schwerer Neuropath.

Obs. XVII. 29jähriger Mann; der Urgroßvater zitterte; war nervös, sehr reizbar, hatte seit der Jugend einen Tremor der Hände und der Finger mit 4 Wellen in der Sekunde, der bei Ermüdung und Emotion sehr grob wurde, und einen Nystagmus, der besonders bei Ermüdung der Augen sehr intensiv war.

In diese Gruppe gehören auch alle 3 Fälle aus der These Cheylards.

Eine 20jährige Patientin hatte seit zarter Jugend ein langsames Zittern der oberen Extremitäten, das sich bei Ermüdung und Emotion verstärkte und auf die Zunge ausbreitete. In der Familie trat das Zittern bereits in der 4. Generation auf. Bei dem 45jährigen Vater konstatierte der Autor einen ähnlichen Tremor der Hände.

Ein 22jähriger, aus einer arthritischen Familie stammender Mann, dessen Vater, Schwester und Tante ebenfalls zitterten, hatte seit der Jugend einen langsamen Tremor der oberen Extremitäten, der durch Ermüdung und Emotion verstärkt wurde; auch der Unterkiefer zitterte, aber nur in der Kälte.

Schließlich müssen wir den Fall von Ivanov mit 5 Wellen in der Sekunde und einige Fälle von „senilem" Tremor aus der Arbeit von Demange und Thébeault hierher rechnen, bei denen eine similare Heredität nachgewiesen wurde.

b) Hierher rechne ich nur dem äußeren Aussehen nach, weil nämlich der Kopf zitterte, einige Fälle, die ihrer Natur nach eigentlich schon unter die organischen Zitterformen der letzten Gruppe gehören. Sie wurden von Pelizaeus, Raymond, Lenoble, Hirsch beschrieben.

Pelizaeus beschrieb im Jahre 1885 eine Familie, in der 5 Mitglieder, die 4 Generationen angehörten, mit schweren, der Herdsklerose nahestehenden Gehirnveränderungen, mit Schwachsinn und Blindheit behaftet waren. Eines derselben, das an spastischer Paraplegie, erhöhtem Muskeltonus auch an den oberen Extremitäten, Sprachstörungen und angeborenem Nystagmus litt, hatte seit dem 4. Lebensmonat unwillkürliche Zitterbewegungen des Kopfes, die im 5. Lebensjahre wieder aufhörten.

Raymond und Cestan beobachteten 1901 ein sonst gesundes Mädchen aus einer nicht zitternden Familie, das seit der Geburt einen mittelschnellen

Tremor des Kopfes im Sinne der Negation hatte; im Jahre 1905 beobachteten sie einen analogen isolierten Negationstremor des Kopfes bei einem 7 Monate alten Kinde aus einer nicht zitternden Familie.

Lenoble und Aubineau studierten bei Kindern das Zittern und den Nystagmus und beschrieben im Jahre 1902 ein 3 Monate altes Kind, das seit dem 15. Lebenstage an einem Negationstremor litt, der in der Ruhe, nicht bei Intention vorhanden war; es war unter 7 Geschwistern das jüngste Kind; das 4. Kind hatte ein ähnliches Kopfzittern und starb an einer Gehirnhautentzündung nach epileptischen Krämpfen; der Vater und der Bruder der Mutter waren von Geburt an blind. Ferner beobachteten sie unter 4 Fällen von einfachem angeborenem Nystagmus einen 12jährigen Knaben mit „pendulärem" Kopftremor, der von Geburt an vorhanden war; unter 2 Fällen von angeborenem Nystagmus mit gesteigerten Reflexen einen 17jährigen Jüngling mit „pendulären Oszillationen" des Kopfes und angedeutetem Klonus; unter 4 Familien, in denen mehrere Mitglieder an angeborenem Nystagmus litten, hatten in der 2. Familie 2 und in der 3. von 5 behafteten Mitgliedern 3 außerdem noch penduläres Kopfzittern.

Hirsch beobachtete bei einem Kinde nach einem Trauma Nystagmus und penduläres Kopfzittern.

Diese Zitterformen, und speziell die erste, sub a) angeführte Gruppe, lassen sich von dem sogenannten senilen Tremor klinisch schwer trennen. Auch der senile Tremor kann ebenso wie andere Nervenkrankheiten erblich auftreten, er kann in Familien vorkommen, in denen der sog. essentielle hereditäre Tremor herrscht (Bienvenu S. 28), er kann ebenfalls im zarten Alter auftreten, andererseits aber kann der kongenitale Tremor auch im späteren Alter am Kopfe oder am Unterkiefer auftreten, so daß die klinischen Unterschiede der beiden Formen verwischt werden.

3. Idiopathischer Intentionstremor.

Es sind mehrere Fälle beschrieben worden, wo der Intentionstremor bei Kranken auftrat, ohne daß bestimmte Sekundärerscheinungen vorhanden gewesen wären, die die Diagnose irgend einer bekannten Nervenkrankheit gestattet hätten. Deswegen spricht man von einem essentiellen Intentionstremor.

Hierher dürfen nicht jene Fälle gezählt werden, in denen ein einfacher essentieller Tremor durch gewisse intendierte Bewegungen, wahrscheinlich unter dem Einflusse einer psychsichen Erregung (Ughetti, Häbler), dem diese Kranken sehr unterworfen sind, bedeutend verstärkt wurde.

Die hierher gehörenden Fälle müssen kasuistisch behandelt werden, da sie weder was die Form, noch was das Wesen anbelangt, gleich sind.

Nagy beschrieb im Jahre 1890 eine Familie, in der es unter 41 Mitgliedern, die 5 Generationen angehörten, 19 Zitterer gab (siehe die genealogische Tafel). Bei allen begann der Tremor im schulpflichtigen Alter, vor der Pubertät, stets war er am heftigsten an den Händen, selten am Kopfe vorhanden und nur 3 hatten Störungen des Ganges. Eine bestimmte Neurose war in keinem Falle deutlich ausgeprägt. Sie verfielen leicht in Lachen oder Weinen. Zumeist war der Tremor jenem ähnlich, der bei Ermüdung und im Affekt auftritt, aber bei einigen bestand deutlicher Intentionstremor. Drei Mitglieder, die Trinker waren, zitterten weniger.

Nagy beobachtete zwei Geschwister, von denen er eines, ein 26jähriges Mädchen, näher beschrieb. Dieses litt an Chlorose, an vasomotorischer Erregbarkeit (Blutwallungen), an Nystagmus in extremen Positionen, an Parästhesien der linken Oberextremität; rechts war Patellarklonus angedeutet, der Achillessehenreflex und die Bauchreflexe fehlten; der übrige neurologische Befund war normal. Diese Patientin hatte seit der Kindheit einen deutlich ausgeprägten Intentionstremor, so daß sie weder nähen, noch schreiben, noch einen Knoten knüpfen oder einen Knopf schließen

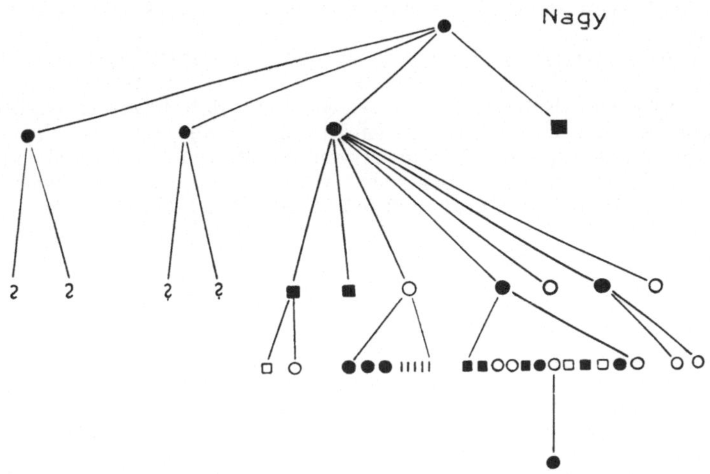

konnte. Später zitterten auch die Füße, das Gehen wurde beschwerlich und auch der Kopf machte rotatorische Bewegungen. Arsen und Chloralhydrat blieben trotz einmonatlicher Anwendung erfolglos. Sie war stets heiter gelaunt und brach oft in Lachen aus.

Graupner beschrieb 1899 eine Familie, deren Eltern nichts Pathologisches aufwiesen. Bei 3 Kindern trat Tremor auf, 3 Kinder zeigten keine Anomalie. Nach einem der Behafteten erbte ihn von 5 Kindern eine Tochter, während deren übrige Geschwister gesund blieben. Der Autor hat alle 4 behaftete Mitglieder beschrieben:

1. Der 76jährige Mann zittert seit 40 Jahren. Das Zittern war um das 50. Lebensjahr am intensivsten, war ursprünglich nur an den oberen Extremitäten, später auch an den unteren Extremitäten und am Rumpfe vorhanden. In der Ruhe fehlte es, bei Intention war es mächtig und hatte eine Frequenz von 3½—4½ Wellen in der Sekunde; die einzelnen Zuckungen waren ungleich, die Unterarme vollführten Pronationen und Supinationen, die Schultern zuckten; am wenigsten beteiligt waren die Hände. Der Kopf zitterte nicht. Die Reflexe waren nicht gesteigert.

2. Der 74jährige Mann, Bruder des vorangehenden Patienten, bietet dasselbe Bild dar, nur waren manchmal derartige Bewegungen des Rumpfes vorhanden, daß der Kranke nicht stehen konnte.

3. Die 45jährige Tochter des ersten Patienten. Das Zittern ist weniger intensiv, besteht seit der Kindheit, ist nur an den oberen Extremitäten vorhanden; die unteren Extremitäten ermüden leicht.

4. Die 72jährige Schwester der beiden ersten Patienten beobachtete im 54. Lebensjahre bei der Intention ein Zucken in den mimischen Muskeln, dann Zittern der Zunge und des Unterkiefers. Allmählich entwickelte sich ein Tremor der Zunge und des Unterkiefers in der Ruhe, der bei Intention heftiger wurde. Erst im Vorjahre gesellte sich ein Intentionstremor der Hände zu dem Tremor des Unterkiefers hinzu und hatte eine Frequenz von 3½—4½ Wellen in der Sekunde. Reflexe und der übrige neurologische Befund normal. Vor dem Tode, der infolge von Herzschwäche eintrat, verschwand das Zittern allmählich. Der Autor hält diesen Fall

für eine Kombination der Parkinsonschen Krankheit mit dem beschriebenen Tremor.

Antony demonstrierte 1899 einen 22jährigen Kranken, der seit 15 Jahren an Tremor der rechten Hand litt; derselbe verstärkte sich bei der Intention, gestattete aber dem Kranken zweckmäßige Bewegungen; außerdem zeigte der Patient eine Gesichtsfeldeinschränkung und geringe Anästhesien. Jede Therapie blieb erfolglos. Die Mutter des Kranken war Trinkerin und schwachsinnig.

Minkowski beschrieb im Jahre 1901 einen Fall, bei welchem ein Intentionstremor im 30. Lebensjahre auftrat und als einziges Krankheitssymptom bis ins Alter progressiv zunahm.

Brissaud und Grenet beobachteten 1904 bei einer 58jährigen Frau nach einer zweijährigen, schmerzhaften Affektion des linken Ellbogengelenks, die sie als luetische Osteoarthritis bezeichneten, einen allmählich beginnenden Intentionstremor der linken Oberextremität, der im Ruhezustande kaum merklich war, bei Intention groß wurde und eine Frequenz von 2,5 Wellen in der Sekunde besaß, bei Emotion heftiger wurde und bei Nacht verschwand. Bei Emotionen, bei anstrengender Arbeit der linken Hand erscheint in der letzten Zeit auch an der rechten Hand ein ganz kleiner, aber analoger Tremor. Außer Neigung zu Emotionen bestanden keine neuropathologischen Erscheinungen.

Bergamosco beobachtete 1907 ebenfalls einen sicheren Intentionstremor mit Nystagmus, ohne gesteigerte Reflexe, ohne hereditäre Belastung.

Dromard beschrieb 1908 einen seit dem 40. Lebensjahr bestehenden progressiven Intentionstremor als einziges Krankheitssymptom.

Raymond demonstrierte in demselben Jahre in der Soc. de neurol. ein Paar Fasanen. Sie stammten von Eltern, die Geschwister waren, aber nicht zitterten. Die älteren Geschwister waren dekoloriert, zitterten aber ebenfalls nicht. Beide zittrigen Fasanen waren unfruchtbar. Sie hatten ein Zittern des ganzen Körpers mit Ausnahme des Kopfes; dasselbe erfolgte in vertikaler Richtung und hatte eine mittlere Frequenz. Bei Intention, speziell bei schnellen Bewegungen, wurde das Zittern so heftig, daß es an Sklerose erinnerte. Im allgemeinen bestand weder Inkoordination, noch Ataxie, noch irgend ein anderes Krankheitssymptom. Eine Ursache konnte nicht gefunden werden. Das Zittern bestand seit dem Momente, da sie aus dem Ei schlüpften.

M. Meyer publizierte in seiner Dissertation zwei eigene Fälle und einen Fall Kaufmanns; alle stammten aus der Klinik Erbs. Der letzte Fall ist typisch: Ein 57jähriger, aus gesunder Familie stammender Mann bekam vor 9 Jahren allmählich Tremor und Unsicherheit der Finger, so daß er seine Beschäftigung, die im Rollen von Zigarren bestand, nicht mehr ausüben konnte. In der Ruhe zitterte er nicht. Der Tremor nahm an Intensität zu, so daß er seit 3 Jahren nur in der Weise essen und trinken konnte, daß er, um den Inhalt des Gefäßes nicht zu verschütten, dieses mit beiden Händen festhielt. Seit einem Jahre besteht der Tremor auch an den Füßen, doch kann der Patient gehen. Vor 6 Wochen bekam er einen Schwindelanfall mit einem kurz dauernden Bewußtseinsverlust; seitdem ist das Zittern stärker, so daß der Patient nicht lange herumgehen kann. Die grobe Muskelkraft war erhalten, in der Ruhe bestand kein Tremor, bei statischer Innervation ein geringfügiger, bei intendierten Bewegungen war Schwanken vorhanden; an den Füßen war dieses gering. Die Patellarreflexe lebhaft, sonst keine Veränderungen.

Der Fall Kaufmanns betrifft einen 41jährigen Landstreicher; seit dem 3. Lebenjsahre besteht Zucken in der Muskulatur des Halses und des Schulterblattes, weniger in jener des Rumpfes und der Extremitäten; dasselbe ist teils koordiniert, teils ohne lokomotorischen Effekt. Zugleich besteht ein Intentionstremor, den er willkürlich für einen Augenblick unterdrücken kann, aber nachher ist das Zittern um so heftiger. Der Tremor ist besonders intensiv, wenn sich der Kranke beobachtet fühlt. Im Schlafe zittert der Kranke nicht. Sonst ist das Nervensystem normal. Er ist psychopathisch schwer belastet.

Der erste Fall Meyers ist seiner ausgezeichneten Beschreibung nach in die Gruppe der Myoklonien zu zählen und zwar wenn auch nicht zum Paramyoklonus multiplex Friedreich, so doch zu einer diesem nahestehenden Form.

Es handelte sich um einen 52jährigen, aus gesunder Familie stammenden Mann, der nach einer im 3. Lebensjahre überstandenen Pneumonie mit Enzephalitis unregelmäßige Muskelzuckungen, zumeist in der Umgebung der Wurzeln der Extremitäten zeigte; manchmal zuckte es auch im Gesichte; das Zucken verhinderte stets intendierte Bewegungen. Um das 13. Lebensjahr lag er in der Erbschen Klinik und bot damals das typische Bild des Paramyoklonus dar, der bei Bewegungen an Intensität verlor. Später traten die Muskelzuckungen mehr symmetrisch auf und nahmen bei Intention an Intensität zu; der Autor zählt sie daher zu dem idiopathischen Intentionszittern, obwohl sie nicht den Charakter des Zitterns an sich tragen. (S. 13: Sehr auffallend ist das fortwährende Zittern und Zucken, das wie beim Schütteltremor den ganzen Körper betrifft. Vorwiegend schüttelt die rechte Seite und zwar ist der Charakter der Zuckungen kurz und betrifft symmetrische Muskeln in ihrer Totalität, so daß man entschieden an die Paralysis agitans erinnert wird .... Die Strecker und Beuger am Ober- und Unterarm beschrieben in toto kurze, mehr blitzartige Zuckungen ohne lokomotorischen Effekt.)

Ähnlich ist der Fall Kalthoffs in dessen Dissertation vom Jahre 1889. Ein 36jähriger Mann konnte seit dem 12. Lebensjahre nicht schreiben und hatte seit dem 13. Lebensjahre einen unaufhörlichen und sich nicht ändernden Temor der Hände. Der Autor sah klonische Zuckungen der Adduktoren und Abduktoren der Skapula, der Flexoren und Extensoren des Vorderarms und ähnliche, aber schwächere Bewegungen am Kopfe und an den unteren Extremitäten. Seit zwei Jahren hat der Kranke ein schlechtes Gedächtnis und Harnbeschwerden. Er hatte eine Hypalgesie der oberen Extremitäten, gesteigerte Patellarreflexe, sonst keine Symptome. Der Vater war ein schwerer Alkoholiker.

Alf. Fuchs beobachtete eine Familie, deren Vater, ein 60jähriger Mann, seit dem 8. Lebensjahre eine Schwäche der Füße, seit dem 45. Lebensjahre auch eine solche der Hände und Tremor in der Ruhe und bei Intention ohne Muskelparese aufwies. Seine 30jährige Tochter hat einen progressiven Intentionstremor, seine 43jährige Tochter leidet an einem ungeheueren Intentionstremor und kann nicht gehen. Der Autor fügt hinzu, daß eine Diagnose unmöglich war. Bei allen begannen die krankhaften Erscheinungen an den Füßen mit einer Parese im Bereiche des Peroneus vor der Pubertät. Die Intelligenz war normal. Es bestand keine Erkrankung der Harnblase.

Neisser (1906) beobachtete einen 10jährigen Knaben mit einem enormen rhythmischen Tremor der Hände, besonders dann, wenn er einen Gegenstand erfassen sollte. Auch die Zunge zitterte. An den unteren Extremitäten waren Spasmen und gesteigerte Patellarreflexe vorhanden. Sein Vater, ein 54jähriger Mann, hat dasselbe Leiden, war aber als Soldat ein guter Schütze. Der Vater seines Vaters zitterte auch, aber erst im späteren Alter. Der Tremor begann also in den späteren Generationen in immer früherem Alter.

Aus diesen Beschreibungen ist zu ersehen, daß es sich da durchwegs um Fälle handelte, die symptomatologisch der disseminierten Sklerose, der Pseudosklerose nahestehen, von denen bei der disseminierten Sklerose im Nachtrage zu IX. A. die Rede war.

Auch hier finden wir oft Heredität und zwar mehr oder weniger die similäre Form (hierher gehört die Publikation von Nagy-Pelizaeus, aus dem Jahre 1885 — 5 Mitglieder einer Familie hatten dieselbe Krankheit, wahrscheinlich disseminierte Sklerose, aber ohne Tremor, nur ein Mitglied schüttelte mit dem Kopfe vom ersten Vierteljahre seines Lebens, aber auch dies hörte im 5. Lebensjahre auf) oder bei dem gleichen klinischen Bilde nur die familiäre Form; aber es kann die Heredität auch vollkommen fehlen.

Die Benennung dieser Gruppe ergibt sich von selbst: idiopathischer Intentionstremor.

In Meyers Bezeichnung: essentielles idiopathisches funktionelles Intentionszittern ist das Adjektivum funktionell besser wegzulassen.

Hier ließe sich auch der Fall von Kulcke (Roche 51—52) einfügen, obwohl dort gesagt wird, daß der Patient kein Intentionszittern hatte.

Es handelte sich um einen 21jährigen Mann, dessen Schwester viele Jahre zitterte. Seit dem 18. Lebensjahre hatte er Zittern der rechten Oberextremität am Morgen und bei Erregungen. Dann verschwand der Tremor und erst als der Patient den Militärdienst antrat, begann die Hand wieder und auch der rechte Fuß morgens und abends nach anstrengenden Übungen zu zittern. Er hatte ein rasches, feines Zittern, speziell am rechten Unterarm mit Abnahme der motorischen Kraft, an der rechten Unterextremität ebenfalls eine Schwäche und einen groben Quadrizepsklonus. Der Achillessehnenreflex und der Fußklonus ließen sich nicht auslösen. Die Sprache war „etwas leise". Beim Erfassen von kleinen Gegenständen, wie Nadeln, ferner beim Trinken tritt das Zittern stark hervor.

Auch hier liegt die Verwandtschaft mit beginnender Sklerose auf der Hand.

4. Idiopathischer kombinierter Tremor.

Hierher zählen wir solche Fälle, die mit anderen Symptomen einer ernsten Läsion des Zentralnervensystems kompliziert sind.

Vielleicht gehört Nagys dritte Familie hierher; leider konnte ich mir die betreffende Publikation (Americ. Journ. of med. 1887, Nr. 188) nicht verschaffen; vielleicht auch der Fall von Kalthoff, obwohl er dem Paramyoklonus näher steht. (Siehe die vorangehende Gruppe.)

Die übrigen Fälle haben das Zittern durchwegs von Geburt oder von zartester Jugend.

Vautrins Patient (Roche, S. 32) hatte einen hereditären Tremor des ganzen Körpers mit Ausnahme des Kopfes, bestehend aus kleinen, langsamen Schwingungen in der Ruhe und im Schlafe, die bei Ermüdung und Aufregungen intensiver waren, aber keinen Intentionscharakter besaßen. Der Kranke hatte morphologische Anomalien der Zähne, der Ohrmuscheln; er war imbezill und melancholisch und litt an Harninkontinenz.

Achards 19jähriger Patient hatte seit der Kindheit feine Oszillationen der linken oberen und kaum merkliche Oszillationen der rechten oberen Extremität; vor kurzer Zeit hatte er an der linken Oberextremität choreiforme und athetotische Bewegungen; er hatte ferner eine skandierende Sprache, geringe Intelligenz, einen blöden Gesichtsausdruck und bekam häufige kurz dauernde Anfälle von Bewußtlosigkeit. Ein Bruder, der Vater und der Großvater litten seit der Jugend an Zittern des Kopfes und der Hände, zwei Brüder starben an Krämpfen.

Labbés Patient hatte außer einem angeborenen einseitigen Tremor athetotische Bewegungen, gesteigerte Reflexe auf derselben Seite, epileptische Anfälle und zahlreiche Degenerationszeichen.

Cestans Patientin (Roche) litt seit der Kindheit an Tremor des ganzen Körpers. Sie erlernte nicht das Schreiben. Der Autor fand ein rasches Händezittern, das von der Intention nicht beeinflußt wurde; außerdem hatte sie epileptische Anfälle und fibrilläres Flimmern der Rumpfmuskulatur, der Deltoidei und der Brustmuskeln; sie hatte einen paralytischen Pes equinus rechts seit dem 13., links seit dem 48. Lebensjahre, gesteigerte Patellarreflexe; sie litt ferner an Alkoholismus, Arteriosklerose und chronischer Nephritis und als sie an Apoplexie starb, fanden sich außer einer chronischen Lumbalpoliomyelitis zahlreiche hämorrhagische Herde im Gehirn und zwar im hinteren Anteil beider innerer Kapseln, in der Rinde der rechten Hemisphäre und etwa 10 kleine Herde im Pons. — Die Patientin stammte aus einer schwer degenerierten Familie: der Vater war Säufer, Somnambule, zitterte und erlag im 44. Lebensjahre dem Saturnismus (Maler); die Mutter zitterte, hatte „Nervenkrisen" und starb im 66. Lebensjahre an Apoplexie; zwei Brüder litten seit der Jugend an universellem Tremor und starben beide an Apoplexie; ihre ersten 7 Kinder starben an Krämpfen, das 8. Kind ist sehr nervös und hat einen universellen Tremor.

Roche I. Ein 4jähriges Mädchen, hat von Geburt an ein rasches, kleines, regelmäßiges Zittern der Extremitäten, das in der Kälte und bei Aufregungen sehr grob wird und bei gespannter Aufmerksamkeit verschwindet, außerdem Symptome der pseudohypertrophischen Muskelatrophie, an der zwei Schwestern gestorben sind; die Mutter litt in der Jugend an Epilepsie, eine Schwester starb an Krämpfen.

Roche II. 17jähriger Jüngling, weiß von seinem Händetremor seit der Schulzeit; derselbe ist besonders beim Schreiben und bei Aufregungen vorhanden; in der Ruhe zittert der Kranke nicht; beim Essen hindert das Zittern nicht. Er hatte beim Lachen klonische Zuckungen der Mundmuskulatur, beim Schließen der Augenlider überdauerte die Zusammenziehung der Muskeln die Intention, beim Anziehen der Beinkleider entstanden spastische Wadenkrämpfe; die Patellarreflexe waren gesteigert; an den Unterextremitäten waren spastische Symptome vorhanden.

Vielleicht gehört auch einer von den Patienten des Pelizaeus hierher, die seit der Geburt an Nystagmus, Muskelstarre und später an Sprachstörungen litten; einer derselben hatte vom 4. bis zum 5. Lebensjahre Schüttelbewegungen des Kopfes.

Außer dem ersten Falle Roches besteht bei allen übrigen der Verdacht auf eine der sogenannten diffusen Sklerose nahestehende Gehirnaffektion.

Lewandowsky beschrieb einen 27jährigen, schwachsinnigen, von einem Alkoholiker als Vater abstammenden Kranken, der ein dem Tremor bei der Paralysis agitans analoges Zittern ohne Rigidität und ohne typische Position der Hände besaß. Das Zittern schwächte sich bei Intention ab, verschwand im Schlafe und bei Ruhe vollkommen und verstärkte sich in der Erregung. Symptome für Hysterie bestanden nicht. Außerdem hatte der Kranke einen Krampf der kleinen Fußmuskeln im Sinne von rasch sich wiederholenden Flexionen und Extensionen nach Ermüdung, nach elektrischer Reizung in der Kniekehle. Die Sehnen- und Periostreflexe fehlten, die Hautreflexe waren normal. Es bestand weder Hypotonie, noch Ataxie, noch eine Sensibilitätsstörung.

X. B) Seniler Tremor.

Kopfschütteln.

Bei Greisen tritt manchmal ein ziemlich charakteristisches Zittern auf, ohne daß irgend ein anderes krankhaftes Symptom oder überhaupt irgend eine andere Ursache vorhanden wäre; wir bezeichnen dieses Zittern als Alterszittern, Tremor senilis. Wir verstehen darunter einen Tremor, der im vorgeschrittenen Alter allmählich in der Hals- und Nackenmuskulatur, sowie an den oberen Extremitäten beginnt (Romberg 1851). Der Kopf zittert entweder um die Vertikalachse von einer Seite zur anderen (Negationstremor) oder um die horizontale Querachse (affirmativer Tremor nach Sanders 1868) oder, wie ich einmal beobachten konnte, um die horizontale Sagittalachse (wie bei dem mimischen Ausdruck des Zweifelns). Auch die Lippen bewegen sich rhythmisch, wie wenn man leise betet oder Brosamen kaut (Demange 1875, Dowse, Debove) oder wie bei dem phénomène de la bouche de lapin (Breillot). Die Zunge bewegt sich bei geöffnetem Mund rhythmisch von vorn nach hinten. Auch am Unterkiefer tritt dieser Tremor auf, selbst isoliert (Bourgarel in den Fällen 8., 9., 10.). Das Zittern der Lider und des Unterkiefers kann beim Sprechen stören, so daß die Kranken stottern und oft absetzen (Fischer).

Gleichzeitig mit dem Kopfzittern oder später, seltener früher, beginnen die Hände bei leichter Anspannung oder bei feiner Arbeit zu zittern; doch geht das Händezittern nicht mit einer besonderen Stellung der Finger einher. In den

Anfangsstadien konnten manche Patienten nähen, doch ließ sich dies nur anamnestisch sicherstellen (Bourgarel). Selten geht das Zittern auf die Füße über, in welchem Falle es dann beim Gehen störend wirkt. Selten fehlt es am Kopfe. (Bourgarel, observ. 36, 37, 38, 39, 40, 41, 49.)

Wenn sich der Kranke im Zustande vollkommener Ruhe befindet und wenn der Kopf ruhig auf dem Polster liegt, zittert er nicht; jedoch erscheint das Zittern sofort bei einer Bewegung, ja sogar bei der bloßen Absicht, sich zu bewegen (Râcle 1859). Das Händezittern läßt sich nicht willkürlich unterdrücken, höchstens ein wenig einschränken; bei Ablenkung der Aufmerksamkeit wird es schwächer, bei Intention gröber, hat aber nicht den Charakter des Intentionszitterns (Fischer); bei Ermüdung und durch jede psychische Erregung nimmt es an Intensität zu, durch Alkohol wird es nicht beruhigt (Breillot); Thébeault und Damange beobachteten, daß es bei manchen Patienten bei nüchternem Magen und vor einem Gewitter heftiger wird; bei feinen Bewegungen (Schreiben) wirkt es gewöhnlich störend und ergreift meist beide Körperseiten gleichzeitig und symmetrisch; nur Leyden (1874) meint, daß bei Rechtshändern die rechte Hand mehr zittert; auch Bourgarel fand es in manchen Fällen auf der einen Seite stärker als auf der anderen; es ist nicht progressiv (Gowers) und geht nicht mit Muskelrigidität einher. Im Falle von Gallavardin (1908) betraf es auch die Stimmbänder und das Zwerchfell. Im Schlafe verschwindet es. Die Frequenz beträgt am Kopfe 4, an den Händen 3,5—5,5 in der Sekunde.

Dieses Zittern ist keine häufige Erscheinung und nur ein kleiner Prozentsatz der Greise ist mit demselben behaftet. Demange fand es im Greisenasyl unter 300 Menschen sechsmal, Bourgarel unter 2031 Frauen in der Salpetrière 31 mal. Es befällt Frauen häufiger als Männer (Fernet), häufiger die herabgekommenen und mageren Personen (Fernet) als die blühenden (Jaubert, Fischer), und häufig auch Leute, die von Jugend auf reizbar und Eindrücken leicht zugänglich sind (Thébeault). Es ist keine unbedingt notwendige Begleiterscheinung der senilen Kachexie (Bourgarel). Es beginnt zumeist nach Unglücksfällen und Entbehrungen (Jaubert), obwohl auch ein akuter Beginn nach Verletzungen (Thébeault) und akute Verschlimmerungen nach Traumen (Fischer) beobachtet wurden. — Valenzuella hörte von seinen Patienten Klagen über Hitzegefühl in den zitternden Händen.

Außer diesem typischen Tremor beobachtet man manchmal bei Greisen auch ein ganz gewöhnliches Zittern wie beim Nervosismus, das sich von dem gewöhnlichen Zittern nur durch gröbere Wellen und durch seine geringere Frequenz von 6,5—7,5 Wellen in der Sekunde unterscheidet (Parisot und Meyer).

Schließlich kann bei Greisen auch ein typisches Intentionszittern als paralytisches Symptom vorkommen (Möbius 1886, Bourgarel) und ein atypischer, ungenau beschriebener Tremor in komplizierten Fällen, wie z. B. bei der Patientin Bourgarels (observ. 49 und 50).

Der typische Charakter dieses Tremors ist unbestreitbar; strittig ist nur die Frage, ob dieser Tremor ein Attribut des Alters ist. Trousseau hat dies schon im Jahre 1865 entschieden bestritten, da er ein analoges Zittern auch in der Jugend beginnen sah. Charcot hat dieselbe Ansicht mit nicht geringerer Entschiedenheit vertreten (Poliklin. 1887/88 S. 565). Dasselbe gilt von Demange, Grasset, Raymond und seiner Schule. Demange machte den Vorschlag, diesen Tremor als selbständige Neurose aufzufassen und ihr den Namen „tremblement rhythmé oscillatoire" zu geben. Der sinnfälligste Beweis gegen die „Senilität" des beschriebenen Tremors wären die Beobachtungen von Raymond, Cestan, Hirsch u. a., in denen es sich um Kopfzittern bei neugeborenen Kindern oder im zarten Alter handelte. Doch sind diese dem Spasmus nutans verwandten Fälle (siehe das Kapitel über den einfachen idiopathischen Tremor, zweite Gruppe) bezüglich ihres Wesens noch zu unklar und es ist noch nicht sicher, daß es sich nicht um klonische Krämpfe handelt.

Dafür beweisen die übrigen Fälle jener Gruppe des idiopathischen und hereditären Tremors unwiderleglich, daß bei dem beschriebenen langsamen Tremor der Beginn des Zitterns nicht immer in das vorgeschrittene Alter fällt. Wenn wir also der zuletzt beschriebenen Form des Tremors das Attribut „senilis" belassen, so geschieht dies nur aus dem Grunde, weil sie wirklich am häufigsten bei alten Leuten beobachtet wird und weil mit dieser Bezeichnung schon der Begriff für diese Form der Zitterbewegung eng verwachsen ist, die in Wirklichkeit nur eine Abart des einfachen idiopathischen Tremors ist.

Therapie. Das Wichtigste ist für den Kranken die hygienische Regelung seiner Lebensweise: körperliche und seelische Ruhe, Verhütung von Besuchen u. dgl. Einfache, reizlose, aber nahrhafte Kost. Tonisierende Behandlung. Narkotika und Bäder nützen nichts; ebensowenig Elektrizität. Arsen hilft in keiner Form und nach keiner Methode. Beim senilen Tremor wurden viele der gegen Schüttellähmung empfohlenen Mittel versucht: Oulmont (1872) und Pillot (1873) erzielten einen Erfolg durch die systematische Behandlung mit Hyoszyamin; sie stiegen von 1—2 mg täglich zu 10—12 mg, die sie entweder innerlich in Form von Pillen oder subkutan als 4—10 %ige wässerige Lösung reichten. Diese Behandlung wurde trotz Vergiftungserscheinungen, wenn diese erträglich waren (Mydriasis, Trockenheit im Halse) fortgesetzt. Clément (1904) verwendete, angeblich mit Erfolg, Karbol: nachdem er sich vorher überzeugt hatte, daß durch die folgende Methode die Muskulatur gestärkt und die Ermüdung beseitigt wird (beim Menschen wurde die gemessene Arbeitsleistung von 21 kg/m auf 106 kg/m erhöht), gab er 40 Tropfen einer durch Soda neutralisierten wässerigen Lösung von Acidum phormicum binnen eines Tages auf zweimal auszutrinken; dieses Quantum wurde an drei aufeinander folgenden Tagen verabreicht. Interessant ist der Umstand, daß Benedikt auf Grund einer theoretischen Erwägung die Karbolsäure gegen das Zittern beim Fieber empfahl. — Massaglia und Taratini behaupten (1909), es hätte sich ihnen die Opotherapie mit dem Parathyreoidin von Vassale aus dem Mailänder serotherapeutischen Institute bewährt; sie erklären dieselbe als für das senile Zittern spezifisch und diagnostisch wie das Quecksilber und das Jodkali bei Lues. Doch haben sie den senilen Tremor nicht geheilt, sondern nur bedeutend gebessert. Parisot verwendete Skopolamininjektionen bei verschiedenen Formen des Zitterns und auch beim senilen Tremor, der angeblich schwächer wurde und oft vollständig verschwand.

Die Literatur über den senilen Tremor ist in der letzten Zeit minimal. Auf die Bemerkungen von Romberg (1851), die Arbeit von Râcle (1859), auf Trousseau (1865), Fernet (1872), Charcot (1876), Valenzuella (1879), Jaubert (1880), Demange und die These von Thébeault (1882) folgten nur die Erwähnungen bei P. Marie (1883), die These von Fischer (1883), die

Bemerkungen von Breillot (1885), von Möbius (1886), die These von Bourgarel (1887), die Bemerkungen bei Gowers (1892), bei Dana (1893), die These von Raynaud (1894), die Arbeit von Alpago (1894), die Bemerkung von Achard (1897), die Publikation von Raymond (1905), von Gallavardin (1908), von Massaglia (1909) und die Bemerkungen bei Purves Stewart (1906) und Oppenheim (1908).

XI. Mechanischer Tremor.

Zielgien beschrieb eigentümliche Umstände, die zum Tremor führten. In einer Fabrik erkrankten alle Arbeiter, die in der Nähe einer Maschine arbeiteten, durch deren Tätigkeit die ganze Umgebung 1200 mal in der Minute (20 mal in der Sekunde) erzitterte, nach etwa 3 Monaten an Zittern. Der Autor beobachtete einen 29jährigen Mann; dieser litt an einem mittelschnellen Tremor von 7 Wellen in der Sekunde, der sämtliche Extremitäten und die Gesichtsmuskeln betraf, sowohl in der Ruhe, als auch bei Bewegungen gleich blieb und den Schlaf störte. Symptome von Hysterie, Intoxikation und hereditärer Belastung fehlten. Nach einer einwöchentlichen Ruhe und dem Genusse von 1 g Bromkali täglich trat fast vollständige Genesung ein.

Andere Angaben über den Einfluß dauernder Erschütterungen (Mühlen, Turbinen, Motozykel, Lokomotive) habe ich nicht gefunden.

Der „mechanische“ Tremor der Nieter (Monteure) dürfte zu jenem Tremor gehören, der infolge Ermüdung nach einer schweren, in unbequemer Stellung verrichteten Arbeit entsteht. Zu demselben Schlusse kommt Weitzenmiller, der einen hysterischen Tremor der rechten Oberextremität bei einem Vornieter beschrieb.

Dasselbe gilt wohl auch von anderen schweren Arbeiten: bei Schmieden, Athleten (Leitenstorffer), Stallmeistern, die wilde Pferde reiten (Hofbauer — beide zitiert von Weitzenmiller), stellt sich entweder ein Ermüdungstremor ein oder ein isolierter hysterischer Tremor oder ein Tremor als Teil einer dem Schreibkrampf analogen Neurose (bei Pianisten, Telegraphisten, Schmieden, Melkern).

Zweiter Teil (Pathogenese).

Im beschreibenden Teile dieser Arbeit haben wir die verschiedenen klinischen Formen des Zitterns und die Umstände, unter welchen die Menschen zittern, kennen gelernt. Fast alle diese Umstände wurden zum Ausgangspunkt für eine allgemeine Erklärung des Zitterns gewählt. Daher leiden alle bisherigen Erklärungsversuche unter einer bedeutenden Unübersichtlichkeit, und es werden fast gegen jeden Erklärungsversuch ebensoviele Einwände erhoben als Gründe für denselben angeführt werden. Der Grund hierfür liegt zum größten Teil darin, daß man gegen eine jede Erklärung, die in einseitiger Weise von der Beobachtung einer Form des Zitterns ausgeht, auf Grund der bei anderen Zitterformen gewonnenen Erfahrungen berechtigte Einwendungen erheben kann.

Ich halte es für das Beste, zuerst die Grundlage oder die Ursache des physiologischen Zitterns bei der statischen Innervation, sodann die Ursachen der Modifikationen dieses Zitterns unter verschiedenen pathologischen Umständen zu suchen und schließlich darnach zu forschen, wodurch die ganz besondere Form des Zitterns bei der Schüttellähmung bedingt sein dürfte und wie seine Eigentümlichkeiten aufzufassen wären. Unabhängig hiervon ist die Frage nach der Entstehung des lokomotorischen Intentionszitterns und der diesem verwandten Zitterformen, sowie die Frage, wie das hysterische Zittern aufzufassen sei.

I. Das physiologische Zittern.

Das Prototyp dieses Zitterns: das zarte Flimmern der gestreckten und nicht übermäßig gespannten oberen Extremitäten, unterscheidet sich von dem idealen, vorausgesetzten „normalen“ Zustand dadurch, daß die Extremitäten nicht ruhig und unbeweglich gespannt sind, sondern, wie wir z. B. an unseren Kurven gesehen haben, in Form von ungleichen Wellen 8—9—10—11 und sogar 12 mal in der Sekunde rhythmisch schwingen, wobei der Rhythmus bei ein und demselben Menschen in derselben Muskelgruppe eine bestimmte, beschränkte Zeit hindurch im allgemeinen fortwährend gleich bleibt, bei verschiedenen Menschen aber ein wenig verschieden ist.

Dieses sogenannte physiologische Zittern bei statischer Innervation existiert, wie es scheint, wohl bei allen Menschen, nur daß die Intensität verschieden ist, so daß es manchmal nicht sichtbar ist und nur mit Hilfe sehr empfindlicher Registrierapparate nachgewiesen werden kann.

Wie soll man dieses Zittern auffassen? — Bei der statischen Innervation beherrscht ein Tetanus der Muskeln, speziell der Extensoren, die Extremität. Welche physiologischen Erfahrungen besitzen wir nun heute über den Muskeltetanus und besonders über den Tetanus bei der willkürlichen Innervation?

Durch die rasch wiederholte elektrische Reizung des Nervenmuskelpräparates entsteht bei einer gewissen Minimalfrequenz (nach Richet 40 mal in der Sekunde beim menschlichen quergestreiften Muskel, nach Marey 27 mal in der Sekunde beim Froschschenkel) durch Superposition elementarer Zuckungen ein glatter Tetanus. Das glatte Aussehen dieses Tetanus ist aber nur das Resultat der Unempfindlichkeit des gewöhnlichen Myographen. In Wirklichkeit gibt der im Tetanus befindliche Muskel einen Ton, den man direkt auskultieren und auf ein Telephon überleiten kann und der ein anderes Nervenmuskelpräparat in einen sekundären Tetanus versetzen kann; von dem im Elektrotetanus befindlichen Muskel lassen sich aktive Ströme großer Frequenz ableiten, die bis zu einem gewissen Grade mit der Frequenz der Reizimpulse identisch ist. — Es steht also fest, daß der Tetanus eines elektrisch gereizten Muskels nicht glatt ist, sondern daß der Muskel in demselben oszilliert und zwar mit einer Geschwindigkeit, die bis zu einem gewissen Grade mit der Frequenz der Reizimpulse identisch ist.

Die willkürliche Muskelkontraktion, und zwar sowohl jene bei der einfachen Bewegung, als auch jene bei der statischen Innervation, ist ein tetanischer Zustand, bei dem mittelst analoger Methoden nachgewiesen wurde, daß er ebenfalls kein glatter Tetanus sei und daß der Muskel auch bei der willkürlichen Kontraktion oszilliere. Namentlich das Studium der aktiven Ströme (Piper und seine Schüler) hat gezeigt, daß diese Oszillationen, aus denen stets auf den Ablauf einer Kontraktionswelle geschlossen werden kann, eine konstante und regelmäßige Erscheinung sind und daß sie sich beim Menschen mit kleinen Variationen je nach den Muskeln und der Individualität des Menschen etwa 50 mal in der Sekunde wiederholen.

Außer diesen ungeheuer raschen Oszillationen, die bei der Erklärung des Zitterns wegen ihrer großen Frequenz nicht in Betracht kommen können, wurde an den im Tetanus befindlichen Muskeln eine gröbere rhythmische Wellenbewegung (Undulation) nachgewiesen, die sich graphisch registrieren läßt.

Über den Elektrotetanus besitzen wir folgende Erfahrungen:

a) Bei einer ungenügenden Anzahl der Reizimpulse entsteht bei den Mareyschen Experimenten eine grobe Undulation des Muskels infolge ungenügender Superposition der elementaren Zuckungen (unvollständiger Tetanus).

b) Eine grobe Wellenbewegung entsteht trotz genügender Frequenz, wenn die Impulse bezüglich ihrer Intensität ungenügend sind (Richet S. 112).

c) Eine grobe Wellenbewegung beobachtete Richet bei der Reizung eines frischen Nervenmuskelpräparates mit schwachen, aber sehr frequenten Reizen (4000 in der Sekunde) bei geringer Belastung (tétanos rhythmique induit).

d) Kollarits reizte beim Menschen den M. tibialis anticus mit einem 50—160 mal in der Sekunde unterbrochenen Strom und fand einen wellenförmigen Tetanus mit 10—11 Wellen in der Sekunde.

Bei der willkürlichen Bewegung wurden analoge Befunde erhoben:

a) Kries registrierte die Kontraktionskurve der Vorderarmmuskeln bei Schließung der Hand zur Faust und fand 11,8 Wellen in der Sekunde (Fig. 4 in seiner Arbeit), an den Extensoren bei der Streckung der Hand 11—12,4 Wellen in der Sekunde; bei der statischen Innervation der ein Gewicht haltenden Hand registrierte er vom M. deltoideus 9,6 Wellen in der Sekunde. (Fig. 5 in seiner Arbeit).

b) Horsley und Schäfer wiesen am M. opponens pollicis bei Bewegungen 8—13 Wellen in der Sekunde nach (zit. Kries).

c) Canney und Tunstall fanden in ähnlicher Weise bei menschlichen Muskeln eine Frequenz von 10 Wellen in der Sekunde (zit. Piper).

d) Busquet registrierte vom M. cremaster beim Menschen die Kurve einer willkürlichen, und zwar einer kurz dauernden und einer konstanten Kontraktion und fand bei beiden eine grob wellenförmige Kurve (S. 47 u. Fig. 20 — ohne Zeitkurve).

e) Eshner bestätigte die Angaben von Kries.

f) Piper registrierte bei der willkürlichen, raschen Bewegung des Vorderarms 7—10 Wellen in der Sekunde.

Schließlich wurde beim Tetanus, der als Analogon der willkürlichen Innervation durch elektrische Reizung des Gehirns und Rückenmarks hervorgerufen wurde, eine analoge Wellenform nachgewiesen:

a) bei den Versuchen von Horsley und Schäfer: bei der Reizung der Rinde, der Corona radiata und der Medulla durch den tetanisierenden Strom zeigte die kontrahierte Muskulatur 8—13, zumeist aber 10 Wellen in der Sekunde.

b) Stanley Hall und Kronecker legten nach Durchschneidung des Hirnstammes beim Kaninchen dicht neben der Medulla oblongata Reizelektroden an, durch welche schwache Induktionsströme zugeleitet wurden, und beobachteten am M. biceps femoris einen Tetanus mit 20 Dickenschwankungen des Muskels in der Sekunde (zit. Piper).

Wir sehen demnach, daß nach den bisherigen experimentellen Erfahrungen sowohl der durch elektrische Reizung des Nerven, der Zentren und der zerebromedullären Bahnen hervorgerufene Tetanus, als auch die willkürliche Kontraktion des Muskels durchaus keine „glatten“ und ganz stetigen Kontraktionszustände, sondern einen rasch oszillierenden und außerdem langsam und rhythmisch undulierenden Tetanus darstellen.

Welches gegenseitige Verhältnis besteht nun zwischen den beiden Bewegungsarten, den Oszillationen, die sich durch frequente Aktivitätsströme von rund 50 in der Sekunde äußern, und den Undulationen, die in Form von groben, etwa 10 mal in der Sekunde sich wiederholenden Bewegungen des lokomotorischen Systems auftreten?

Die bisherigen physiologischen Kenntnisse gestatten, daß sich unsere Erwägungen nach einer ganz bestimmten Richtung bewegen. Wir wissen, daß die normale Zuckungskurve eines quergestreiften Muskels unter bestimmten äußeren Bedingungen in zwei Teile zerfällt, von denen der erste eine kurze, der andere eine verlangsamte Kontraktion zeigt. Die erstere bietet den Charakter einer Zusammenziehung jener Muskeln dar, welche eine heftige, kurze oder rasch wiederholte Bewegung erzeugen, die stark differenziert, reich gestreift und reich an anisotroper Substanz sind (sog. weiße Muskeln). Die andere Kontraktion besitzt den Kontraktionscharakter jener Muskeln, die eine langsame, ausgiebige und dauernde Bewegung vermitteln, die weniger differenziert sind und viel Sarkoplasma besitzen (sog. rote Muskeln). Bei der gewöhnlichen

Zuckung des quergestreiften (gemischten) Muskels entsteht eine Kurve, in der die beiden erwähnten Kontraktionen als Komponenten enthalten sind (Lhoták). An der gewöhnlichen Bewegung dieser Muskeln sind beide Arten von Substanzen, die anisotrope und das Sarkoplasma, beteiligt. Beim Tetanus erhält hauptsächlich die Kontraktion des Sarkoplasmas die Kurve auf ihrer Höhe.

Die Frequenz der Oszillationen des tetanisierten quergestreiften Muskels kann eine ungeheuere Höhe erreichen: beim Menschen nach Helmholtz und Hoffmann fast bis zu 300 in der Sekunde, beim Frosch bis zu 200 in der Sekunde (Wedensky zit. Piper), beim Kaninchen sogar über 900 in der Sekunde (Bernstein, Lovén — zit. Mareš, Piper). Eine so rasche Kontraktionsfähigkeit kommt nur der anisotropen Substanz zu. Diese aber kann für sich allein unter gewöhnlichen Umständen den ganzen gemischten Muskel nicht zu einer so schnellen Bewegung hinreißen und das Sarkoplasma ist dieser Frequenz nicht gewachsen, weil es durch seine langsame Kontraktibilität und geringe Erregbarkeit daran gehindert wird. Das Sarkoplasma folgt den schnellen Spannungsveränderungen in der anisotropen Substanz mit langsameren Spannungsveränderungen und daraus resultiert eine gröbere, aber langsamere Wellenbewegung des Muskels, die von den graphischen Apparaten gezeichnet werden kann und eine Frequenz von 8—13 in der Sekunde besitzt. Das schwankende Verhalten dieser Frequenz zwischen 8—13 in der Sekunde dürfte die Resultante aus der Frequenz der Impulse und den physikalischen und physiologischen Qualitäten (Länge, Elastizität, Belastung, Wärme, Ermüdung, Vergiftung) des sich bewegenden Muskels sein. Natürlich schwankt diese Zahl in den genannten Grenzen bei verschiedenen Muskeln. Sie schwankt um so mehr, wenn es sich um synergische Muskelgruppen handelt. Wenn es sich z. B. um die statische Innervation aller Extensoren der oberen oder unteren Extremität oder der Hand oder des Fußes handelt, ist die Möglichkeit einer gröberen Undulationsbewegung durch das entsprechende physikalische, lokomotorische System mitbestimmt: die leichteren, kurzen Finger können den Bewegungsimpulsen rascher folgen, als die schwereren und längeren oberen Extremitäten und diese wiederum schneller als die unteren Extremitäten oder gar der Rumpf. Ähnlich verhält es sich mit dem physiologischen Zustand der Muskeln und der Gelenke, welche bei der Beurteilung einiger spezieller Zitterformen gleichfalls in Betracht kommen.

Diese Disharmonie zwischen der Frequenz jener Oszillationen, die nur elektrometrisch nachweisbar sind, und der Frequenz jener Undulationen, die auch schon graphisch nachgewiesen werden können, läßt sich verstehen und erklären, wenn wir sagen: sowohl der Elektrotetanus als auch die willkürliche Bewegung stellen einen oszillierenden und wellenförmigen Tetanus dar. Die Deutlichkeit und Geschwindigkeit der mit unseren Apparaten nachweisbaren wellenförmigen Bewegung hängt ab von der Geschwindigkeit und Intensität der Oszillationen, von der physikalischen Möglichkeit einer rasch sich wiederholenden Bewegung des betreffenden motorischen Systems und von dem physiologischen Zustand dieses Systems (Ernährungszustand, Ermüdung usw., Grad der Reizung des Sarkoplasmas — Richets Erfahrungen).

Die statische Innervation der Skelettmuskulatur äußert sich in einem oszillierenden und undulierenden Tetanus. Die Oszillationen, welche nur elektrometrisch und akustisch, nicht aber graphisch nachweisbar sind, haben bei der statischen Innervation eine Frequenz von etwa 50 Wellen in der Sekunde. — Die Undulationen jedoch, welche den eigentlichen lokomotorischen Effekt der Oszillationen darstellen, haben eine viel geringere Frequenz, und zwar nur 8—13 Wellen in der Sekunde. Diese rhythmischen Undulationen, die bei gesunden, kräftigen, ruhigen Menschen, wie Busquet sagt, „mikroskopisch" sind, lassen sich mit Hilfe eines vergrößernden Registrierapparates bei einem jeden Menschen veranschaulichen (Busquet, Kries, Kollarits, Eshner).

Diese Undulationen stellen demnach meines Erachtens das eigentliche Wesen des Zitterns bei der statischen Innervation dar.

Meiner Ansicht nach handelt es sich hier also weder um elementare Wellen, wie man ursprünglich angenommen hat (Fernet und nach ihm viele andere), noch um selbständige Tetani, wie Kollarits annimmt, sondern nur um eine Intensitätsschwankung eines anhaltenden Tetanus. Die Ursache dafür, warum gerade jene 8—13 Undulationen in der Sekunde entstehen, wissen wir vorderhand nicht. Ob es sich hier um Schwankungen der Erregbarkeit beider Muskelsubstanzen handelt oder um Intensitätsschwankungen der zentralen Innervation, wie Piper bemerkt, oder um beide Komponenten zugleich, ist eine rein physiologische, für die Erklärung des Zitterns weniger bedeutungsvolle Frage.

Bei der statischen Innervation muß man meiner Ansicht nach nicht an die Mitwirkung der Antagonisten denken; ihre Spannung ist minimal; es wäre eine gezwungene, schwer zu begreifende Hypothese, wollte man das Zittern bei der statischen Innervation durch eine Störung des Zusammenspiels der Haupt-Agonisten und Antagonisten erklären.

Es erübrigt uns noch, nachzuforschen, ob in der angegebenen Weise auch viele Einzelheiten und Besonderheiten des Zitterns bei der statischen Innervation erklärt werden können.

1. Wenn die statische Innervation länger dauert, beobachten wir z. B. an der Hand zeitweise eine gröbere Bewegung und eine zeitweilige Unregelmäßigkeit der Zitterkurve. Ich glaube, es handelt sich da um eine ausgleichende Bewegung bei der Erschlaffung der Innervation und um einen neuen Innervationsimpuls, damit die Hand in die ursprüngliche Lage zurückgebracht werde.

2. Blocq und Onanov, Babinski, Eshner, Pick u. a. haben darauf aufmerksam gemacht, daß bei der statischen Innervation die Intermediärlagen mit einem stärkeren Zittern einhergehen als die Endlagen. — Wenn wir an uns selbst beobachten, wie wir eine Intermediär- und eine Endlage an den Oberextremitäten innervieren, dann werden wir empfinden, daß wir bei der Intermediärlage die Muskeln unbewußt schwach, bei der Endlage dagegen intensiv anspannen. Die Spannung des Sarkoplasmas, welches den Tetanus auf seiner Höhe erhält, wird in der Intermediärlage kleiner, in der extremen Lage größer sein. Das stark gespannte Sarkoplasma ist schwerer in Wellenbewegung zu versetzen als dann, wenn es sich im Zustande einer geringeren Spannung befindet.

3. Busquet hat, wie ich glaube, genügend erklärt, warum bei gestützter Extremität zum Erscheinen des Zitterns eine energischere Muskelkontraktion z. B. die Schließung der Hand zur Faust, notwendig ist; wenn die gestützte

Hand aufliegt, ist die Intensität der Innervationsanstrengung unbedeutend und ihr eventueller Effekt, die feine Wellenbewegung, wird durch die Unterlage und das Gewicht der Extremität verhindert; erst die bei gröberer Bewegung auftretende Wellenbewegung läßt sich registrieren.

4. Bei energischen Kontraktionen und Muskelaktionen verschwindet das physiologische Zittern (Busquet). Hier fallen zwei Umstände ins Gewicht: die Innervationsanstrengung ist bei zweckmäßigen Bewegungen und Funktionen größer, was nach der erwähnten Erfahrung Richets zum Verschwinden des wellenförmigen Tetanus beiträgt; aber man muß auch bedenken, daß bei ordentlichen, energischen, zweckmäßigen Bewegungen eine feine Wellenbewegung mit unseren Apparaten aus technischen Gründen nicht registrierbar ist, weshalb wir glauben, daß ein Zittern überhaupt nicht vorhanden ist.

5. Das physiologische Zittern besitzt bei ein und demselben Menschen an verschiedenen Körperstellen eine verschiedene Frequenz und Amplitude. Dies ist das Resultat rein physikalischer, aber komplizierter Ursachen. Ganz allgemein gesprochen ist die Amplitude des Zitterns um so größer und die Frequenz um so kleiner, je länger und schwerer die Extremität ist, z. B. die Unterextremität im Vergleiche zur oberen, die ganze obere Extremität im Vergleiche zur Hand (Marie). Die Ansicht Boëris, daß für das Zittern die Pendelgesetze Geltung haben, gilt nur in beschränktem Maße für kleine Unterschiede in der Amplitude; im übrigen aber sind die größeren Amplituden langsamer (Steinhausen, Kollarits). Aber auch die Längen- und Gewichtsverhältnisse bestimmen für sich allein nicht konstant die Frequenz und die Amplitude des Zitterns, worauf Busquet aufmerksam gemacht hat (S. 28—29). Hier ist noch eine große Anzahl anderer Umstände im Spiel. So z. B. geht in manchen Gelenken die Bewegung überhaupt leichter und schneller vor sich, so daß das Zittern in diesen frequenter ist (Steinhausen); beispielsweise erfolgt die Pronation und Supination im Handgelenke leichter als die Flexion und Extension.

6. An ein und demselben Körperteile schwankt die Frequenz des Zitterns bei verschiedenen Personen. Diese Tatsache läßt sich aus den bisherigen physiologischen Kenntnissen nicht mit Sicherheit erklären und man kann nur Vermutungen anstellen. Wir wissen, daß die Muskelkontraktibilität bei verschiedenen Tieren eine verschiedene ist. Doch sind die Unterschiede bei ein- und derselben Gattung nicht so groß, daß sie den Forschern aufgefallen wären. Beim Menschen bewirken vielleicht die Unterschiede in der Ernährung und speziell in der Lebensweise (mechanische Arbeitsleistung — sitzende Lebensweise — Müßiggang), daß die motorische Bereitschaft der Muskeln bei den einzelnen Menschen ein wenig verschieden ist. Möglicherweise gibt es in dieser Hinsicht auch angeborene Unterschiede, wie es angeborene Unterschiede der motorischen Gewandtheit überhaupt gibt, und Unterschiede der Geschwindigkeit, mit welcher die Menschen eine gewisse Bewegung zu wiederholen imstande sind (Steinhausen).

* * *

Von dieser Erklärung des Zitterns, welche die einfachsten Bedingungen voraussetzt, wollen wir bei unserem Versuche, auch die übrigen Arten des Zitterns zu erklären ausgehen.

Wir werden finden, daß sich unter verschiedenen Umständen entweder die Intensität der Innervation ändert (und der daraus resultierende Spannungszustand des Sarkoplasmas — ein weniger gereiztes Sarkoplasma ermöglicht eine wellenförmige Bewegung) oder daß sich die Reaktionsfähigkeit des Muskelapparates ändert oder daß noch andere, wesentlich neue Komponenten hinzutreten.

Dort, wo die Intensität der zentralen Innervation geringer ist (Betäubung der Hirnrinde mit Chloroform bei den Versuchen von Pasternatzki, Nervosismus und Zustände mit allgemeiner nervöser Erschlaffung) oder wo die Erregbarkeit der anisotropen Substanz erhöht ist und daher die raschen Oszillationen energischer sind (nach Adrenalininjektion?), oder wo diese beiden Komponenten vorhanden sind (Basedowsche Krankheit, reizbare Schwäche), kann man ein stärkeres Zittern der Glieder erwarten und voraussetzen.

Dagegen werden wir bei Zuständen, wo die anisotrope Substanz erschlafft ist (Addison) oder das Sarkoplasma sich in einem Reizzustande befindet (Tetanie), kein deutliches Zittern von physiologischem Charakter erwarten dürfen.

Interessant ist es, die Entwicklung dieser Ansicht bei den verschiedenen Autoren historisch zu verfolgen:

Boerhave meinte, daß „influxus arteriosi et nervosi nunc contingunt nunc absunt.“ — In den 50er Jahren des vorigen Jahrhunderts, als die ersten Versuche von Helmholtz und Volkmann über den Tetanus und die Lehre vom Muskeltonus bekannt wurden, nahm Romberg an, daß es sich um eine Zerlegung des Tonus infolge langsamer Aufeinanderfolge der motorischen Impulse handle, und Blasius, daß der Tonus des Muskels, der die Impulse nicht in continuo, sondern intermittierend, mit Oszillationen empfange, gestört sei (zit. Fernet). Vulpian erklärte in den 60er Jahren das Zittern ebenfalls durch eine Interruption des Muskeltonus und Gubler verglich das Zittern mit den Sakkaden bei Reizung mit dem unterbrochenen Strom — statt der kontinuierlichen Kontraktion. Marey zeigte 1868, wie mit zunehmender Frequenz der wiederholten Reize statt einzelner Kontraktionen eine Superposition der Zusammenziehungen entsteht, eine Wellenbewegung, die schließlich (beginnend mit 27 Impulsen in einer Sekunde) in einen regelmäßigen Tetanus übergeht. Seine Arbeit führte Ferrand und Charcot in demselben Jahre zu der Erklärung, das Zittern sei „tetanos decomposé, une contraction faible decomposée en ses éléments constituants par suite de la faiblesse de l'agent stimulant.“ Lafont warf 1869 die Frage auf, ob die bei der Bleivergiftung nachgewiesene Muskelschwäche nicht die Kontraktilität der Muskeln ändere und dadurch die Zerlegung des Tetanus ermögliche. Die bisherigen Erklärungsversuche faßte Fernet 1872 zusammen. Er erhärtete die Idee der Zerlegung der Kontraktion durch den Hinweis darauf, daß die Frequenz des Zitterns bei den verschiedenen Krankheiten zu einer Konfluenz in einen glatten Tetanus niemals genüge (maximal 7 in der Sekunde), und die Idee des ungenügenden Stimulus durch den Hinweis auf die experimentelle Vergiftung mittelst Curare und Cicutin (das Zittern begann gerade in jenem Stadium der Vergiftung, in welchem die Nervenendigungen im Muskel nur partiell gestört waren — im Beginne der Lähmung und im Beginne der Restitution). Das Zittern ist für Fernet „trouble de la contraction musculaire“ infolge „nombre insuffisant des seccousses élementaires.“

Die so formulierte Ansicht wurde später wiederholt, eventuell ergänzt und ausgebildet; so z. B. spricht Frensburg (1875) von einer schwankenden Innervation infolge Schwäche der zentralen Organe als Hauptursache des Zitterns, welcher sodann die Ermüdung des peripheren motorischen Apparates oder dessen Schwächung infolge Affekt, Alkohol, Senilität und anderer adynamischer Zustände sekundär zu Hilfe kommt. Deshalb erzeugt die statische Innervation eher Zittern als die Ermüdung infolge peripherer Bewegung, weil durch die dauernde statische Innervation auch das Zentrum ermüdet wird. Diese Ermüdung der Zentralapparate imitierte Pasternatzki 1881 durch die Chloroformnarkose und indem er die Oberfläche der Zentralwindungen reizte, erzeugte er bei Tieren einen Übergang der Extremitätenbewegungen in Tremor. Levy-Dorn (1899), der von den von Fernet reproduzierten Mareyschen Kurven der sukzessiven Entstehung des Tetanus ausging, fügte hinzu, daß auch der willkürlich hervorgerufene Tetanus, d. i. die willkürlich erzeugte Muskelzusammenziehung auf ihrem Gipfel eine Vibration aufweise. Der Tremor besitzt rund 10 Vibrationen in der Sekunde. Horsley und Schäfer fanden bei der Reizung der grauen Rinde, der Corona radiata und des Rückenmarks ebenfalls rhythmische Schwankungen, und zwar 8—13, zumeist aber 10 in der Sekunde. Ebensoviele Oszillationen besitzen nach den neuseten Messungen die willkürlichen Bewegungen (Tetani), so daß er (Levy-Dorn) überall im zentralen motorischen Nervensystem dieselbe Disposition zu 10mal in der Sekunde sich wiederholenden Oszillationen bei tetaniformer Innervation konstatierte. Er nahm also an, daß die unteren subkortikalen motorischen Zentra die kontinuierliche rhythmische Rindeninnervation unterbrechen und daß auf diese Weise das Zittern entstehe. — Seine weitere Erfahrung, daß jeder Mensch ungefähr soviel willkürliche Bewegungen (z. B. Stromunterbrechungen mit dem Finger) vollführt, als man Zitterschwingungen bei ihm zählt oder eventuell entsprechend dem krankhaften Zustande zählen könnte, wenn er einen Tremor hätte (Rekord der willkürlichen Bewegungen), hat er zur Erklärung des Zitterns nicht mehr verwendet, obwohl dies sehr verlockend gewesen wäre, außer etwa zu dem Zwecke, daß wir uns auch bei kortikaler Lokalisation der unterbrochenen Innervation auf ein physiologisches Analogon stützen könnten. Dieses Faktum geht schon aus der älteren Bestimmung der auf 0,1 Sekunde berechneten refraktären Rindenphase für willkürliche Bewegungen hervor (Bruce und Richet), worauf Boëri im Jahre 1901 aufmerksam gemacht hat.

Diesen Stand der Anschauungen faßt 1904 La Roche, der ebenfalls eine ungenügende Anzahl der Innervationsimpulse annimmt, in folgendem Resumé zusammen: „Äußere Reize, gesteigerte funktionelle Anforderungen, Störungen in der Ernährung, die vielleicht mit Hyperämie und Anämie zusammenhängen, vielleicht sogar die mit der Funktion verbundene Abnutzung rufen dann möglicherweise eine feine Schädigung des Neurons hervor, die sich am normalen physiologischen Indikator der Tätigkeit des Zentralnervensystems, am Muskel, schon als Zittern zu erkennen gibt.“

Lewandowsky hat in seinem im Jahre 1907 erschienen Buche die von Dorn eingehend geschilderten Ansichten reproduziert und präziser hervorgehoben, daß der Mensch unter physiologischen Bedingungen keineswegs mit maximalen, sondern mit submaximalen Tetani arbeitet und daß die physiologisch präexistierende Diskontinuität der Innervation durch eine Läsion der Rinde (Alkohol, Senilität) nur verschlimmert und deutlicher gemacht wird. — Gleichzeitig hat Piper durch genaue Messung (Zählung der Aktivitätsströme an den Flexoren des Vorderarms des Menschen mit Hilfe des Saitengalvanometers) nachgewiesen, daß die Zahl der Oszillationen beim willkürlichen physiologischen Tetanus größer ist als man seit Marey behauptet hat, daß sie nämlich 42—50 beträgt, so daß man die vorher gezählten Oszillationen nicht so ohne weiteres mit den elementaren Muskelwellen für identisch ansehen kann. Im Jahre 1909 machte Jamin nach Lafont wieder darauf aufmerksam, daß auch ein refraktäres Verhalten des Muskels die Entstehung von Abständen zwischen den einzelnen Kontraktionen und dadurch einen Zerfall des Tetanus ermöglichen kann. Kollarits (1910) schließt in einer kritischen Übersicht der verschiedenen Hypothesen die Möglichkeit aus, daß das Zittern durch eine geringere Frequenz der Reize oder durch eine schwächere Innervation bedingt sein könnte, weil er die einzelnen Oszillationen des Zitterns nicht für Einzelzuckungen, sondern für Einzeltetani des Muskels ansieht.

II. Zittern infolge psychischer Erregungen.

a) Das Zittern bei Schreck und Furcht ist von solchen objektiven und subjektiven Erscheinungen begleitet, daß man eine Erschlaffung sämtlicher

Rindenfunktionen (allgemeines Schwächegefühl, Unmöglichkeit der Assoziationstätigkeit) und daher auch der motorischen Impulse annehmen muß, wie bereits Frensburg behauptet hat — und daher stammt nach den Versuchen Richets der unvollkommene Tetanus (ungenügende Spannung des Sarkoplasmas). Bei der Furcht kann ein neuer Impuls, der das Gehirn zu einer intensiveren Tätigkeit und Innervation anregt, das Zittern unterdrücken, worauf Frensburg aufmerksam gemacht hat. (Der Soldat erblickt den Feind — Zittern; er beginnt zu kämpfen — das Zittern verschwindet.) Bei großem Kummer dürften sich die Dinge analog verhalten.

b) Beim Wutanfall sind die Verhältnisse wesentlich anders. Den zarten Tremor überwiegen unregelmäßige Muskelzuckungen und unwillkürliche Bewegungen der oberen Extremitäten, was auf unregelmäßige, unwillkürliche Impulse von der gereizten Rinde und vielleicht auch von den niedrigeren Zentren hindeutet: also nicht der wellenförmige (physiologische) Tetanus selbst, sondern vorwiegend Reizerscheinungen, unregelmäßige Impulse, charakterisieren den Zorn und in analoger Weise auch den maniakalischen und melancholischen Raptus.

III. Adynamisches Zittern.

a) Das Zittern nach ermüdender Arbeit, nach einem Marsche, nach einer Krankheit, nach Blutungen bei Anämie, in der Laktation und in ähnlichen Zuständen hat durchwegs den Charakter eines gesteigerten physiologischen Zitterns. Bis jetzt besitzen wir keine genügenden physiologischen Erfahrungen über den Einfluß dieser Umstände. Doch können wir nicht irren, wenn wir uns vorstellen, daß alle jene Umstände, welche die Allgemeinernährung herabsetzen, auch die zentralen motorischen Impulse schwächen, denn bei allen diesen Zuständen stocken in der Tat die motorischen Funktionen. Dadurch wird ein unvollkommener Tetanus im Sinne Richets ermöglicht. Dieselbe Schwächung der Zentralapparate können wir auch bei der einfachen Ermüdung annehmen, denn eine Ermüdung der peripheren Apparate tritt nicht so leicht ein.

b) Komplizierter sind die Verhältnisse beim Heben schwerer Lasten und beim Ringen. Hier wird, wie wir an den reproduzierten Kurven sehen, das physiologische Zittern zuerst grob, besonders aber unregelmäßig, und ist von großen, unregelmäßigen Wellen unterbrochen: die zentrale motorische Innervation und der physiologische Zustand des Muskels („die Kraft") genügen nicht, um den Tetanus zu erhalten und es treten dieselben Verhältnisse auf wie bei der ungenügenden Intensität der Innervation; außerdem ermüdet der Muskel und daher erzeugt ein neuer Impuls einen neuen Tetanus, allerdings wieder einen wellenförmigen und so fort. Wir fühlen es sehr gut, daß, wenn die Kraft zu Ende geht, die Hand deutlich sichtbare, unregelmäßige Impulse erhält, um auszuhalten, bevor sie gänzlich herabsinkt. Jene großen unregelmäßigen Wellen sind eben der Ausdruck eines neuen tetanisierenden Impulses, der eigentliche Tremor aber ist der Ausdruck der Unzulänglichkeit des Sarkoplasmas.

c) Noch komplizierter sind die Verhältnisse im adynamischen Stadium des Typhus und in analogen Zuständen: an den Händen sehen wir außer dem „Zittern der schwachen Leute" tappende, unregelmäßige Bewegungen mit dem Charakter der willkürlichen Bewegungen und außerdem an den Wangen, Lippen und Extremitäten unregelmäßige Zuckungen, wie man sie bei Hirnreizungen zu sehen pflegt; schließlich kann man auch ataktische Bewegungen der Hand und ein gestörtes Zusammenspiel der mimischen Gesichtsmuskulatur beobachten. Dies alles spricht für eine schwere Läsion des Gehirns, eventuell für eine Läsion der Funktion eines seiner Teile.

d) Das postfebrile Zittern ist einerseits ein Zittern infolge allgemeiner Schwäche — ein gesteigertes physiologisches Zittern —, andererseits hat es den Charakter des Zitterns bei der Zerebrospinalsklerose und bei den Krankheiten aus der Gruppe der Pseudosklerose, überhaupt den Charakter des zerebralen (organischen) Zitterns, und in dieses Kapital gehört auch die Erörterung seiner Pathogenese. Dahin gehört auch der Fall Fornacas. Andere hierher gezählte Fälle sind hysterieverdächtig.

IV. Zittern infolge Reizung sensibler Nerven.

Beim Schüttelfrost, mag er durch Kälte oder durch rasch ansteigendes Fieber oder durch Katheterisieren oder durch Neurininjektion bedingt sein, kann ich keine Erklärung des Zitterns geben. Die physiologischen Voraussetzungen für eine solche Erklärung sind noch immer nicht bekannt. Wir wissen nicht, ob beim Schüttelfrost die Muskeln abgekühlt oder überhitzt sind oder ob nicht die Gehirnrinde gereizt ist. (Wird doch sogar eine besondere Vergiftung durch Resorption eines infolge peripherer Ischämie entstandenen Giftes angenommen! Guinon in Bouchards Pathol. générale, Adamkiewicz.)

Sicher ist, daß auch Angst und Schrecken ähnliche Zustände gleichzeitig mit lebhafter vasomotorischer Reaktion hervorrufen. Ob es sich jedoch in Wirklichkeit um Ischämie oder um eine Schwächung der Muskeln handelt, läßt sich nicht entscheiden.

V. Toxisches Zittern.

1. Bei Alkohol-, Morphium-, Äther-, Absinth-Vergiftungen müssen wir mehrere Zitterformen unterscheiden. Zunächst haben wir gesehen, daß diese chronischen Vergiftungen mit einem Zittern der Glieder einhergehen, das sich durch seine Form, seine Frequenz und Intensität vom physiologischen Zittern nicht wesentlich unterscheidet. Dieses Zittern begleitet jene Stadien der Vergiftung, in welchen der allgemeine Ernährungszustand, speziell die Ernährung der Nervenmuskelorgane gelitten hat, was man aus den deutlichen klinischen Erscheinungen erschließen kann. Prinzipiell handelt es sich da um adynamisches Zittern, was schon Frensburg in gleicher Weise bezüglich des Wesens, in etwas abweichender Weise bezüglich der Details behauptet hat (Ermüdung und Schwächezustand der motorischen Apparate) oder wie sich in jüngster Zeit Sherington ausdrückt (Deficient or otherwise altered activity of nerve celles). Mit dieser Erklärung stimmt es überein, daß das Zittern am Morgen am stärksten ist, denn im nüchternen Zustande tritt der körperliche und geistige Verfall des Alkoholikers am deutlichsten zum Vorschein. Damit stimmt ferner die Tatsache überein, daß das Zittern durch Ermüdung gesteigert wird. Im Frühstadium wird es durch Alkoholgenuß unterdrückt. Und da wissen

wir, daß in diesem Stadium der Alkoholgenuß alle Kräfte des Kranken, die körperlichen und die geistigen, aufrichtet, ihn aus der toxischen motorischen und psychischen Erschlaffung emporreißt, ihn für einen Augenblick auf das Niveau des gesunden Menschen emporhebt; aber bald stellt sich ein neuer Erschlaffungszustand ein. Im vorgeschritteneren Stadium besitzt der Alkohol diese aufrichtende Wirkung nicht mehr und unterdrückt auch nicht mehr das Gliederzittern.

Die Anspannung des Willens, eine energische Kontraktion, schwere Muskelarbeit vermögen das Zittern auf einen Moment zu unterdrücken — infolge gesteigerter Intensität der zentralen Impulse, aber dann wird das Zittern heftiger — infolge einer Erschlaffung, die um so tiefer ist, je größer die vorangehende Kraftanstrengung war.

Das individuelle Zittern der Finger, das von Charcot als Charakteristikon des alkoholischen Zitterns angeführt wurde (obwohl dies nicht mehr als stichhaltig gelten kann, wenn es auch ein häufiges Symptom des Alkoholismus darstellt), hängt damit zusammen, daß die motorische Schwäche bei Alkoholikern in den peripheren Partien am größten ist. Dort treten auch die neuritischen Lähmungen am frühesten auf.

Im Delirium tremens ändert sich das Bild: statt des physiologischen Charakters des Zitterns stellen sich teils unregelmäßige Bewegungen choreatischer Natur, teils unwillkürliche Bewegungen, welche mißlungene zweckmäßige Mitbewegungen synergischer Muskelgruppen imitieren, teils den ataktischen nahestehende Bewegungen mit Verstärkung bei der Intention und schließlich alle Übergänge bis zum klassischen Muskelkrampfe ein, wobei die Übergangsbewegungen besonders an der Gesichtsmuskulatur deutlich sind. Die Gesamtheit dieser Vorgänge weist auf eine Reizung der grauen Hirnrinde hin, ähnlich wie in den Intoxikationsstadien des Typhus und prinzipiell ähnlich, wie im maniakalischen und melancholischen Raptus und im Zorn. Alle übrigen klinischen Symptome verraten deutlich eine intensive Reizung des Gehirnes.

Eine dritte, seltener beobachtete Form des Zitterns, welche durch den Fall VII unserer Kasuistik und partiell durch die Fälle III, IV und VI repräsentiert wird, ist jenes Zittern, das durch Intention zu einem groben Schwingen gesteigert wird; diese Abart erfordert eine besondere Beachtung. Allgemein kann man sagen, daß es eine gewisse Ähnlichkeit mit manchen hysterischen Zitterformen besitzt und da es auch bei anderen Intoxikationen in derselben Art und Weise auftritt, wollen wir es erst später im Zusammenhang besprechen.

Die Verhältnisse beim Alkohol, die wir so ziemlich am besten kennen, sind das Prototyp für viele andere Intoxikationen, und wir wollen daher wieder holen, daß wir hier drei Arten des Zitterns beobachtet haben: eine, die dem physiologischen, eine zweite, die dem zerebralen und eine dritte, die dem hysterischen Zittern nahestand; wir werden von einem einfachen, einem zerebralen und einem hysteriformen toxischen Zittern sprechen.

2. Bezüglich des Zitterns bei der Schwefelkohlenstoffvergiftung, das wir genau zu beobachten Gelegenheit hatten, läßt sich dasselbe anführen; nur daß die erste Form — der gesteigerte physiologische Tremor bei allgemeiner Schwäche des Organismus und speziell bei Erschlaffung der zentrifugal vermittelten Nervenfunktionen — sehr leicht in die dritte, dem hysterischen Zittern

nahestehende Form übergeht, während die zweite, unter den Symptomen einer akuten Reizung der grauen Gehirnrinde einhergehende Form nicht beobachtet wurde.

Bei den Vergiftungen mit Schwefelwasserstoff und Kohlenoxyd wurde während der in universellen Krämpfen gipfelnden prodromalen Erscheinungen ein — nicht näher studiertes — Zittern beobachtet, welches sich dem während der Prodrome der Krampfanfälle überhaupt beobachteten Zittern nähert, dessen Prototyp das vor dem epileptischen Anfall beobachtete Zittern darstellt. In den späteren Stadien der CO-Vergiftung beobachtet man auch einen dem hysterischen Zittern nahestehenden Tremor.

Beim Bromismus können wir eine Erschlaffung der Rindenfunktionen und daher eine Steigerung des physiologischen Zitterns voraussetzen. Nach Chloralhydrat drängt sich in dem beobachteten Falle eine Erschlaffung der Rindenfunktionen geradezu auf — es handelte sich überhaupt um Läsionen der Gehirnfunktionen —, aber über das Zittern selbst besitzen wir keine näheren Daten.

Nach Jod ist ein bestimmter Teil der beobachteten Zitterfälle sicher durch Hyperthyreoidismus bedingt; ob dies immer der Fall ist, läßt sich auf Grund der bisher erschienenen, spärlichen Kasuistik nicht entscheiden.

3. Beim Arsen weisen alle Umstände darauf hin, daß das Zittern mit den entstehenden Neuritiden und der daraus resultierenden Ermüdung und Erschlaffung der motorischen Apparate parallel läuft. Das Zittern ist also nur eine indirekte Folge der Arsenvergiftung.

Beim Quecksilber, über das wir wiederum reiche Erfahrungen besitzen, können wir alle drei beim alkoholischen Zittern aufgestellten Formen des Zitterns ganz deutlich ausgeprägt finden, wenn auch nicht so gesondert, wie beim Alkoholismus. Noch besser kann man das Zittern beim Quecksilber mit dem nach Schwefelkohlenstoff beobachteten Zittern vergleichen. Noch mehr als beim Schwefelkohlenstoff finden wir beim Hydrargyrismus die Neigung zur dritten, der Hysterie nahestehenden Form des Zitterns, und gerade beim Hydrargyrismus wurde diese Form am genauesten und vielleicht zum erstenmal verfolgt. Außerdem aber finden wir bei schweren Vergiftungen auch die zweite Form ganz deutlich ausgeprägt, die sich noch mit anderen Symptomen der Gehirnläsion, mit Schwindel und Krämpfen als häufigen Vorboten des Todes vermengt.

Bei der Bleivergiftung finden wir wiederum am häufigsten die erste Form des Zitterns: das gesteigerte physiologische Zittern, verbunden mit allgemeiner Schwäche oder bei beginnender Neuritis oder Lähmung, das auch bezüglich der Lokalisation den am meisten ergriffenen und geschwächten Stellen entspricht, analog wie bei Arsen- und bei manchen Quecksilbervergiftungen (bei Leuten, welche Einreibungen mit grauer Salbe an anderen Leuten bezw. an Tieren wiederholt vorzunehmen genötigt waren). Außerdem tritt bei der sogenannten Cerebropathia saturnina die zweite Form, die wir als zerebral bezeichnet haben, in den Vordergrund. Bei den übrigen Metallen ist das Zittern klinisch nicht so erforscht, daß man dasselbe in pathogenetischer Hinsicht näher analysieren könnte.

4. Nach Nikotin, Coffein und Thein überwiegt bei der chronischen Vergiftung die erste Form des Zitterns, der gesteigerte physiologische Tremor. Nach Coffein und Thein kann man eine Reizung des Nervenmuskelsystems

und der anisotropen Substanz annehmen, vielleicht auch nach Nikotin, obwohl bei diesem die Verhältnisse nicht bei allen Menschen gleich sein werden. Aber bei den akuten Vergiftungen ist das Zittern ein anderes, indem es in unregelmäßige Muskelkontraktionen übergeht, speziell bei der akuten Kaffeevergiftung und bei den experimentellen Vergiftungen mit Nikotin und Coffein, bei denen offenbar nahe Beziehungen des Zitterns zu den universellen Krämpfen bestehen und wo der Ursprung des Zitterns in einer bedeutenden Reizung der grauen Gehirnrinde zu suchen ist.

Beim Strychnin ist das übrigens wenig bekannte Zittern der Extremitäten sicher im innigen Zusammenhang mit den universellen Krämpfen.

Ähnliches gilt für die nach Curare beobachteten, dem Schüttelfrost analogen, unwillkürlichen Bewegungen.

Bei den akuten Vergiftungen mit Atropin und ähnlichen Substanzen wurde ein Zittern der zweiten Form beobachtet, das im großen und ganzen dem Zittern beim Delirium tremens ähnlich ist. In der Rekonvaleszenz besteht ein Tremor von der Art des adynamischen Zitterns.

Bei den übrigen Alkaloiden und Glykosiden ist die Form des Zitterns nicht genügend erforscht.

Dasselbe gilt für das Zittern nach Kopaiva und nach Kampfer.

Bei der Pilzvergiftung nähert sich das Zittern den Krampferscheinungen, was auch von den seltenen Beobachtungen beim Ergotismus gilt.

Bei der Pellagra sind die näheren Verhältnisse aus den bunten Beschreibungen nicht zu ermitteln; es scheint, daß eine schwere allgemeine Adynamie mit einer Veränderung in den Muskeln kombiniert ist, welche den körperlichen Zustand der Kranken mit dem beim sogenannten senilen Tremor beobachteten Zustand zu vergleichen gestattet, bei welchem dann eine genauere Analyse des Tremors versucht werden soll (Läsionen des Sarkoplasmas).

5. Nach Suprarenininjektionen und nach dem unmäßigen Genuß der Schilddrüsenpräparate beobachtet man einen Symptomenkomplex mit ausgesprochenem Zittern, der den Schluß gestattet, daß hier sowohl die zentrale Innervation erschlafft, als auch die anisotrope Substanz toxisch gereizt ist, welcher Einfluß auf die Muskulatur der Thyreoidea (Dissimilatorische Hormonfunktion, Biedl 105 und 106, erhöhte Dissimilation und gesteigerte Funktion — reizbare Schwäche), besonders aber den Nebennieren, dem Adrenalin, auf Grund der experimentellen Erfahrungen und auf Grund der nachgewiesenen Myasthenie ohne Tremor bei der Addisonschen Krankheit zugeschrieben wird.

Bei der Addisonschen Krankheit gehört das Zittern nicht in das klinische Bild; es ist aber interessant, daß es Boinet nach der Adrenalintherapie auftreten sah und namentlich dann, wenn sich die Krankheit bessert. Der Charakter der Addisonschen Myasthenie deutet darauf hin, daß hier die anisotrope Substanz mehr leidet als das Sarkoplasma (der Tetanus ist zwar glatt, aber die Muskeln werden bei der Funktion müde und schlaff) oder wenigstens sicher in hohem Grade neben der geringeren Erschlaffung des Sarkoplasmas; das Adrenalin reizt die anisotrope Substanz, steigert ihre Reizbarkeit und dann erst tritt das Adrenalinzittern auf. In ähnlicher Weise ist auch die Erbsche Myasthenie, bei der wir ebenfalls nur eine große Ermüdbarkeit der anisotropen Substanz neben einer eventuellen Ermüdbarkeit des Sarkoplasmas voraussetzen können (der Tetanus ist normal, aber die Kontraktionen können sich nicht wiederholen), nicht von einem Tremor der Hände begleitet.

Über den Einfluß der Epithelkörperchen auf das Zittern existieren keine Erfahrungen.

6. Das bisher vorliegende Material zur Beurteilung des Zitterns infolge Autointoxikation (bei Säuglingen und kleinen Kindern) ist noch ungenügend; nur soviel läßt sich anführen, daß das Zittern und die unwillkürlichen Bewegungen unter denselben Umständen beobachtet werden, unter denen die eklamptischen Anfälle und Fraisen aufzutreten pflegen, was wiederum auf eine Reizung des Gehirns und auf eine nahe Verwandtschaft mit den klonischen Krämpfen hindeutet.

Gesamturteil über das „toxische" Zittern.

Im allgemeinen kann man sagen, daß, insofern die näheren Umstände der „toxischen" Zitterformen bekannt sind, ihre äußeren Merkmale sich voneinander nicht in dem Grade unterscheiden, daß man das Wesen dieses Zitterns in den toxikologischen Eigentümlichkeiten der einzelnen Präparate suchen könnte. Wir haben gesehen, daß sich das toxische Zittern unter allgemeinen Umständen, die bei den verschiedenen Vergiftungen prinzipiell dieselben sind, in demselben Sinne ändert, und daß wir bei allen Vergiftungen folgende Arten des Zitterns unterscheiden können:

1. Das einfache Zittern, d. i. das gesteigerte physiologische Zittern. Dasselbe ist die Folge einer allgemeinen Schwäche, eines Verfalls, bei dem wir auch eine schlaffe Innervation der motorischen Ganglienzellen annehmen können (chronische Vergiftungen, oder Rekonvaleszenz nach akuten Vergiftungen mit Alkohol, Morphium, Äther, Absinth, Brom, Chloralhydrat); manchmal gesellt sich noch eine mehr oder weniger an der Peripherie sichtbare Läsion der motorischen Nerven (chronische Vergiftung mit Alkohol, Arsen, Quecksilber, Blei, Schwefelkohlenstoff, Pellagra?) hinzu; dieses Zittern ist besonders dort ausgeprägt, wo mit der allgemeinen Schwäche eine gesteigerte Erregbarkeit des Gehrins, der Vasomotoren, der anisotropen Substanz einhergeht (Thyreoidismus, Suprarenin, vielleicht auch Coffein, Thein und Nikotin?). Bei allen diesen drei Arten ist die klinische Form des Zitterns dieselbe: die Form des gesteigerten physiologischen Zitterns.

2. Das „zerebrale" Zittern, d. i. ein Zittern, welches durch unregelmäßige motorische Impulse für einzelne Muskeln und Muskelgruppen charakterisiert und noch mit anderen Erscheinungen der Gehirnreizung verbunden ist. Eigentlich handelt es sich hier um ein Gemisch der ersten Form des Zitterns mit unwillkürlichen Bewegungen, welche nicht unter den Begriff der Zitterbewegung subsummiert werden können, sondern sich den klonischen Krämpfen im weitesten Sinne des Wortes nähern (alkoholisches Delirium tremens, Cerebropathia saturnina acuta, Cerebropathia mercurialis acuta; akute Vergiftungen mit Schwefelkohlenstoff, Kohlenoxyd, Atropin, Autointoxikation bei Säuglingen u. a.; Vergiftungen mit Strychnin? Curare? Pilzen? Ergotin?)

3. Das hysteriforme Zittern, d. i. ein grobes, großes Zittern, das sich bei der Intention zu einem groben Schwingen der ganzen Extremitäten oder gar des ganzen Körpers verstärkt und mit den gewöhnlich bei Hysterie beobachteten Symptomen einhergeht. (Wirkung äußerer Einflüsse auf seine Intensität,

therapeutische Erfolge, Sensibilitätsstörungen, psychischer Zustand.) Am bekanntesten ist diese Form des Zitterns bei der Quecksilbervergiftung, sie kommt aber auch bei der Vergiftung mit Schwefelkohlenstoff, Alkohol, Kohlenoxyd vor. Ich vermute nun, daß man auch bei den anderen Vergiftungen dieselbe Erscheinung beobachten könnte, wenn nur in jedem Falle von chronischer Vergiftung genügend darauf geachtet würde.

Die Arbeiten von Charcot, Dutil und namentlich von Letulle haben diese Frage bei der chronischen Quecksilbervergiftung scheinbar dahin entschieden, daß es sich um einen hysterischen Tremor handelt, bis Guillain und Laroche die ganze Frage von neuem aufrollten und den Beweis zu führen suchten, daß es sich um ein Zittern zerebralen Ursprungs infolge von organischen Veränderungen des Zentralnervensystems handle.

Unser Fall von Quecksilbervergiftung (im ersten Stadium der Krankheit von Syllaba beschrieben) ist ein Beispiel dafür, wie schwer unter Umständen die Entscheidung sein kann; denn wir haben in diesem Falle eine Reihe von Störungen vor uns, die sich schwer durch Hysterie erklären lassen, da keine sog. hysterischen Stigmata vorliegen; wir haben aber auch keine sicheren Symptome für eine organische Erkrankung des Gehirns, und das klinische Bild des Zitterns führt uns, wie wir auch aus den entsprechenden Kurven ersehen, am ehesten zu einem Vergleich mit dem hysterischen Zittern. Die Fälle, welche Proust und Charcot (Schurmacher) anführen und die sieben Fälle, welche Letulles Schüler Mugnerot beschrieb, müssen wir als hysterisch auffassen.

Bei der Kohlenoxydvergiftung ist der Fall Beckers, den wir ausführlich beschrieben haben, ebenfalls unsicher, denn er erinnert in gleicher Weise an die Herdsklerose wie an die Hysterie, ohne hysterische Stigmata oder sklerotische Symptome aufzuweisen; trotzdem aber deuten unwillkürliche Bewegungen der Hand „wie beim Klavierspiel" darauf hin, daß eine hysterische Komponente nicht in Abrede zu stellen ist.

Dagegen sind unsere Fälle von Schwefelkohlenstoffvergiftung schon eindeutiger: bei beiden überwiegen im ersten Krankheitsstadium organische und unstreitig toxische Symptome, speziell die Symptome einer peripheren Neuritis an den Extremitäten; dazu kommen funktionelle Symptome und zwar manchettenförmig lokalisierte Sensibilitätsstörungen, eine hochgradig gesteigerte vasomotorische Erregbarkeit, eine gesteigerte mechanische Muskelerregbarkeit. Nach einer langen Reihe von Wochen treten die organischen Störungen in den Hintergrund, die herabgesetzten Sehnenreflexe steigern sich, endlich entsteht ein Zittern, das sich durch Intention zu einem unregelmäßigen Schwingen steigert, und ein Symptomenkomplex, der im ersten Fall dem Fürstner-Nonneschen Syndrom ganz analog ist. Dies findet zu einer Zeit statt, da die Kranken schon längst nicht mehr dem schädlichen Einfluß des Schwefelkohlenstoffs ausgesetzt sind, sich aber inmitten der Entschädigungsprozesse befinden. Es fehlt uns leider das therapeutische Resultat, ähnlich wie im Falle Letulles, um ein sicheres Urteil abgeben zu können, aber trotzdem glaube ich, daß kein Zweifel darüber bestehen dürfte, daß diese Form des Zitterns psychischen und keineswegs organischen Ursprungs ist.

Unsere Fälle von Alkoholvergiftung III., IV., VI. und namentlich der Fall VII sind aus einem doppelten Grunde wichtig. Erstens sind sie ein Beweis dafür, daß auch beim chronischen Alkoholismus ein ähnliches klinisches Bild vorkommt, wie bei der Quecksilber- und Schwefelkohlenstoffvergiftung, eine Tatsache, die ich noch nirgends verzeichnet fand. Sie können daher die sehr wahrscheinliche Hypothese stützen, die wir an die Spitze dieses Absatzes gestellt haben, daß nämlich das hysteriforme Zittern eine Allgemeinerscheinung bei chronischen Vergiftungen bildet. Zweitens sind sie von Wichtigkeit für einen Vergleich mit unseren Fällen von Schwefelkohlenstoffvergiftung. Bei allen Fällen (IV., VI., VII. — vom II. fehlt die Krankheitsgeschichte) handelte es sich um ein subakutes, alkoholisches Delirium, bei allen waren leichte Neuritiden vorhanden, aber bei allen waren die Sehnenreflexe gesteigert. Es kombinierte sich also bei unseren Alkoholikern wie bei den beiden mit Schwefelkohlenstoff Vergifteten jene eigentümliche Zitterform mit einer leichten Entzündung der peripheren Nerven. Bei dem typischen Fall (VII.) störte das Zittern beim Gehen und die bei Intention eintretende Verstärkung des Zitterns zu einem groben Schwingen der Extremitäten ähnelte keiner einzigen bei organischen Störungen des Zentralnervensystems vorkommenden Zitterform — stimmte aber auffällig mit dem hysterischen, besonders mit dem nach Unfällen häufig beobachteten Zittern überein.

Ich glaube daher, daß das sogenannte hysteriforme Zittern bei chronischen Vergiftungen psychischen, „pithiatischen" (im Sinne Babinskis) Ursprungs ist und daß das Gefühl von Schwäche der Extremitäten infolge der Neuritis und das Gefühl der allgemeinen Erschlaffung — sei sie nun direkt toxisch (Ernährungsstörungen) oder psychogen (Furcht vor dauerndem Siechtum, Begehrungsvorstellungen) bedingt — die Hauptursachen desselben bilden.

Ich will nicht der Anschauung beistimmen, daß die chronischen Quecksilber- oder Schwefelkohlenstoffvergiftungen überhaupt nur Neurosen seien, sondern halte es für erwiesen, daß sich in dem bunten klinischen Bilde dieser Vergiftungen Symptome organischer Störungen mit funktionellen, psychogenen Symptomen vermischen.

Ich behaupte nicht einmal, daß alle die eigenartigen Formen des Zitterns bei diesen chronischen Vergiftungen funktionellen Ursprungs seien, sondern ich lege im Gegenteil großes Gewicht darauf, daß bei diesen Vergiftungen außer dem einfachen und hysteriformen Zittern noch eine komplizierte Zitterform organischen Ursprungs vorkommt, die ich mit dem Attribut „zerebral" bezeichnet habe.

VI. Das Zittern bei der VI. Gruppe.

Die Pathogenese dieser Zitterformen ergibt sich aus den im beschreibenden Teile geschilderten Verhältnissen.

VII. Die Neurosen.

Das Zittern bei der einfachen Nervosität, bei Neurasthenie und Psychasthenie ist im großen und ganzen eine Begleiterscheinung der beiden eben besprochenen Zustände — des adynamischen und des erethischen.

Wir haben gesehen, daß sowohl die Adynamie als auch der Erethismus von Zittern begleitet ist. Bei beiden Zuständen steigert sich das physiologische Zittern. Bei den adynamischen Zuständen ist es geringer, beim Erethismus stärker.

Bei der Psychasthenie nimmt es häufig gewisse Eigenschaften des hysterischen Zitterns an.

Bei der Epilepsie treten noch ein Tremor im Beginne und am Ende der klonischen und tonischen Krämpfe und die sogenannten Zitteräquivalente hinzu; unter allen diesen Umständen handelt es sich um jene Form des Zitterns, die den Vorläufer und den Übergang zum klonischen Muskelkrampf darstellt und sich von dem eigentlichen Wesen des Zitterns entfernt.

Bei den Psychosen gibt es, wie wir gesehen haben, keine besonderen Zitterformen und ihre Erklärung fällt mit der Erklärung des emotiven, adynamischen und zerebralen Zitterns zusammen.

Anders verhält es sich bei der Hysterie. Hier sehen wir außer dem gesteigerten physiologischen Zittern — das der Nervosität überhaupt gemeinsam ist — prägnante Syndrome, die teils dem bei organischen Krankheiten beobachteten ähnlich sind (Imitation der Parkinsonschen Krankheit, der zerebrospinalen Sklerose), teils, weil sie individuell verfärbt und in jedem einzelnen Fall ein wenig verschieden sind, einen gewissen klinischen Typus und ein bizarres Verhalten an den Tag legen.

Alle die bizarren, von uns beobachteten — oben bei der Besprechung der Hysterie beschriebenen — Zitterformen haben die gemeinsame Eigenschaft, daß sie sehr leicht simuliert, künstlich hervorgebracht und daher auch imitiert, durch Antosuggestion erzeugt werden können. Alle lassen sich aber auch durch banale Suggestivmittel beseitigen. (Vergleiche unsere Erfahrungen über Simulation.)

Die auffallendste Form: das Intentionsschwingen der, sei es durch einen Unfall betroffenen, sei es von einer scheinbar unwillkürlichen Lähmung oder Kontraktur ergriffenen Extremität, also einer Extremität, auf welche die Aufmerksamkeit des Kranken eben wegen ihrer Unzulänglichkeit gerichtet ist, läßt sich durch eben diesen psychischen Zustand des Kranken erklären. Die Vorstellung des Zitterns ist im Geiste eines jeden Menschen mit der Vorstellung der Schwäche verbunden („er zittert vor Schwäche"), daher das häufige Zittern eines solchen Gliedes in der Ruhe und bei statischer Innervation. Bei der Bewegung muß die Unvollkommenheit der Extremität natürlich durch einen noch stärkeren Tremor hervortreten, der nicht etwa simuliert, sondern durch ein halb unwillkürliches Urteil des Kranken postuliert und durch Autosuggestion hervorgerufen ist. Wenn wir genau zusehen, wie der hysterische Patient die Bewegung mit dem ergriffenen Gliede ausführt, fällt es sofort auf, daß er die Muskeln anders innerviert, als der gesunde Mensch: bei größerer Kraftanstrengung erzielt er nur einen kleinen lokomotorischen Effekt; bei der Innervation der Agonisten tritt keine Erschlaffung der Antagonisten ein, sondern im Gegenteil eine starke Anspannung der Antagonisten, die nicht selten stärker ist als die Anspannung der Agonisten; die ganze Extremität ist schon bei einem geringen lokomotorischen Effekt ungeheuer gespannt; daher hat bei der intendierten Bewegung das Zittern, sobald es durch Autosuggestion entstanden ist, einen so vehementen Charakter, eine so ungeheuere Intensität und so große Amplituden. Es handelt sich nicht um eine Störung der Innervation der Agonisten, wie beim physiologischen Zittern, sondern um eine unwillkürliche Schüttelbewegung, die abwechselnd in den maximal gespannten und gleichzeitig innervierten Agonisten und Antagonisten vor sich geht. Daher wird auch der Kranke durch dieses hysterische Intentionszittern so sehr erschöpft und ermüdet.

Daher ist auch gerade dieses hysterische Intentionszittern am meisten ausgeprägt nach Traumen, wo die Autosuggestion von der Unzulänglichkeit der ergriffenen Extremität am größten ist und wo der Kranke, wenn er gerichtliche Ansprüche erhebt und wenn er ein ehrenhafter und dabei hysterischer Mann ist, mit größter Furcht und Angst wegen der eventuellen Entscheidung gerade dieses objektiv sichtbare Symptom seiner Krankheit ängstlich pflegt und dadurch seine Autosuggestion noch mehr befestigt.

Das, was bei einem jeden Menschen hier und da deutlich vorhanden sein kann: das Zittern der auf die Fußspitze gestützten Unterextremität, das Zittern der Hand bei statischer Innervation, ist bei hysterischen Personen vergrößert, durch Nachahmung deutlich gemacht; statt des physiologischen Zitterns der Agonisten entsteht eine Wechselbewegung der Agonisten und Antagonisten, die durch die einmal entstandene Autosuggestion genährt, vergrößert und durch die klinische Prüfung, Registrierung und Beschreibung stabilisiert wird.

Die klinische Beobachtung aller hysterischen Zitterformen hat mich stets am meisten in der Ansicht bestärkt, daß die Anschauungen Babinskis über das Wesen der hysterischen Symptome richtig und zutreffend sind. In dieser Ansicht wurde ich besonders durch die stereotype Wiederholung ein und desselben Bildes bei Personen derselben Kategorie, z. B. bei Arbeitern, die von der Arbeiterversicherungsanstalt unserer Klinik zwecks Abgabe eines Gutachtens zugewiesen wurden, bestärkt.

Mit dieser Erklärung stimmt die Tatsache gut überein, daß wir bei diesem Zittern jene Bewegungen beobachteten, die am leichtesten und mit der geringsten Anstrengung auszuführen sind: Flexion und Extension im Ellbogengelenk, Pronation und Supination des Vorderarms, seltener, aber noch immer häufig, Flexion und Extension im Handgelenk, aber keineswegs jene, die künstlich schwer nachzuahmen sind, wie z. B. der individuelle Tremor der Finger, die Bewegungen des Oberarms.

Mit dieser Erklärung stimmt ferner auch die Erfahrung überein, daß bei Hysterischen und ganz besonders bei traumatischen Hysterien das Zittern in der Ordination des Arztes am größten ist; daß man bei sorgfältiger und unauffälliger Beobachtung des Kranken konstatieren kann, daß dieser bei denselben Bewegungen überhaupt nicht zittert; daß ein solcher Patient bei derselben Bewegung mehr zittert, wenn er sie ad demonstrandum vollführt, als wenn er sie zu einem banalen Zwecke ausführt, z. B. daß er bei jeder Bewegung der Hand und der Füße ungeheuer zittert, aber nach vollendeter Untersuchung die Beinkleider im Stehen anzieht, ohne zu zittern usw.

Aus demselben Grunde ist die Unterscheidung des hysterischen Zitterns von dem simulierten so schwer. Ich beurteile alle oft mit großem Scharfsinn erdachten Methoden zur Entlarvung der Simulation (Fuchs, Erben u. a.) sehr skeptisch. Unterschiede lassen sich nur zwischen dem organischen und dem simulierten Zittern konstatieren, z. B. zwischen Simulation und Herdsklerose, aber keineswegs zwischen Simulation und Hysterie, denn das hysterische Zittern ist nichts anderes als eine absichtliche Bewegung und der Unterschied zwischen dieser und der einfachen Simulation ist nur ein moralischer, aber kein pathogenetischer. Das hysterische Zittern ist eine unwillkürliche, durch Autosuggestion hervorgerufene, durch Furcht und Ängstlichkeit genährte Simulation, während die einfache Simulation nur durch die gemeine Sucht zu täuschen oder Vorteile zu gewinnen geleitet wird.

VIII. A. Basedowsche Krankheit.

Die Pathogenese des Zitterns bei dieser Krankheit fällt zusammen mit der Pathogenese des toxischen Zitterns nach Schilddrüsen- und Nebennierenpräparaten. Es handelt sich um einen gesteigerten physiologischen Tremor infolge Erschlaffung der zentralen Innervation und toxischer Erregung der anisotropen Substanz, verbunden mit einer gesteigerten Dissimilation in der Muskulatur (Dissimilatorische Hormon-Tätigkeit, Biedl, S. 105 u. 106). Jeder Muskel, der bei dem Kranken eine Arbeit auszuführen hat, oszilliert auffallend. Der Kranke kann durch Anspannung des Willens (Verstärkung der Intensität der zentralen Innervation) das Zittern für einen Moment mäßigen; deswegen malt er beim Schreiben die einzelnen Buchstaben in raschen Zügen oder schreibt er jeden Teil des Buchstabens isoliert, er vermeidet längere Linien und daher zeigt sich das Zittern nicht so deutlich an der gewöhnlichen Schrift wie beim Zeichnen großer Drucktypen und langer Linien.

Wie bei anderen toxischen Zitterformen mischen sich auch hier im Zustande einer stärkeren Erregung dem gewöhnlichen Zittern unregelmäßige, choreatische und andere Bewegungen bei.

VIII. B. Parkinsonsche Krankheit.

Bei der Parkinsonschen Krankheit ist das Zittern ein sehr typisches und sehr regelmäßiges, man könnte sagen, monoton regelmäßiges Symptom. Aber die Erklärung dieses Zitterns ist meiner Ansicht nach das schwierigste Kapitel in der Pathogenese des Zitterns. Nach einem genauen Studium kam ich zu dem Schlusse, daß die Pathogenese dieses Zitterns nicht anders als im Rahmen der Pathogenese der ganzen Krankheit gelöst werden kann, weshalb eine diesbezügliche Abschweifung von dem eigentlichen Thema unvermeidlich und eine Besprechung der Pathogenese der Parkinsonschen Krankheit überhaupt unbedingt notwendig ist.

Wesen der Parkinsonschen Krankheit.

Es ist ungemein schwer, sich eine einheitliche Vorstellung über den Ursprung dieser Krankheit zu machen.

Es wurden bereits alle möglichen Hypothesen aufgestellt: sie sei eine Neurose ohne anatomische Veränderungen, eine herdförmige Gehirnkrankheit, eine zerebrospinale Erkrankung, eine Muskelerkrankung, eine endogene Intoxikation, beginnend von einer unbestimmten Autointoxikation bis zu den endokrinen (von den Drüsen mit innerer Sekretion ausgehenden) Intoxikationen und schließlich eine exogene, der rheumatischen Infektion verwandte Intoxikation.

Für eine jede dieser Theorien lassen sich Gründe anführen, aber auch Einwendungen gegen dieselben erheben.

Bis jetzt hat niemand versucht, eine einheitliche Theorie aufzustellen, durch welche sich die verschiedenen Symptome dieser Krankheit, speziell die Rigidität, das Zittern, der progressive Charakter und die Unheilbarkeit gleichzeitig erklären ließen.

I.

Am schwächsten ist die Hypothese, daß es sich um eine Neurose des motorischen Systems handelt. Sie ist einfach der Ausdruck für die Erfahrung, daß wir bei der Autopsie manchmal keinen Befund am zentralen Nervensystem erheben können und daß im Krankheitsbilde die motorischen Störungen überwiegen. Wenn wir jedoch erwägen, daß auch die sensitiven Organe leiden, besonders in den Anfangsstadien, und daß ziemlich oft auch objektive sensitive Läsionen gefunden wurden, werden wir die Bezeichnung: motorische Neurose fallen lassen. Die Neurose selbst ist kein pathogenetischer Begriff, so daß wir uns mit diesem bloßen Namen nicht weiter beschäftigen müssen.

II.

Die meisten Forscher und auch jene der jüngsten Zeit gelangen zu dem Schlusse, die Parkinsonsche Krankheit sei eine zerebrospinale Herderkrankung, deren Lokalisation sich auf die graue Substanz und die mesenzephalischen Bahnen, auf den Thalamus, den Locus niger, das Corpus Luysii, den Nucleus ruber und die Kleinhirnbahnen im Gehirn und im verlängerten Marke konzentriere.

Diese Hypothese basiert auf keinem regelmäßigen anatomischen Befund und stützt sich daher auf indirekte Beweise. (Eine schöne Sammlung der anatomischen Befunde siehe bei Castéran 1909, Mendel 1911.)

1. Die Symptome beginnen oft auf einer Körperhälfte, bleiben lange auf diese beschränkt und breiten sich über die Extremitäten in ähnlicher Weise aus wie die Jacksonsche Epilepsie.
2. Die Krankheit geht mit zahlreichen zerebralen Herderscheinungen einher.
3. Die Krankheit ist mit erhöhtem Muskeltonus und gesteigerten Reflexen verbunden.
4. Sie ist manchen Syndromen bei den sog. „lacunaires“ ähnlich.
5. Sie zeigt Symptome wie nach manchen Kleinhirnreizungen.
6. Sie beginnt manchmal nach einer deutlichen Gehirnapoplexie.
7. Sie beginnt manchmal sehr bald nach einem psychischen Trauma.
8. Das Zittern verschwindet im Schlafe.
9. Die Symptome steigern sich im Affekt.
10 Sie geht, wie andere zerebrospinale organische Erkrankungen, mit thermischen und trophischen Erscheinungen einher.
11 Sie besitzt psychische Komplikationen.

Wir wollen uns mit diesen Beweisen etwas näher beschäftigen.

Ad 1. Aus der Übersicht unserer Fälle, soweit diesbezügliche anamnestische Angaben nicht fehlen, geht folgendes hervor.

Die Symptome (speziell das Zittern) begannen bei 24 Fällen:

an der rechten oberen Extremität . . . . 7 mal
an der linken oberen Extremität . . . . 4 „

an den linken Extremitäten 2mal
an allen vier Extremitäten . . . . 3 „
an den beiden oberen Extremitäten . . . . 3 „
an den beiden unteren Extremitäten . . . . 3 „
an der rechten unteren Extremität . . . . 1 „
an der linken unteren Extremität . . . . 1 „

also unter 24 Fällen 13mal monoplegisch, 6mal paraplegisch, 2mal hemiplegisch und 3mal quadraplegisch.

In keinem einzigen Falle blieb der monoplegische oder hemiplegische Charakter dauernd bestehen, sondern das Zittern ging stets auf die übrigen Extremitäten über. Unter den 13 Fällen mit monoplegischem Beginn entwickelte sich nur einmal eine dauernde hemiplegische Form, dagegen 3mal die paraplegische der oberen Extremitäten (in einem Falle verschonte sie 19 Jahre die unteren Extremitäten). In den übrigen Fällen waren 3—4 Extremitäten ergriffen und da schritt das Zittern nur viermal entsprechend der anatomischen Nachbarschaft der motorischen Zentren oder analog der Jacksonschen Epilepsie vor.

Das Zittern begann, insofern es nicht die obere und untere Extremität oder alle vier Extremitäten gleichzeitig ergriff, an den oberen Extremitäten 14mal, an den unteren 5mal.

Einer unserer Patienten (B. Fr. Nr. 2), der mit Unterbrechungen sechs Jahre in unserer Behandlung stand und totale Intermissionen seiner Krankheit zeigte, hatte anfangs eine paraplegische Lokalisation an den Beinen (nachdem er im Dezember ins Wasser gefallen war), sodann eine vorwiegend rechtsseitige hemiplegische, später eine quadraplegische, dann wiederum eine rechtsseitige hemiplegische, dann neuerdings eine reine paraplegische der unteren Extremitäten und schließlich eine monoplegische Lokalisation an der rechten unteren Extremität.

Aus diesen Ziffern ist zu ersehen, daß die Symptome und speziell das Zittern unstreitig häufig und zwar mindestens in der Hälfte der Fälle monoplegisch, dagegen selten hemiplegisch (zusammen in $^5/_8$ der Fälle) beginnen. Dieses Faktum, durch welches sich die Parkinsonsche Krankheit von allen anderen nicht zerebralen Zitterformen unterscheidet, könnte auf einen Zusammenhang mit Veränderungen des zentralen Nervensystems hindeuten.

Doch erfolgt die Ausbreitung der Krankheit absolut nicht in der bei zerebralen Affektionen üblichen Weise.

Gegenüber den auffallenden Fällen, in denen das monoplegische Zittern selbst mehrere Jahre isoliert blieb, verfügen wir über einen Fall, in welchem das Zittern von einer oberen Extremität auf die andere überging und auf diese 19 Jahre beschränkt blieb, ohne die unteren Extremitäten zu ergreifen.

Wenn wir uns einen solchen Fall vor Augen halten und auch den Umstand erwägen, daß die Symptome überhaupt an den oberen Extremitäten dreimal so häufig beginnen als an den unteren, ohne daß sich die hemiplegische Form entwickeln würde, kommen wir zu der Erkenntnis, daß die Symptome den bei zerebralen Affektionen gewohnten Gesetzen überhaupt nicht folgen; wir müssen daher andere Möglichkeiten für die Erklärung des monoplegischen Beginns an den oberen Extremitäten suchen.

(Auch bei der Basedowschen Krankheit sah Maude einseitiges Zittern bei einseitiger Struma.)

Ad 2. Die Krankheit geht mit zahlreichen zerebralen Herderscheinungen einher. Dieses Faktum ist unbestreitbar. Es handelt sich da gewöhnlich um geringe Veränderungen und um Herde von geringfügigen Dimensionen, wie man sie bei degenerativen Veränderungen der Hirngefäße zu sehen gewöhnt ist: Paresen der Augenmuskeln, Parese des einen Gesichtsnerven, Atrophie der Zunge und bulbäre Symptome überhaupt, einzelne Muskelatrophien, Babinskisches Symptom, Fußklonus, Nystagmus, Intentionszittern, Argyll-Robertsonsche Pupillen.

Diese Störungen sind ziemlich häufige Erscheinungen, wenn wir auf Grund der Literatur urteilen; sie finden sich ziemlich häufig verzeichnet; wenn wir aber die Häufigkeit der Parkinsonschen Krankheit berücksichtigen, ist die Zahl dieser positiven anatomischen Befunde doch nicht groß genug, um darauf eine einheitliche Pathogenese gründen zu können. Souques, der einen Fall mit bulbären Symptomen publizierte, zitiert Bruns, der in 4 von 74 Fällen bulbäre Symptome gefunden haben soll. Diese Zahl sagt dasselbe, was unsere Erfahrungen lehren: denn wir fanden nur ein einziges Mal Atrophie der Zunge, einmal eine vorübergehende Lähmung eines Augenmuskels, einmal vollständige Pupillenstarre und senile Demenz, einmal Epilepsia tarda, einmal verdächtige Schwindelanfälle und Chorioretinitis — unter 26 Fällen, von denen wir Krankheitsgeschichten besaßen. Außerdem sahen wir einmal Tabes dorsalis und einmal eine Parese im Bereiche beider Peronei.

Diese Mannigfaltigkeit deutet darauf hin, daß es sich um Kombinationen, keineswegs um Symptonme der Grundkrankheit handelt. Es kommt ihnen dieselbe Bedeutung zu wie den mannigfaltigen anatomischen Befunden. Wir können höchstens annehmen, daß das Zentralnervensystem bei der Parkinsonschen Krankheit infolge der gleichzeitigen degenerativen Prozesse in den Gefäßen sehr häufig in Mitleidenschaft gezogen ist.

Aber diese Fälle beweisen ebensowenig wie die anatomischen Befunde, daß die Parkinsonsche Krankheit eine Folge degenerativer Gehirnveränderungen ist.

Ad 3. Die Parkinsonsche Krankheit ist mit erhöhtem Muskeltonus und gesteigerten Reflexen verbunden.

Die Ähnlichkeit der Rigidität mit der hemiplegischen Kontraktur ist nur eine oberflächliche; schon Charcot hat auf einen kardinalen Unterschied hingewiesen: der Kranke mit Parkinsonscher Krankheit bewegt mit der starren Extremität, der Hemiplegiker aber nicht. Blocq reihte sie in seiner These unter die sogenannten Pseudokontrakturen ein, obwohl er es nicht bezweifelt, daß die Krankheit ihren Ursprung im Zentralnervensystem nimmt.

Es gibt aber mehrere Unterschiede. Die Rigidität besteht auch im Ruhezustand, sie wird durch passive Bewegungen, durch Erschütterungen eher geringer und ihre Lokalisation ist von der bei Hemiplegie verschieden; die Patellar-, Achillessehnen- und Plantarreflexe weisen nicht auf eine Läsion der Pyramidenbahnen hin; die aktive Beweglichkeit ist ganz verschieden: der Hemiplegiker hebt seine Extremität, wie wenn sie mit einem schweren Gewicht belastet wäre, rasch, aber schwer; der Patient mit Parkinsonscher Krankheit aber so, wie wenn er nicht wüßte, wie anzufassen, wie wenn er die Hand nicht in seiner Gewalt hätte, langsam, aber dann leicht — oder überhaupt leicht. Bei den spastischen Formen der zentralen Läsionen ist die reflektorische Erregbarkeit der

Muskeln erhöht und diese antworten mit einem universellen Spasmus auf einen jeden Reiz — auf einen peripheren wie auf einen zentralen — wobei eine gewisse Ähnlichkeit mit der Tätigkeit der Muskulatur beim Tetanus, bei der Strychninvergiftung (Paraplegia spastica) besteht, doch können die Muskeln im Zustande der vollkommenen Ruhe vollständig erschlaffen, während sie bei der Parkinsonschen Krankheit im Zustande der vollkommenen Ruhe am meisten rigid werden. Der Hemiplegiker und der Spastiker fühlen sich im Bette am wohlsten und bei aktiven Bewegungen am schlechtesten; dem mit Parkinsonscher Krankheit behafteten Patienten ist am schlechtesten bei Nacht, wenn er im Bette liegt, und am besten bei Bewegungen. Bei den spastischen Paresen verschwinden die Spasmen nach Durchschneidung der Hinterstränge, während bei der mit Tabes dorsalis kombinierten Parkinsonschen Krankheit die Rigidität und das typische Zittern fortbestehen. Die Parkinsonsche Rigidität ist von einem merkwürdigen Zittern begleitet, das in die Symptomatologie der spastischen Zustände absolut nicht gehört; die seltenen Fälle, bei denen es beschrieben wurde, bestätigen diese Regel und müssen anders erklärt werden: entweder durch Kombination oder durch eine nur oberflächliche Ähnlichkeit der Athetose, der klonischen Krämpfen u. dergl.

Bei den spastischen Zuständen deutet alles darauf hin, daß das normale innervatorische Zusammenspiel (tonische zerebellare Innervation — inhibitorische zerebrale Innervation) gestört ist, während bei der Parkinsonschen Krankheit alles darauf hindeutet, daß der periphere Apparat unabhängig von den Zentren verändert ist: bei der Parkinsonschen Krankheit fehlen die Symptome des erhöhten Muskeltonus infolge zentraler Reize. (Spasmen bei Bewegungen, bei Reflexreizung.)

Wir werden später sehen, ob man die Parkinsonsche Rigidität auf eine andere Weise — ohne Beteiligung des zentralen Nervensystems — erklären kann. Soviel muß aber schon hier gesagt werden, daß die Rigidität nicht als ein sicherer Beweis für den zerebrospinalen Ursprung der Schüttellähmung aufgefaßt werden darf.

Die Mehrzahl der angegebenen Unterschiede gilt auch für jene besondere Form des erhöhten Muskeltonus, welche Bechtěrew bei seinen Fällen von sogenannter „Hemitonia apoplectica“ beobachtet hat, nur daß, obwohl an dem zerebralen Ursprung der Affektion kein Zweifel besteht, die gesteigerten Patellarreflexe, der Fußklonus und der Babinskische Reflex ebenfalls fehlen. Im übrigen steigert sich der Spasmus auch hier bei Bewegungen oder er wird wenigstens nicht kleiner, wodurch die aktive Beweglichkeit sehr leidet und die Qualen vermehrt werden.

Ad 4. Ein ähnliches klinisches Bild besitzen manche organische Gehirnsyndrome: die Pseudobulbärparalyse, die progressive Hemiplegie, lakunäre Veränderungen im Gehirn (état criblé) (Brissaud), manche Fälle von Benediktschem Syndrom (Blocq und Marinesco). Am wichtigsten sind die multiplen lakunären Gehirnveränderungen, die ein der Parkinsonschen Krankheit und zwar der Paralysis agitans sine agitatione sehr ähnliches Krankheitsbild hervorrufen können: d. h. sie können beiderseitige spastische Symptome hervorrufen, so daß der ganze Körper in die Kontrakturen wie eingebunden, eingelötet (soudé), die Mimik unbeweglich ist; hierbei muß das Babinskische Symptom nicht vorhanden sein. In dieser Weise sind die Symptome selten entwickelt; aber ich selbst habe zwei Fälle beobachtet, über deren einen ich mir bis heute nicht klar bin, ob es sich um einen Parkinson ohne Zittern oder um ein état criblé handelt, weil ich ihn nicht hinreichend genau beobachten konnte.

Hier gilt dasselbe, was wir von den zerebrospinalen spastischen Zuständen gesagt haben: es handelt sich um Spasmen, keineswegs um Rigidität; der Patient hat die Tendenz zur Ruhe, höchstens will er die Lage wechseln; er hat nicht das Gefühl der Hitze; er verfällt in demente Störungen; er zeigt kein typisches Zittern, sondern im Gegenteil eine Tendenz zum Intentionszittern.

Die progressive Hemiplegie infolge seniler Enzephalomalazia ist der Parkinsonschen Rigidität noch seltener ähnlich (starre Mimik usw.).

Wenn also kleine Gehirnerweichungen in seltenen Fällen ein der Parkinsonschen Krankheit ähnliches Bild hervorrufen können, handelt es sich hier nur um eine Ähnlichkeit der Rigidität mit dem spastischen Zustande, aber keineswegs um eine Ähnlichkeit des ganzen klinischen Bildes, besonders aber nicht um einen typischen Tremor.

Ad 5. Manche Läsionen der subkortikalen Zentren und des Kleinhirns verursachen Symptome, die auch bei der Parkinsonschen Krankheit vorkommen. Es handelt sich hier um eine Hemmung bei Bewegungen, um eine Läsion gewisser automatischer Bewegungen (Ausdrucksbewegungen, Gemeinschaftsbewegungen — Zingerle), um ein Mißverhältnis zwischen grober Muskelkraft bei Bewegungen einerseits und statischer Innervation, Resistenz, andererseits (Dyleff, Egger).

Hier muß bemerkt werden, daß deutliche zerebellare oder thalamische Symptome bei der Parkinsonschen Krankheit selten vorkommen; die Ähnlichkeit mancher Symptome (Mimik, Pulserscheinungen) ist nur eine scheinbare und läßt sich durch die Rigiditäten leicht erklären; auch jene Eigentümlichkeiten der Muskeltätigkeit, welche Egger und namentlich Dyleff studiert haben, deuten vielmehr auf einen abnormen Zustand der Muskeln selbst ohne Rücksicht auf die Zentren als auf zerebellare Veränderungen hin.

Daß sich die Parkinsonsche Krankheit mit Veränderungen des Kleinhirns und des Thalamus komplizieren kann, hat dieselbe Bedeutung wie alle übrigen zerebralen Komplikationen.

Ad 6. Die Schüttellähmung beginnt manchmal nach einem deutlichen apoplektischen oder apoplektiformen Anfall.

Dieses Faktum ist gar zu selten, als daß man aus demselben einen allgemeinen Schluß auf den zerebralen Ursprung der Parkinsonschen Krankheit ziehen könnte (unter unseren 26 Fällen kam es nur ein einziges Mal vor); seine Bedeutung kompliziert sich durch das Faktum, daß die Schüttellähmung, namentlich das Zittern, nach einem Iktus aufhören kann.

Nichtsdestoweniger ist dieses Faktum bedeutungsvoll und muß bei einer jeden Erklärung dieser Krankheit berücksichtigt werden, ebenso wie der monoplegische und der hemiplegische Beginn.

Ad 7. Die Krankheit entwickelt sich manchmal sehr schnell nach einem psychischen Trauma: derartiger Fälle kennt man mehrere und sie sind sehr auffallend: so z. B. Charcots Verurteilter der Kommune oder Brissauds Fall, bei welchem 48 Stunden nach einem großen Schrecken das komplette Bild der Parkinsonschen Krankheit entwickelt war.

Ein solcher Beginn ist aber kein Beweis für einen zerebralen Ursprung der Krankheit. Ebenso beginnt oft die Basedowsche Krankheit und ebenso kennt man viele Fälle, wo in ganz jungen Jahren, im 21., 22., 30. Lebensjahre, nach einem psychischen Trauma, plötzlich Menopause eintrat (Fiebag, Inaug.-Diss. Breslau 1911), also Syndrome, die ihren Ursprung sicher nicht in einer anatomischen Veränderung des Gehirns haben.

Ad 8. Das Zittern verschwindet im Schlafe. Dieser Umstand beweist ebenfalls nichts, sondern deutet nur darauf hin, daß die Gehirnrinde in irgend einer Beziehung zum Zittern steht. Aber die Krankheit verschwindet nicht im Schlafe, die Rigidität z. B. besteht auch im Schlafe fort.

Ad 9. Der irritierende Einfluß des Affektes auf die Symptome der Schüttellähmung ist ebenfalls ein allgemeines Symptom von Krankheiten, bei denen das Nervensystem mitbeteiligt ist, ohne die Krankheit hervorzurufen (Basedow).

Ad 10. Thermische Symptome: Hypothermie und Hyperthermie sind unbeständige und unregelmäßige Erscheinungen bei der Parkinsonschen Krankheit und haben nur eine problematische Bedeutung (wie beim Basedow, bei der Menopause und dergl.).

Ad 11. Die trophischen Symptome, die für Herderkrankungen des Gehirns charakteristisch sind, kommen gerade bei der Parkinsonschen Krankheit nicht vor. Die trophischen Störungen, die öfters beobachtet wurden, besitzen nicht den Charakter der zerebralen Veränderungen: es sind dies hauptsächlich Veränderungen der Haut, entweder einer sklerotischen (Frenkel, Lundborg, Luzzatto), oder einfach atrophischen (Béchet, nach Mendl auch Weber) oder ödematösen Haut (Vincent zit. Béchet), Purpura (Raymond), Vitiligo — im großen und ganzen also mehr vasomotorische Veränderungen. Die Spontanfrakturen gehören nicht in den Rahmen der Parkinsonschen Krankheit (obwohl Mendel einen derartigen Fall Monghals zitiert).

Die hier und da an Gelenken beobachteten Veränderungen besitzen nicht den Charakter der medullären Arthropathien, sondern fallen in den Rahmen der chronischen Arthritiden (Brissaud, Mendel).

12. Die Parkinsonsche Krankheit geht mit psychischen Veränderungen einher. Wenn wir von dem kachektischen Stadium der Krankheit absehen, kommen die psychischen Komplikationen nicht so häufig vor, daß man sie als Beweis für den zerebralen Ursprung der Krankheit auffassen könnte. Ein gewisser Grad von depressiver Stimmung, ja sogar Selbstmordgedanken lassen sich durch den schrecklichen Zustand des mit Rigidität behafteten Kranken erklären. Doch finden wir bei der Parkinsonschen Krankheit weder die bei Hemiplegie vorkommende Gleichgültigkeit, noch die bei der Herdsklerose beobachtete Euphorie. Hier und da beobachtet man Halluzinationen und delirante Zustände, dies jedoch selten und analog wie bei anderen, nicht herdförmigen Erkrankungen, wie z. B. bei der Basedowschen Krankheit.

* * *

Überblicken wir alle Gründe, die für den zerebralen Ursprung der Schüttellähmung angegeben wurden, so können wir nicht die Überzeugung gewinnen, daß die Krankheit und ihre Symptome auf diese Weise erklärt werden können. Die Rigidität hat nicht den Charakter des zerebralen Spasmus; das in der Ruhe bestehende und bei Bewegung verschwindende Zittern ist kein konstanter Begleiter irgend einer Gehirnkrankheit oder irgend einer Gehirnlokalisation.

Es ist zwar sicher, daß wir bei den Patienten ziemlich häufig die Symptome kleiner Läsionen des Zentralnervensystems, die gewöhnlich degenerativer Art sind, vorfinden. (Gröbere Läsionen, wie z. B. Tumoren, sind sicher Komplikationen.) Dies ist auch leicht verständlich bei einer Krankheit, die den Menschen im letzten Lebensdrittel, zwischen dem 50. und 80. Lebensjahr, befällt und zu Kachexie führt. Zu dieser Zeit bestehen schon an und für sich häufig degenerative Veränderungen aller Organe und speziell des Gefäßsystems. Doch kann man sich auch ganz gut denken, daß die Grundursache dieser progressiven und unheilbaren Krankheit auch auf das Gefäßsystem des Zentralnervensystems oder auf das Nervensystem selbst destruktiv einwirkt.

Es ist aber ebenso sicher, daß die Parkinsonsche Krankheit mit einer ganzen Anzahl anderer Symptome einhergeht, die nicht weniger häufig vorhanden sind als die Symptome der zerebralen Läsionen und die als konstante Symptome solcher Krankheiten, die ganz gewiß nicht zerebralen Ursprung haben, bekannt sind.

Nicht einmal das Ende der Parkinsonschen Krankheit deutet mit größerer Wahrscheinlichkeit auf eine Zerebrospinalerkrankung als auf eine andere Krankheitsursache hin: weder die sekundäre Demenz, noch wiederholte apoplektische Insulte, noch die Bulbärparalyse, noch zerebrale Lähmungen sind häufigere und viel weniger noch alltägliche Symptome. — Dagegen stehen die Rigidität und die Kachexie im Vordergrunde.

III.

Die Parkinsonsche Krankheit ist eine Myopathie — behaupten manche Forscher, indem sie sich auf Veränderungen berufen, die bei der Parkinsonschen Krankheit an den Muskeln in vivo et mortuo vorgefunden wurden.

Befunde an den Muskeln sind sehr häufig und so mannigfaltig, wie die anatomischen Befunde am Gehirn. (Siehe die sorgfältige Sammlung bei Castéran 1909 und Mendel 1911.) Es sind dies Atrophien aller Art: hyaline, fettige, braune, parenchymatöse (trübe Schwellung), bei denen eine überwiegende Degeneration der Fibrillen (Leyden 1876) und später, dem Zeitgeist entsprechend, ein Zerfall des Sarkoplasmas (Salaris 1906) erhoben wurde; Wucherungen des interstitiellen Bindegewebes und zwar teils oberflächliche, teils herdförmige (noduläre Form der chronischen Myositis-Catola 1906) und merkwürdige lakunäre Veränderungen, welche Blocq (1888 und 1894) die erste Anregung zur myogenen Theorie der Parkinsonschen Krankheit gaben und die von Schieferdecker (1903) und von Idelsohn (1904) neuerdings beschrieben, aber von Naky (1906) als Artefakte (Mendel) hingestellt wurden.

Eine bestimmte und einheitliche Veränderung wurde an den Muskeln nicht gefunden; wohl aber wurden Veränderungen der Muskulatur sehr häufig, fast in allen untersuchten Fällen gefunden (einen negativen Befund verzeichnen Buck und De Moor, Lambrior — nach Castéran), allerdings häufig auch solche Veränderungen, die man fast bei allen krankhaften Zuständen des Organismus findet (wie z. B. eine Vermehrung der Kerne in den Interstitien oder atrophische Veränderungen einzelner Fasern). (Alquier.)

Veränderungen der Muskulatur wurden auch in solchen Fällen gefunden, wo von senilen Veränderungen nicht gesprochen werden konnte (z. B. Schwenn bei einem 38jährigen Mann, der seit dem 27.—28. Lebensjahre krank war).

Wir werden demnach zu der Ansicht geleitet, daß die Muskelveränderungen mit der Parkinsonschen Krankheit eng zusammenhängen. Einen anderen als den allgemeinen Schluß, daß die Muskulatur bei der Parkinsonschen Krankheit in Mitleidenschaft gezogen ist, kann man aber aus den anatomischen Befunden nicht ziehen. Wir können nicht behaupten, daß die Parkinsonsche Krankheit eine subakute oder chronische Myositis sei, noch etwa eine Hypertrophie oder Atrophie der Muskeln. Dazu sind die Veränderungen viel zu mannigfaltig.

Kann man die allgemeine Erfahrung, daß die Ernährung der Muskulatur leidet, als Basis für die Erklärung der ganzen Krankheit annehmen? Gewiß nicht. Die Parkinsonsche Krankheit mit allen ihren Symptomen ist ein viel weiterer Begriff als eine Erkrankung der Rumpf- und Extremitätenmuskulatur.

Weder die Entzündung, noch die Atrophie, noch die Hypertrophie der Muskeln vermag uns die verschiedenartigen Erscheinungen der Parkinsonschen Krankheit zu erklären; sie alle sind nur Teile jener degenerativen Prozesse, die wir bei der Parkinsonschen Krankheit in allen Organen vorfinden.

Nicht einmal die Rigidität und das Parkinsonsche Zittern — diese funktionellen Veränderungen von stets gleichbleibendem, stereotypem Charakter — lassen sich aus den einander so widersprechenden und mannigfachen anatomischen Veränderungen erklären.

IV.

Die Parkinsonsche Krankheit ist durch eine Vergiftung des Organismus verursacht. Es wurden mehrere derartige Hypothesen ausgesprochen, oder vielmehr es wurden alle derartigen Möglichkeiten erschöpft: sie sei eine Vergiftung durch Stoffwechselprodukte (Autointoxikation im engeren Sinne), eine Vergiftung durch die endogenen Toxine der Drüsen mit innerer Sekretion, eine exogene Vergiftung, eine Vergiftung infektiösen Ursprungs, eine den chronischen Arthritiden verwandte rheumatoide Vergiftung.

Wenn wir zuerst ganz allgemein urteilen wollen, müssen wir sagen, daß vom klinischen Standpunkte aus die toxische Ursache der Krankheit die größte Wahrscheinlichkeit für sich hat (Burzio, Eulenburg, Catola, Dana, Bychowsky, Berkeley, Lundborg, Möbius). Sie stellt eine so weite ätiologische Einheit dar, daß sie, allgemein genommen, der Ausgangspunkt einer Krankheit sein kann, die sich zunächst durch verschiedene Sensationen im Bereiche des sensitiven Systems äußert, sodann durch das Gefühl von Schwäche und Gliederstarre, durch Zittern, durch mannigfache nervöse, trophische, vasomotorische Erscheinungen, durch degenerative Veränderungen der Muskulatur, des Gefäßsystems, des Zentralnervensystems und der verschiedenen Systeme der Drüsen mit innerer Sekretion.

Wenn wir dabei noch bedenken, daß die Krankheit Jahrzehnte dauert, daß sie unheilbar und progressiv bis zum Tode ist, müssen wir annehmen, daß das ätiologische Agens dauernd einwirkt.

Wenn wir ferner erwägen, daß die Sinne des Kranken lange Zeit klar und scharf bleiben, werden wir jenes Agens nicht unter den narkotischen Giften suchen, noch in der Kategorie der gewöhnlichen intestinalen Autointoxikationen, welche in den deliranten Zuständen der Azetonvergiftung ihren typischesten Repräsentanten besitzen (Thomayer).

Dafür erinnert die Parkinsonsche Krankheit durch ihren ganzen Charakter und Verlauf an die chronische Arthritis deformans oder an die strumiprive Kachexie, die zu den chronischen Dystrophien gehören.

Wir können aber noch andere allgemeine Ansichten aufstellen, wenn wir uns die Parkinsonsche Krankheit in ihrem ganzen Verlaufe und in der Fülle ihrer Symptome vor Augen halten.

Wenn wir bedenken, daß es sich um eine Krankheit handelt, die auf sehr mannigfache Art mit unbestimmten und unbestimmt lokalisierten, peripheren Symptomen beginnt, die später außer zwei bis drei Hauptsymptomen eine ganze Plejade unbeständiger vasomotorischer und trophischer Erscheinungen aufweist, die sich manchmal nach einer mächtigen psychischen Erschütterung in kurzer Zeit ganz stürmisch entwickelt, die aber auch ganz leicht mit Exazerbationen und Remissionen einhergehen kann, bei der wir Symptome von Läsionen fast aller Organe und — bei Sektionen — Veränderungen fast aller Systeme, des Muskel-, Nerven-, Gefäßsystems, vorfinden und doch keinen ständigen und typischen Befund konstatieren, können wir eine Ähnlichkeit mit dem klinischen Charakter analoger Krankheiten wie z. B. des Morbus Addisonii, des Myxödems oder der Basedowschen Krankheit nicht übersehen.

Dieser Charakter, der eine tiefere Bedeutung als die einer oberflächlichen Charakteristik besitzt und den Skála in seiner Arbeit über die Schilddrüse (1909) scharfsinnig als den Charakter jener Krankheiten extrahiert, die aus einer Veränderung der Drüsen mit innerer Sekretion resultieren, ist die wahre Ursache der früher einander so widersprechenden Erklärungen der Parkinsonschen Krankheit, wie dies in ganz analoger Weise auch bei anderen, aus einer Störung der Drüsen mit innerer Sekretion resultierenden Syndromen der Fall war.

Schließlich deutet auch der Umstand, daß die Parkinsonsche Krankheit ganze Jahrzehnte dauert und nicht ausheilt, daß sie selten auf ein und derselben Stufe stehen bleibt, sondern sich im Gegenteil fast stets progressiv verschlechtert und unerbittlich zum Tode im kachektischen Stadium führt, darauf hin, daß die Quelle der Krankheit nie versiegt, das supponierte Agens unaufhörlich einwirkt, sich stets erneuert, und dieser Umstand macht es daher unwahrscheinlich, daß jenes Agens von außen in den Körper eindringt.

Die Logik der ganzen Krankheit führt uns daher zu dem Schlusse, daß die Krankheit durch eine giftige Substanz verursacht wird, welche auf alle Systeme des Organismus unaufhörlich, ganze Jahrzehnte lang einwirkt und die im Organismus selbst erzeugt wird — sei es in einem bestimmten Organ oder durch einen allgemein pathologischen Stoffwechsel —, daß es sich um einen endogenen toxischen Prozeß analog jenem bei der Basedowschen Krankheit handelt oder noch eher um eine Dystrophie analog jener bei der strumipriven Kachexie, dem Myxödem und der Addisonschen Krankheit.

Wir haben bereits erwähnt, daß schon alle Theorien aufgestellt wurden, und daher auch diese. In einer Zeit, wo die Erforschung der Drüsen mit innerer Sekretion auf der Tagesordnung steht, ist es begreiflich, daß bei der Parkinsonschen Krankheit alle Drüsen in Betracht gezogen wurden. Dies geschah bis jetzt nur auf anatomischem Wege und nur Lundborg wurde zu dieser Ansicht mehr durch die Logik der klinischen Tatsachen als durch die passive Tendenz des Zeitgeistes geführt. Aber selbst Lundborg führte seine These nicht bis zu den letzten Konsequenzen durch, indem er es nicht versuchte, seine Ansicht, die Ursache der Parkinsonschen Krankheit wäre eine chronische Insuffizienz der Parathyreoidealdrüsen, durch eine entsprechende Erklärung der Krankheitserscheinungen, namentlich der Rigidität und des Zitterns, zu beglaubigen und auf diese Weise eine vollständige pathogenetische Theorie auszubauen; er blieb bei der ätiologischen Theorie.

Ich will den umgekehrten Weg einschlagen; indem ich mir als Ziel meiner Arbeit die Erklärung des Hauptsymptoms, nämlich des typischen Parkinsonschen Zitterns, gestellt habe, war ich gezwungen, mich mit der ganzen Frage der Pathogenese dieser bis jetzt rätselhaften Krankheit zu beschäftigen, und wenn ich den Versuch unternehme, eine vollständige Erklärung der Krankheit und ihrer Symptome zu geben, bin ich mir der Schwere dieser Aufgabe voll bewußt und gebe mich keiner Täuschung darüber hin, daß ich mich auf einem unsicheren Boden bewege. Ich betrachte meine Arbeit als den ersten Versuch zu einer einheitlichen Ansicht über eine Krankheit, bei der sich bis jetzt schließlich ein jeder damit zufrieden gab, daß wir sie in ihrer Gänze nicht zu erklären vermögen, oder sich mit einer teilweisen Erklärung ohne Rücksicht auf die Fülle ihrer Symptome begnügte.

V.

Wir wollen eine Analyse der Symptome der Parkinsonschen Krankheit versuchen.

a) In der allerersten Zeit tritt bei langsamem Verlaufe ein Gefühl der Muskelschwäche und eine bedeutende Langsamkeit der Bewegungen in den Vordergrund; diese beiden Symptome begleiten die Krankheit während ihres ganzen Verlaufes; der Kranke fühlt sich nicht nur schwach, fühlt nicht nur eine Schwäche seiner Extremitäten, sondern wird sich zugleich dessen bewußt, daß er eine viel größere Innervationskraft aufwenden muß als früher oder als auf der nicht ergriffenen Seite; zwischen dem Beginne der Innervation und dem Beginne der Bewegung verfließt eine auffallend lange Zeit. Die Bewegungen gehen dabei in normaler Weise vor sich. Die Ermüdbarkeit ist größer als früher.

Es handelt sich hier also offenbar um eine Verlängerung der Latenzzeit, um eine Herabsetzung der Muskelerregbarkeit und um eine leichtere Muskelermüdbarkeit.

Der Charakter entspricht nicht jenem der Parese infolge Nervenstörungen, noch jenem der Parese infolge zentraler Läsionen, bei denen zwar auch das subjektive Gefühl der gesteigerten Innervationsanstrengung vorhanden ist, aber jene auffallende Verlängerung der Latenzzeit bei der normalen Bewegung fehlt, bei denen im Gegenteil die Latenzzeit normal, die Bewegung aber bezüglich der Amplitude beschränkt ist.

Der Charakter entspricht nicht jenem der Parese, der Lähmung, sondern jenem der Myasthenie.

In diesem Stadium, in welchem die Diagnose sehr unsicher ist, sucht der Kranke den Arzt noch nicht auf, und daher besitzen wir keine direkten

Erfahrungen über die Muskelreaktion in diesem ersten Stadium. Doch beobachteten wir einen Kranken, bei dem die Symptome der Parkinsonschen Krankheit auf der rechten Körperseite entwickelt waren, während er links weder Zittern, noch sichere Rigidität besaß, aber doch schon auch auf dieser Seite Ermüdbarkeit und Langsamkeit der Bewegungen empfand. Wir können daher das Untersuchungsergebnis auf dieser wenig ergriffenen Körperseite zur Erklärung der Verhältnisse im ersten Stadium der Parkinsonschen Krankheit verwenden (und dies um so mehr, als sich später auch auf dieser Körperseite die typischen Symptome entwickelten).

Auf dieser wenig ergriffenen Körperseite — also im ersten Stadium der Parkinsonschen Krankheit — fand ich, daß die elektrische Muskelerregbarkeit an der oberen Extremität im Vergleiche zu der Erregbarkeit bei einem gleichalterigen Menschen ohne Parkinsonsche Krankheit herabgesetzt war; der Tetanus ließ sich an den Extensoren direkt und indirekt auslösen, aber nur durch einen stärkeren Strom, und ging früher in gröbere Senkungen der Ordinate über als beim Kontrollmenschen. Die willkürlichen Bewegungen waren dem Elektrotetanus ähnlich: die Dauerextension im Karpalgelenk verlief folgendermaßen: Der Kranke erhebt die Hand, welche sofort stufenweise etwa bis zur Mitte der Höhe der Ordinate des Kontrollmenschen sinkt, wo sie sich aber nicht lange erhält, sondern vollständig herabsinkt, um sich sofort infolge eines neuen Innervationsimpulses wieder zu erheben; so glich unser Patient in der ersten Minute etwa viermal die Stellung der Hand aus, wobei die Unterbrechungen immer kürzer wurden; der Kontrollmensch hielt die Hand drei Minuten ohne Unterbrechung im Karpalgelenk gestreckt — nur die einzelnen Finger senkten sich, um sich sofort wieder zu strecken; erst nach drei Minuten sank seine Hand bis zur Mitte der Ordinate und erst nach fünf Minuten unterbrach der Kontrollmensch den Versuch, indem er über Krampf in den Extensoren klagte (auf dem folgenden Bild Ib), a). Diese Erscheinungen beweisen also ebenfalls deutlich die raschere Ermüdbarkeit und die Herabsetzung der Erregbarkeit jener Muskeln, welche gewöhnlich an dem Zittern beteiligt sind.

Bei einem anderen Patienten, der außer Langsamkeit der Bewegungen, Ermüdbarkeit und den ersten Anzeichen einer allgemeinen Starre keine Beschwerden hatte und den sein intelligenter Bruder, ein Arzt, behufs Untersuchung zu mir geschickt hatte, fand ich eine andere Eigentümlichkeit; als er mir nämlich mehrmals hintereinander die Hand drücken sollte, tat er dies immer langsamer, obwohl er stets ein ziemlich hohes Maximum der Kontraktion erreichte, so daß er beim fünften Händedruck zur Erreichung des Maximums die doppelte Zeit benötigte als zum ersten. Hier war die Herabsetzung der Erregbarkeit, die bei Wiederholung des Versuches noch bedeutender wurde, ganz offenkundig.

b) In einem späteren Stadium tritt das Zittern in der Ruhe auf, das bei aktiven und passiven Bewegungen in der ersten Phase der Bewegung aufhört, während es bei längerer Innervation (z. B. bei der statischen Innervation) wiederkehrt.

Es ist interessant, zu verfolgen, wie sich in diesem Stadium die dem Elektrotetanus analoge spontane Innervation bei den Muskeln verhält, die sich an dem Zittern beteiligen. (In unserem Falle handelte es sich um Flexionen und Extensionen im Karpalgelenk, die Versuche stellte ich an den Extensoren der Hand an.) Die Verhältnisse bei diesem spontanen Tetanus veranschaulicht in schematischer Weise die beiliegende Figur: der Kranke streckt die Hand aus und sofort hört das Zittern auf; 10 Sekunden dauert eine ruhige, glatte Extension, worauf sich das typische Zittern einstellt, aber fast auf der Höhe der Extension; nach 10 Sekunden sinkt die Hand zugleich mit dem Zittern herab (Ic). Nach kurzer Zeit wurde der Versuch wiederholt; jetzt dauerte die ruhige Extension nur 4,5 Sekunden und das Zittern auf der Höhe der Extension nur 5 Sekunden, die Hand sank herab, der Patient glich die Stellung sofort wieder aus, die ruhige Extension dauerte 4 Sekunden und das Zittern auf der Höhe der Extension 1,5 Sekunden, worauf der Patient während der folgenden 9,5 Sekunden die Hand dreimal in Extensionsstellung zurückbrachte; das Zittern kam für eine immer kürzer werdende Zeit zum Stillstand (Figur II—VIc), bei einem neuen Ver-

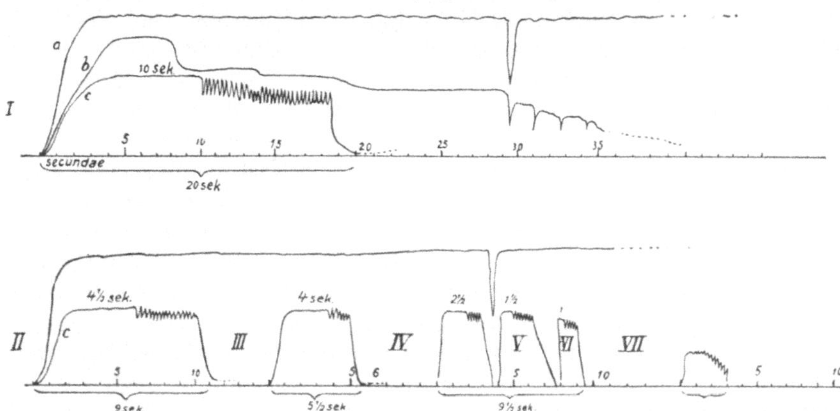

suche hielt der Kranke die Hand so ziemlich eine Minute gestreckt, mußte aber nach einigen Sekunden immer von neuem mit demselben Erfolge innervieren, worauf die Hand ermüdet auf die Unterlage sank.

Hierbei war die elektrische Erregbarkeit herabgesetzt. Der Tetanus ließ sich nur direkt hervorrufen und der erforderliche Strom war bedeutend größer (in MA) als auf der anderen Seite und doppelt so stark als bei dem Kontrollmenschen; ein glatter Tetanus bestand etwa 10 Sekunden, worauf eine typische Schüttelbewegung zuerst am Daumen, dann am Kleinfinger, dann an den übrigen Fingern und schließlich an der ganzen Hand auftrat und dann sank die Hand herab. Bei direkter Reizung durch einen noch stärkeren Strom entstand eine tetanische Spannung, die unverändert zwei Minuten unterhalten werden konnte, worauf der Versuch wegen Schmerzen abgebrochen werden mußte.

Nach dieser langen und sehr starken Reizung blieb die Hand des Kranken, die sonst in der Ruhe fortwährend zitterte, 45 Sekunden frei von Zittern, die darauffolgende spontane Extension der Hand war unvollständig, die Ruhe war kaum angedeutet und gleich darauf stellte sich ein typisches, grobes Zittern ein; die Extension dauerte im ganzen drei Sekunden (auf der Figur die Kurve VII). Bei wiederholtem spontanen „Tetanus“ war die anfangliche Ruhe noch kürzer, und gleich darauf stellte sich ein grobes Zittern ein. — Wenn man dem Kranken eine Pause von fünf Minuten gewährte, dauerte die Ruhe bei der spontanen Extension wieder fünf Sekunden.

Ein indirekter Tetanus konnte durch schwächere Ströme, selbst wenn sie zweimal so stark waren als beim Kontrollmenschen, überhaupt nicht ausgelöst werden; hierbei stellte sich ein schmerzhafter Krampf im Supinator ein.

Während wir also im ersten Stadium, in welchem noch kein Zittern vorhanden ist, nur eine Ermüdbarkeit und eine herabgesetzte Muskelerregbarkeit beobachteten, konstatierten wir im Stadium des Zitterns eine doppelte Veränderung: zunächst eine Ermüdbarkeit der Muskeln analog jener bei der Erbschen myasthenischen Reaktion, nur langsamer und weniger intensiv, und zwar sowohl bei der spontanen Innervation, als auch bei der Elektrisierung, und zweitens, daß der Tetanus nicht dauernd und glatt ist, sondern je weiter, desto früher in ein grobes Zittern von derselben Art „zerfällt", wie das Zittern des Kranken im Ruhezustand. Durch diese zweite Komponente unterscheidet sich unsere Reaktion von der myasthenischen Reaktion, bei der der Tetanus glatt bleibt. (Bei unserem Parkinson Nr. 2 war ein myasthenisches Verhalten der Handmuskeln auch beim Drücken des Dynamometers offenkundig.)

Die physiologische Forschung hat uns über die Ursache dieser Erscheinungen belehrt: die anisotrope Substanz, welche die rasche Zuckung der Muskelfaser ermöglicht, wird durch eine Kontraktion des Sarkoplasmas unterstützt, so daß durch Superposition und schließlich durch Konfluenz der einzelnen Zuckungen ein glatter (bei oberflächlicher Betrachtung glatt erscheinender) Tetanus entsteht. Wenn das Sarkoplasma verändert ist, wenn es z. B. bei der Veratrinvergiftung leichter ermüdbar wird, zerfällt die glatte Kontraktion nach einem tetanisierenden Reiz in eine grobe Bewegung, die jener bei unserem Patienten vorhandenen ähnlich ist (Lhoták, l. c. S. 185 und Tabelle VIII, Figur 15).

Es handelt sich hier also wieder um den myasthenischen Charakter der Muskeltätigkeit, nur daß bei der Erbschen Myasthenie der Muskel in gleichmäßiger Weise schnell seine Erregbarkeit und Kontraktionsfähigkeit verliert, wobei aber die innere Struktur der Bewegung eine vollkommene ist, während sich hier die Möglichkeit der Bewegung mit der Bewegung sukzessive langsam verringert, ohne vollständig zu verschwinden, wobei aber die normale Struktur der Bewegung, jene Komponente, welche nach den physiologischen Ergebnissen das Sarkoplasma besorgt, gleichzeitig und rascher verschwindet. Bei der Erbschen Krankheit reagiert der Muskel auf die willkürliche Innervation immer schlechter, bis die Kontraktionsfähigkeit vollständig aufhört, aber das Sarkoplasma bietet einer jeden Funktion der anisotropen Substanz eine feste und entsprechende, genügende Stütze — in gleicher Weise bei der ersten maximalen wie bei der letzten minimalen Kontraktion; die Erbsche Myasthenie ist durch die Reaktion der anisotropen Substanz bedingt, während das Sarkoplasma in keiner Weise störend hervortritt. Bei der Parkinsonschen Krankheit ist die Ermüdbarkeit der anisotropen Substanz offenkundig; sie ist nicht so groß wie bei der Erbschen Krankheit, aber die Qualität der Reaktion ist im allerersten Stadium dieselbe; im Stadium der größeren Muskelrigidität zeigt sich bereits eine Eigentümlichkeit (das langsame Kreszendo der Kontraktion); im Stadium des Zitterns nimmt diese Eigentümlichkeit zu, denn die innere Struktur der Bewegung ändert sich, die Kontraktion zerfällt zum Zittern; beide Eigentümlichkeiten lassen sich am besten durch herabgesetzte Erregbarkeit des Sarkoplasmas und dessen große Ermüdbarkeit erklären; die Kontraktion kommt zustande, aber langsam und bleibt nicht kontinuierlich;

der Muskel ist in der Ruhe nicht schlaff, wie bei der Erbschen Krankheit, sondern zeigt im Gegenteil eine Tendenz zu größerer Rigidität, was wiederum nur mit dem Zustande des Sarkoplasmas zusammenhängen kann, der sich aber von den tonischen und tetanischen Krämpfen unterscheidet; etwas, was diesen Krämpfen analog wäre, wird in der Regel nicht beobachtet. Wir haben hier also im Gegensatz zur Erbschen Krankheit eine sarkoplastisch modifizierte Myasthenie vor uns. Diese Modifikation beruht in einer ganz eigentümlichen Funktionsstörung: verlängerte Latenzzeit, langsames Kreszendo der Kontraktion, rasche Ermüdbarkeit und dabei Tendenz zur Rigidität, also in einer ganz charakteristischen Veränderung der Muskelsubstanz.

Gleichzeitig mit diesem Erstarren verharrt der Körper in der bekannten stereotypen Haltung, bei der die Beuger gewöhnlich das Übergewicht über die Strecker besitzen. Die Muskeln erstarren auf eine eigentümliche Weise: wir erkennen die Muskelrigiditäten bei der Parkinsonschen Krankheit mehr durch die Aspektion als durch die Palpation; mehr durch die Klagen des Patienten, durch die deutliche Beschränkung der Beweglichkeit des Patienten als durch die Betastung der einzelnen Muskeln; manchmal müssen wir bei einem Patienten, dessen Haltung ziemlich „starr“ und hölzern ist, bei der direkten Untersuchung mittelst Palpation die Rigiditäten erst suchen. Daß sie sich von dem erhöhten Muskeltonus bei Störungen der Pyramidenbahnen (in den oberen Neuronen) unterscheiden, haben wir bereits hervorgehoben.

Die auffallendste Eigenschaft dieser Rigiditäten ist die, daß sie sich durch wiederholte Bewegungen, speziell durch passive Bewegungen, durch Vibration, durch Massage verringern, so daß nach diesen Manipulationen oft eine Bewegung möglich ist, die vorher infolge der Rigidität unmöglich war.

Wir kennen toxische Veränderungen des Sarkoplasmas, bei welchen eine Starre auftritt, die Bewegungen unmöglich macht und die durch Massage und dergl. beseitigt werden kann. Bei der Muskelvergiftung durch Monobromessigsäure z. B. gelingt es mit Hilfe der Massage, durch gewaltsame Streckung nach Lhoták den Muskel, der alle Erscheinungen eines total erstarrten Muskels darbot und der nicht einmal auf supramaximale Reize reagierte, zur Reaktion zu bringen, und zwar auch zur Reaktion auf den ursprünglichen Reiz (l. c. S. 192).

Eine Analogie mit derartigen sarkoplasmatischen Vergiftungen besteht bei der Parkinsonschen Rigidität auch in dem Umstand, daß die Rigidität im Winter, in der Kälte größer zu sein pflegt und durch Eintauchen der Extremität in kaltes Wasser gesteigert wird.

Wenn wir demnach durch eine bekannte experimentelle Analogie auch nicht genau bestimmen können, um welche Veränderung es sich bei der Rigidität handelt, so sind uns doch wenigstens analoge Zustände nach nachweislich sarkoplastischen Giften bekannt, so daß auch die Rigidität gleich den früher erwähnten Veränderungen der intendierten Bewegungen auf eine eigentümliche Veränderung des Sarkoplasmas hinweist.

Wir wollen nunmehr zum Zittern in der Ruhe zurückkehren:

Das Parkinsonsche Zittern ist eine eigentümliche Erscheinung in der menschlichen Pathologie. Es unterscheidet sich zunächst von allen übrigen Formen des Zitterns durch seine ausgesprochene Langsamkeit: 4—5 Wellen in der Sekunde. Wenn die durchschnittliche Frequenz des physiologischen Zitterns (etwa 10 Wellen in der Sekunde) der Dauer der latenten Reizung des

Sarkoplasmas (0,05—0,10 Sekunden) entspricht, würde die niedrige Frequenz unseres Zitterns auf eine Verlängerung dieser Latenzzeit hinweisen, die mit dem erwähnten zögernden Verhalten der spontanen Bewegungen bei diesen Kranken gut übereinstimmen würde und die nach Joteyko zugleich die Herabsetzung der Erregbarkeit des Sarkoplasmas begleitet. Unser Zittern unterscheidet sich ferner von allen übrigen Formen des Zitterns dadurch, daß es am deutlichsten bei vollkommener Ruhe ist, wenn die Hand auf einer Unterlage ruht, gestützt und von jeder Pyramideninnervation frei ist, also unter Verhältnissen, unter welchen die normalen, quergestreiften Muskeln in der unbedeutenden, konstanten Innervation des Muskel„tonus" verharren. Dieser glatte Muskeltonus ist hier gestört. Der Muskeltonus ist bedingt durch eine kontinuierliche Reizung des Sarkoplasmas (zum Unterschiede von der unterbrochenen Innervation oder wenigstens von der raschen Änderung der Intensität in der anisotropen Substanz). Wir gelangen also ungezwungen zu dem Schlusse, daß es sich auch beim Zittern um eine Verlängerung der Latenzzeit (verminderte Erregbarkeit) und um eine Änderung der Funktion des Sarkoplasmas bei der dauernden, kontinuierlichen Reizung handelt.

Das Zittern im Ruhezustand ist bei der Parkinsonschen Krankheit so deutlich und Tage, Monate und Jahre andauernd, daß es meiner Ansicht nach nicht anders erklärt werden kann, als durch eine innere Veränderung in den Muskeln, welche auf die normale Innervation in der Ruhe in anderer Weise, und zwar durch diese rhythmischen Schwankungen reagieren. Eine derartige Reaktion ist sonst den quergestreiften Muskeln fremd und auch bei den glatten Muskeln kommt sie selten vor; nur dem Herzsmukel ist sie eigen. Jede dieser drei Arten von Muskeln zeigt unter gewissen Umständen eine ihm nicht eigene Reaktion, die Reaktion einer der beiden anderen oder der beiden anderen Arten (Lhoták); von diesen Möglichkeiten tritt die rhythmische Kontraktion des quergestreiften Muskels am seltensten in die Erscheinung (Biedermann, Joteyko, Lhoták). Wir kennen folgende Analogien:

1. Hering 1879 (zit. von Biedermann l. c. S. 167) sah am kurarisierten, in 0,6 % NaCl-Lösung getauchten und mit einem sehr schwachen konstanten Strom gereizten Sartorius des Frosches eine rhythmische Bewegung.

2. Biedermann sah unter ähnlichen Umständen — er tauchte einen Muskel für 13 Minuten in eine 1—3 %ige Natriumkarbonatlösung und reizte ihn dann mit einem mittelstarken konstanten Strom — rhythmische Kontraktionen, etwa eine in der Sekunde, und vergleicht diese rhythmische Reaktion mit der normalen Tätigkeit des Herzmuskels.

3. Locke (zit. Bottazzi) beobachtete spontane Bewegungen an dem in 0,75 % Natriumoxalatlösung getauchten Sartorius des Frosches. Bottazzi (1901) bestätigte diese Beobachtung und zeichnete Kurven mit einem auffallend regelmäßigen Rhythmus vom Sartorius der Rana esculenta (Tabelle XIV, 46, I), reproduzierte ferner ähnliche rhythmische Schwankungen (Tetanus) nach Jodnatrium auf Tabelle XIV, 49, I, II.

Joteyko zit. Loeb (S. 55), daß die Ionen des Na, Cl, Li, F, Br, J besonders leicht rhythmische Kontraktionen der quergestreiften Muskeln hervorzurufen vermögen, während die Ionen des Ca, Ba, Sr, K, Mg, Co, M die Rhythmizität hindern.

4. Mlle. Joteyko leitete durch den Wadenmuskel des Frosches einen

ziemlich starken oder einen sehr starken konstanten Strom und beobachtete in einigen Fällen statt des glatten Tetanus eine rhythmische Bewegung (Fig. 23, S. 67 mit einer Frequenz von 3—4 in der Sekunde), welche während der ganzen Zeit anhielt, während welcher der Strom den Muskel durchströmte (tétanos galvanique rhythmique); besonders schön war die rhythmische Bewegung, wenn der Muskel zugleich mit Veratrin vergiftet war.

5. Nur zum Teil — soweit sie die rhythmische Kontraktion des quergestreiften Muskels statt der glatten Kontraktion zeigen — gehören hierher auch die Erfahrungen der Mlle. Joteyko und Lhotáks über die wellenförmige Kontraktion des mit Veratrin vergifteten Muskels. Es handelt sich hier nicht allein um einen Zerfall des Tetanus infolge Ermüdung, sondern um Undulationen an dem ganzen absteigenden Schenkel der myographischen Kurve oder auf ihrem Scheitel oder in seltenen Fällen auch an dem aufsteigenden Schenkel (Lhoták, Joteyko, Fig. 4 und 5, S. 25 und 26). Joteyko fügt hinzu, daß nur einzelne Muskeln, diese aber dann immer und dauernd, dieses Verhalten zeigen. Eine nähere Ursache dieses Verhaltens konnte sie nicht finden. Beide Erscheinungen, den rhythmischen galvanischen Tetanus und die rhythmische Kontraktion nach faradischer Reizung, hält sie für Beispiele dafür, „daß auch der gewöhnliche quergestreifte Muskel jene Rhythmizität besitzen kann, die in so hohem Grade dem Herzen, weniger den glatten und quergestreiften Muskeln mit einer verhältnismäßig großen Menge Sarkoplasma zukommt" („rote" Fasern gegenüber den „weißen" quergestreiften Fasern). Sie fügt hinzu, daß diese rhythmische Funktion nur dann auftritt, wenn die Muskeln einem das Sarkoplasma reizenden Einfluß unterworfen sind (S. 91).

Auch Lhoták wies bei seinen Versuchen mit Veratrin manchmal eine rhythmische Reaktion selbst nach einer einfachen Reizung unter verschiedenen Umständen nach, die er aber nicht näher bestimmen konnte. An ermüdeten Muskeln hat er diese Beobachtung nicht gemacht.

Von den erwähnten Fällen, in denen der quergestreifte Muskel rhythmische Bewegungen vollführt, besizten die größte Analogie mit den bei der Parkinsonschen Krankheit vorhandenen Verhältnissen die Versuche von Hering, Biedermann und Bottazzi: die Kombination der Reizung mittelst des konstanten Stromes mit der chemischen Wirkung von Substanzen, welche auf das Sarkoplasma wirken. Der Innervation des Muskeltonus in der Ruhe ist die Reizung mit dem konstanten Strome gleichzustellen und eine Veränderung des Sarkoplasmas ist bei allen bis jetzt vorgenommenen Analysen der Fälle von Parkinsonscher Krankheit ein notwendiges Postulat. Ich erkläre mir daher das Zittern in der Ruhe bei der Parkinsonschen Krankheit durch eine rhythmische Reaktion des veränderten Muskels auf die den Muskeltonus erhaltende dauernde Innervation; ich erblicke in dem langsamen, groben Zittern in der Ruhe ein pathologisches Beispiel für die rhythmische Reaktion der quergestreiften Muskeln des Menschen und eine sarkoplastische Erscheinung gegenüber der gewöhnlichen kombinierten Tätigkeit. Jede Pyramideninnervation und ganz besonders jede intendierte Bewegung stört diese automatische Tätigkeit.

Die bisher angeführten Erwägungen führen uns zu der Ansicht, daß das Sarkoplasma bei der Parkinsonschen Krankheit eine längere Dauer der latenten Reizung besitzt, daß es leichter ermüdet und daß hierbei in demselben eine eigentümliche Modifikation stattfindet, die sich durch eine Disposition zur Rigidität und rhythmischen Funktion und durch den Mangel tonischer Kontrakturen äußert.

Eine nähere Analogie konnte ich in den bisher bekannten Erfahrungen der Muskelphysiologie nicht finden; die toxikologischen Versuche an den Muskeln sind bis jetzt noch nicht so ausgedehnt und mannigfaltig, um bestimmen zu können, welches Gift im Sarkoplasma analoge Veränderungen hervorrufen würde.

Vorläufig muß man sich mit der Analyse dieses Zustandes aus der menschlichen Pathologie begnügen; eine gewisse Ähnlichkeit bietet die Vergiftung mit Veratrin, mit Monobromessigsäure, allerdings nur insoweit, als sie auch sarkoplasmatische Gifte sind; aber bei der Parkinsonschen Krankheit ist der Unterschied von Bedeutung, daß hier keine Disposition zu Kontrakturen vorhanden ist, welche diese Gifte charakterisiert und die einen integrierenden Bestandteil anderer klinischer Bilder darstellt, der sogenannten Hypertonie, der Spasmophilie (Thomsen und die akquirierte Muskelhypertonie). Bei der Parkinsonschen Krankheit finden wir eine Disposition zur tonischen Kontraktur nur hier und da unter den Prodromen der Krankheit.

Wir haben hier also einen eigentümlichen Zustand vor uns, der experimentell bis jetzt noch nicht bekannt ist.

Der ganze Charakter der Parkinsonschen Krankheit und ihr langjähriger Verlauf deuten nicht auf einen Zustand von gesteigerter Reizung des Nerven- und Gefäßsystems; im Gegenteil, alles spricht für einen dystrophischen Prozeß; denselben Charakter weisen auch die anatomischen Veränderungen an den Muskeln auf; und in denselben Rahmen passen auch am besten die beobachteten funktionellen Veränderungen der Muskeln.

VI.

Ich habe oben erwähnt, warum ich der Ansicht bin, daß die Parkinsonsche Krankheit durch eine Funktionsstörung der Drüsen mit innerer Sekretion hervorgerufen wird; ich habe ferner gesagt, daß ich sie übereinstimmend mit Lundborg für eine Dystrophie analog der Kachexia thyreopriva oder der Addinsonschen Krankheit halte.

Es handelt sich nunmehr darum, ob sich in der bis jetzt bekannten Symptomatologie der endokrinen Störungen eine Stütze für diese pathogenetische Hypothese finden läßt.

Da müssen wir uns nun vor allem darüber klar sein, daß wir in allen unseren Schlüssen nur einen gewissen, wenn auch ziemlich hohen Wahrscheinlichkeitsgrad erreichen können. Die endokrinen Störungen sind bis jetzt wenig erforscht und noch weniger kritisch bewertet; wie wissen noch immer nicht bestimmt, welche Funktionen dieser oder jener Drüse allein eigentlich zukommen, da die Forschung durch den Umstand sehr erschwert wird, daß bei Störungen der einen Drüse auch die anderen Drüsen mit innerer Sekretion ihre Funktionen ändern, wodurch das symptomatologische Bild verschleiert wird. Eine noch größere Schwierigkeit beruht darin, daß wir bis jetzt die Gesetze dieser Korrelationen nicht kennen, welche, wie es scheint, auch für verschiedene Funktionen verschieden sind, so daß z. B. die Drüsen, welche auf das Körperwachstum harmonisch wirken, auf den Austausch bestimmter Stoffe entgegengesetzt wirken usw.

Betrachten wir zuerst, was bis jetzt aus der Anatomie, Symptomatologie und Therapie der Parkinsonschen Krankheit zusammengetragen wurde, das auf eine Beteiligung der Drüsen mit innerer Sekretion schließen lassen könnte.

Schilddrüse.

Anatomische Befunde: Partielle Atrophie fand in einem Falle Lundborg; kystische Degeneration einmal Castelvi; Sklerose einmal Castelvi, viermal unter 5 Fällen Alquier und zweimal unter 4 Fällen Roussy und Clunet; dieselben Autoren fanden zweimal disseminierte Adenome; Parhon und Goldstein fanden degenerative Veränderungen; also im großen und ganzen entweder gar keine Veränderungen oder solche, die auf eine herabgesetzte Funktion hindeuten.

Opotherapie: Thyreoidin hatte nie einen durchschlagenden Erfolg. Castelvi beobachtete eine Abnahme des Zitterns und ein Verschwinden des Schwitzens, während Dana (zit. bei Lundborg) und Alquier direkt eine Verschlimmerung beobachteten. (Eine analoge Bedeutung könnte man dem Mißerfolg nach Atropin zuschreiben, welches Roussy in Mengen von etwa 12 mg pro die ohne Erfolg anwendete.)

Symptomatologie: Pulsbeschleunigung und Herabsetzung des Blutdrucks, welche Castéran anführt, sind keine ständigen Begleiterscheinungen der Parkinsonschen Krankheit. Mendel fand Pulsbeschleunigung in $\frac{1}{3}$ der Fälle, aber nicht über 100 Pulse.

Wichtig sind die trophischen Störungen der Haut, die teils der Sklerodermie (Frenkel, Luzzato, Penogrossi und Palmieri, Naumann), teils der Atrophie (Béchet, Weber, Compin), teils dem Myxödem (Compin, Alquier, Lundborg, Möbius) und der „main succulente“ nahestehen; in ähnlicher Weise kommt auch eine Kombination mit Myxödem (Solliers, Lundborg, Luzzato, Möbius), aber auch mit Basedowscher Krankheit vor (Möbius, Goldstein und Cobilovici, Mendel); im Falle Goldsteins entstand die Schüttellähmung, als der Basedow zurückging; in zwei Fällen Mendels waren die Symptome beider Krankheiten gleichzeitig vorhanden.

Ferner: Vasomotorische Störungen in Form von profusen Schweißen, Gefühl plötzlicher Hitze und eine Steigerung der oberflächlichen (keineswegs der zentralen) Körpertemperatur, flüchtige Ödeme (Vincent zit. von Béchet), Dermographismus, Anfälle von Diarrhöen (Béchet), Speichelfluß.

Ein gewisser Grad von Stupor bei sonst gut erhaltener Intelligenz, Schwerfälligkeit des Gedankenausdrucks, langsame Auslösung der Eigennamen.

Alimentäre Glykosurie, die von Klienberg in einem mit Hysterie kombinierten Falle gesehen wurde und manifeste Glykosurie, wie sie von Topinard (zit. von Heimann) und Dana (zit. von Mendel) beobachtet wurde, sind gewiß seltene Erscheinungen, da sie trotz darauf gerichteter Aufmerksamkeit nur in einzelnen Fällen nachweisbar waren.

Von den weiteren Erscheinungen des Athyreosis sind die Gelenksaffektionen zu nennen, welche der deformierenden Arthritis (Charcot) ähnlich oder mit derselben identisch sind (Castéran, Veselle), so daß es manchmal im Anfang schwer zu entscheiden ist, um welche der beiden Krankheiten es sich handelt (Brissaud). Manchmal hat die Krankheit im Beginne den Charakter der deformierenden Arthritis und später entwickelt sich die typische Parkinsonsche Krankheit (Brissaud). Vorzeitiges Altern (Geroderma-Rummo) gehört nicht in den Rahmen dieser Krankheit.

Die Symptome des Hyperthyreoidismus, wie schnelles Körperzittern, Exophthalmus, Struma, Erregbarkeit, Reizbarkeit, plötzliche Abmagerung, Anämie sind der Parkinsonschen Krankheit im allgemeinen fremd.

Aus den angeführten Umständen geht also hervor, daß wir ziemlich häufig einzelne Symptome der verminderten Funktion der Schilddrüse, aber keine ständigen Symptome der gesteigerten Funktion derselben zu sehen bekommen; auch die Kombination mit der Basedowschen Krankheit ist nicht überzeugend, denn in dem genauer bekannten Falle von Goldstein kombinierte sich die Parkinsonsche Krankheit nur mit Resten der Basedowschen Krankheit. Doch hat es nicht den Anschein, daß die Parkinsonsche Krankheit einzig und allein durch den Mangel des Sekretes der Thyreoidea hervorgerufen werden könnte, denn ihre Symptomatologie ist viel umfangreicher und mannigfaltiger als das Bild der Athyreosis.

Nebennieren.

Anatomie: Der einzige, der sich — soweit ich konstatieren konnte — systematisch mit der Anatomie der Nebennieren bei der Parkinsonschen Krankheit beschäftigte, ist Alquier. Er fand unter 5 Fällen zweimal Hyperplasie und dreimal Hypoplasie kombiniert mit sklerotischen Veränderungen.

Aus der Symptomatologie sind die myasthenischen Veränderungen zu erwähnen, dieses konstante und typische Symptom der Parkinsonschen Krankheit, das aber, wie wir gesehen haben, nur in einer Komponente mit der nach Degeneration der Nebennieren auftretenden Veränderung übereinstimmt; ferner die Erfahrung Mendels, der die Kombination eines typischen Falles von Parkinsonscher Krankheit mit den typischen Symptomen der Addisonschen Krankheit beobachtete und einen analogen Fall von Hecker zitiert.

Symptome einer gesteigerten Tätigkeit der Nebennieren, wie Glykosurie, erhöhten Blutdruck, finden wir bei der Parkinsonschen Krankheit nicht.

Die Veränderungen der Muskeltätigkeit nach Adrenalin sind bis jetzt noch nicht sicher erforscht, aber das, was bekannt ist (der erregende Einfluß auf den Muskel), die Beseitigung der Ermüdungserscheinungen (Dessy und Grandis, Oliver, Schäffer, Joteyko) könnte uns — mit großer Reserve — zu der Annahme einer Herabsetzung der Nebennierenfunktion bei der Parkinsonschen Krankheit veranlassen.

Hypophysis.

Der Zustand der Hypophyse bei der Parkinsonschen Krankheit wurde wie der der Nebennieren bis jetzt nicht systematisch untersucht, so daß wir diesbezüglich nur geringe Erfahrungen besitzen.

Anatomie: Alquier fand bei 3 unter 5 Fällen eine Zunahme der zyanophilen und eine Abnahme der eosinophilen Elemente, was er für ein Zeichen einer weniger guten Funktion hält; Roussy und Clunet fanden bei 2 von 4 Fällen keine Veränderungen, in einem Falle sahen sie eine pseudokystische Degeneration und in einem Falle eine kolloidale Zyste im drüsigen Anteil.

Opotherapie: Dana sah eine kurzdauernde Besserung (zit. Lundborg); Renon und Delille und nach diesen Parhon und Urechie konstatierten, daß sich der Puls verlangsamte, der Blutdruck stieg, der Schlaf besser wurde, der Appetit wiederkehrte, während das Zittern und die Muskelrigidität unverändert blieben.

Symptomatologie: Die Symptome, welche die Abnahme der Funktion der Hypophyse begleiten wie: Pseudoadipositát, erworbener Puerilismus, Haarausfall, ferner die Symptome einer gesteigerten Funktion derselben wie Veränderungen der Extremitätenenden, Schlafsucht, Apathie fehlen bei der Parkinsonschen Krankheit.

Ovarien, Hoden.

Auch hier besitzen wir keine systematischen Erfahrungen. Anatomisch fand Alquier in seinen 5 Fällen an den Ovarien „senile Veränderungen“.

Opotherapie: Brown-Séquard verzeichnete Besserung nach Behandlung mit Hoden; Parhon und Goldstein sahen nach Ovarien Besserung in einem Fall, in welchem Menstruationsbeschwerden vorhanden waren.

Symptomatologie: Die Parkinsonsche Krankheit beginnt zwar in der zweiten Hälfte des Lebens, wo die Tätigkeit der Geschlechtsdrüsen abnimmt oder zum Stillstand kommt, und sie besitzt auch einige Symptome, die an die nervösen klimakterischen Symptome (z. B die vasomotorischen) erinnern, sie hat aber weder zur Pubertät, noch zum Klimakterium irgendwelche regelmäßigere Beziehungen. Man beobachtet bei ihr weder ein vorzeitiges Verblühen, noch sieht man in den Fällen von vorzeitigem Klimakterium irgend etwas in der motorischen Sphäre, das an die Veränderungen bei der Parkinsonschen Krankheit erinnern würde.

Epiphysis cerebri.

Diese wurde bis jetzt noch nicht erforscht. Die bekannten Erscheinungen bei Erkrankungen der Epiphyse (an den Genitalien — Ogle) wurden bei der Parkinsonschen Krankheit nicht beobachtet.

Pankreas.

Anatomisch wurde dasselbe von Alquier in seinen 5 Fällen untersucht und normal befunden.

Die Ernährungsstörungen, die bei Erkrankungen des Pankreas vorkommen (Glykosurie, Azidosis, Abmagerung) wurden bei der Parkinsonschen Krankheit nicht beobachtet.

Epithelkörperchen.

Ihr Verhältnis zur Parkinsonschen Krankheit ist ein modernes Thema und daher finden wir hier schon mehr Aufzeichnungen.

Anatomie: Camp fand in 2 Fällen fettige Degeneration (Mendel). Alquier fand bei 4 von 5 Fällen Veränderungen, die er als den Ausdruck einer Hypofunktion anspricht, einmal fand er nur ganz geringfügige Veränderungen. Roussy und Clunet fanden dagegen in 4 Fällen makroskopisch vergrößerte und abgeflachte Drüsen und mikroskopisch Chromophilie, Spongiozytosis, kolloide Überproduktion und halten diese Erscheinungen für den Ausdruck einer Hyperfunktion, weil sie sie auch bei Tieren, denen sie 3 Drüsen exstirpiert hatten, nach einiger Zeit an der zurückgebliebenen 4. Drüse fanden, während sie dieselben unter 100 gesunden Kontrollfällen nicht ein einziges Mal vorfanden. Thomson fand in einem Fall nichts Bestimmtes (nach Mendel), und auch Parhon und Goldstein fanden in einem Falle an 2 untersuchten Drüsen ebenfalls nichts. Erdheim fand unter drei Fällen von Parkinsonscher Krankheit in einem Fall eine Drüse durch Hyperplasie der sogenannten oxyphilen Zellen ungewöhnlich vergrößert.

Opotherapie: Berkeley (1905) sah nach dem Extrakt der Epithelkörperchen bei 9 von 11 Kranken Besserung aller Symptome, namentlich der zuletzt aufgetretenen, und (1907) nach dem aus den Drüsen isolierten Nukleoproteid eine Besserung, ja sogar ein Verschwinden des Zitterns, eine Besserung der Muskelbewegungen, eine Verminderung der Rigidität, der Salivation, der Insomnie. Er besserte angeblich auch solche Patienten, die 15—20 Jahre ans Bett gefesselt waren. — Alquier sah bei 6 Fällen eine Abnahme der Rigidität, der Schmerzen, der Insomnie, mußte aber manchmal wegen vasomotorischer Störungen mit der Darreichung aussetzen. — Dagegen warnen Roussy und Clunet vor dieser Behandlung, weil sie bei 6 Fällen eine Verschlimmerung des Zitterns, der Rigidität und der Herztätigkeit und eine allgemeine Agitation beobachteten; nur die squamösen Veränderungen der Haut und die Ödeme zeigten eine Besserung. Goldstein sah keine Wirkung. (Berkeley macht darauf aufmerksam, daß die im Handel vorkommenden Präparate gewöhnlich wirkungslos sind.) Hierbei ist zu bedenken, daß die Schilddrüsentherapie, die sich gegen die Insuffizienz der Parathyreoidealdrüsen bei der menschlichen und tierischen Tetanie prompt bewährt (Biedl), bei der Parkinsonschen Krankheit absolut versagt.

Symptomatologie: Da der Zustand der Muskulatur bei den Myotonien dem Zustande der Muskulatur bei der Tetanie einigermaßen ähnlich ist und da nach der Exstirpation der Epithelkörperchen eine manifeste oder latente Tetanie entsteht, forschte man bei der Parkinsonschen Krankheit eifrig nach solchen der Tetanie oder Myotonie nahestehenden Symptomen.

Tonische Krämpfe beobachtet man manchmal während der Prodrome an der Hand, wie beim Schreibkrampf, oder an der Wadenmuskulatur (Negro), in der Krankheit am Antithenar (in unserem Falle) und an den Fingern (Stewart, zit. Mendel); einen tonischen Spasmus im Beginne der Bewegung beobachteten Roux und Rummo, doch scheint in ihren Fällen das Bild der Parkinsonschen Krankheit nicht ganz rein und der Verdacht auf Hysterie begründet zu sein; die Unmöglichkeit, rasch die antagonistische Bewegung auszuführen, beobachteten Močutkovský, Makarov, Janiševský an den Stirnmuskeln, an dem Orbitalring, an den Handmuskeln, an den konjugierten Augenmuskeln (Debove), doch ließe sich diese Erscheinung auch durch die Rigidität erklären; eine Ähnlichkeit mit der myotonischen Reaktion sahen Westphal und Mendel je einmal; die Position der Hand bei der Parkinsonschen Krankheit erinnerte Lundborg an den tetanischen Krampf der Hand.

Myokymie beobachteten einmal Negro und Treves (Mendel) am Triceps brachii bei Bewegungen.

Myoklonie wurde nicht beobachtet, doch wird gewöhnlich eine neuropathische Bauernfamilie angeführt, in der Lundborg unter verschiedenen schwer zu erkennenden Nervenkrankheiten 18 Fälle von Myoklonie und 5 Fälle von Schüttellähmung beobachtete.

Die elektrische Muskelerregbarkeit wurde bis auf die vereinzelten Angaben Westphals und Mendels entweder unverändert oder — besonders in den späteren Stadien der Krankheit — einfach herabgesetzt gefunden; die myotonische Reaktion ist bei der Parkinsonschen Krankheit nicht bekannt. Ich selbst fand im Gegenteil bei der Entstehung des Tetanus und auch beim Drücken des Dynamometers ein myasthenisches Verhalten.

Man kann also nicht behaupten, daß die myotonische Komponente zum Bilde der Parkinsonschen Krankheit gehört; vielmehr dürfte dieselbe hier ebenso wie auch bei anderen Krankheiten (Epilepsie, disseminierte Sklerose, Polyneuritis, Myelitis, Myopathie — Roux) eine seltene Komplikation darstellen. Die motorischen Störungen besitzen bei der Parkinsonschen Krankheit im Gegenteil einen myasthenischen Charakter.

Wenn wir also alles bis jetzt Gesagte überblicken, so sehen wir, daß man aus den Befunden und Symptomen der Parkinsonschen Krankheit mit einer gewissen Reserve auf eine Funktionshemmung der Schilddrüse, der Nebennieren und vielleicht auch der Parathyreoidealdrüsen schließen kann; vielleicht befinden sich auch die Hypophyse und die Geschlechtsdrüsen in einem Zustande von Hypofunktion, aber sichere und konstante Anzeichen liegen hierfür nicht vor und dürften kaum eine entscheidende Bedeutung besitzen; bezüglich der Epiphyse und des Pankreas läßt sich nichts Bestimmtes aussagen.

Wie soll man nun diese Befunde für einen Erklärungsversuch der Parkinsonschen Krankheit verwerten?

VII.

Die Lundborgsche Hypothese von einem chronischen Hypoparathyreoidismus hat auf den ersten Blick etwas Verlockendes für sich, vermag aber die Symptome der Parkinsonschen Krankheit schwer zu erklären. Lundborg stützt seine Hypothese auf die Ähnlichkeit der Muskelrigidität mit der Tetanie, auf eine gewisse prinzipielle Ähnlichkeit zwischen thyreopriver Kachexie, Myxödem und Parkinsonscher Krankheit, ferner darauf, daß er eine Familie beobachtete, in welcher neben Myoklonie (die seiner Ansicht nach ebenfalls mit der Tetanie verwandt ist) mehrere Fälle von Parkinsonscher Krankheit vorkamen, und schließlich auf den Umstand, daß die Parkinsonsche Krankheit ihr Gegenstück in der Erbschen Myasthenie besitzt, welche auf einer Hyperfunktion der Parathyreoidealdrüsen beruht.

Es ist begreiflich, daß, wenn der plötzliche Untergang oder die Entfernung der Epithelkörperchen den akuten Symptomenkomplex der Tetanie zur Folge hat, die chronischen Läsionen dieser Drüschen die Ursache der der Tetanie verwandten Zustände sein könnten, zu denen die verschiedenen Hypertonien gehören (die erworbenen Hypertonien — Curshmann jun., vielleicht auch die Thomsensche Krankheit, die Myokymie und die Myoklonie). Doch hat, wie wir gesagt haben, die Muskelveränderung bei der Parkinsonschen

Krankheit nicht einen hypertonischen, sondern im Gegenteil einen myasthenischen Charakter. Es läßt sich aber auch nicht beweisen, daß die Parkinsonsche Krankheit das Gegenstück der Myasthenie ist; es besteht zwar auf der einen Seite eine Erschlaffung der Muskeln und auf der anderen Seite die Rigidität, aber keineswegs ein tetanischer Zustand; es besteht hier Parkinsonsches Zittern, aber keineswegs Myokymie oder Myoklonie. Wenn bei der Erbschen Krankheit der Körper durch die Funktion erschlafft und bei der Parkinsonschen Krankheit die Starre durch die Funktion verschwindet, so ist dies noch nicht das Gegenteil, da bei der Parkinsonschen Krankheit infolge der Funktion die Erschlaffung trotz der abnehmenden Rigidität stetig zunimmt. Die Parkinsonsche Rigidität ist keine tetanische Veränderung und die durch Exstirpation der Epithelkörperchen (Znojemský) oder durch Exstirpation der Schilddrüse bei Affen (Langhans) erzeugten Muskelsteifigkeiten sind eben tetanische Modifikationen und keineswegs Rigiditäten, die der Parkinsonschen Rigidität analog wären. In allen diesen Fällen entstehen bei willkürlicher Funktion oder reflektorischer Reizung typische tonische Kontraktionen oder Krämpfe, welche das eigentliche Wesen dieser Zustände verraten, wie z. B. bei der Thomsenschen Krankheit, was man aber gerade bei der Parkinsonschen Krankheit nicht beobachtet.

Die Parkinsonsche Krankheit ist nicht das Gegenstück der Myasthenie, sondern im Gegenteil ein der Myasthenie verwandtes und derselben im gewissen Sinne koordiniertes Syndrom. Sehr interessant für unsere Frage ist ein nach partiellen Ektomien der Schilddrüse auftretendes, eigentümliches Syndrom, welches Kocher zuerst angeführt und Skála in seiner Arbeit über die Schilddrüse genau beschrieben und bewertet hat. Skála charakterisiert seine beiden Beobachtungen übereinstimmend mit Kocher folgendermaßen (l. c. S. 66): es entsteht eine allgemeine Ermüdung, das Gefühl, als ob der ganze Körper den Dienst versagen würde, die Kranken können sich zu keiner geistigen oder körperlichen Arbeit emporschwingen, sie sind sich dieser Adynamie vollkommen bewußt, und dies ist die Ursache ihrer psychischen Depression. Ihre Sprache ist langsam, sie scheinen die Worte zu suchen und die Gedanken angestrengt zu sammeln, das Schreiben ist ihnen eine schwere Aufgabe, die Hand ist schwer und wie steif, jede ausgiebigere und energischere Bewegung ist unmöglich. Dabei ist es offenkundig, daß im Verhältnis zu dieser physischen Adynamie die Muskulatur kräftig, starr (vom Autor unterstrichen) und keineswegs atrophisch ist. — Wenn wir aus der detaillierten Krankheitsgeschichte hervorheben, daß sich die Muskeln (Bizeps, Supinator longus, Vastus internus) nach mehreren Impulsen langsamer und weniger intensiv kontrahierten, ohne aber die Erregbarkeit vollkommen verloren zu haben, daß die elektrische Erregbarkeit erhalten war, daß es lange dauerte, bis der Kranke auf Befehl die Extremität bewegte — werden wir ohne weiteres erkennen, daß diese Abart der Myasthenie der Parkinsonschen Krankheit sehr nahe verwandt ist, und zwar nicht allein durch ihre Myasthenie, sondern auch durch das zögernde Verhalten vor dem Beginne der Bewegung und durch die Starre der Muskulatur, die der Autor selbst hervorhebt.

Das Kocher-Skálasche Syndrom, das Kocher für eine thyreoparathyreoprive Kachexie, Skála für Hyperparathyreoidismus hielt, bildet einen schönen symptomatischen Übergang zwischen Erbscher Myasthenie und Addisonscher Krankheit einerseits, da es mit bronzefarbener Pigmentation und erhöhter Toleranz für Zucker einherging, andererseits eine Brücke zwischen der Parkinsonschen Krankheit und den Myasthenien. Bei der Addisonschen Krankheit leidet das adrenale System der Nebennieren; Skála zeigt in scharfsinniger Weise, wie bei seinem Syndrom die Muskelasthenie aus einer ungenügenden Nebennierenfunktion zu erklären sei, aus der auch die übrigen Symptome seines Syndroms abgeleitet werden können; aus denselben Gründen kann man auch bei der Erbschen Krankheit an eine Affektion des adrenalen Systems denken, insoferne es sich um die Erklärung der Muskelasthenie handelt. Auch bei der Basedowschen Krankheit wurde schon die Adynamie durch ein Sinken der Nebennierenfunktion erklärt (Hoffmann).

Indem wir die Parkinsonsche Krankheit begründeterweise in die Kategorie der Myasthenien im weitesten Sinne des Wortes einreihen, müssen wir notgedrungen an die Funktion des adrenalen Systems denken, die hier wie bei den übrigen Myasthenien herabgesetzt wäre.

Hierbei kann der innere Zusammenhang zwischen der Verminderung der Funktion des adrenalen Systems und der Myasthenie ein doppelter sein: erstens ein direkter, da die direkte erregende Einwirkung des Adrenalins auf den ermüdeten Muskel (Dessy und Grandis zit. Biedl), eine Erhöhung der ergographischen Muskelkurve nach Adrenalininjektionen (Müller — zit. Skála), eine dem Veratrin analoge Reizwirkung (Oliver-Schäfer — zit. Biedl, Neusser-Wiesel) — eine erregende, wenn auch geringe Einwirkung auf das Sarkoplasma (Joteyko — zit. Biedl), erwiesen ist, und zweitens ein indirekter, da das Adrenalin die Mobilisierung der Kohlenhydrate, die Erzeugung des Glykogens und die Umwandlung des Glykogens in Zucker (Biedl) bewirkt. Übereinstimmend wurde eine gesteigerte Adrenalinämie bei angestrengter Muskeltätigkeit beobachtet (Schur und Wiesel — zit. Skála). Hierbei wird die Ansicht Lundborgs, zu der auch Chvostek jun. und Skála gelangten, daß nämlich das primum movens der Myasthenie in einer Hyperfunktion oder Dysfunktion der parathyreoidealen Drüschen zu suchen sei, bei Seite gelassen. Wir können uns dieser Ansicht, nach welcher wir auch bei der Parkinsonschen Krankheit eine Hyperfunktion (Dysfunktion ist ein neutraler, unverbindlicher Begriff) der Epithelkörperchen annehmen müßten, nicht anschließen. Welche Wirkungen die Hyperfunktion der Epithelkörperchen herbeiführen kann, ist uns bis auf die therapeutischen Versuche von Roussy und Clunet vollkommen unbekannt; diese sahen schwere toxische Allgemeinstörungen, Agitationen, stürmische Herztätigkeit und im Zusammenhang damit auch eine Verschlimmerung der Parkinsonschen Symptome — des Zitterns und der Rigidität. Allgemein wird angenommen, daß die Epithelkörperchen eine antitoxische Wirkung besitzen; man erschließt dies aus der parathyreopriven Tetanie. Die Ansicht Lundborgs ergibt sich nicht aus der Symptomatologie der Myasthenie, sondern stützt sich nur auf die Annahme eines Hypoparathyreoidismus bei der Parkinsonschen Krankheit und eines Antagonismus zwischen Parkinsonscher Krankheit und der Erbschen Myasthenie; da aber ein solcher Antagonismus nicht besteht, ist auch die Lundborgsche Schlußfolgerung zweifelhaft. Chvostek ging von seinem Fall und, zwar von einer Kombination von Myxödem und Asthenie aus; er stützte sich bei nachgewiesenem Konnex zwischen Myxödem und Asthenie auf die Annahme eines Antagonismus zwischen der Thyreoidea und den Epithelkörperchen und gelangte zu der Ansicht, daß neben Athyreosis gleichzeitig nichts anderes vorhanden sein könne als Hyperparathyreoidismus. In analoger Weise nimmt Skála bei seinem Falle von partieller Strumektomie, bei welchem die Symptome einer Läsion der Schilddrüse fehlten, eine Reizung der Antagonisten der letzteren, der Epithelkörperchen, an und findet deduktiv eine Bestätigung dieser Annahme in jenen Symptomen, welche sich aus einer Hypofunktion des adrenalen Systems, des Antagonisten der Epithelkörperchen, ableiten lassen. Bei beiden stützt sich also die Annahme einer Hyperfunktion der Parathyreoidea nur auf den vorausgesetzten Antagonismus der Schilddrüse und der Epithelkörperchen, der letzteren und des adrenalen Systems. Demgegenüber muß erwähnt werden, daß die funktionelle Wechselbeziehung zwischen Thyreoidea und Epithelkörperchen nicht konstant ist und ein konstanterer Antagonismus zwischen beiden überhaupt und bei der Myasthenie ganz besonders nicht angenommen werden kann, und zwar schon aus dem Grunde nicht, weil sich die Myasthenie, wie sie sich im Falle von Chvostek mit Myxödem kombiniert, in den Fällen von Jendrassik, Goldflam und in vielen anderen, welche Skála auf Seite 86 zitiert, mit einem mehr weniger ausgebildeten Basedowschen Syndrom kombiniert. Ebenso inkonstant ist das Verhalten der Tetanie, die sich manchmal mit Basedowscher Krankheit, manchmal mit Myxödem kombiniert. Eigentlich bedarf Skála in seiner ganzen, sehr scharfsinnigen Analyse seines Syndroms gar nicht der Mitwirkung der Epithelkörperchen, denn er erklärt alle Symptome aus einer Herabsetzung der Funktion des adrenalen Systems und diese Herabsetzung läßt sich in seinem Falle direkt aus der funktionell koordinierten Funktion der Nebennieren und der Schilddrüse erklären; ebenso wie er zur Annahme des Hyperparathyreoidismus zuerst der Annahme einer Herabsetzung der Funktion der Thyreoidea bedarf, kann diese supponierte Herabsetzung der Funktion der Schilddrüse an und für sich eine Schwächung des adrenalen Systems — die Funktionen dieser beiden Systeme sind bekanntlich harmonisch — ohne die Funktion der Epithelkörperchen zu Hilfe zu nehmen, erklären.

Aus der Regelmäßigkeit, mit welcher nach der Exstirpation der Epithelkörperchen Tetanie oder die Disposition zu derselben (Spasmophilie) entsteht, kann man schließen, daß irgendwo im Körper eine tetanisierende Substanz erzeugt wird, welche die Epithelkörperchen unter normalen Verhältnissen neutralisieren, oder daß die Epithelkörperchen auf ein Organ einwirken, das, von ihrem hemmenden Einfluß befreit, jene Substanz erzeugt. Vorläufig haben wir noch keine Ahnung über den Ursprung dieser Substanz. Der therapeutische Erfolg der Thyreoidea bei der Tetanie beweist, daß auch die Thyreoidea ebenso wie die Epithelkörperchen diese Substanz zu neutralisieren vermag. Es geht nicht an, die Quelle der tetanisierenden Substanz in einer Mobilisation der Kohlehydrate infolge einer gleichzeitigen Schwächung des Pankreas und in einer antagonistischen Hyperfunktion des adrenalen Systems und in einer dadurch etwa gesteigerten Glykogenproduktion zu suchen, denn bei erwiesenen Hypofunktionen des Pankreas und bei Krankheiten, die von alimentärer Glykosurie begleitet sind, werden keine hypertonischen Symptome beobachtet. Wir können auch eine Hyperadrenalinämie nicht beschuldigen, indem wir etwa annehmen, daß das Adrenalin in großer Menge ebenso wirke, wie das tetanisierende Gift;

die bisherigen Erfahrungen sprechen nicht für eine so intensive Wirkung des Adrenalins; weder finden sich bei sicheren Hypertonien, wie der Tetanie und Thomsenschen Krankheit, die Symptome einer hochgradigen Adrenalinämie und Sympathikusreizung, noch findet sich Hypertonie bei der sicheren Adrenalinämie der Basedowkranken (Fränkel: die 5—8fache Menge — zit. Biedl Seite 244).

Wenn dem so ist, so kann man daraus vorläufig nichts deduzieren, was bei der Hyperfunktion der Parathyreoidealdrüsen, denen eine antitoxische Funktion zukommt, geschieht. Man kann nicht behaupten, daß die Gl. parathyreoidea eine antitoxische Funktion besitzt, und gleichzeitig behaupten, daß bei ihrer Hyperfunktion ein klinisches Bild entsteht, das dem nach der Exstirpation entstandenen Bilde entgegengesetzt ist. Es dürfte der Erwähnung wert sein, daß Erdheim in einigen Fällen von Adenom und Hyperplasie der Epithelkörperchen keine Myasthenie gefunden hat.

Ich bin der Ansicht, daß man sich vorläufig auf Grund der bis jetzt angeführten Umstände über die Beteiligung der Parathyreoidea an den Myasthenien überhaupt und an der Parkinsonschen Krankheit insbesondere nicht mit Bestimmtheit aussprechen kann und daß man nur dann eine Hyperfunktion annehmen könnte, wenn eine gleichzeitige koordinierte und antagonistische Funktion der endokrinen Drüsen (Parathyreoidea neben Pankreas gegen die Thyreoidea, das adrenale System) eine ausnahmslose Regel wäre, was aber bis jetzt bezweifelt werden muß (Biedl und das oben erwähnte Verhältnis der Thyreoidea zu den Epithelkörperchen), und wenn die Parathyreoidea noch eine andere als die antitoxische Funktion besäße, worüber uns aber nichts bekannt ist.

Bei den Myasthenien fehlt jenes Agens, das unter normalen Verhältnissen die gute Funktion der Muskelsubstanz erhält und ohne das der Muskel schnell ermüdet. Dieses Agens kann nur das normal gelieferte und produzierte Glykogen und Adrenalin sein (das erste ist der Hafer, das andere die Peitsche). Beide Quellen stehen unter dem Einflusse des adrenalen Systems.

Bei der Parkinsonschen Krankheit aber handelt es sich um mehr: die Muskeln ermüden und zeigen außerdem eine abnormale Reaktion; zur Ermüdbarkeit der anisotropen Substanz, wie sie bei den Myasthenien überhaupt vorkommt, gesellt sich hier eine typische Veränderung der sarkoplasmatischen Funktion: größere Ermüdbarkeit, Mangelhaftigkeit der tonischen Kontraktionen und Krämpfe, Disposition zur Starre und zu rhythmischer Funktion — ein Zustand, der eine eigentümliche Vergiftung durch eine bis jetzt noch unbekannte Substanz verrät.

Angesichts des kachektisierenden Charakters der ganzen Krankheit, angesichts der nachweisbaren Ernährungsstörungen in allen Systemen können wir bei der Parkinsonschen Krankheit mit vollem Rechte auch an der Muskulatur dystrophische Störungen annehmen; wir können annehmen, daß unter dem schädlichen Einflusse der auf den ganzen Körper nach Art einer Dyskrasie wirkenden Substanz auch die Muskeln leiden; die anatomischen Befunde an den Muskeln bestätigen diese Annahme.

Wenn wir erwägen, daß die Thyreoidea gemäß der Symptomatologie der Parkinsonschen Krankheit ebenfalls eine herabgesetzte Funktion darbietet, und wenn wir uns den großen Einfluß der Thyreoidea auf die Gewebe und den Stoffwechsel im Sinne der Assimilation und Dissimilation vergegenwärtigen, können wir in der herabgesetzten Funktion der Thyreoidea die zweite richtige pathogenetische Komponente der Parkinsonschen Krankheit erblicken (wie Kocher bei jenem eigentümlichen, von Skála erforschten Syndrom).

Schließlich muß noch erwogen werden, daß bei herabgesetztem Stoffwechsel sich in den Muskeln giftige Produkte dieses Stoffwechsels ansammeln; diese Produkte sammeln sich in den Muskeln auch nach der Exstirpation der Nebennieren an, wie Abelous, Langlois, Albanese (Neusser-Wiesel) experimentell nachgewiesen haben; diese Produkte werden nach Langlois, Boruttau und Battelli durch das Rindensystem der Nebennieren neutralisiert (zit. Hoffmann); dies gilt besonders für die Milchsäure und das Pyrokatechin (Huismans nach Hoffmann).

Diese herabgesetzten Funktionen der Thyreoidea und der Nebennierenrinde würden also in der Pathogenese der Parkinsonschen Krankheit parallel wirken.

Demnach fehlen unserer Ansicht nach bei der Parkinsonschen Krankheit den Muskeln partiell oder total (je nach der Schwere des Falles) die energetischen (Adrenalin) und trophischen Reize (Glykogen und Thyreoidea) und vielleicht auch die neutralisierenden Stoffe (Nebennierenrinde).

Über die Beteiligung der parathyreoidealen Körperchen läßt sich nichts Bestimmtes sagen.

Jene Substanz X, welche nach Exstirpation der Epithelkörperchen die Tetanie erzeugt (und vielleicht bei der Aplasie derselben die Thomsensche Krankheit hervorruft), und jene Substanz Y, die in analoger Weise bei Tierversuchen klonische Krämpfe bedingt (und vielleicht bei der erworbenen Myoklonie mitwirkt), verraten ihre Wirksamkeit bei der Parkinsonschen Krankheit nicht, außer in den ersten Anfängen der Krankheit und auch hier nur selten durch eine Disposition zu Krämpfen in den Waden und in den Händen nach Art des Schreibkrampfes.

Nur dann, wenn die Epithelkörperchen bei ihrer antitoxischen Wirkung auf die das motorische System ergreifenden Gifte (X, Y) auch jene dystrophischen Produkte neutralisieren würden, welche in gewissem Sinne analog der Monobromessigsäure Rigidität verursachen und die, wie wir bereits erwähnt haben, vielleicht einem abnormalen Stoffwechsel in den Muskeln ihren Ursprung verdanken (das Gift Z), könnten wir annehmen, daß der Hypoparathyreoidismus eine wichtige pathogenetische Komponente bei der Parkinsonschen Krankheit bildet. Doch ist diese neutralisierende Wirkung auf das Gift Z noch nicht erwiesen. Sie wird, wie wir bemerkt haben, für einige dieser giftigen Produkte der Rinde der Nebennieren zugeschrieben.

Den parathyreoidealen Körperchen wird auch ein Einfluß auf den Kalziumstoffwechsel zugeschrieben. Nach Ektomien bei Hunden und Ratten war die Gesamtmenge des Ca kleiner (Leopold, Reuß, McCallum, Vögttin). Nach Loeb schränken die Ione des Ca die konstante rhythmische Funktion der Muskulatur ein (zit. Biedl); vielleicht könnte also eine Verminderung der Ca-Ione bei der Entstehung des Parkinsonschen Zitterns mitwirken. Doch ist dieser Beweis für die hypoparathyreoideale Beteiligung an der Pathogenese der Parkinsonschen Krankheit noch unsicherer.

Wenn wir also alles erwägen, was uns die Symptomatologie der Parkinsonschen Krankheit lehrt, und wenn wir speziell in der Veränderung der Muskeltätigkeit das konstanteste und typischeste Symptom erblicken, können wir sagen: die Parkinsonsche Krankheit ist eine chronische universelle Dystrophie, bedingt durch eine Funktionsverminderung der Drüsen mit innerer Sekretion, speziell der Thyreoidea und des adrenalen Systems, wahrscheinlich aber auch noch anderer Drüsen, wie des Rindensystems der Nebennieren und vielleicht auch der parathyreoidealen Drüsen. Es handelt sich nicht um eine bloße parathyreoideale Dystrophie, wie Lundborg gemeint hat, sondern um eine typische pluriglanduläre Dystrophie. Je nachdem, in welcher Reihenfolge und wie schnell die einzelnen endokrinen Funktionen aufhören, ändert sich das Krankheitsbild in den ersten Stadien (tonische Symptome, Basedowsymptome, myxödematöse, genitale, Addisonsymptome usw.); eine gleichzeitige Erkrankung des Gehirnes kann sodann dem klinischen Bilde gewisse äußere Eigentümlichkeiten verleihen (manche hemiplegische Formen). Die Parkinsonsche Krankheit kann nicht so einfach in ein Schema eingereiht werden, wie dies Lundborg in seinem gewiß sehr geistreichen Artikel tut, sondern man muß entsprechend den typschesten Veränderungen in den Muskeln etwa folgendes Krankheitsschema aufstellen:

Störungen des motorischen Systems, bei denen pathologische Zustände der endokrinen Drüsen anzunehmen sind.

	Myasthenie				Hypertonie	Hyperklonie	
	Addison	Gravis (Erb)	Kocher-Skála	Parkinson	Myotonie u. vielleicht auch Wadenkrämpfe	Myoklonie Myokymie	Tetanie
Anisotr.	ermüdend	sehr ermüdend	ermüdend	ermüdend	normal	erhöht erregbar	?
Sarkopl.	nicht typisch verändert	nicht typisch verändert	? (Starre)	typisch verändert	erhöht erregbar	?	erhöht erregbar
Endokrine Störungen	Gestörtes adrenales System				Gestörtes parathyreoideales System; ungenügende Neutralisation des Giftes		
		+?	+? Thyreoid.? Parathyreoid.? (ungenügende Neutralisation des Giftes Z?)	+ Läsion der Thyreoidea + Nebennierenrinde? + Parathyreoidea? (ungenügendeNeutralisation des Giftes Z?)	X	Y (+ Zentrales Nervensystem?	XY

VIII.

Ich habe im vorhergehenden auseinandergesetzt, welche Pathogenese ich beim Zittern im Ruhezustande, beim Zittern in der Bewegung und bei der Rigidität der Parkinsonschen Krankheit annehme. Es muß nun untersucht werden, inwieweit einige symptomatologische Eigentümlichkeiten der Parkinsonschen Krankheit damit übereinstimmen.

Warum das Zittern in der ersten Phase der gewollten Bewegung und der aktiven Innervation überhaupt aufhört, habe ich bereits im vorangehenden erklärt. In manchen Fällen gelangt diese Pause kaum zur Beobachtung: in analoger Weise beginnt bei Versuchen mit Muskelvergiftungen die rhythmische Schwankung gewöhnlich auf dem absteigenden Schenkel des Myogramms, manchmal aber schon auf dem Gipfel, ja sogar auch vor demselben.

Warum das Zittern bei hochgradiger Rigidität aufhört, werden wir uns aus jenen Versuchen verständlich machen können, bei denen die rhythmische Bewegung aufhört, sobald die Muskelstarre eine gewisse größere Intensität erreicht. (Versuche mit Muskelgiften, z. B. der Monobromessigsäure-Lhoták.)

Daß das Zittern im tiefen, nicht aber im leichten Schlafe verschwindet, kann in der Weise erklärt werden, daß im tiefen Schlafe die kontinuierliche Innervation des Muskeltonus, eine der Komponenten, welche die rhythmische Muskelreaktion bedingen, aufhört, während sie im Beginne des Schlafes noch vorhanden ist.

Wichtig ist die Erklärung der Frage, warum das Zittern so häufig monoplegisch beginnt. Es ist dies eine merkwürdige Erscheinung, die auch zum Beweise des zerebralen Ursprungs der Parkinsonschen Krankheit angeführt wird. Ich habe bereits im II. Kapitel erwähnt, daß sich bei der Annahme des zerebralen Ursprungs das Fortschreiten des Zitterns an den Extremitäten nicht erklären läßt, da dasselbe keiner zerebralen Lokalisation entspricht. Camp hat einige interessante Beweise dafür gesammelt, daß das Zittern mit Vorliebe an dem durch Muskelarbeit überangestrengten Gliede beginnt. Sein Patient, der viel schreiben mußte, bekam das Zittern in die rechte Hand nach anfänglichem Schreibkrampf. Krafft-Ebings Drechsler begann an dem am meisten in Anspruch genommenen linken Fuße zu zittern, Heimanns Patient an jener Hand, mit welcher er die Elektrode hielt, Frankl-Hochwarts Metzger an der überangestrengten linken oberen Extremität. Man kann annehmen, daß sich der pathologische, dyskrasische Allgemeinprozeß durch seine motorischen Veränderungen zuerst dort verrät, wo die Muskulatur unter der Anstrengung am meisten zu leiden hat. Auch ist zu beachten, daß es wiederum das Sarkoplasma ist, welches bei den Verrichtungen der rohen Muskelkraft am intensivsten tätig ist.

Allerdings ist es merkwürdig, warum manchmal derartige krankhafte Erscheinungen jahrelang auf eine oder auf zwei Extremitäten beschränkt bleiben. (In solchen Fällen kann man an gleichzeitige, kleine, bestimmt lokalisierte Gehirnläsionen denken, welche mitwirken?) Siehe das Folgende.

Das Zittern beginnt manchmal nach einem apoplektischen Anfall auf der befallenen Extremität oder auf der befallenen Körperhälfte;

wir haben gesagt, daß es auftritt, wenn die Beweglichkeit der gelähmten Muskeln wiederkehrt, also zu einer Zeit, zu welcher an den Muskeln auch zerebrale spastische Erscheinungen auftreten. An solchen Gliedern bricht auch die Tetanie früher hervor als an dem übrigen Körper. Es werden daher bei der Parkinsonschen Krankheit analoge Verhältnisse herrschen. Es muß hier der Boden schon vorbereitet sein (wie bei der latenten Tetanie) und die an und für sich ungenügenden Muskelveränderungen äußern sich bei verstärkter Tonusinnervation durch eine rhythmische Reaktion. Die seltenen Fälle, in welchen das Parkinsonsche Zittern nach einer Apoplexie aufhörte, wird man revidieren müssen; vorläufig kann ich mich über dieselben nicht näher aussprechen; vielleicht haben exzeptionelle Störungen des zerebralen Tonus die Muskeln einer der zur rhythmischen Funktion notwendigen Komponenten beraubt — aber ich wiederhole, daß ich diese Fälle nicht in dem Maße abschätzen konnte, um mir ein sicheres Urteil bilden zu können.

Der Umstand, daß die Krankheit ziemlich tiefe Remissionen aufweist, daß das Zittern sogar für eine gewisse Zeit verschwindet, ist eine allgemeine Eigenschaft ähnlicher Krankheiten; wir finden dies auch bei der Addisonschen und bei der Basedowschen Krankheit.

Die Lokalisation des Zitterns und der Rigiditäten läßt sich schwer erklären; man kann diesbezüglich nur Vermutungen vorbringen, die jedoch von dem eigentlichen Kern der Frage weit entfernt sein dürften: wir wissen aus der Physiologie, daß auf die hier in Betracht kommenden sarkoplasmatischen Gifte jene Muskeln, welche mehr Sarkoplasma besitzen, stärker reagieren; wir wissen, daß sich bei Tieren manche Muskeln durch den Gehalt an Sarkoplasma wesentlich voneinander unterscheiden (z. B. der Gastrocnemius und Soleus); vielleicht haben die verschiedenen, sich jahrelang in gleichmäßiger Weise wiederholenden Funktionen — hier die Bereitschaft zur raschen Kontraktion, dort im Gegenteil das Bedürfnis nach einer ruhigen, energischen und dauernden Zusammenziehung — eine ungleiche Entwickelung der beiden Substanzen der Muskelfasern zur Folge (Schließen der Faust, Tragen von Lasten usw.); doch sind diese Verhältnisse bis jetzt beim Menschen nicht näher erforscht. Wir wissen ferner, daß manche Gifte eine Prädilektion für ganze, große, synergische Muskelgruppen besitzen: Sherington macht darauf aufmerksam, daß das tetanische Gift und das Strychnin eine Prädilektion für jene Muskeln besitzen, welche den Körper des Menschen in der normalen aufrechten Stellung erhalten (Express of postural reflex), welche den Unterkiefer heben und welche den Nacken, den Rücken und die Unterschenkel strecken; die Parkinsonsche Rigidität überwiegt aber gerade in jenen Muskeln, welche die entgegengesetzten Funktionen besorgen, und nur ungeheuer selten in den Extensoren (Charcots type d'extension 1888, Thèse von Béchet). — Die Körperhaltung bei dem gewöhnlichen „type de flexion“ ist dieselbe, zu welcher die Mehrzahl der geschwächten, mit schweren Krankheiten behafteten, den Alterserscheinungen unterliegenden Menschen hinneigt. Wenn wir uns die allgemeine Erschlaffung der Muskeln vorstellen, werden wir begreifen, daß jene Muskeln am meisten der Anstrengung unterliegen werden, welche schon unter physiologischen Verhältnissen mit größerer Anstrengung, mit einem größeren Kräfteverlust arbeiten (nach den interessanten Ausführungen Auerbachs über die häufigsten Lähmungstypen), und dies sind gewiß jene Muskeln, welche den Körper gestreckt erhalten; in den neuen Positionen tritt sodann die Rigidität in jenen Muskeln auf, deren Insertionen sich einander genähert haben (Heimann); hier kann auch auf die analogen Lokalisationen des Spasmus nach der Position der Glieder bei Hemiplegie hingewiesen werden (Förster); für diesen Einfluß der Körperlage auf die Lokalisation der Rigiditäten spricht deutlich ein Fall von Bidon, in welchem ein Patient mit typischer Flexionsstellung des Körpers nach einer interkurrenten, akuten Krankheit in den „type d'extension" verfiel. (Krankheitsgeschichte bei Béchet.)

Mit der Erfahrung Heimanns, welcher bei vielen seiner Fälle an Muskeln, deren Insertionen er einander näherte, eine paradoxe Kontraktion und Zittern beobachtete, läßt sich die Erscheinung vergleichen, daß man bei dem Kranken das typische Zittern leicht demonstrieren kann, wenn man ihn mit in allen Gelenken ein wenig flektierten, d. i. auf die Spitzen gestützten unteren Extremitäten in eine labile Lage niedersetzen läßt (Thomayers Hilfsmittel mit der Prädilektionslage des Körpers).

IX.

Wie soll man den Intentionstremor bei der Parkinsonschen Krankheit erklären? In dem beschreibenden Teil meiner Arbeit habe ich gesagt, daß der Intentionstremor nach unseren Erfahrungen ein seltenes Symptom der Parkinsonschen Krankheit darstellt. Unter 28 Fällen sahen wir dasselbe nur zweimal und in zwei weiteren Fällen wurde das Zittern bei Intention stärker. Von jenen zwei typischen Fällen betraf der erste (Krankengeschichte Nr. 8) einen 62jährigen Patienten mit typischem Parkinsonschen Tremor, der bei Intention geringer wurde (links), ja sogar verschwand (rechts) und sich nach einem 11tägigen Aufenthalte des Kranken im Krankenhaus soweit besserte, daß der Kranke gut zu schreiben vermochte. Plötzlich, kurz vor dem Tode, trat das Zittern wieder auf und hatte Intentionscharakter. Bei der Sektion (Tuberkulose) fand sich Gehirnarteriosklerose, allgemeine Atrophie und multiple Erweichungen (état criblé). Von dem zweiten Fall besitzen wir kein Sektionsprotokoll, aber er betraf eine 70jährige Frau, bei der das Zittern nur drei Wochen gedauert hatte. — Béchet beobachtete Intentionszittern bei einem 38jährigen Kranken (observ. VIII), dessen eine Hand Zittern in der Ruhe zeigte, welches verschwand, als sich die Muskelstarre bedeutend vergrößerte; die andere Hand wies ein unbedeutendes Zittern auf, das bei der Intention dieser und auch der anderen Hand ganz typisch, wie bei der disseminierten Sklerose intensiver wurde; doch bemerkt Béchet in der Krankengeschichte, daß bei dem Patienten Nystagmus, eine Parese der assoziierten Augenbewegungen und Diplopie angedeutet gewesen sei. Offenbar handelte es sich hier nicht um eine reine Parkinsonsche Krankheit, sondern um eine Kombination mit herdförmigen Gehirnläsionen, vielleicht mit disseminierter Sklerose.

Ich bin der Ansicht, daß in jenen seltenen Fällen, in denen wir einen wirklichen Intentionstremor vorfinden, eine Komplikation mit anatomischen Gehirnläsionen vorliegt, und daß der Intentionstremor hier dieselbe Pathogenese besitzt, wie bei der disseminierten Sklerose (Läsionen in einer bestimmten, mesenzephalischen Partie), und daß daher der Intentionstremor kein Symptom, sondern eine Komplikation der Parkinsonschen Krankheit darstellt.

Der Fall von Wollenberg, der gewöhnlich als Beispiel angeführt wird, ist nicht überzeugend. Er betraf einen 52jährigen Patienten ohne Zittern in der Ruhe, mit Spasmen: im Verlaufe der Krankheit trat Zittern an den Fingern auf, wenn der Kranke schreiben oder die Finger rasch strecken und beugen wollte. Hier kann von Intentionszittern keine Rede sein. Es ist dies eher ein Beispiel dafür, daß bei stärkeren Rigiditäten das Zittern nur bei Bewegungen ohne Intentionscharakter auftritt; schließlich müssen auch Emotionen, Anspannungen der Aufmerksamkeit, welche bei der Parkinsonschen Krankheit einen minimalen Tremor verstärken, in Erwägung gezogen werden.

Oft ist die Verstärkung des Zitterns bei der Bewegung nur scheinbar intentiv und es geht im ersten Momente der Bewegung eigentlich eine typische Abnahme des Zitterns und auch eine vollständige Ruhepause voran, doch wird diese Pause leicht übersehen. Auf diesen Umstand, den auch wir bei einem unserer Fälle beobachtet haben (Krankengeschichte Nr. 7), hat Heimann aufmerksam gemacht.

IX. A. Disseminierte Sklerose.

Bei der Herdsklerose beobachtet man zunächst manchmal bei statischer Innervation ein gewöhnliches, mittelschnelles oder schnelles, kleinwelliges Zittern der Hand, das sich vom physiologischen Zittern nur durch die Intensität unterscheidet und das aller Wahrscheinlichkeit nach den Ausdruck einer allgemeinen motorischen Schwäche, also eine adynamische Form des Zitterns darstellt.

Wenn wir aber vom Zittern in der Herdsklerose sprechen, verstehen wir darunter ein langsames, 3—4—5 Wellen in der Sekunde betragendes, grobes, bei Intention auftretendes und mit dieser zunehmendes Zittern, welches jene intendierten Bewegungen begleitet, bei denen die Extremität als Ganzes dem Ziele zustrebt und welches die Extremitäten als ein aktives Ganzes betrifft. Dieses „Intentionszittern", welches ursprünglich für ein Charakteristikon der Sklerose galt und gegenwärtig für ein Charakteristikon der Sklerose und einer Gruppe von Krankheiten gilt, die der Sklerose klinisch (Pseudosklerose) oder pathogenetisch (zerebrales Intentionszittern) nahestehen, besitzt eine wesentlich verschiedene Pathogenese.

Wenn wir den Kranken bei der bezeichnendsten Handlung, bei der sog. Probe mit dem Glase beobachten, werden wir leicht erkennen, daß es sich hier weder um ungenügende Muskelkraft handelt, wie beim adynamischen Zittern oder bei der unvollständigen Lähmung, noch um unwillkürliche Bewegungen wie bei der Chorea, noch um einen Irrtum in der Richtung wie bei der tabischen Ataxie, noch um irgend eine psychische Mitwirkung, wie bei der Hysterie. Dem Kranken fehlt weder die Möglichkeit der motorischen Innervation, noch die Möglichkeit der Regulierung der Bewegung; seine Muskeln sind gespannt und je mehr er sich anstrengt, desto gröber pflegen die Schwankungen der Extremität zu sein, und erst, wenn er das Glas mit dem Munde festhält, hört das Zittern auf und es verschwindet die Spannung der Muskeln, obwohl diese aktiv bleiben und das Glas nicht aus der Hand fällt.

Durch die Erfahrung haben wir gelernt, welche Muskeln und wie stark wir sie zu innervieren haben, um das Glas richtig zum Munde zu führen; bei nicht angelernter, langsamer Bewegung genügt das Gefühl über die Lage und die Bewegung der Extremität, um die Innervation nach Bedarf so zu verstärken und sofort abzuschwächen, damit das Ziel richtig erreicht werde; bei der partiellen Lähmung innerviert der Kranke mit großem Kraftaufwand, er fühlt es, daß die Bewegung ungenügend ist, er verstärkt die Innervation und gelangt, wenn die Bewegung überhaupt möglich ist, richtig ans Ziel; der Tabiker innerviert ohne Hindernis, aber da er den Grad des Bewegungseffektes nicht fühlt, schießt er übers Ziel, korrigiert sich aber, indem er sucht, und ruht bei dem gefundenen Ziel ruhig aus; der Choreatiker innerviert leicht, strebt richtig dem Ziel entgegen, aber die Extremität reicht infolge unwillkürlicher Innervationen ganz unregelmäßig von der Richtung ab, obwohl der Kranke die Bewegungsrichtung fühlt, obwohl er nicht um das Ziel suchend herumtappt; sobald ihn die unregelmäßigen Impulse nicht stören, erreicht er richtig und glatt sein Ziel. Anders bei der Sklerose: der Kranke vermag zu innervieren, er fühlt den Grad der Innervation, die Bewegungsrichtung und die Lage der Extremität, er reguliert richtig, zweckmäßig und erreicht das Ziel, aber er pendelt um dasselbe herum, indem er die Regulierung nicht genügend abzumessen vermag. Der Fehler liegt hier weder in einem Mangel an motorischer Kraft, noch in mangelnder Empfindung der Bewegung, sondern in der Unmöglichkeit, die Innervation und Regulation in quantitativ hinreichendem Maße einzuschränken: die ursprüngliche Bewegung schießt übers Ziel, es wird sofort durch das „Muskelgefühl" eine Regulation hervorgerufen (Beschränkung der Agonisten und Innervation der Antagonisten), diese schießt in entgegengesetzter Richtung übers Ziel, wird in analoger Weise sofort in die ursprüngliche Richtung reguliert, aber auch diese Regulation schießt übers Ziel; die einzelnen Bewegungen sind nicht ausfahrend, wie bei der tabischen Ataxie, sondern übers Ziel schießend, über das gewollte Maß hinausgehend; es tritt wohl eine Moderation und Regulation ein, aber diese verhüten nicht ein Hinüberschießen übers Ziel; sie werden gleichsam durch eine starke Propulsivkraft der Hauptagonisten der Bewegung gestört; dasselbe gilt von dem Innervationseffekt der Antagonisten im weitesten Sinne des Wortes: wiederum eine starke Propulsivkraft, die im ersten Moment die Moderation und Regulation stört. In jenem ziemlich regelmäßigen Schwanken um das Ziel erblicken wir deutlich eine gute und zweckmäßige Regulation, einen Beweis dafür, daß die zentripetalen Nachrichten über die Bewegung der Extremität normal zum Ziel geleitet werden. Aber die ausführenden Organe stören die Regulation durch übermäßige Reaktionen und Bewegungen.

Die Muskeln zeigen bei der Sklerose einen erhöhten Muskeltonus, eine gesteigerte reflektorische Erregbarkeit. Genügt diese zur Erklärung des Intentionszitterns? Ich glaube nicht. Bei jedem Spasmus ist die reflektorische Erregbarkeit der Muskeln erhöht, aber nicht immer ist das Intentionszittern vorhanden. Durch die erhöhte reflektorische Muskelerregbarkeit wurde schon von Spieß (1849) und später von Friedberg, Cohn, Spring und durch die Arbeiten von Debove und Baudet der Fußklonus erklärt. Beim letzteren ist das normale Zusammenspiel der Agonisten und Antagonisten derart gestört, daß bei der Kontraktion der Agonisten die normale Innervation der Antagonisten, welche die Kontraktion der Agonisten mäßigt, erhöht ist, die Kontraktion der Antagonisten unterbricht die begonnene Bewegung (Extension); aber die Kontraktion der Flektoren ruft sofort eine analoge krankhafte Reaktion in den

Extensoren hervor, und so geht es wechselweise fort. In ähnlicher Weise läßt sich durch die erhöhte reflektorische Muskelerregbarkeit z. B. die sakkadierte Bewegung der paretischen Glieder (Förster) erklären. Der Klonus entsteht sowohl im Kniegelenk, als auch in anderen Gelenken und kann, wenn der Patient steht, als ein grobes Zittern des ganzen Körpers in der Ruhe imponieren. Auch bei den spinalen Erkrankungen und bei den Versuchen am Rückenmark, welche zur Erklärung des Intentionszitterns zitiert wurden, handelte es sich stets nur um Fußklonus (die Versuche von Goltz, deren Bedeutung Freusberg analysiert hat und dessen Folgerungen wir in allen späteren Arbeiten, z. B. bei Eulenburg, Möbius u. a. wiederfinden). Beim Fußklonus handelt es sich um eine Störung der normalen Koordination dadurch, daß der inhibitorische Einfluß auf den spinalen Reflexbogen, der mit der Pyramidenbahn von oben herabkommt, irgendwo im Verlaufe der Pyramiden oberhalb der motorischen Spinalstelle unterbrochen ist; der Fußklonus entsteht nicht, wenn die Pyramide nicht unterbrochen oder wenigstens ernstlich lädiert ist. Etwas Ähnliches gilt für die sakkadierte Bewegung, die ebenfalls manchmal als Intentionszittern imponiert (Pachymeningitis cervicalis hypertrophica).

Das Intentionszittern ist aber nicht in allen Fällen vorhanden, bei denen Fußklonus und sakkadierte Bewegung vorkommt, und es unterscheidet sich auch wesentlich vom Fußklonus und von der sakkadierten Bewegung. Das Intentionszittern ist ebenso durch erhöhte Muskelspannung, durch erhöhten Muskeltonus also eine erhöhte Muskelfunktion bedingt, wie etwa der Fußklonus. Die Bewegung beim Intentionstremor ist jedoch nicht etwa durch die Kontraktion des speziellen, die gewollte Bewegung hemmenden Antagonisten gestört, sondern durch eine Behinderung des Zusammenspieles der Agonisten mit einer besonderen Gruppe der Nebenagonisten, nämlich jenen, welche die Extremität halten und sie als Ganzes gegen das Ziel dirigieren, also den sogen. kollateralen, rotatorischen und dergl. Synergisten. Es sind dies Muskeln, welche sich an der Wurzel der Extremität befinden. Das Intentionszittern findet eigentlich in den proximalen Gelenken der Extremitäten statt und zwar bei Bewegungen, bei denen die Extremität als Ganzes in einer bestimmten Richtung dirigiert und zugleich in einer bestimmten Lage erhalten werden soll, damit sie aus derselben nicht durch Fall, Rotation und ähnliche physikalische Ursachen verdrängt werde. Das Intentionszittern ist um so heftiger, je größer das Bestreben ist, die Extremität bei der Bewegung in einer bestimmten Lage zu halten (Probe mit dem Glas Wasser). Die Funktion der Synergisten ist beim Intentionszittern nicht aufgehoben, sondern im Gegenteil gesteigert, übertrieben, wie wir eingangs bei der Analyse dieser Bewegungsstörung bemerkt haben.

Das Zusammenspiel der Agonisten und Antagonisten beim Fußklonus wird vom spinalen Reflexbogen beherrscht, der vom Großhirn in der erwähnten Weise beeinflußt wird. Das Zusammenspiel der rotatorischen und kollateralen Synergisten wird vom Kleinhirn beherrscht; es ist dies ein Teil seiner koordinatorischen Funktion, welche den Zweck hat, den Körper und seine Teile in der Gleichgewichtslage zu erhalten und ausgiebige Bewegungen durch verschiedene zweckmäßige Mitbewegungen zu ermöglichen (worauf in geistvoller Weise Babinski hinwies, als er das Syndrom der sogenannten Asynergie cerebelleuse bei Kleinhirnerkrankungen beschrieb). Das Kleinhirn besitzt außerdem einen sthenischen, tonischen Einfluß auf die Skelettmuskulatur. Nach unserer Analyse wären also diese beiden Funktionen beim Intentionszittern erhöht. Eine übermäßige Funktion des spinalen Reflexbogens tritt bei Pyramidenläsionen ein; auch das Kleinhirn ist in analoger Weise in seiner Funktion moderiert durch die oberste Etage des Zentralnervensystems, durch die Hemisphären, durch die zerebro-zerebellären Bahnen, welche die Pyramiden von der Rinde zur Brücke begleiten, wo sie sich von jenen trennen, indem sie durch die mittleren Kleinhirnschenkel zum Kleinhirn verlaufen.

Aus der bisherigen Analyse des Intentionszitterns würde also hervorgehen, daß hier die entsprechende hemmende Einwirkung des Großhirns auf das Kleinhirn fehlt, ebenso wie beim Fußklonus die inhibitorische Wirkung des Gehirns auf das Rückenmark fehlt, oder: daß die Läsionen, welche das Intentionszittern hervorrufen, in der zerebro-zerebellären Bahn ihren Sitz haben müssen. Diesem aus der klinischen Analyse des Intentionszitterns fließenden Postulate entsprechen genau die anatomischen Erfahrungen: das Intentionszittern ist nur in jenen Fällen von Sklerose vorhanden, in welchen bei der Sektion Veränderungen im Gehirn zwischen der Rinde und dem Kleinhirn in der Nähe der Pyramiden gefunden wurden, und es fehlt in solchen Fällen, bei denen Veränderungen nur im Rückenmark gefunden wurden.

Diese Schlußfolgerung über die Lokalisation der Veränderungen beim Intentionszittern, welche schon von Hammond (zit. Londe S. 165) klar ausgesprochen wurde, geht am deutlichsten aus der Arbeit von B. H. Stephan (1887—1888) hervor, der die ältere Literatur gesammelt und auf die sezierten Fälle von Sklerose ohne Zittern mit spinaler Lokalisation (Vulpian, Leyden, Moritz, Ebstein) hingewiesen hat. Seine Schlüsse lassen sich noch stützen durch Fälle von durch eine Läsion im Verlaufe der zerebro-zerebellären Bahn bedingtem posthemiplegischem Intentionszittern älterer (zit. Decio 1903) und jüngerer Autoren: Westphal 1889, Bruns 1894, Infeld 1900, Decio 1903, Verger und Desquéyron 1910. (Dieser Fall ist beonders lehrreich: das klinische Bild des sklerotischen Intentionstremors und als Ursache ein Tumor im vorderen Anteil der Brücke, der auf beide Crura cerebelli ad pontem übergriff. Siehe auch Dejerine 1901, Oppenheim u. a.)

Bei dieser Erklärung decken sich also theoretische Annahme und nachgewiesene Erfahrung vollständig.

Die erwähnte Komponente der zerebellären Koordination: der Einfluß auf die zweckmäßige Funktion der kollateralen (Duchenne) und rotatorischen (Förster) Synergisten ist am wenigsten erforscht. Förster ist sie bei seinen geistreichen analytischen Erwägungen nicht entgangen. Förster läßt die Frage offen, ob sich nicht der Einfluß des Kleinhirns weiter auch auf die Funktionen der einzelnen Segmente der Extremitäten erstreckt (S. 59). Das Studium der Bewegungen bei der zerebrospinalen Sklerose wird meiner Ansicht nach ein fruchtbares Feld für weitere diesbezügliche Forschungen sein. Ich will nur erwähnen, daß Grasset einen Fall von Sklerose publiziert hat, in welchem das Intentionszittern im Karpalgelenk vorhanden war.

Die Analogie zwischen Fußklonus und Intentionszittern bestünde also darin, daß der Klonus durch eine Isolation des spinalen Regulationsmechanismus entsteht, während das Intentionszittern durch eine Isolation des zerebellären Regulationsmechanismus zustande kommt.

Inwieweit an der den Intentionstremor bedingenden Läsion auch eine Unterbrechung der zerebello-zerebralen Bahn beteiligt ist, läßt sich bis jetzt noch nicht bestimmen. Ein notwendiges Postulat ist dieselbe nicht.

Wenn wir die bisherigen Erklärungen des Intentionszitterns überblicken, so finden wir, daß dieselben einen mehrfachen Ideengang eingeschlagen haben:

1. Die einen legten das Hauptgewicht auf die Leitung der motorischen Reize zu den eigentlichen Hauptagonisten und nehmen eine erschwerte oder eine verschieden lädierte Leitung dieser Reize an. So z. B. nahm Charcot an, daß die Reize intermittierend zu den Muskeln gelangen und nach ihm gaben sich viele mit der Annahme zufrieden, daß die Reize unterwegs abgeschwächt werden: so z. B. Möbius, der das Intentionszittern für den Typus des paralytischen Zitterns ansah, Redlich, der von einem Zittern infolge Erschlaffung, Ermüdung spricht, Cramer, der dasselbe mit dem beim Heben schwerer Lasten entstandenen Zittern verglich. Brissaud hat im Gegensatz zu früheren, namentlich von Charcot ausgehenden Bestrebungen, eine bestimmte Stelle zu finden, von der aus das Zittern hervorgerufen wird, die Ansicht ausgesprochen, daß die Läsion im Bereiche der ganzen Länge der Pyramiden ihren Sitz haben kann und suchte die Ursache für die Veränderungen von der Dauerkontraktur bis zur Athetose nur in quantitativen Unterschieden der Pyramidenläsionen. Zu gleicher Zeit kamen Kahler und Pick zu demselben Schlusse. Ordenstein, Stephan und Bidon beschränkten die Lokalisation auf die bis heute anerkannten Dimensionen der Pyramiden. Die prinzipiell gleiche Erklärung gab Monakow, indem er annahm, daß infolge von Leitungsschwierigkeiten weniger Reize zu den Muskeln gelangen. Ein wenig modifiziert wurden diese Ideen von Decio, welcher annimmt, daß zu den Veränderungen der Pyramiden eine Reizung durch neugebildetes Bindegewebe hinzutreten müsse, und von Müller, der wie Charcot die Hindernisse bei der Leitung der kortikomuskulären Reize in einer Eigentümlichkeit des anatomischen Prozesses erblickt, und zwar in einer Entblößung der Fasern an mehreren Stellen, in einem Untergang vieler Fasern. Choronschitzky zitiert die ältere Ansicht von Brücke, daß sich nicht alle Muskelpartien gemeinsam kontrahieren (die alte Lehre von der Analogie mit dem sogenannten Pelotonfeuer).

Alle diese Erklärungen haben den gemeinsamen Fehler, daß sie die beim Intentionszittern offenkundige Koordinationsstörung nicht erklären. Mittelst derselben ließe sich höchstens die sakkadierte Bewegung oder der bei Intention oder bei Anstrengung ein wenig gröber werdende Tremor erklären, aber keineswegs das typische Intentionszittern — selbst wenn ihre anatomischen Voraussetzungen und funktionellen Deduktionen erwiesen wären.

2. Der zweiten Gruppe der Autoren ist die Koordinationsstörung beim Intentionszittern nicht entgangen. Latteux zitiert schon 1868 die Ansicht von Luys, daß das Kleinhirn, welches der Muskulatur einen sthenischen Impuls gibt und durch dessen harmonische Einteilung die Koordination ermöglicht, eine normale Koordination nicht bewirken kann, wenn es mit seinen zentrifugalen Bahnen in der Umgebung des Nucleus ruber, im Pons und in der Medulla oblongata ein krankhaft verändertes Gewebe vorfindet; auf diese Weise sollen unregelmäßige Bewegungen, Sakkaden und ähnliche Veränderungen entstehen. Adamkiewicz suchte seit dem Jahre 1881 in mehreren Arbeiten die Ursache des Zitterns in einer Störung des Zusammenspiels zwischen kortikaler und zerebellärer Innervation, in einer Schwächung der Funktion der Pyramiden und in einer Stärkung des Einflusses des Kleinhirns; er nahm an, daß die Hinterstränge, welche tonisierende Fasern enthalten, auf minimale physiologische Reize durch kurze Explosionen der Innervation reagieren und auf diese Weise das Zittern hervorrufen. Seine Experimente, bei welchen er Laminaria unter die Gehirnhäute einführte, erklären bis zu einem gewissen Grade den in klonische Krämpfe übergehenden Spasmus und Klonus, keineswegs aber das Intentionszittern. — Außer diesen beiden Autoren, die in die Erklärung des Mechanismus und der Pathogenese des Intentionszitterns am tiefsten einzudringen versuchten, begnügte sich eine Reihe von Autoren damit, daß sie entweder die Analogie oder die Unterschiede zwischen diesem und der Ataxie hervorhoben, oder daß sie allgemeine Ansichten über den Mechanismus oder die Lokalisation vorbrachten, ohne sich um den Beweis oder um die genauere Erklärung ihrer Thesen zu kümmern. So z. B. Erb: Eine bestimmte Form von Koordinationsstörung, die von der Ataxie verschieden ist; Strümpell: Beweglichkeitsstörungen, die mit Ataxie identisch sind;

Goldscheider: Störung der Koordination niedrigsten Grades, der einfachen Synergien nach Duchenne, der synergischen, antagonistischen, kollateralen Koordination; Buck: Läsion der zentripetalen medullo-zerebello-kortikalen Bahn, wie bei der Ataxie und Asynergie; Lévy und Bonniot: eine Art der zerebellären Asynergie; Schenk: es gehört irgendwie zur Ataxie, obzwar es anders ist als bei Tabes; Müller: viel Gemeinsames mit statischer Ataxie, besonders eine mangelhafte zentrale Fixation der Extremitäten; vielleicht eine Läsion des zerebello-rubro-spinalen Traktus; Decio: eine leichtere, speziell motorische Form der Ataxie; Kollarits: nach Art einer mit Hypertonie kombinierten Ataxie; Meyer: verschiedene Abarten der Ataxie, am häufigsten eine vestibuläre, oft eine spinale infolge Läsion der Tiefensensibilität, am seltensten eine kortikale; Thomas: eine Abart der Gublerschen Amyostasie; Marburg: infolge Unterbrechung der zerebello-strialen und kortikalen Bahnen.

3. Von einer ähnlichen Idee waren jene Autoren geleitet, welche die Ursache des Intentionszitterns in einer Läsion des Zusammenspiels zwischen Agonisten und Antagonisten suchten. Insoferne wir bei diesen Autoren eine nähere Erklärung finden, läßt sich dieselbe für den Fußklonus, aber nicht für das Intentionszittern verwenden; so z. B. die zitierten Arbeiten von Spieß, Spring, Freusberg, Boudet, die Erklärung von Dejerine, von Jamin. Ricoux denkt an einen geschwächten Agonisten bei normalem Antagonisten, Dejerine an eine Kontraktion der Agonisten bei gleichzeitiger Kontraktur der Antagonisten. — Leyden (1874) sprach von zwischentreffenden Zusammenziehungen der Antagonisten, zeigte aber durch seinen Hinweis auf den Subsultus tendinum, wie sehr er sich vom Wesen des Intentionszitterns entfernt hatte. — Pasternatzky kam bei seinen Versuchen an Katzen und Hunden (er bohrte Nadeln in die Seitenstränge ein) zu dem Schlusse, daß das Wesen in einer Störung der Koordination, speziell in einer Ungleichmäßigkeit der Innervation der Agonisten und Antagonisten beruhen dürfte. — Ebenso allgemein urteilen Gowers, Eulenburg.

Wir sehen also, daß Luys, Adamkiewicz, Buck, Müller, Marburg mit ihrer Erklärung am weitesten vorgedrungen sind, ohne aber über eine allgemeine Ansicht hinausgekommen zu sein.

Es erübrigt uns noch, eine Übersicht darüber zu geben, wie sich die einzelnen Eigentümlichkeiten des Intentionszitterns mit der vorgebrachten Erklärung vereinbaren lassen:

1. Das Intentionszittern ist kein konstantes Symptom der Sklerose: angesichts der Mannigfaltigkeit des Sitzes der ersten sklerotischen Plaques verträgt sich diese Tatsache sehr wohl mit unserer Erklärung; wir wissen, daß es viele Sklerosen gibt, bei denen viele Jahre nur spinale Erscheinungen vorhanden sind.

2. Das Intentionszittern verschwindet manchmal für eine Zeit, wenn sich der Allgemeinzustand bessert, z. B. nach einem Aufenthalt im Krankenhause. Andererseits kann es nach einer erschöpfenden Arbeit einer Extremität auch dort auftreten, wo es sonst nicht sichtbar ist. Jene anatomische Läsion, welche das Intentionszittern verursacht, unterbricht in den Fällen, in welchen das Zittern nicht konstant ist, die entsprechende Bahn nicht vollständig; es besteht hier dasselbe Verhältnis, wie zwischen Parese und Paralyse. Es ist eine häufige Erscheinung, daß sich Paresen zentralen Ursprungs nach einer allgemeinen Erholung, nach physischer und psychischer Ruhe für eine gewisse Zeit bessern, aber bei Ermüdung oder Erschöpfung wieder deutlicher werden.

Was die Anstrengung betrifft, besteht eine vollständige Analogie bei allen spastischen Erscheinungen: die spastischen Symptome der unteren Extremitäten sind nach einem längeren Marsche viel intensiver.

3. Der Einfluß der Emotion ist hier derselbe wie bei allen übrigen Koordinationsstörungen, nämlich ungünstig.

4. In jenen Fällen, in welchen die progressive Zunahme der Bewegungen gegen das Ziel nicht ausgeprägt ist, handelt es sich eher um eine sakkadierte Bewegung, die sich einfacher durch einen Mangel des inhibitorischen Einflusses auf die spinale antagonistische Innervation erklären läßt (Förster).

5. In den Fällen, in welchen wir auch bei statischer Innervation analoge, nicht ganz regelmäßige Oszillationen mit einer Frequenz von 3—4 in der Sekunde beobachten — und das sind solche Fälle, in denen auch das Intentionszittern vorhanden ist —, können wir denselben Mechanismus der Inkoordination auch für jene minimale Intention annehmen, welche vorhanden ist, wenn man die Hände in horizontaler Gleichgewichtslage hält.

6. Daß schließlich dieses Zittern manchmal mit anderen motorischen Störungen kombiniert ist und daß es manchmal in die gewöhnliche Ataxie übergeht, liegt nicht in seinem Wesen, sondern in dem Wesen der Krankheit, welche anatomisch disseminiert ist — und daher auch noch andere, für die Koordinationsmechanismen wichtige Bahnen befallen kann und auch befällt und sich in manchen Fällen ganz deutlich durch Störungen der zentripetalen Bahnen verrät.

Ich bin überzeugt, daß uns viele bis jetzt schwer erklärliche Eigenschaften des Zitterns bei der Sklerose, die wir in der Literatur vorfinden (so z. B. hatte einer unserer Patienten, wenn er betrunken war, angeblich kein Intentionszittern, und erst am nächsten Tage zitterte er wieder mehr), erst dann klar sein werden, bis wir von dem Standpunkte aus, den ich oben für die Beurteilung des Intentionszitterns gezeichnet habe, jeden Fall werden analysieren können. Leider war auch ich bei meinen Fällen zumeist auf die retrospektive Beurteilung meines Materials angewiesen.

IX. B. Zerebrale Zitterformen.

a) Am meisten charakteristisch ist das Intentionszittern bei der Herdsklerose, das man, wie gesagt, als eine Störung der zerebro-zerebellären Koordination, als eine Isolation des zerebellären Koordinationsmechanismus bei erhöhtem Muskeltonus auffassen kann;

b) ebenfalls charakteristisch ist der Fußklonus, der aber auch an der Patella, an den oberen Extremitäten, am Unterkiefer und scheinbar auch spontan, in Wirklichkeit aber nach einer aktiven Initialbewegung auftritt. Auch hier handelt es sich um eine Koordinationsstörung, um eine Isolation des Mechanismus der automatischen spinalen Koordination bei erhöhtem Muskeltonus.

c) Von demselben Charakter wie der Fußklonus sind jene Formen des Zitterns bei der disseminierten Sklerose, welche bei statischer Innervation und scheinbarer Ruhe neben den Intentionsschwingungen bestehen.

d) Manches „Intentionszittern" ist kein Intentionsschwanken, sondern eine sakkadierte Intentionsbewegung von derselben Pathogenese wie der Fußklonus.

e) Eigentümliche Zitterformen entwickeln sich durch die Konkurrenz mehrerer Läsionen: so z. B. kann bei Läsionen, welche die eine Seite des Kleinhirns und die anliegende Partie des Gehirns betreffen, ein einseitiger Intentionstremor (Läsion der zerebro-zerebellären Bahn) entstehen, der mit zerebellärer Asynergie (Läsion der zerebellofugalen Bahn) und gewöhnlicher Ataxie (Läsionen der zentripetalen Rückenmarksbahnen) kombiniert sein kann; etwas ähnliches gilt von dem Babinskischen Syndrom der Hemiasynergie et hemitremblement d'origine cerebello-protuberantielle.

f) Bei Reizung der Gehirnrinde entstehen unregelmäßige Innervationsimpulse, die sich in Form isolierter Kontraktionen einzelner Muskeln (nach Art der Myokymie) und synergischer Muskelgruppen (Myoklonie, choreatische Bewegungen) äußern. Diese Bewegungen sind entweder isoliert (Meningoencephalitis tuberculosa bei Massalongo) oder sie komplizieren einen bestehenden Tremor der Extremitäten; es sind dies jene Formen des Zitterns, die bei Vergiftungen in einem gewissen Stadium beobachtet werden und die wir als zerebrale Form des toxischen Zitterns bezeichnet haben.

g) Bei der Reizung der Gehirnrinde der Zentralwindungen und der Pyramiden in ihrem ganzen zerebralen Verlaufe entstehen klonische und ihnen ähnliche Krämpfe, die entweder in typischen Anfällen (bei vorwiegender Rindenlokalisation) auftreten oder schwächer, aber konstant sind, und die manchmal als Tremor in der Ruhe imponieren und einigermaßen an das Zittern bei der Schüttellähmung erinnern. Sie können im Beginne der Intention infolge eines mit dem Beginne der Bewegung gleichzeitig auftretenden tonischen Krampfes (unser Fall auf Seite 152) verschwinden und von neuem erscheinen, wenn der tonische Krampf im weiteren Verlaufe nachläßt. Sie können auf einzelne Finger, Segmente, Extremitäten, auf eine Körperseite beschränkt bleiben.

h) In anderen Fällen entstehen bei der Reizung der Pyramiden in ihrem zentralen Verlaufe choreatische, athetotische Bewegungen. Es läßt sich bis jetzt nicht entscheiden, worin das bestimmende Moment dafür liegt, daß einmal athetotische, choreatische Bewegungen, ein andermal klonische Bewegungen entstehen. (Ein Erklärungsversuch findet sich in der interessanten Arbeit von Bidon aus dem Jahre 1886, wo sich auch die beste Klassifikation vorfindet.) Auch diese athetotischen Bewegungen können „in der Ruhe", d. i. ohne intendierte Bewegung vorhanden sein und als Zittern wie bei der Schüttellähmung imponieren. Diese Bewegungen kombinieren sich manchmal mit Intentionsschwankungen wie bei der Sklerose; es dürfte hier eine Läsion der zerebrozerebellären Bahnen mitwirken.

Alle diese unwillkürlichen Bewegungen „in der Ruhe" unterscheiden sich durch ihren krampfartigen Charakter grundsätzlich von dem Zittern in der Ruhe bei der Parkinsonschen Krankheit.

(Siehe auch die Arbeiten von Bidon, Stephan, Infeld, Marburg, Economo, Förster über die Pathogenese verschiedener posthemiplegischer Bewegungen.)

IX. C. Das Zittern bei Kleinhirnaffektionen.

Wir kennen bis jetzt keine besondere Zitterform, die sich als rein zerebelläres Zittern bezeichnen ließe. Es handelt sich hier durchwegs um komplizierte Koordinationsstörungen, die zwar dem Zittern ähnlich sind, aber kein reines Zittern darstellen. Die Analyse dieser Störungen wird dadurch erschwert, daß die Autoren bestrebt sind, die beobachteten Bewegungen in eine bestimmte Kategorie der bereits bekannten Zitterformen einzureihen, wodurch die unvoreingenommene, treue Beschreibung leidet.

Ich habe bereits erwähnt, daß ich den Intentionstremor der Sklerose und der dieser nahestehenden Krankheiten für das Resultat der Isolation der koordinatorischen Gleichgewichtsfunktion des Kleinhirns halte. Das ist die eine Form des pathogenetisch vom Kleinhirn abhängigen Zitterns.

Eine zweite Form ist das bei der zerebellären Heredoataxie beobachtete Zittern; es wird ebenfalls als Intentionszittern bezeichnet, ist aber mit der vorangehenden Form nicht identisch; in der schönen Arbeit von Londe ist aus der Mehrzahl der Krankheitsgeschichten zu ersehen (S. 178—179, 192, 196, 197, 199, 213, 218, 229, 235, 245, 246), daß es sich hier um eine besondere Bewegungsstörung handelt, charakterisiert durch unwillkürliche Kontraktionen nicht zusammengehöriger Muskeln, um eine unvollkommene Gleichgewichtslage der Extremitäten, um einen Defekt der Harmonie zwischen Agonisten und Synergisten, um eine Entfesselung, Zügellosigkeit der Bewegungen, um etwas, was weder Ataxie, noch Intentionszittern ist. Aus den Beschreibungen geht hervor, daß hier die normale innere Harmonie zwischen Agonisten und Synergisten, die normale koordinatorische Funktion des Kleinhirns fehlt; es handelt sich also um eine entfesselte, disharmonische Bewegung infolge Mangels der harmonischen Funktion des Kleinhirns, die beim Intentionszittern im Gegenteil übertrieben ist. (Siehe auch S. 238).

In einer dritten Gruppe von Fällen handelt es sich um eine Kombination, die sich ungezwungen aus der Lage des Kleinhirns und dem Einfluß der Kleinhirntumoren auf die Nachbarschaft erklärt; ein typisches Syndrom ist Babinskis Hemiasynergie et hemitremblement d'origine cerebello-protuberentielle.

Vorläufig kann man nicht mit Bestimmtheit behaupten, daß die disharmonische Bewegung der zweiten Gruppe mit Läsionen der zerebello-rubrospinalen Bahn zusammenhängt, wie dies bereits von einigen Autoren angenommen wird (Gordon, Holmes, Miller).

IX. D. 1. Das Zittern bei progressiver Paralyse.

α) Das feine Zittern bei statischer Innervation unterscheidet sich nicht von den anderen Zitterformen beim Nervosismus.

β) Das grobe Zittern im Beginne des sicheren Bildes der progressiven Paralyse ist wohl ein erhöhtes physiologisches Zittern infolge schlaffer Innervation des kranken Gehirns, untermischt mit unregelmäßigen, bündelförmigen Kontraktionen, wie wir dies bei diffusen Prozessen im Gehirn und speziell in der Rinde gewöhnlich beobachten (adynamisches Stadium des Typhus, subakuter Alkoholismus, zerebrale Form des toxischen Zitterns usw.).

γ) Das dem Parkinsonschen Tremor ähnliche Zittern und das Intentionszittern sind wie alle „zerebralen" Zitterformen der Ausdruck einer Pyramidenreizung und einer Läsion der zerebro-zerebellären Bahnen, also eine Komplikation des diffusen, pathologischen Gehirnprozesses.

Unser zweiter, beim zerebralen Intentionszittern angeführter Fall ist das Prototyp derartiger Formen des Intentionszitterns bei der progressiven Paralyse, denn das klinische Bild entspricht vollständig der progressiven Paralyse, während die Anamnese und die Beobachtung des Zustandes vor der Demenz einen Zusammenhang des Intentionszitterns mit einem apoplektischen Herd annehmen läßt.

2. Das Zittern bei spinalen Erkrankungen.

Bei spinalen Erkrankungen, die mit einer Sklerose der gekreuzten Pyramiden verbunden sind, besteht kein eigentliches Zittern. In jenen Fällen, in welchen ein Intentionszittern beschrieben wird, handelt es sich entweder um sakkadierte Bewegungen bei spastischer Schwäche der Extremitäten, oder um choreatische Schwankungen, oder um zerebelläre Ataxie, oder es ist das wirkliche Intentionszittern der oberen Extremitäten der Ausdruck herdförmiger Läsionen, die entweder in den Rahmen der Krankheit (analog wie bei dem zitierten einseitigen Syndrom Babinskis) fallen oder die Grundkrankheit komplizieren (bei der Friedreichschen Krankheit). Im allgemeinen sind diese letzteren Fälle selten.

Im übrigen ist durch keine verläßliche und sichere Beobachtung das Hamondsche Gesetz verletzt, daß es keinen Intentionstremor gibt, wo keine Gehirnläsion vorhanden wäre.

3. Das Zittern bei Neuritiden.

Bei Paresen infolge von Nervenentzündungen beobachtet man ein Zittern, welches prinzipiell dem beim Heben schwerer Lasten, bei der Ermüdung auftretendem Zittern ähnlich ist; es entsteht infolge des Mißverhältnisses zwischen Innervation und der notwendigen Spannung der Muskeln, indem der Muskel trotz großer Kraftanstrengung ungenügend innerviert wird; was dem gesunden motorischen Apparat die belastete Extremität ist, das ist die normale Extremität dem lädierten Nervenmuskelapparat.

X. A. Essentieller einfacher (hereditärer) Tremor.

Tremophilia. Zittrigkeit.

Dieses Zittern unterscheidet sich vom physiologischen nur durch seine Intensität und durch sein hereditäres Auftreten. Es gibt Familien, in welchen jene physiologische Wellenform des Tetanus in stärkerem Grade vorkommt. Wir können uns vorstellen, daß es solche Familien sind, bei denen die Muskelstruktur kongenital ein wenig abnormal ist. Sowie es Familien gibt, in denen kongenital eine erhöhte Tätigkeit des Sarkoplasmas vorkommt (Thomsen), so gibt es Familien, in denen kongenital eine gesteigerte Reizbarkeit der anisotropen Substanz und infolgedessen eine größere Disposition zu Muskeloszillationen, zu schnellwellenförmigem Tetanus vorhanden ist. Besonders ausgesprochen ist das Zittern bei jenen Familienmitgliedern, bei denen noch die Erscheinungen der zerebralen Labilität, der Reizbarkeit, der Unentschlossenheit, Ängstlichkeit, Schüchternheit und neurasthenische Züge hinzutreten. Durch Anstrengung, Ermüdung, Emotion wird dieses Zittern, wie das physiologische Zittern überhaupt, stärker. Es kommen hier in typischer Weise alle jene Umstände zur Geltung, deren tremogenen Einfluß wir beim physiologischen Zittern kennen gelernt haben. Bei einzelnen Gliedern solcher Familien beobachtet man bei der Intention — stets unter dem Einfluß der Emotion — derartige Bewegungsstörungen, daß jede Aktion verhindert wird und die Kranken ans Bett gefesselt sind. Bei diesen hochgradigen Schwankungen der Extremitäten und des ganzen Körpers kann man nicht mehr vom Zittern sprechen. Es ist auf den ersten Blick klar, daß die gewollte Bewegung hier durch übermäßige Kontraktionen der Hilfsmuskeln und durch Zusammenziehungen solcher Muskeln, die zu der betreffenden Aktion nicht notwendig sind, gestört wird, daß die Bewegungen in ihrer normalen Koordination irgendwie alteriert sind. Bei genauerer Analyse dieses Schwankens erkennt man, daß es sich hier weder um eine sakkadierte Bewegung der Muskeln unter dem Einflusse eines übertriebenen spinalen Regulationsmechanismus handelt, noch um eine ausfahrende, ataktische Bewegung infolge eines Mangels zentripetaler Regulationsnachrichten über die Bewegung, noch um ein über das Ziel hinausschießendes Intentionsschwingen der Muskeln unter dem Einflusse einer übertriebenen syntaktischen Funktion des Kleinhirns infolge mangelhafter zerebro-zerebellärer Hemmung, sondern daß die Funktion der Hauptagonisten, deren Innervation an und für sich normal, hinreichend und entsprechend ist, durch die Antagonisten, durch die kollateralen und rotatorischen Synergisten gestört ist, so daß die Bewegung regellos, aufgelöst und disharmonisch erscheint. Diese harmonisierende Funktion, die der automatischen, durch die Gehirnrinde gedämpften Funktion des Kleinhirns zugeschrieben wird, ist die normale Erscheinung, die aber bei schüchternen, furchtsamen Menschen und bei Aktionen, zu denen eine genaue Innervation aller Synergisten und Antagonisten notwendig ist, auch unter gewöhnlichen Verhältnissen nachhinkt. Diese harmonisierende Funktion des Kleinhirns ist, wie aus klinischen Tatsachen hervorgeht, bei manchen Mitgliedern der zitternden Familien besonders labil und versagt im Zustande der Emotion selbst bei gewöhnlichen intendierten Bewegungen, wodurch dann das familiäre idiopathische Zittern so auffallend kompliziert wird.

Es handelt sich hier also meiner Ansicht nach um eine Labilität jenes funktionellen Systems, das bei einer ebenfalls erblichen und familiären Krankheit, bei der sogenannten zerebellären Heredoataxie (Pierre-Marie) am deutlichsten gestört erscheint.

X. B. Seniles und diesem analoges Zittern.

Das senile Zittern des Körpers, des Unterkiefers und der Zunge unterscheidet sich durch nichts von dem Parkinsonschen Zittern dieser Teile. Das senile Zittern der Hand, das dieselbe Frequenz besitzt wie das Zittern bei der Parkinsonschen Krankheit, unterscheidet sich von demselben dadurch, daß es nur an die intendierte Innervation gebunden ist, seine Amplitude wächst mit der Intention, während der Tonus der untätigen Muskeln nicht gestört ist. Als Ganzes unterscheidet sich das senile Zittern von der Parkinsonschen Krankheit durch den Mangel der Rigiditäten und deren Folgen: der Haltung der Extremitäten und des Körpers, der Propulsion usw., sowie dadurch, daß wir hier nicht von einer Krankheit sprechen können wie bei der Parkinsonschen Krankheit. Obwohl wir auch beim senilen Zittern in der Anamnese analoge ätiologische Einflüsse und unter den Prodromen dieselben unbestimmten Schmerzen, Wadenkrämpfe und Schwächegefühle vorfinden, haben wir hier doch niemals jenen Charakter einer kachektisierneden Krankheit, einer allgemeinen Dystrophie vor uns, wie bei der Parkinsonschen Krankheit. Auch in jenen

Fällen, in denen das senile Zittern vor 20—30 Jahren begann, finden wir keine anderen universellen Veränderungen, als solche, welche dem Alter der Patienten entsprechen und das einzige hervorstechende Symptom bleibt die Störung der intendierten Tätigkeit der quergestreiften Muskulatur. Die Muskeln haben ein normales Aussehen, sie sind weder atrophisch, noch dystrophisch. Die Innervation des Muskeltonus hat eine glatte, ununterbrochene Kontraktion zur Folge. Aber schon die statische Innervation, die Innervation der normalen Körperhaltung im Sitzen, im Stehen und namentlich die Innervation zur intendierten Bewegung ruft keinen glatten Tetanus hervor, sondern ein langsames Zittern, das um so gröber ist, je ermüdeter der Muskel ist (bei der Wiederholung der Bewegung — Demange). Die Muskeln zeigen weder einen erhöhten Tonus, noch einen Krampf. Durch den Mangel eines glatten Tetanus bei der Intention ist also das ganze Wesen des senilen Zitterns vollständig und genau charakterisiert, denn wir finden hier weder andere Läsionen, noch andere Besonderheiten der Motilität.

Leider war es mir nicht gegönnt, einen Fall dieser Art klinisch zu untersuchen und in der Literatur fand ich keine Angaben über den tonischen Zustand der Muskulatur und deren elektrische Erregbarkeit. Man sollte erwarten, daß durch faradische Reizung bei erhaltener galvanischer Erregbarkeit ein glatter Tetanus schwer hervorzurufen sein werde und ferner, daß der Tonus der zitternden Muskeln eher kleiner als gewöhnlich sein werde.

Die charakteristische Veränderung des senilen Zitterns ist das Gegenteil des Thomsenschen Syndroms: sowie es Familien gibt, deren Mitglieder sich durch eine erhöhte Tätigkeit des Sarkoplasmas auszeichnen, die statt eines glatten Intentionstetanus eine tonische langdauernde Kontraktion aufweisen, so gibt es Menschen, die von einem gewissen Alter angefangen statt eines glatten Tetanus einen unvollkommenen Tetanus infolge einer ungenügenden Funktion des Sarkoplasmas, das den glatten Tetanus ermöglicht, aufweisen. Gleichzeitig ist ihr Sarkoplasma weniger erregbar, die Dauer der Latenz ist größer und daher sind die Schwingungen langsamer, 3—4—5 in der Sekunde.

Bei der Parkinsonschen Krankheit führte uns die Analyse der Muskelbeweglichkeit zu einem ähnlichen Schlusse: auch dort mußten wir eine verminderte Erregbarkeit des Sarkoplasmas und eine verlängerte Latenzdauer voraussetzen, wodurch sich das langsame Zittern bei intendierten Bewegungen erklärt, nur daß bei der Parkinsonschen Krankheit das Bild etwas bunter ist durch die Anwesenheit des myasthenischen und toxischen Elementes, das das schlaffe und weniger erregbare Sarkoplasma in einer besonderen Weise reizt, indem es in der Ruhe nach Art jener verschiedenen chemischen Zusätze im Experiment zum rhythmischen Tetanus beiträgt, bei der Intention wenigstens im ersten Moment ein Stück des glatten Tetanus ermöglicht und im allgemeinen die Muskeln in einen Zustand fortschreitender Rigidität versetzt, die, wenn sie einen hohen Grad erreicht hat, jede Oszillation in der Ruhe und bei Intention unmöglich macht, wie dies bei den Veratrinversuchen beobachtet wird. Bei der Parkinsonschen Krankheit führten uns alle Krankheitserscheinungen zu der Annahme, daß es sich um eine ungenügende Funktion, eventuell Sekretion einer ganzen Reihe endokriner Drüsen handle, um eine pluriglanduläre endokrine Insuffizienz, um eine akquirierte Krankheit mit bis jetzt rätselhafter Ätiologie. Beim senilen Zittern müssen wir in Erwägung ziehen, daß es neben isolierten

Fällen, die im allgemeinen unter analogen Umständen entstehen wie die Parkinsonsche Krankheit, auch solche Fälle gibt, in welchen die analoge Veränderung der Motilität familiär und erblich auftritt (hereditärer, seniler Tremor), ferner Fälle, in welchen ein derartiges Syndrom bei den einen, bei den anderen Mitgliedern derselben Familie dagegen ein gewöhnlicher einfacher idiopathischer Tremor vorkommt, weiter Fälle, bei welchen eine analoge Veränderung der Motilität bei Menschen von zartester Jugend unverändert bis ins Alter beobachtet wurde, und zwar wiederum familiär und erblich (Cheylard), und schließlich solche Fälle, bei denen von zartester Kindheit hereditär und familiär ein ähnlicher langsamer Tremor nur an den Händen existiert und von welchen einige im Alter einen langsamen Tremor des Körpers akquirieren, wodurch das Bild des senilen Zitterns entsteht. Daraus geht hervor, daß die supponierte Insuffizienz des Sarkoplasmas in manchen Familien erblich so wie die Thomsensche Myotonie vorkommt und entweder erst im Mannesalter oder schon im jugendlichen Alter (von etwa 20 Jahren in den Fällen Cheylards) auftritt. Ob analog dem kongenitalen Thomsenschen Syndrom auch kongenitale Fälle von Insuffizienz des Sarkoplasmas existieren, läßt sich nicht mit Bestimmtheit behaupten, da ein verläßlicher Fall bei einem Kinde noch nicht beschrieben wurde; jene Fälle, in welchen der Beginn in die zarteste Kindheit verlegt wird, stützen sich durchwegs nur auf anamnetische Angaben, und da läßt sich die Möglichkeit nicht ausschließen, daß sich ein einfaches idiopathisches Zittern in späteren Jahren infolge Erschlaffung des Sarkoplasmas in seniles Zittern verwandelt hat. Diese Frage besitzt nur für die Ätiologie, nicht auch für die Pathogenese dieses Zitterns eine prinzipielle Bedeutung. Dasselbe Syndrom stellt sich ein, wenn die sarkoplasmatische Funktion kongenital schlaff ist (sowie sie kongenital erhöht sein kann) oder kongenital schadhaft ist, so daß sie im Laufe der Zeit früher oder später erschlafft, oder wenn sie ursprünglich zwar gut ist, aber infolge Läsion der normalen endogenen Reizmittel erschlafft (seniles Zittern, das plötzlich nach schweren Emotionen entsteht) oder sich mit weiteren Läsionen (zum Bilde der Parkinsonschen Krankheit) kompliziert.

Der senile Tremor ist in der Form, in welcher er z. B. von Thébault in seinen 13 Krankengeschichten beschrieben wird, ein klinisch und pathogenetisch typisches Syndrom. Pathogenetisch und vielleicht auch ätiologisch steht er der Parkinsonschen Krankheit nahe, indem er einen Teil ihres Gesamtbildes ausmacht. Er ist pathogenetisch verwandt mit dem idiopathischen erblichen und angeborenen Zittern, insoferne wir da ein langsames, die glatte intendierte Bewegung substituierendes Gliederzittern beobachten. Es ist möglich, daß die Gruppe des dem senilen Tremor ähnlichen idiopathischen Tremors aus Fällen von wirklich angeborener Insuffizienz oder wenigstens Schadhaftigkeit des Sarkoplasmas und aus solchen Fällen zusammengesetzt ist, in welchen sich das einfache idiopathische hereditäre Zittern im weiteren Verlaufe infolge Erschlaffung des Sarkoplasmas in seniles Zittern verwandelt hat.

Angeborenes Kopfzittern.

Ein dem senilen Zittern analoges Kopfzittern wäre, wenn es von der Geburt oder von der zartesten Jugend an bestünde, ein wichtiges Faktum für die Unität des senilen und des idiopathischen kongenitalen einfachen Zitterns.

Doch scheinen die bis jetzt beobachteten Fälle trotz der äußeren Ähnlichkeit nicht zu dem Zittern dieser Art zu gehören. Vielmehr nähern sich dieselben den klonischen Krämpfen, welche bei Kindern in der Dentition (Oppenheim) oder im Winter bei rhachitischen Kindern (Purwes Stewart) beschrieben wurden, oder die als Nickkrampf, Salaamkrampf, Spasmus nutans, nodding spasm, Jactatio capitis nocturna bekannt sind (siehe Oppenheim, Lehrbuch II, 1436, 1908), oder den rhythmischen Zitterbewegungen des Körpers der Enten bei intrakraniellen Erkrankungen (Onimus in Wagners Physiologie), und weisen wie die folgenden Gruppen des Intentionszitterns und des sekundären erblichen Zitterns auf organische Veränderungen des Zentralnervensystems hin. Man könnte der Ansicht von Lenoble und Aubinau beistimmen, daß es sich hier um ein Symptom einer Reihe minimaler degenerativer zentraler Läsionen handelt, deren Endglieder die familiäre Sklerose und die zerebelläre Heredoataxie darstellen.

X. C. Idiopathisches hereditäres Intentionszittern und kombinierte hereditäre Zitterformen.

Dieselben haben im großen und ganzen eine ähnliche Pathogenese wie die „zerebralen“ Zitterformen. Das gesammelte Material deutet auf einen organischen Ursprung im zentralen Nervensystem, im Gehirn und Kleinhirn, mit allen jenen individuellen Eigenschaften, die bei allen Fällen von familiären Gehirnkrankheiten (familiäre Diplegie, die angezweifelte familiäre Herdsklerose, die zerebellären Ataxien usw.) beobachtet wurden. Das Zittern ist hier nur ein bloßes Epiphänomen merkwürdiger familiärer Erkrankungen, deren klinische Erforschung und pathogenetische Klassifizierung bis jetzt noch nicht beendet ist.

XI. Mechanisches Zittern.

Das Zittern infolge Ermüdung, welches die Bezeichnung mechanisches Zittern nicht verdient, können wir übergehen.

Interessant ist aber die Beobachtung von Zielgien, weil wir ähnliche, experimentell hervorgerufene Erscheinungen aus der Arbeit von Ščerbak aus den Jahren 1903—1908 kennen. Ščerbak in Warschau hat darauf aufmerksam gemacht, daß man mit einer schwingenden Stimmgabel oder mit einem elektrischen Vibrator beim Menschen und beim Tiere ein Syndrom hervorrufen kann, bestehend in einer Steigerung der tiefen Reflexe, in einem raschen funktionellen Knie- und Fußklonus und in Zittern. Auch nach den nach der Methode von Schmaus erzeugten experimentellen Rückenmarkserschütterungen (Beklopfen eines auf den Rücken eines Kaninchens angebundenen Brettes mit einem Hammer) beobachtete er außer einer flüchtigen Paraparese der Hinterfüße nach 1—2 Wochen dasselbe Syndrom. Er hat sich in beiden Versuchsserien überzeugt, daß dieses Syndrom nur insoweit auftritt, als das Rückenmark nicht anatomisch lädiert ist; sonst weicht es dem typischen organischen Klonus.

* * *

Wenn wir das ganze Kapitel von der Pathogenese des Zitterns überblicken, gelangen wir zu einigen interessanten allgemeinen Sätzen.

Die geschilderten klinischen Bilder und unsere bisherigen Kenntnisse über die Physiologie der Muskeln und der Bewegungen überhaupt führen uns zu Annahmen, die zum Teil noch nicht durch die physiologische Experimentalforschung beglaubigt sind:

Die Innervation des Muskeltonus, die sich gewöhnlich durch eine konstante tonische Muskelkontraktion äußert und welche nur in einigen Versuchen durch die Reizung mit dem konstanten galvanischen Strom physiologisch imitiert wird, kann sich bei der Parkinsonschen Krankheit, sowie bei einigen Versuchen von gleichzeitiger Reizung des Muskels mit dem konstanten Strom und chemischen Agenzien durch eine rhythmische Muskeltätigkeit äußern.

Die statische Innervation äußert sich nicht durch einen vollständig glatten Tetanus, sondern durch einen wellenförmigen Tetanus. Die Wellenform von ungleicher Intensität dürfte von dem Reizungszustande der anisotropen Substanz abhängen. Diese Substanz kann unter gewissen Umständen kongenital und hereditär (essentieller, hereditärer Tremor) oder toxisch beweglicher und erregbarer sein.

Es gibt erworbene (und vielleicht auch angeborene) Zustände, bei denen der normale (und fein gewellte) Intentionstetanus leicht erschlafft und zerfällt (Parkinson) oder überhaupt nicht entsteht (seniles Zittern); vielleicht handelt es sich im letzten Falle um eine angeborene Unvollkommenheit des Sarkoplasmas, um das umgekehrte Bild der angeborenen Myotonie.

Es gibt Gehirnläsionen, welche die normale Bewegung in einer anderen Form als in den bis jetzt beschriebenen Formen (Ataxie, Chorea, Klonus) stören. Es ist dies das Intentionszittern, die Läsion der zerebrozerebellären Bahnen, die Isolation des von der zerebralen Zügel befreiten synergischen Kleinhirnmechanismus — und das zerebelläre Zittern, die disharmonische Bewegung infolge einer Störung des synergischen Kleinhirnmechanismus selbst.

Dritter Teil.

Symptomatologische Bedeutung des Zitterns.

Wir haben in dem beschreibenden Teile die äußeren Merkmale des Zitterns unter verschiedenen Umständen und bei den pathogenetischen Erwägungen die näheren Details der einzelnen Zitterformen in Betracht gezogen und gelangen nunmehr zu der letzten, praktischen Frage: welchen Schluß man aus der äußeren Form des Zitterns auf den Allgemeinzustand des Organismus ziehen kann? Diese Frage läßt sich nur dann befriedigend beantworten, wenn man alle beschriebenen Formen des Zitterns gleichzeitig ins Auge faßt. Diesem praktischen Bedürfnisse haben schon die älteren Klassifizierungsversuche neben der ätiologischen Seite Rechnung getragen. Wir wollen, dem alten Brauche folgend, jede einzelne Eigenschaft des Zitterns für sich betrachten: die Lokalisation des Zitterns, seine Frequenz, seine Größe, sein Verhältnis zur Intention, zur statischen und tonischen Innervation in der Ruhe und die Konstanz des Zitterns.

I. Lokalisation des Zitterns.

a) Das Zittern des Kopfes: das auffallendste Symptom beim sogenannten senilen Tremor; es kommt ferner bei einigen wenig charakteristischen kongenitalen Zuständen, sodann bei der disseminierten Sklerose, bei der Parkinsonschen Krankheit und bei den hysterischen und einigen toxischen Zitterformen vor. Ein universelles Zittern der Gesichtsmuskulatur sieht man beim Alkoholismus, bei der progressiven Paralyse, beim emotiven Zittern. In allen diesen Fällen handelt es sich um eine allgemeine, wechselnde, unbeständige Lokalisation. Bei der Parkinsonschen Krankheit pflegen die beiderseits gleichzeitig fungierenden Muskeln ergriffen zu sein: die orbikulären Muskeln, die Zunge, die Muskeln des Unterkiefers; diese auch beim senilen Zittern.

b) Das Zittern der oberen Extremitäten ist ein klinisches Symptom aller mit Zittern einhergehenden Krankheiten; eine Ausnahme machen nur einige hysterische Zitterformen, und auch diese nur in einer bestimmten und zwar gewöhnlich in der ersten Phase der Krankheit. Vorwiegend proximal lokalisiert ist das Intentionszittern zerebralen Ursprungs überhaupt und das sogenannte zerebelläre Zittern, während bei den übrigen Zitterformen kein konstanter Unterschied in der Lokalisation zwischen proximalem und distalem Anteil der Extremitäten besteht. Das isolierte (sogenannte individuelle) Zittern der

Finger, das für ein Charakteristikon des Alkoholismus gilt, kommt nicht gar so vereinzelt vor.

c) Das Zittern der unteren Extremitäten ist am deutlichsten bei einigen hysterischen Zitterformen, beim hysteriformen Intoxikationszittern und bei einigen Fällen von Parkinsonscher Krankheit vorhanden.

d) Das Zittern des Rumpfes, das bei der Basedowschen Krankheit am deutlichsten ist, wird auch beim Alkoholismus beobachtet. Ein isoliertes Zittern einiger Rumpfmuskeln kommt auch bei der Parkinsonschen Krankheit vor.

e) Isoliertes Zittern eines Gliedes oder eines einzigen Körpersegmentes findet sich bei Hysterie und bei zerebralen Affektionen verzeichnet — abgesehen von der beginnenden Schüttellähmung.

II. Frequenz des Zitterns.

Langsames Zittern mit 3—4—5 Wellen in der Sekunde wurde beim Morbus Parkinsonii, beim senilen Tremor, beim zerebralen Zittern mit disseminierter Sklerose und bei Hysterie beobachtet. — Rasche Schwingungen, 8—12 in der Sekunde, finden sich beim physiologischen, emotiven (auch hysterischen), adynamischen, toxischen, essentiellen, einfachen Zittern. — Die mittlere Frequenz von 7—8 Schwingungen ist für keine klinische Zitterform charakteristisch. — Eine Frequenzänderung finden wir außer bei Hysterie vielleicht nur noch in jenen Fällen, bei denen der hereditäre essentielle Tremor im weiteren Verlaufe den Charakter des senilen Zitterns annimmt. Die ursprünglichen Hoffnungen, die man nach den Arbeiten Charcots in differentialdiagnostischer Hinsicht auf die Frequenz des Zitterns gesetzt hat und von denen auch ich mich bei meinen Registrierungen leiten ließ, haben sich nicht erfüllt. Kleine Unterschiede erklären sich durch individuelle Eigentümlichkeiten der Kranken, durch die lokomotorische Anordnung (Lokalisation am Körper), aber nicht durch die Krankheit selbst. Dennoch hat sich aus der Beobachtung der Frequenz des Zitterns die praktisch wertvolle Regel ergeben, daß die langsamen Zitterformen mit 3—4—5 Oszillationen wesentlich verschieden sind von den übrigen Zitterformen, wenn sie auch, wie wir gesehen haben, keine einheitliche Pathogenese besitzen.

III. Größe des Zitterns.

Ausgesprochen große Amplituden besitzt das Zittern bei dissemenierter Sklerose, beim Morbus Parkinsonii, beim senilen Tremor, beim zerebellären Tremor, bei der Hysterie, insofern sie diese Krankheiten imitiert, große Amplituden zeigt auch der hysteriforme toxische Tremor und die intensiveren Formen des emotiven Zitterns (einige hereditäre essentielle Zitterformen). Ausgesprochen zart sind das physiologische Zittern und einige toxische Zitterformen, speziell jene beim Hyperthyreoidismus.

IV. Verhältnis des Zitterns zur Innervation.

Bei vollständiger Muskelruhe, bei welcher außer der Innervation des Muskeltonus keine andere Innervation angenommen werden kann, zittern die Glieder bei der Parkinsonschen Krankheit und bei einigen Gehirnkrankheiten, bei denen ich aber den Zittercharakter der unwillkürlichen Bewegung stark bezweifle. — Die statische Innervation ist fast bei allen klinischen Formen von Tremor begleitet und ist beim physiologischen Zittern am deutlichsten. Am Kopfe ist sie von Zittern beim senilen und beim zerebralen (Sklerose und dieser verwandte Krankheiten) Tremor begleitet. — In prägnantester Weise begleitet der senile und der zerebelläre Tremor jede intentive Innervation. — Gegen das Ziel verstärkt sich in grober Weise das Intentionszittern bei Sklerose und dieser ähnlichen Krankheiten. — Auch hier erschöpft die Hysterie alle Möglichkeiten.

V. Beständigkeit des Zitterns.

Am konstantesten ist das senile, das Parkinsonsche, das zerebrale Zittern und das Zittern bei der Basedowschen Krankheit. Alle übrigen Formen pflegen Intermissionen zu haben, die im allgemeinen zeitlich mit den Intermissionen jener pathologischen Zustände zusammenfallen, aus denen sie hervorgegangen sind. Die größten Intermissionen zeigen die emotiven Zitterformen, indem sie nur an die Dauer der Emotion und an die darauffolgende Zeit gebunden sind, und das an den epileptischen Anfall gebundene Zittern. Weniger ausgesprochene Intermissionen können bei allen Arten des Zitterns vorkommen. — Der Vollständigkeit wegen sei hier noch bemerkt, daß sich die Hysterie durch die denkbar größte Variabilität auszeichnet.

VI. Das Verhältnis zur Grundkrankheit.

Rein monosymptomatisch ist nur das senile Zittern und zwar in seinem ganzen Verlaufe; häufig das hysterische Zittern, eventuell während seiner ganzen Dauer; in einer bestimmten Krankheitsphase das Parkinsonsche Zittern. Scheinbar monosymptomatisch sind die zerebralen Zitterformen, speziell die zentrale Form des essentiellen Tremors. Es liegt in der Natur der Sache, daß das physiologische Zittern und das einfache essentielle Zittern monosymptomatisch sind. Alle übrigen Formen des Zitterns sind Teile des klinischen Krankheitsbildes, Symptome, Epiphänomene.

Die differentialdiagnostische Ausbeute der äußeren Zitterformen ist nicht groß:

Das langsame Zittern bei vollkommener Ruhe ist ein Symptom der Parkinsonschen Krankheit oder einer herdförmigen Gehirnkrankheit; das Verhältnis dieser beiden Zitterformen zueinander haben wir in dem Kapitel über den zerebralen Tremor besprochen;

ein langsames Zittern bei statischer Innervation, speziell am Kopfe, findet sich beim senilen Tremor und bei der Herdsklerose (und bei den kongenitalen Nickbewegungen des Kopfes);

ein langsames Zittern bei Bewegungen charakterisiert die Parkinsonsche Krankheit, das senile Zittern, die Herdsklerose und die derselben pathogenetisch nahestehenden Affektionen (die entsprechenden zerebralen Zitterformen) und den zerebellären Tremor;

rasches Zittern bei statischer Innervation ist überhaupt nicht charakteristisch;

rasches Zittern bei Bewegungen ist wenig charakteristisch, da es gewöhnlich nur der Ausdruck einer größeren Intensität des vorangehenden Zitterns ist.

Die Diagnose kann sich auf die Form des Zitterns nur bei der Parkinsonschen Krankheit, beim senilen Tremor und beim organischen Intentionszittern stützen. Wenn man bedenkt, daß alle diese Formen von der strengen Definition des Zitterns eigentlich ziemlich weit entfernt sind, muß man zugeben, daß das wirkliche Zittern ein sehr wenig charakteristisches und diagnostisch verläßliches Symptom ist.

Periodische Variationen der Intensität des Zitterns.

Das Kapitel über die semiologische Bedeutung des Zitterns muß durch einige Bemerkungen über jene Zitterform ergänzt werden, die durch eine periodische, mehr oder minder regelmäßige Zu- und Abnahme der Intensität der Oszillationen charakterisiert ist. Diese Form beschrieb 1909 Leupoldt als charakteristisch für Epilepsie und ich will sie etwas eingehender besprechen, da ihr eine derartige diagnostische Bedeutung, wie sie Leupoldt annimmt, meines Erachtens nicht zukommt.

Fernet hat in seiner so oft zitierten These auf Seite 99 zum ersten Male diese Eigentümlichkeit der Kurven (Figg. 13, 14) des Quecksilbertremors hervorgehoben: „Ici nous voyons des séries d'oscillations graduellement croissantes et décroissantes, formant des espèces de noeuds assez réguliers.“ Pierre Marie beschreibt in seiner Arbeit über die Basedowsche Krankheit aus dem Jahre 1883 auf S. 21 bei der Zitterkurve (Fig. I) dieser Krankheit analoge periodische Variationen der Amplituden des Zitterns: „On voit les oscillations croître peu et peu pour arriver au maximum, puis decroître de même pour parvenir au minimum et rocommencer à croître. La figure ... est très nettement fusiforme.“ Er erwähnt die Beschreibung Fernets und fügt hinzu, daß diese Variationen in keinerlei Zusammenhang sind mit den Zirkulationsverhältnissen und Atembewegungen, und daß er sie nicht zu erklären vermöge. (Aus Marie ging die Beschreibung wörtlich in andere Arbeiten über; so z. B. spricht Jentsch auf S. 18 von einer „Spindelform des Myogramms“.) Eine schöne Kurve mit großen Differenzen in der Amplitude und mit sehr regelmäßigen Schwankungen reproduziert Béchet in seiner These (S. 154) bei der Schüttellähmung, wo das klinische Bild der Krankheit und des Zitterns ganz typisch war. Das Zittern war am intensivsten in der Ruhe; bei Emotionen und Bewegungen hörte es fast gänzlich auf. Auf der Kurve wechselten die Oszillationen ganz regelmäßig ab, indem sie zwei Sekunden groß und vier Sekunden klein waren. Magnol beschreibt in seiner interessanten These aus dem Jahre 1894 analoge Verhältnisse bei einem Falle von Schüttellähmung. Er sagt auf S. 42: „La courbe, vue de loin, présente des ventres et des noeuds.“ Im Jahre 1897 widmete Wertheim-Salomonson dieser Eigentümlichkeit eine umfangreiche Studie. Er fügt hinzu, daß er dieselbe bei drei Kurven des Buches von Gowers gefunden habe und zitiert Gowers: „I have only once observed a tendency to rythmical variation.“ Der Autor selbst bezeichnet diese Variation der Intensität als „allorhythmischen Tremor“, was aber dem Begriffe der Sache nicht entspricht, da es sich nicht um eine Veränderung des Rhythmus, sondern um eine solche der Intensität handelt. Er fand die Allorhythmie bei 20 von 55 Fällen und zwar beim Morbus Basedowii, bei der Quecksilber-, Blei- und Alkoholvergiftung, bei der Schüttellähmung und bei der Hysterie. Wertheim schloß den Zusammenhang der Allorhythmie mit der Atmung und Zirkulation ebenso wie Marie aus. Er erklärte diese Erscheinung analog der periodischen Verstärkung des Tons in der Akustik beim Schwingen zweier Stimmgabeln von ungleicher Schwingungszahl — also durch Interferenz der Wellen — und erzielte schöne Kurven, wenn er beide Kopfnicker mit einem ungleich frequenten: links 8,4, rechts 7,7 mal in der Sekunde unterbrochenen faradischen Strom gleichzeitig reizte. Dasselbe findet statt, wenn an der Hervorrufung des Zitterns zwei Muskelgruppen beteiligt sind, die nicht dieselbe Anzahl von Oszillationen besitzen. Und dies kommt bei verschiedenen Zitterformen wirklich vor. (Aus den Studien von Busquet ist uns bekannt, daß verschiedene synergische Muskelgruppen bei ihrem physiologischen Zittern eine ungleiche Schwingungszahl besitzen.) Die Möglichkeit einer solchen Interferenz werden wir um so eher verstehen, wenn wir sehen, daß das Zittern auf den Kurven von Magnol und Wertheim nach drei Ebenen zerlegt ist. Interessant ist, daß Magnol ganz dieselbe Hypothese ausgesprochen hat, nur daß er durch dieselbe nicht die Allorhythmie, sondern das Zittern überhaupt erklärte; er erwähnt auch, daß Lissajons die Kombination der Wellen zweier verschiedenphasiger Parallelbewegungen (Stimmgabel) zeichnete und Kurven erhielt, von denen einige den Zitterkurven ähnlich sind. Jamin (1905) erwähnt bei der Beschreibung des hysterischen Zitterns nach Trauma, daß sich die Amplituden manchmal crescendo und decrescendo ändern. Leupoldt (1909) schrieb über dieselbe Erscheinung, „daß in kurzen Zwischenräumen Anhäufungen stärkerer Oszillationen auftreten und der Kurve ein ganz eigentümliches Gepräge verleihen.“ Er behauptet, daß er diese Form schon öfters gesehen habe und beschreibt 8 Fälle mit Kurven; 5 Patienten waren Trinker mit Delirien. Bei allen 8 Fällen fand er Symptome, die den Verdacht auf Epilepsie erweckten, weshalb er jene Form der Kurve für ein Symptom der latenten Epilepsie ansieht. Er stellte experimentell fest, daß dieses Symptom nicht ein Ermüdungssymptom sei. Eine Erklärung dieser Erscheinung hat er nicht versucht.

Ich unterzog mein Material einer diesbezüglichen Durchsicht und fand eine analoge periodische Variation der Intensität des Zitterns in ganz typischer Weise bei 23 von 220 Kurven und zwar beim idiopathischen Tremor, bei Neuritiden, bei Basedowscher Krankheit, bei Parkinsonscher Krankheit, bei Hysterie, beim Epileptiker im freien Intervall, bei einem Rekonvaleszenten nach schwerer Gicht, beim Thyreoidismus, bei Schwefelkohlenstoffvergiftung und beim Alkoholismus. Dagegen fand ich nichts Analoges bei der Sklerose und beim Tremor infolge organischer Gehirnläsionen. Im großen und ganzen kann ich mich der Ansicht Wertheims anschließen und messe daher der sogenannten Alloryhthmie keine diagnostische Bedeutung für irgend eine Krankheit bei.

Simulation des Zitterns.

Praktisch sehr wichtig ist die Frage, inwiefern das Zittern künstlich hervorgerufen, vorgetäuscht werden kann. Forscher, welche gerichtlich-medizinische Erfahrungen und namentlich Erfahrungen auf dem Gebiete der Unfallversicherung besitzen, zweifeln nicht daran, daß eine Neurose mit Tremor simuliert werden kann. Zumeist ist es ein monosymptomatischer Tremor einer Extremität oder einer Körperhälfte auf der vom Unfall betroffenen Seite.

Jeder kann sich an sich selbst überzeugen, daß in der Ruhe an der oberen Extremität am bequemsten langsame, rhythmische Bewegungen des Vorderarms im Sinne der Pronation und Supination und Bewegungen der Hand im Sinne der Ulnarflexion mit sekundärer Flexion des IV. und V. Fingers in allen Gelenken ausgeführt werden können; auch eine rhythmische, nicht allzu rasche Bewegung der Finger zwischen halber und vollständiger Flexion des II. bis V. Fingers ist lange ohne Ermüdung ausführbar. An der unteren Extremität ermüdet nur wenig das Hüpfen der auf die Zehen gestützten Extremität und die Adduktion und Abduktion der Oberschenkel. Am Halse und Nacken die Rotation um die Vertikalachse (negierender Tremor). Bei der statischen Innervation läßt sich leicht und ohne Ermüdung eine passive, durch Pronation und Supination der Vorderarme verursachte Bewegung der Hände durchführen und zwar sowohl an den gestreckten Extremitäten, als auch in der Schwurstellung. Bei Bewegungen läßt sich leicht ein grobes Intentionsschütteln der Extremität mit Erschütterung des ganzen Körpers durchführen.

Schwerer sind ohne Ermüdung Bewegungen zu simulieren, an denen die Extension der Finger und die Radialflexion der Hand im Karpalgelenk beteiligt sind, z. B. ein zartes Zittern der gestreckten Finger, das in gleichmäßiger Weise rhythmisch längere Zeit anhalten soll, und das individuelle Zittern der Finger.

Mit Recht weist Steinhausen darauf hin, daß hier eine verschiedene Veranlagung der Menschen vorliege; was für die hysterischen Menschen die Disposition ist, ist für gesunde Menschen das Talent zu Bewegungen; es gibt Menschen, welche es dazu bringen, schwierige Bewegungen regelmäßig auszuführen (z. B. das Staccato bei Violinspielern).

Charcot hat mit seinem scharfsichtigen Auge die simulierten Erscheinungen von den unwillkürlichen (z. B. Kontrakturen) dadurch unterschieden, daß der Kranke bei den simulierten Manipulationen entweder sichtbar oder unsichtbar, aber nachweisbar (beschleunigter Puls, Atmungsrhythmus) ermüdet, besonders dann, wenn wir den Kranken vor der Prüfung schon ermüden lassen. In praxi überzeugt man sich leicht, daß man mit Hilfe dieser Methode selten ein sicheres Resultat erzielt.

Besser ist es, das Zittern längere Zeit zu beobachten, ob es nicht seinen Charakter ändert. Schuster behauptet, daß der Simulant nach 5 Minuten, sicher aber nach einer Stunde nachläßt. Erben bemerkt ganz richtig, daß wir einen geriebenen Simulanten auch auf diese Weise nicht entlarven werden.

Abgesehen davon kann auch bei unwillkürlichem, nicht simuliertem Zittern, z. B. bei länger dauernder statischer Innervation eine nachweisliche Ermüdung auftreten. Aber wir können uns leicht an uns selbst überzeugen, daß bei simuliertem Zittern bei Eintritt der Ermüdung nach einer kurzen Ruhepause rasche Erholung stattfindet, so daß der Simulant selbst bei sorgfältiger Beobachtung leicht einen Moment der Ruhe findet.

Vielleicht könnte meine Erfahrung benützt werden, welche dahin geht, daß bei simuliertem Zittern, wenn es ununterbrochen geprüft wird, mit zunehmender Ermüdung die Frequenz des Zitterns sinkt; auf der beiliegenden Kurve (Fig. 113) sieht man ein (von mir) im Sinne der Flexion und Extension der Hand im Karpalgelenk simuliertes Zittern (I). Die Anfangsgeschwindigkeit sinkt rasch von 9 Wellen in der Sekunde auf 8; nach 5 Minuten werden nur mehr 7 Wellen und dann 6—6,5 registriert; nach 10 Minuten sinkt die Frequenz bis auf $5\frac{1}{4}$ in der Sekunde.

Prof. Fuchs in Bonn verwendet die Erfahrung, daß man mit verschiedenen Extremitäten verschiedene Muskelaktionen nicht ungestört und in ungleichem Rhythmus ausführen kann; bei dieser Prüfung, die sich am besten für den einseitigen Tremor eignet, stellt er dem Untersuchten die Aufgabe, mit der nicht

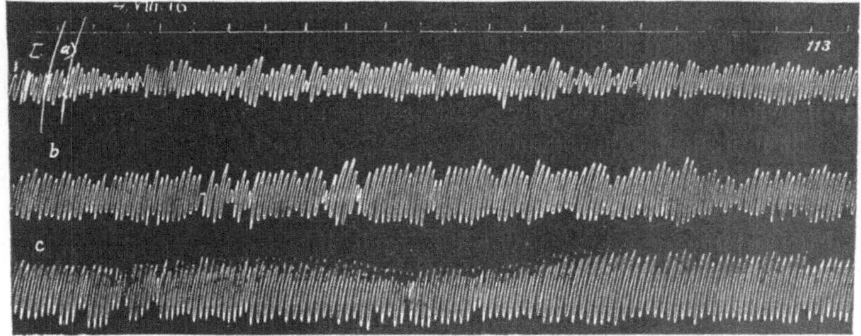

Fig. 113.

zittrigen Hand Buchstaben oder geometrische Figuren in die Luft zu zeichnen und beobachtet hierbei unauffällig die zitternde Hand; beim Simulanten hört das Zittern auf oder dasselbe wird durch die Mitbewegungen unterbrochen. Wir können uns von der Richtigkeit der Angaben Prof. Fuchs an uns selbst überzeugen. Fig. 114 ist ein schönes Beispiel hierfür. Ich simulierte ein grobes Zittern der Hand; an den mit einem einfachen Stern bezeichneten Stellen

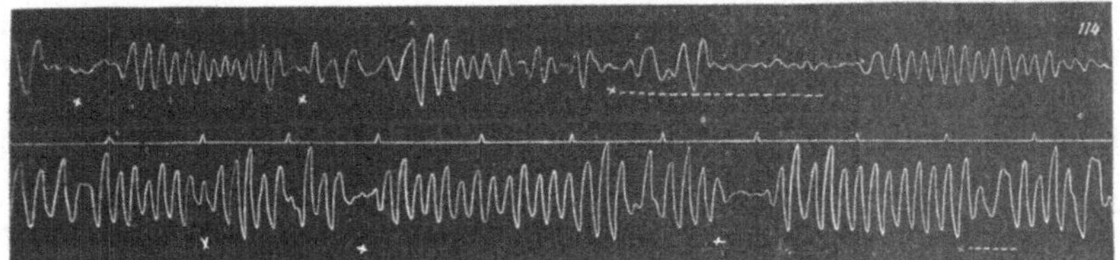

Fig. 114.

schrieb ich mit der anderen Hand Buchstaben, die ein Kollege angab, in die Luft; an der mit Stern und Punkten bezeichneten Stelle schrieb ich ganze Worte; im ersten Falle sehen wir eine kurze, im anderen Falle eine längere Unregelmäßigkeit und Ungleichheit des im übrigen regelmäßigen Tremors. Fuchs kontrollierte seine Methode beim neurasthenischen Zittern; hier hörte das Zittern nicht auf. Dagegen gaben die Untersuchten in Fällen, wo das Zittern aufhörte, nachträglich zu, daß sie simulierten und wurden wegen Betruges verurteilt. — Ein positives Resultat der Methode von Fuchs kann aber trotzdem nicht so kategorisch als Beweis für Simulation angesehen werden; sie basiert auf dem Einfluß der Ablenkung der Aufmerksamkeit, und die Erfahrung hat gelehrt, daß unter diesem Einflusse auch nicht simuliertes Zittern aufhört; ich habe mich hiervon bei der Parkinsonschen Krankheit wiederholt überzeugt, und auch in der Literatur wird diese Angabe bestätigt. Erben fand ein positives Resultat der Methode von Fuchs auch beim Basedow und beim polyneuritischen Tremor. Verläßlicher ist ein negatives Resultat: wenn sich bei einer anbefohlenen leichten Manipulation der einen Hand das Zittern der anderen Hand nicht ändert, kann dasselbe als nicht simuliert angesehen werden. Doch dürfen wir auch in diesem Falle nicht übersehen, daß manche Leute sehr geschickt sind und den betreffenden Kniff einüben können, wenn sie hierüber ordentlich belehrt werden. (Braun behauptet, daß in Prag tatsächlich Leute instruiert werden.)

Erben gibt beim Zittern der Hände eine andere Methode an: Wir nehmen alle Finger der zitternden Hand in unsere Hand bis auf einen; liegt wirklich ein unwillkürliches Zittern vor, dann zittert der freie Finger weiter; der Simulant vermag mit ihm nicht schnell zu zittern. Diese Methode ist aber nur für das Zittern der Finger bei statischer Innervation zu verwenden, das verhältnismäßig nur selten simuliert wird, und da sie wiederum den Einfluß der gespannten resp. abgelenkten Aufmerksamkeit involviert, muß ihr Resultat mit Vorsicht benutzt werden.

Seeligmüller beschrieb 1882 eine ähnliche Methode, um das simulierte grobe Zittern der unteren Extremitäten zu entlarven. Er legte den Untersuchten auf den Bauch und flektierte ihm die Füße im Kniegelenk bis zu 90°; das simulierte Zittern hörte auf, sobald sich der Fuß nicht mehr auf die Fußspitze stützen konnte, während es bei der Schüttellähmung fortbestand. Forgue und Jeanbrau beschrieben diese Methode in ihrem Buche von neuem und Erben führt noch als Methode der französischen Ärzte die umgekehrte Lage an: Liegen auf dem Rücken mit emporgehobenen Füßen.

Gewiß wird unser Urteil auch durch den allgemeinen Eindruck, durch das Benehmen des Untersuchten beeinflußt; dadurch wird zwar unsere Diagnose erleichtert, aber es kann auch geschehen, daß wir dem Kranken Unrecht zufügen. Der Umstand, daß der Kranke, wenn er nicht beobachtet wird, nicht zittert, kann das simulierte Zittern vom hysterischen nicht unterscheiden; auch die Tatsache nicht, daß z. B. der Untersuchte nicht zittert, wenn er Wasser trinkt (Seeligmüller).

Zutreffend ist die Bemerkung Erbens, daß wir das Zittern glauben dürfen, wenn wir an der zitternden Extremität unwillkürliche Kontraktionen der Muskeln oder Muskelbündel beobachten.

Unhaltbar ist die Behauptung, daß der langsame und einförmige Tremor nicht simuliert werden kann (Freusberg), oder daß es ein auf Simulation verdächtiges Symptom ist, wenn ein isoliertes Zittern der Hand auf den Vorderarm übergeht, sobald man die Hand festhält (Jentsch). Genau so verhält sich z. B. das Zittern bei der Schüttellähmung.

Prof. Fuchs gibt an, er habe binnen 3 Jahren unter 250—300 gerichtlichen Fällen nur 5 Fälle von Simulation des Zitterns gefunden; stets handelte es sich um Tremor einer oberen Extremität im Hand- und Ellbogengelenk. Demnach wäre die Simulation des Zitterns keine besonders häufige Erscheinung. Rumpf behauptete sogar, daß das Zittern häufig fälschlich als Simulation aufgefaßt werde.

Wir haben keinen einzigen Fall gesehen, in welchem das Zittern mit Sicherheit als Simulation entlarvt wurde. Übrigens ist bei der traumatischen Hysterie die Grenze zwischen Simulation und Krankheit objektiv schwer zu bestimmen. (Siehe die Pathogenese des hysterischen Zitterns.)

Die beiliegende Serie von Kurven veranschaulicht das simulierte Zittern und zwar (Fig. 115):

I. Kurve: Ich vollführte künstlich Flexionen und Extensionen im Handgelenk bei geringer Muskelanspannung: wir sehen ein fast gleichmäßiges und

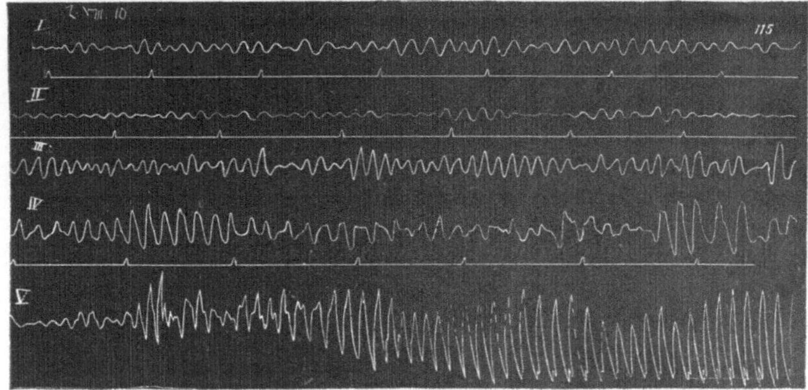

Fig. 115.

regelmäßiges Zittern von 7 Wellen in der Sekunde. — II. Kurve: Unter denselben Umständen sieht man in mancher Sekunde 8 Wellen. — III. Kurve: Dieselbe Bewegung bei künstlicher Spannung der Muskeln wie bei der Kontraktur. Auch hier ist das Zittern nur wenig ungleich, aber schneller, 9 Wellen in der Sekunde. — IV. Kurve: Sehr lehrreiche Kurve, die künstliche Pronationen und Supinationen bei der üblichen Registriermethode zeigt: Man sieht eine

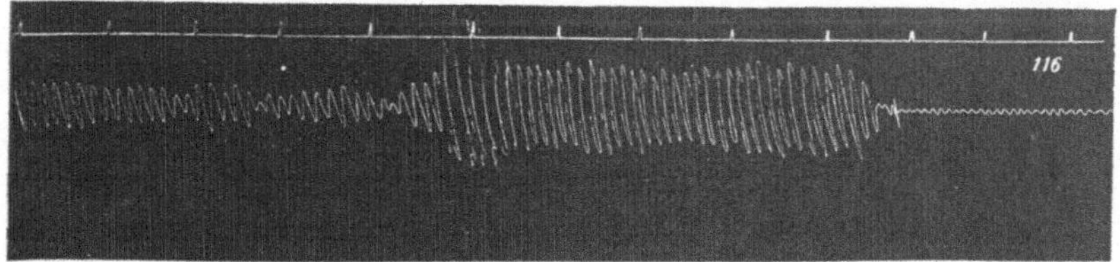

Fig. 116.

Kurve, die durch Interferenz der Bewegungen unregelmäßig ist, stellenweise nur 5—6 Wellen in der Sekunde aufweist und die nicht das richtige Bild der Bewegung wiedergibt, die im allgemeinen regelmäßig und schnell war und 8 bis 9 Oszillationen in der Sekunde besaß. Für diese Fälle eignet sich die verwendete Registriermethode nicht; aber wenn man sich dies vergegenwärtigt, wird man sich durch ein derartiges Bild nicht irreführen lassen. — Kurve V zeigt die Muskelspannung wie sub III, ein künstliches Intentionszittern; dasselbe ist im großen und ganzen regelmäßig, mit 8 Wellen in der Sekunde.

Fig. 116 zeigt, daß das simulierte grobe Zittern und besonders das Intentionszittern langsamer ist als das zarte Zittern (von 8—10 Wellen).

Es gibt aber Menschen (Kollege Sv. auf Fig. 117), die auch ein schnelles, grobes Zittern zustande bringen (von rund 10 Wellen); doch besitzt auch bei diesen das grobe Intentionszittern eine kleinere Frequenz (rund 8 Wellen).

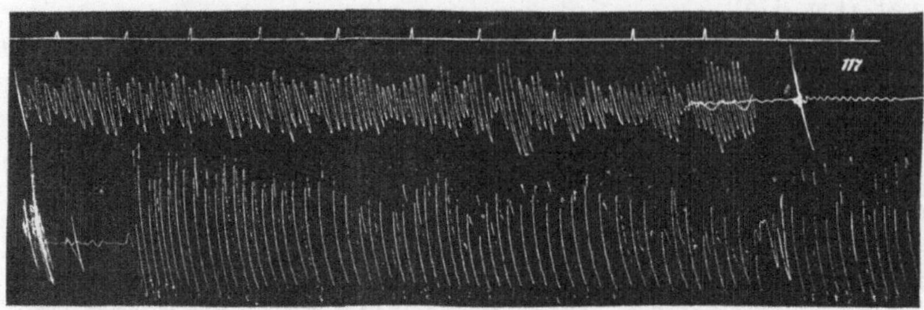

Fig. 117.

Äußere Eigentümlichkeiten sind an diesem absichtlichen Zittern nicht zu sehen.

Literatur.

Achard, Méd. Mod. 94. — Achard-Soupault. Gaz. Hebd. 97. R. N. 262. — Adamkiewicz, Z. f. kl. M. 1881. III. 450; W. M. W. 97. 2081; B. kl. W. 98. 885. — Aemmer, In. Diss. Basel 1893. — Alpago-Novello. Riv. Ven. Schm. JB. 94. IV. 142. — Alquier, R. N. 05. 647; Gaz. d. Hôp. 09. N. CB. 10. 1197; R. N. 09. 934; R. N. 10. 669. — Amore Bonelli, Riv. Sp. d. Fren. XXIII. R. N. 98. 372. — Antony, Sem. M. 99. 78. — Arnould, A. Gén. 94. II. 451. — Astros-Hawthorn, R. N. 02. 377. — Auerbach, Volkmanns Samml. 633. 1911.

Ballet-Delherm, Soc. Neur. 4. VII. 01.; R. N. 03. 272. — Béchet, Th. de Paris 1892. — Becker, D. M. W. 99. 513. — Benedikt, Nervenpathologie 74. 2. Aufl. Mitt. d. Wiener Med. Doct. Coll. 88. 230. — Bergamasco, Riv. d. Path. 07. R. N. 07. 1013. — Berkeley, Med. News 05; R. N. 06. 1002. New-York M. J. 07. R. N. 08. 223. — Bézy, R. N. 97. 454. — Bidon, R. d. Med. 86. 667. 837. — Biedermann, Elektrophysiologie I. 95. — Biedl, Innere Sekretion. 1910 Berlin. Wien. Urban-Schwarzenberg. — Bienvenu, Th. Paris 1902. — Binswanger, Die Epilepsie. Nothnagels H. 99. — Bitter, In. Dis. Würzburg 1907. — Blocq, Des Contractures. Paris 1888. — Block-Onanof., Sem. et diag. d. Mal. Nerv. 92. — Blocq-Marinesco, S. M. 93. 271. — Bloch-Busquet, Arch. Gén. 04. 377. — Boeri, S. m. 01. 374. R. N. 07. 387. — Boinet, Arch. Gén. 03. 982. — Bomby, Th. Paris 1905. — Booth, Journ. of. nerv. dis. XXV. 98. 128. — Bottazzi, Engelm. Arch. 01. 377. — Boucarut, Rev. d. M. 04. 601. — Boudon, Soc. neur. 5. II. 09. — Bourgarel, Th. Paris 1887. — Boveri, S. M. 10. Nr. 13. — Brasch, D. Z. f. Nhlk. 95. — Breillot, T. de Paris 85. — Brieger, Char. An. 85. N. CB. 85. 373. — Brissaud, Mal. Nerv. 93.—94. — Brissaud-Grenet, R. N. 04. 495. — Brissaud-Meige, R. N. 05. 746. — Brissaud-Sicard-Tanon, R. N. 06. 633. 675. — Bruns, N. CB. 92. 6. — Bruns, N. CB. 94. 47. — Bruns, Gesch. d. Nerv. S. 08. 243. — Buck-Moor, N. CB. 97. 468. — Buck, R. N. 04. 141. — Busquet, Th. Paris. 1904.

Castéran, Th. Paris 1909. — Catola, R. N. 06. 925. — Chabbert, Arch. d. Neur. 93. 1. 438. — Charcot, Klin. Vortr. 74. 166. 234. 367. Leç. de Mardi 87—88. 22. V. 88. Progr. Méd. 90. N. CB. 91. 19. — Chevalier, Th. d. Paris. 05. — Cheylard, Th. Montpellier 1909. — Choronschitzky, In. Diss. München 1910. — Clément, S. M. 04. 100. R. N. 05. 1170. — Clifford Albbut, Syst. of M. VII. 1910. — Clopatt, R. N. 10. 174. — Clutterbuck, Lanc. 07. II. 1465. — Claude-Rose, R. N. 06. 829. — Combemale, R. N. 06. 340. — Cramer, Ü. d. Wesen d. Zitterns. Inaug. Diss. Breslau 86. — Cristiani, N. CB. 95. 32.

Damange, R. de Méd. 82. I. 58. — Dana, N. CB. 92. 93. S. M. 92. 531. — Debove, Gaz. d. Hôp. 91. Arch. f. Kind. 94. 124. — Decio de Consiliis, Char. Ann. 03 XXVII. 192. — Dejerine, Sém. Nerv. 01. 667. — Dejerine-Thomas, Mal. Moëlle Ep. 09. — Delherm, S. M. 02. 183. — Demange vide Damange. — Dignat, Rev. neur. 93. 132 — Dromard, R. N. 09. 417. — Dufour, Sém. nerv. 07. — Durando Durante R. N. 06. 736. — Dutil Th. Paris 1891. — Dyleff R. N. 08. 680. — Economo W. Kl. W. 10. 429 — Einise S. M. 09. 396. — Eisenlohr Jahrb. d. Hamb. Staatskr. An. 89. I. 71. — Erb, Ziemssens 1. Aufl. 78. XI. II. 2. 99. 101.

— Erben, W. M. W. 02. 694. W. M. W. 06. 670. Diag. d. Simulation. Berlin-Wien. Urban Schwarz.-1912. — F. Erben, Vergiftungen 09. Dittrichs Hndb. — Erdheim, Verh. d. Kong. f. inn. M. 06. 114. — Eshner, Journ. of. Nerv. Dis. 98. XXV. 562. R. N. 10. 749. — Eulenburg, Lehrb. d. funkt. Nerv. Kr. 71. B. kl. W. 72. Ziemssens 75. XII. 2. 366.

Fede, Il Morg. 06. Rev. v neur. české 07. 308. — Féré, R. d. Méd. 91. — Fernet, Th. Paris 1872. — Fickler, D. M. W. 04. Pag. 1887. — A. Fischer, In. Diss. Berlin 1883. — Fischler, N. CB. 06. 576. Arch. f. Psych. 42. 260. — Flatau, Amt. Sachver. Z. 05. 70. Arch. f. Ps. 08. 44. 306. — Forgue-Jeanbrau, Guide prat. du Méd. dans les accid. de trav. Paris Masson 05. — Fornaca, S. M. 08. 44. — G. Förster, Coordination 02. Fischer, Jena. Volkmanns Vortr. 1904. Nro. 382. Die Kontrakturen. 1906. Karger, Berlin. — Forsyth, R. N. 07. 837. — Freusberg, Arch. f. Ps. 75. B. 6. 57. — A. Fuchs, W. M. W. 08. 234. — Fuchs, Monatsch. f. Unf. 95. I. 77. 96. III. 33. — Fürbringer, B. kl. W. 05. 629. — Fürstner, N. CB. 96. 674.

Gajkiewicz, N. CB. 93. 54. — Gausset, R. N. 08. 210. — Gallavardin et Rheuter, R. N. 08. 429. — Gerhardt, N. CB. 96. 667. — Gilles de la Tourette-J. Charcot, S. M. 00. 127. — Goldscheider, Z. f. kl. M. 96. XXX. 417. — Goldstein-Cobolovici, R. N. 10. 683. — Gomez Ocana, Inter. Congr. Physiol. 1910. — Gowers, Handbuch III. 92. Lancet 06. II. 69. Epilepsie II. Aufl. Pag. 108. — Graham Brown, Treatm. of nerv. dis. 05. — Grashey, N. CB. 85. 308. — Grasset, Arch. d. Neur. 90. N. CB. 91. 18. N. CB. 92. 545. S. M. 99. 126. — Graupner, D. Z. f. kl. M. 99. LXIV. 466. — Greidenberg, Arch. f. Ps. XVII. 131. — Greiff, A. f. Ps. 83. XIV. 598. — Gubler, Rev. d. Méd. 1860. I., II. — Guillain-Laroche, R. N. 07. 137. 176.

Hamaide, Th. Paris 1893. — Hasse, Virchows Hndb. 1855. 34. — Heimann, Ü. Paral. ag. 1888. Berlin. In. Dis. — Hermann, Pflüg. A. 76. XIII. 370. — Herz, M. M. W. 05. 22. — Hirsch, R. N. 98. 741. — Hock, D. M. W. 02. 935. — R. Hoffmann, Z. f. kl. M. B. 69. 359. — Holmes Gordon, Brain 04. XXVI. 470. — Hudowernig, N. CB. 09. 1223. — Hüssy, Monat. f. Kind. 04. 404.

Infeld, W. kl. W. 1900. 1011.

Jaksch, M. M. W. 07. 969. — James, N. CB. 97. 856. — Jamin, M. M. W. 05. 1071. — Jamin, Krauses Lehrb. d. kl. Diag. 09. 612. — Janiševský, R. N. 09. 823. — Jaubert, Th. Paris, 1880. — Jourdan, R. N. 07. 562. — Jentsch, Diss. Bonn 1893. — Jouet, Th. Paris 1883. — Joteyko Mlle, Et. s. l. Contraction tonique, Bruxelles 1903. Hayez. Arch. d. Physiol. 09. VII.

Kahler-Pick, Prag. Viert. 79. Jahrg. 36. 1. — Kalthoff, In. Diss. Bonn 1889. — Klippel, NCB. 01. 141. — Klippel-Weil, R. N. 08. 556. — Kocher, Verh. d. Kong. f. inn. M. 06. 59. 79. — König, Soc. Biol. 93. — Krafft-Ebing, W. kl. W. 98. 1113. N. CB. 99. 187. — Krause, Char. Ann. 03. XXVII. 525. — Kries, Arch. f. Physiol. 86. Suppl. 1. — Krozh, R. N. 07. 62. — Kurrer, Monatsch. Kind. 07. 658.

Labbé, R. N. 97. 267. — Lafont, Th. Paris 1869. — Lamacq, S. M. 95. 299. N. CB. 97. 382. — Lamy, R. N. 07. 176. — Lannois, NCB. 05. 29. — Lantzius-Beninga, In. Diss. Göttingen 1887. — Latteux d'Espagne, Th. Paris 1868. — Laveran, S. M. 92. 129. — Langhans, Virch. Arch. B. 128. 400. — Lenoble-Aubinau, Arch. d. Neur. 02. 101. — Leroux, Th. Paris 1880. — Lerreboulet-Lagane, R. N. 10. II. 284. — Leube, Spez. Diag. d. inn. Kr. 08. B. II. — Leupoldt, Sommers Klin. 06. B. I. H. 2. 130. NCB. 09. 369. — Leva, D. Z. f. Nhlk. 91. N. CB. 159. — Lewandowsky, Med. Kl. 1906. 19. Die Funktionen d. Centr.-Nerv. 07. Fischer, Jena. — L. Lévi, R. N. 05. 789. — Lévi-Taquet, R. N. 05. 256. — Lévi-Bonniot, R. N. 05. 112. — Lewin: Nebenwirk. Berlin. 3. Aufl. 1899. — Levy-Dorn, Virch. Arch. 99. B. 155. 591. — Leyden, Handb. d. Rückenm. Kr. 74. 111. Arch. f. Psych. 75. B. VI. 271. — Lhoták, Ritter v., Arch. f. An. u. Physiol. Physiol. Abt. Suppl. 1906. 173. — Liniger, Mon. f. Unf. Hlk. 95. II. 362. — Litten, D. M. W. 89. Pag. 82. — Lloyd, NCB. 93. 30. — Londe, Th. de Paris 1895. — Lundborg, D. Z. f. Nerv. Hlk. 01. B. 19. 268. 1904. B. 27. 217. — Luzzato, N. CB. 05. 333.

Machol, In. Diss. Berlin 1886. — Magnol, Th. d. Montpellier 1894. — Maillard, R. N. 10. II. 674. — Marburg, W. Kl. W. 05. 534. — Mareš, Fysiologie II. 1908. — Pierre Marie, Contrib. à l'ét. m. Basedow, Paris 1883. — Pierre Marie-

Barré, R. N. 10. 772. — R. Moriyasu, Arch. f. Psych. 08. XLIV. — Markelov, NCB. 09. 1202. — Marogna, CB. f. in Med. 10. 435. — Massalongo, R. N. 03. Nr. 9. — Maude, NCB. 93. 624. — Meige, R. N. 09. Nr. 1. R. N. 10. II. 247. — F. Mendel, B. Kl. W. 89. 877. — K. Mendel, Paralysis agitans. Berlin 1911. Karger. — Meyer Max., In. Diss. Heidelberg 1908. — M. Meyer, Mon. f. Ps. u. Neur. 09. XXV. Erg. H. 70. — Miller Reg., Brain 09. CXXV. 54. — Minor, D. Z. f. Nhlk. 10. B. 38. 328. — Mitschell J., Journ. of nerv. a. ment. dis. 03. Mars. — Meschede, Virch. Arch. 70. B. 50. 297. — Möbius, Arch. f. Hlk. 78. 340. Diagnostik 86. Pag. 97. — Moczutkowský, N. CB. 97. Pag. 96. — Mugnerot, Th. Paris 1889. — Müller, Die mult. Sklerose 04. Jena. — Müller de la Fuente. D. m. W. 09. I. 1008.

Nagy, NCB. 90. 557. — Negro, R. N. 08. 919. — Neisser, W. Kl. W. 06. Nro. 42. — Netolitzky, Z. f. Unters. d. Nahr. 03. H. 21. W. Kl. W. 03. Nr. 20. — Neubert, Jahrb. f. Kind. 75. VIII. 378. B. XI. Neumann, NCB. 06. 576. — Neusser-Wiesel, Die Erkr. d. Nebennieren 1910. Wien, Hölder. — Neustädter, R. N. 10. 174. — Nonne, NCB. 96. 574.

Obrazov, Č. č. l. 07. 701. — Onuf, NCB. 97. 338. — Oppenheim, Char. Ann. 89. XIV. 418. Handbuch 1908. — Ormerod, N. CB. 88. 200. — Overend W., Arch. f. exp. Path. 90. XXVI. Pag. 1.

Panichi Luigi, B. Kl. W. 08. 1723. — Parhon-Urechie, R. N. 07. 1230. — Parhon-Goldstein, R. N. 10. II. 240. — Parisot, R. N. 09. 290. 1064. — Parisot-Meyer, S. M. 99. 269. — Pascheles, N. CB. 94. 632. — Pasternatzky, Arch. de Physiol. 81. 328. — Pauly, S. M. 04. 392. R. N. 05. 1003. — Pelizaeus, Arch. f. Psych. 85. XVI. 698. — Pelnář, Č. č. l. 04. Lék. rozhledy. Prag 1912. — Pelz, NCB. 08. 720. — Pennato, R. N. 05. 1000. — Peterson, N. CB. 89. 650. S. M. 92. 531. — Pfeiffer, NCB. 05. 386. — Pic, S. M. 96. 343. — Pick A., NCB. 07. 290. — Piper, Pflüg. Arch. 07. B. 119. 301. Elektrophysiologie d. menschl. Musk. Berlin. Springer 1912. — Pitres, Progr. M. 89. 245. — Popov, R. N. 94. Pag. 69. — Porges, Z. f. kl. M. 09. 341. — Prast, In. Diss. Berlin 1880. — Purwes Stewart, Diag. of nerv. dis. 06.

Raffaelli, Monatsch. f. Kind. 05. 724. — Raymond, S. M. 92. 32. Bul. méd. 92. Journ. de Prat. 05. 551. Bull. méd. 09. 416. R. N. 05. 742. — Raymond-Janet, Nouv. Iconog. 03. XVI. 209. — Raymond-Thaon, R. N. 05. 551. — Raynaud, Th. Paris 1894. — Redlich, W. kl. R. 95. 772. — Regis, R. N. 10. II. 247. — Regnault, R. N. 93. — Remak, E., N. CB. 85. 313. — Rendu, S. M. 92. 40. — Renon-Delille, R. N. 07. 354. — Reuter, N. CB. 04. 375. — Renzi, W. M. W. 92. Nro. 14. — Rhein-Potts, R. N. 109. 132. — Richet Ch., Physiol. des muscles 1882. — Rieck, In. Diss. Bonn 1892. — Robin, A, Monde méd. 1911. 417. — La Roche, Inaug. Diss. Göttingen 1904. — Roger, S. M. 93. 522. — Romberg, Lehrb. d. Nerv. Kr. II. Aufl. 1851. 367. — Rossbach, Pfl. Arch. 76. B. XIII. 607. — Rossi, R. N. 07. 1012. — Roudnev, R. N. 08. 75. — Roussy, R. N. 10. 389. — Roussy-Clunet, R. N. 10. 314. — Roux, R. N. 10. 204. — Rummo-Cianzi, R. N. 10. II. 568. — Rumpf, D. M. W. 07. 24.

Sanna Salaris, R. N. 06. 925. — Santesson, CB. f. Physiol. 02. 225. — Ščerbak, R. N. 08. 101. — E. Schenck, In. Diss. Freiburg 1903. — Schmaltz, M. M. W. 05. 633. — Schoull, Th. Paris 1881. — Schultze, Virch. Arch. 76. B. 68. 120. Arch. f. Psych. 85. XVI. 794. — Schuster, N. CB. 1900, 220. — Schütte P., M. M. W. 06. 36. — Schwenn, D. A. f. kl. M. 01. B. 70. 193. — Seeligmüller, Jahrb. f. Psych. 82. 45. — Séglas, Progr. Méd. 89. 454. — Severino, R. N. 06. 239. — Seymour. Syst. of. Med. VII. 305. — Sherington, Syst. of med. VII. — Siehr, In. Diss. Königsberg 1899. — Siemerling, Schwalbes Greis. Kr. Paral. agit. — Sinkler Wh., Journ. of nerv. dis. 98. XXV. 620. — Skála, Č. č. l. 98. 643. — Söderbergh, R. N. 10. II. 7. 487. — Sorgo, N. CB. 02. 642. — Sotov, Jahrb. f. Kind. 99. L. — Souques, R. N. 05. 134. R. N. 10. 389. — Spielmeyer, N. CB. 10. 667. — Steinhausen, N. CB. 07. 927. — Stephan, Arch. Psych. 87. XVIII. 734. 88. XIX. 18. — Strümpell, N. CB. 96. 961. — Syllaba, Č. č. l. 98. 160. Arch. boh. de méd. clin. Prague 1909. X. (XIV.) 89

Talma, D. A. f. kl. M. 85. XXXVIII. 1. — Tarabini-Massaglia, R. N. 09. 1165. — Thébeault, Th. Paris 1882. — Thomas-Jumentié, R. N. 09. 1309. —

Thomayer, Arch. boh. de méd. clin. (Sbor klin.) 1901. Odb. path. a ther. 1909. — Tiegel, Pfl. Arch. 76. XIII. 71. — Touche, Arch. gén. 99. II. 60. — Turner, Epilepsy 1907. — Trousseau, Clin. de l'Hôtel Dieu. 1866.

Ughetti, N. CB. 95. 30. — Ughetti, Tremore ess. ered. Milano 1898. Vallardi. — Urbach, D. M. W. 05. II. 1679.

Valentin, Th. Montpellier 1908. — Valery Réné, Thèse de Paris 1902. — Walz, Viertelj. f. Ger. Med. 96. XII. 322. — Vandier, Th. Paris 1886. —Vanýsek, Arch. boh. d. méd. clin. (Sborník klin.) 1904. —Warburg, In.-Diss. Würzburg 1906. — Warschauer, B. kl. W. 07. 1580. — Wassermayer, Arch. f. Psych. 09. B. 44. 861. — Weitzenmiller, In.-Diss. Leipzig 1910. — Verger-Desquéyrouse, R. N. 10. 671. — Wertheim-Salomonsen, D. Z. f. Nervh. 97. X. 243. — West, Lancet 86. I. 741. — Westphal, Char. Ann. 89. XIV. 367. — Viršubský, R. N. 09. 417. — Wollenberg, Par. ag. Nothnagels Hndb. 99. — Voß, Kl. Beitr. z. L. v. d. Hysterie 1909.

Zappert, Gesellsch. f. inn. Med. Wien. Paed. Sekt. 29. X. 08. — Ziegelin, S. M. 96. 422. — Ziehen, Psychiatrie 1902.

Sachregister.